Clinical Islet Transplantation:
Basics & Application

# 临床胰岛移植基础与应用

刘成洋　主编
傅红兴　赵应征　副主编

化学工业出版社
·北京·

本书共九章，分别对胰岛移植的背景知识、患者的筛选与评价、供体器官的获取与保存、胰岛的分离与质量评价、胰岛移植途径与操作、胰岛移植的免疫抑制研究、胰岛移植的术后护理与疗效、自体胰岛移植、干细胞诱导在胰岛移植中的研究进展进行了阐述。本书编写团队为国内外长期从事胰岛分离、移植基础和临床相关研究的专家，参考国际最新进展，本书内容具有较强的实用性和先进性。

本书可供从事糖尿病治疗的医疗和研究人员使用参考。

**图书在版编目（CIP）数据**

临床胰岛移植基础与应用/刘成洋主编 . —北京：化学
工业出版社，2018.8
ISBN 978-7-122-32382-8

Ⅰ.①临…　Ⅱ.①刘…　Ⅲ.①胰岛素-药物-应用-器官
移植　Ⅳ.①R617

中国版本图书馆 CIP 数据核字（2018）第 127739 号

责任编辑：杨燕玲　　　　　　　　　　文字编辑：向　东
责任校对：王素芹　　　　　　　　　　装帧设计：韩　飞

出版发行：化学工业出版社(北京市东城区青年湖南街 13 号　邮政编码 100011)
印　　装：三河市航远印刷有限公司
787mm×1092mm　1/16　印张 23　字数 560 千字　2019 年 10 月北京第 1 版第 1 次印刷

购书咨询：010-64518888　　　　　　　售后服务：010-64518899
网　　址：http://www.cip.com.cn
凡购买本书，如有缺损质量问题，本社销售中心负责调换。

定　　价：128.00 元

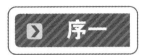 **序一**

欣闻中国的胰岛移植研究人员组织编写了一本专业阐述临床胰岛移植相关的基础和应用方面的书籍。我对临床胰岛移植领域非常感兴趣。大家知道，胰岛移植目前在欧洲及北美等国家已经开展了50多年的基础研究，并有30多年的临床应用研究，我也有幸参与了其中一些工作。我非常看好胰岛移植在糖尿病和自身胰腺疾病治疗中的应用前景，虽然目前还存在一些不足。希望通过大家的共同努力，我们会看到该领域持续的进展和越来越多的患者从中受益。

刘成洋医生带领的团队通过查阅大量的文献和胰岛移植相关书籍，并结合自己多年临床胰岛分离和移植工作的宝贵经验，编著了《临床胰岛移植基础和应用》。我很高兴多年来与他一起共事。该书详述了胰岛移植临床应用的历史和现状，总结了国际上临床胰岛移植在研究和应用方面的经验和教训，对同种异体胰岛移植的每一个细节都提供了详细阐述，比如患者的选择、供体器官筛选与获取方法、胰岛分离、移植途径、免疫抑制药物、术后监督与管理以及自体胰岛移植的临床应用。该书包含了胰岛移植领域的一些最新进展，尤其是美国临床胰岛移植联盟（CIT）的一些数据和方案。

热烈祝贺该书的出版。希望中国的读者，尤其是从事临床胰岛移植领域的科研人员或医生，可以从中汲取一些营养。祝愿中国的临床胰岛移植工作发展得越来越好！

**Clyde F Barker**

医学博士

外科学教授

**2019 年 6 月 16 日于美国宾夕法尼亚大学**

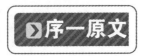

I am happy to learn that the researchers in islet transplantation in China have edited a book on clinical islet transplantation, the basics and its clinical application. This is an area of significant interest to me. As many of you know, there have been over 50 years of basic science research, and over 30 years of clinical research in pancreatic islet isolation in Europe and Northern America. I had the pleasure of participating in this work. I have great aspiration for the utility of islet transplantation in the treatment of diabetes and auto－immune pancreatic disorders. Even though there are still areas of imperfection. I hope that with conjoint efforts, we will see continued advancement in this field and that more and more patients will be able to benefit from this treatment.

The editor in chief, Dr. Chengyang Liu, organized the book "Clinical Islet Transplantation, the Basic and its Application" based on his years of experience in the field as well as extensive research using various databases, and medical literature. I am happy to have worked with him through the years. This book comprehensively covered the history and present of clinical islet transplantation, summarized the experience and lessons learned through trials and tribulations of medical research worldwide. It offered a detailed review on each step of allogeneic islet transplantation such as patient selection, organ selection and procurement, cell isolation, routes of cell transplantation, immunosuppressive regimens, and post－operative surveillance and management as well as utility of islet auto－transplantation. It included the most up－to－date advances in islet transplantation, especially the USA CIT consortium data and protocols.

I send my sincerest congratulations on the publication of the book. I hope that it can serve as a valuable resource of reference for researchers, especially clinicians and researchers in China on the field of islet transplantation. I wish the best to clinical transplantation development in China.

Clyde F Barker   M.D.
Professor of Surgery
6-16-2019 at the University of Pennsylvania

　　胰岛移植是一项微创有效的糖尿病外科治疗手段。这一领域在过去的 20 年里取得了很大的进展。宾夕法尼亚大学一直处于胰岛移植研究的最前，沿并取得了一些很好的成绩。我很荣幸与刘成洋医生一起在胰岛分离和移植方面工作了 20 多年。他参与了宾夕法尼亚大学几乎所有的临床胰岛移植病例，是该团队不可或缺的重要成员。他拥有丰富的临床胰岛移植经验，对此领域有很深的理解和心得体会。

　　我很高兴看到刘成洋医生组织了中国胰岛分离和移植领域内的专家和学者编写了这本《临床胰岛移植基础和应用》。该书系统地总结了过去 50 年来全球研究人员和临床医生在胰岛分离和移植领域从基础科学研究到临床应用的演变过程中所做的努力和经验。它详细介绍了胰岛移植的过程，从患者的选择、供体器官获取、胰岛分离，到治疗后的免疫调节，并且还包括了新近在美国开展的临床胰岛移植 CIT 方案。此外，本书还深入介绍了自体胰岛移植方面的工作。这本书对于对临床胰岛移植感兴趣的中国研究人员和医生，是一本很好的参考书。

　　我一直将倡导临床胰岛分离和移植作为糖尿病治疗的一种有效方法，视为我的科研使命之一。我希望看到这种治疗方法能够得到更高水平的发展和应用，全球更多的患者可以从这项现代医疗技术中受益。我很感谢刘成洋医生在发展和推动这项前沿的医疗技术方面所做的贡献，并很高兴为本书撰写序言。我相信这本书将进一步加深中国的医疗、科研人员对胰岛移植的认识，并促进中国胰岛移植工作的发展。这种治疗方法应该有一个光明的未来和广阔的市场。我很高兴正在见证胰岛移植的标准化和全球化。

**Ali Naji**

医学博士

外科教授

**2019 年 6 月 18 日于美国宾夕法尼亚大学**

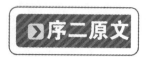

Pancreatic islet transplantation is a minimally invasive and effective surgical approach in the treatment of Diabetes Mellitus. There have been great advances in this field in the last 20 years. The University of Pennsylvania has been in the forefront of islet transplant research. I have the pleasure of working with Dr. Chengyang Liu in islet isolation and transplantation for more than 20 years. He participated in nearly all clinical islet transplantation cases at the University of Pennsylvania, and has been an integral part of the team. He has had extensive experience and gained deep insight into clinical islet transplantation.

I am thrilled to see that Dr. Chengyang Liu led the experts in islet isolation and transplantation in China in publication of the book "Clinical Islet Transplantation: the Basics and its Application". This book systematically summarized efforts and experiences of researchers and clinicians worldwide in the evolution from basic science research to clinical application of islet isolation and transplantation in the last 5 decades. It detailed the process of islet transplantation, from patient selection, organ procurement, cell isolation, to post-treatment immuno-modulation. It also included the recent development of CIT protocol in the United States. In addition, it provided an in-depth introduction of auto-transplantation. This book should be a great reference for researchers and physicians in China who are interested in clinical islet transplantation.

It is one of my missions to advocate clinical islet isolation and transplantation as an effective treatment for diabetes. I hope to see this treatment approach reach higher levels of advancement and application, and more patients benefit from this modern technology worldwide. I appreciate the contributions that Dr. Chengyang Liu has made in the development as well as promotion of this life-altering treatment. It is my pleasure to write a preface for this book. I believe this book will further the understanding and development of islet transplantation in China. There should be a bright future and expansive market for this marvelous treatment approach. It is with joy that I am witnessing standardization and globalization of islet transplantation.

**Ali Naji    MD PhD**
**Professor of Surgery**
**University of Pennsylvania, USA**
**June 18, 2019**

## ▶ 前　言

胰岛移植是目前临床上糖尿病治疗中唯一采用微创调控血糖的手术治疗方法。随着我国器官捐献程序的不断规范，胰腺作为一个重要的供体器官，将在胰岛研究和糖尿病治疗中发挥越来越重要的作用。为了促进国内胰岛移植事业的发展，我们组织了国内外长期从事胰岛分离和移植基础与临床相关研究的专家撰写了本书。

本书绝大部分内容参考的是国际上已发表的相关文献和已出版的相关外文书籍。在实际应用中，因国内供体和受体在体质、生活习惯、生活环境和遗传上与国外存在差异，应用效果会有所不同。各位读者和相关临床、科研人员在国内胰岛移植过程中应继续探索和积累经验，以便形成更高效、实用的胰岛分离和移植操作方案。

希望本书能为国内同行开展胰岛移植工作起到抛砖引玉的作用，促进胰岛移植基础研究和应用技术的发展。由于编写时间仓促，加上编者水平所限，难免存在不当之处，望各位同仁不吝斧正和赐教。我们将不断改进和完善，与广大同仁一道为提高我国临床胰岛移植的基础研究和应用水平贡献力量。

在本书编写过程中，左熙、周贤用、王海芳、崔晨威、邱凯燕、何云强、陈学海、吴敏敏、蒋煊、杨靖靖、许洁、朱群燕、凌颖娴、孙文哲、徐福远、高歌、陈佳妮、吕倩、潘钰蕊、王敏秀、黄志远、蒋必颖、刘颖、颜昊、严益晓、陈天翼、郑诗雨等参与资料的收集、翻译、整理和文献校对等工作，浙江大学附属第一医院肝胆胰外科团队和温州医科大学附属第一医院肝胆胰外科团队对本书的内容提出了较多指导，在此一并表示感谢。

温州市怡康细胞移植技术开发有限公司在资料收集和整理出版上给予了大力支持，在此表示感谢。

本书的出版得到浙江省重点研发计划项目（内分泌与代谢性疾病诊治新技术研究-胰岛移植治疗关键技术及产品开发，2018C03013）的资助，在此表示感谢。

编者

2018 年 5 月

# 目录

## 第七章　胰岛移植术后的代谢监测与疗效 ——————— 267

# 第一章

# 绪　　论

## 第一节　概　　述

胰岛（pancreatic islets）是许多大小不等和形状不定的细胞团，散布在胰腺的各处，构成胰腺的内分泌部分，胰岛能分泌胰岛素和胰高血糖素等激素，可调控糖类的代谢。每个胰岛大约由 2000 个细胞组成，按其染色和形态学特点，主要分为 α 细胞、β 细胞、γ 细胞及 PP 细胞。α 细胞约占胰岛中细胞的 20%，合成和分泌胰高血糖素（glucagon），主要对血糖过低产生响应，胰高血糖素分泌物经由肝脏门静脉至肝脏，在那里激发糖原分解和肝脏葡萄糖生产，从而提高血糖浓度；氨基酸也可以激发 α 细胞功能。β 细胞占胰岛中细胞的 60%～70%，主要受葡萄糖刺激而合成并释放胰岛素（insulin）和 C-肽（c-peptide）；胰岛素经肝门静脉和体循环到达肝脏、肌肉和脂肪细胞，起到降低肝脏糖原降解、增加肌肉和脂肪细胞对葡萄糖摄取的作用，胰岛素分泌不足则患糖尿病；其他刺激剂，如口服降糖药、氨基酸和 β 肾上腺素也会刺激 β 细胞产生反应。γ 细胞占胰岛中细胞的 10%，合成和分泌"生长抑素"，该激素可抑制胰岛素和胰高血糖素分泌，对高血糖水平响应，常被用作临近 α 细胞和 β 细胞的旁分泌调节器。PP 细胞数量很少，合成和分泌胰多肽（pancreatic polypeptide），主要对血糖过低和促胰素有响应。

胰岛移植是指为患者移植活的胰岛细胞团，用于恢复患者精确的血糖调节能力，是治疗或预防胰岛素绝对缺乏型糖尿病的一种细胞替代治疗方法，是目前唯一微创治疗即可实现稳定控制血糖的临床治疗方法。胰岛移植用于治疗 1 型糖尿病（T1DM）已有超过 35 年的历史，近几年来，使用人供体的同种异体胰岛移植治疗 1 型糖尿病的疗效已给糖尿病研究者和临床医生带来了很多惊喜，也得到了全世界医疗界越来越多的关注。全胰腺切除后的自体胰岛移植作为慢性胰腺炎等全胰腺切除后预防外科糖尿病的有益方式，也得到了越来越多的临床应用。胰岛不仅能移植到因低血糖而伴发各种严重并发症的 1 型糖尿病患者体内，而且能移植到之前已经做过肾移植并因此接受免疫抑制治疗的糖尿病患者体内，还能联合其他器官进行移植。胰岛移植的最终目的是治疗糖尿病，无须皮下注射胰岛素又能精准改善血糖控制水平，以及预防极端不稳定糖尿病患者末期的并发症。

### 一、胰岛移植的必要性

1 型糖尿病是一种自身免疫性疾病，多由 T 淋巴细胞介导，胰岛 β 细胞被攻击破坏，引发炎症，导致胰岛素分泌绝对不足而发病。如果治疗不当或不及时，会出现严重的并发症甚至导致死亡，影响患者的生活质量，也让患者家庭承受沉重的精神和经济负担。其发病的原因有遗传、环境、病毒感染等。长期患 1 型糖尿病的患者即使存在以 C-肽形式表达的 β 细胞功能，β细胞数量也已降至少于正常胰腺的 1%。因为机体不能分泌胰岛素来控制血糖，患者必须忍受长期注射外源性胰岛素的生活模式。虽然糖尿病药物治疗的个体化和标准已经建立，但后期器官并发症如神经病变、视网膜病变及肾脏病变等依然随着病程的继续而发展。据糖尿病防治和并发症试验（DCCT）报道，同常规治疗相比，使用强化的皮下胰岛素治疗可使视网膜病变的风险降低 76%，神经病变和肾病变的风险分别降低 60% 和 54%；但各组之间的死亡率却没有显著差别。并且，即使有更激进的胰岛素管理，患者遭受低血糖症和无感知性低血糖的风险依旧增加，从而导致其发病率和死亡率也相应增加。虽然有强化治疗，包括胰岛素类似物、餐前胰岛素治疗、频繁的血糖检测和胰岛素泵使用的出现，但糖尿病患者仍然缺乏正常的生理胰岛素分泌来维持正常血糖浓度，无法阻止终末期器官并发症进一步恶化。很多患者在中青年时期就有很高的并发症发病率和死亡率。此外，许多 T1DM 患者存在"脆性 T1DM"，其特征在于，在短时间内具有不可预测的血糖振荡，如突然发作的高血糖，随后又严重低血糖，这可能会演变成惊厥、昏迷甚至死亡。"脆性 T1DM"治疗仍然是临床医生的主要挑战，并且对这种情况的最佳治疗还没有一致的意见。通过全胰腺或胰岛移植来替代β细胞是恢复内源性胰岛素分泌和低血糖症状意识的唯一方式，对这些患者是一种有吸引力的治疗选择。

胰岛移植可使患者获得接近生理状态的胰岛素分泌，控制 1 型糖尿病合并有低血糖意识损伤患者的血糖，恢复低血糖感知，保护患者摆脱严重的低血糖事件，可防止、减缓甚至逆转糖尿病性微血管和大血管的病变，在现有其他疗法无法阻止严重低血糖发生的患者和接受肾移植后处于免疫抑制的严重糖尿病患者，应该考虑采用该治疗方法。

## 二、胰岛移植的优势

全胰腺或胰岛移植均可实现内分泌功能恢复和血糖稳定控制，但两者术式各具优势。全胰腺移植已被证明可在一段时期内非常有效地维持正常血糖状态，从而使患者从改善的血糖控制中获益，但此术式存在明显的外科风险及术后并发症（表 1-1），导致胰腺移植在美国数量逐年减少。相比之下，胰岛移植有显著优势。

表 1-1　胰岛和全胰腺移植的结果

| 项　　目 | 胰岛移植 | 全胰腺移植 |
| --- | --- | --- |
| 胰岛素脱离率 | 在国际联合试验中的结果为五年 25%~50%（在一些有经验的中心约 50%~70%） | 五年为 70% |
| 移植物存活率（空腹 C-肽＞0.3ng/mL，无严重低血糖发生） | 五年约 70%（在法国-瑞士 GRAIL 团队五年约 75%） | 五年约 70% |
| 根据临床设定的移植物存活率 | 单纯胰岛移植＝肾移植后胰岛移植＝胰岛-肾同时移植 | 肾-胰腺同时移植＞胰腺移植＞肾移植后胰腺移植 |
| 发病率和死亡率 | 很低的操作并发症率，很低的死亡率 | 围手术期操作发病率，外分泌腺的并发症，和后期的外科并发症 |

摘自：Jin SM，Kim KW. Is islet transplantation a realistic approach to curing diabetes? Korean J Intern Med，2017，32（1）：62-66.

胰岛移植的优势有：

①　操作安全。手术为微创，患者损伤小，术后 1～3d 即可出院；免疫抑制剂用量少，可减少抗排异药物相关的不良反应。

②　有效。良好的血糖控制，在本质上消除了低血糖昏迷（即使只残存很少胰岛）。可降低每日胰岛素需求，降低糖化血红蛋白水平，并可达到潜在的胰岛素脱离。

③　经济。随着技术的逐年提升，手术成本不断下降；后续维持治疗费用低。

④　提升潜力大。可对胰岛进行体外药物培养或修饰；胰岛可冷藏和长途输送，为手术赢得时间和空间；该术式还允许一段窗口期，可实现胰岛移植前治疗性免疫调控，从而获得最佳移植效果。

⑤　来源广。可充分利用胰腺资源；边缘胰腺、自体胰腺、活体胰腺等均可用于胰岛分离和移植。

⑥　研究范围广。免疫耐受、异种胰岛、干细胞诱导分化、生物工程技术胰岛等在动物实验或临床领域均有广泛研究，为进一步提升胰岛移植空间提供了基础。

## 三、影响胰岛移植后长期疗效的主要因素

胰岛移植看似简单，但执行起来非常繁杂。首先需要一个洁净的操作环境，如 cGMP（生产质量管理规范）实验室；影响移植效果的因素也众多。尽管该领域进展迅速，但目前胰岛移植还存在胰岛供应的局限、抗免疫排斥手段不足、慢性免疫抑制治疗引起的致糖尿病和肾毒性等不良反应。同时，胰岛移植受体长期胰岛素脱离率往往不高，各机构间移植的成功率也存在差异性，阻碍着该疗法的广泛应用。但鉴于胰岛移植对 T1DM 代谢控制的积极作用，目前全球范围内还在继续探索开发旨在实现长期胰岛素脱离的胰岛移植新方案。

影响胰岛移植后长期疗效的主要因素有胰岛的制备、胰岛移植围手术期管理和术后免疫抑制方案的管理三个方面。

（1）胰岛的制备

影响胰岛制备的因素包括胰腺供体的质量、胰腺的获取和保存方法、胶原酶活性、胰岛的分离和纯化方法以及移植前的培养等，如器官供体的年龄、性别、体重指数、热缺血和冷缺血时间，是否有高血糖症，器官获取团队是否为经验丰富的器官获取小组等，均会对胰岛的产量、回收率、纯度、活性和功能等产生影响，进而影响后续移植的效果。

（2）胰岛移植围手术期管理

胰岛移植围手术期的影响因素包括胰岛移植的部位、移植的手术操作、免疫诱导方案、急性血液介导炎症反应（instant blood-mediated inflammatory reaction，IBMIR）的控制、移植后的强化胰岛素治疗和快速微血管重建等。如手术操作一般采用在 X 线引导下经皮经肝门静脉穿刺，并进行胰岛的输注，使胰岛定植在肝脏中；患者移植前两天使用 T 细胞耗竭法（抗胸腺细胞球蛋白或阿仑单抗等）进行免疫诱导；使用肝素治疗以减少 IBMIR 和门静脉血栓；术后强化胰岛素治疗也有利于胰岛移植物的恢复和抗炎作用等。该部分内容将在本书的后续章节中详细阐述。

（3）术后免疫抑制方案的管理

胰岛在体内的长期存活和发挥疗效与术后长期免疫抑制药物的维持有很大关系。采用对胰岛内细胞和受体其他脏器损伤小、抗排异效果好、副作用轻微的免疫抑制方案，有利于提高患者的用药依从性和提高治疗效果。目前胰岛移植往往需采用 1～3 个供体进行 1～3 次移植，每次胰岛输注时的免疫诱导方案也需做适当调整；受体的抗体致敏性增加、自身抗体的

恢复等，都有可能会影响胰岛移植的长期效果。部分胰岛是与另一个实体器官移植相结合，如肾移植后进行胰岛移植或者同时进行肾-胰岛移植，由于实体器官移植中已存在免疫抑制方案，这通常意味着需要调整方案以适应新的胰岛移植。

此外，当胰岛从供体移植到受体内后，由于移植物以外的因素（如长期的免疫抑制和移植物的去神经/神经支配模式）和与移植胰岛有关的因素（植入部位和胰岛素分泌进入体循环模式）的共同影响，会出现很多新问题。当进行胰岛移植时，需对正常生理学内容进行额外的调整，并建立新的方法来研究胰岛和相关的全身代谢。早期成功的胰岛移植技术是无免疫抑制剂的自体胰岛移植术，影响自体胰岛移植疗效的相关因素、适应证、操作注意事项等，将在本书的相关章节中详细阐述。

# 第二节　胰岛移植的分类

目前，临床胰岛移植主要可分为两大类：①同种异体胰岛移植（allogeneic islet transplantation，AIT）。包括单独胰岛移植（islet transplantation alone，ITA）、糖尿病患者肾移植后胰岛移植（islet after kidneytransplantation，IAK）或胰岛-肾同时联合移植（simultaneous islet and kidney transplantation，SIK）；另外，该技术还可用于活供体胰岛移植、其他器官移植后胰岛移植等。②全部或接近全部胰腺切除术后患者的自体胰岛移植（islet autotransplantation，IAT）。包括良性肿瘤、慢性反复发作性胰腺炎、胰腺外伤、囊性纤维化胰腺等需进行胰腺全切或接近全切手术时，为保留患者正常的内分泌功能，需考虑进行自体胰岛移植手术。另外，胰岛移植发展历程中还出现过胎儿和新生儿胰岛移植等，在此也做一下简单介绍。

## 一、同种异体胰岛移植

同种异体胰岛移植是指同种不同基因型个体之间的胰岛移植，是临床最常见的移植类型，患者移植胰岛后需终身服用免疫抑制药物。

（1）单独胰岛移植

随着近几年胰岛分离技术的改进和成熟，移植免疫学研究的深入，临床单独胰岛移植技术在近十年内有了飞速的发展。2016 年 4 月 "Diabetes Care" 杂志报道了美国 CIT 07（单独胰岛移植方案）多中心联合Ⅲ期临床结果，48 名 T1DM 并有严重低血糖发作的受试者接受了 75 次胰岛移植，其中 87.5% 的受体 1 年成功达到了平均糖化血红蛋白（HbA1c）＜7.0%（53mmol/mol）和无严重低血糖发作的标准（以下简称标准），第二年有 71% 的受体达到标准；说明手术非常有效。在第 1 年和第 2 年里 HbA1c 都是 5.6%（38mmol/mol）。低血糖意识得到了恢复，Clarke 和 HYPO（血糖过低）分数显著改善（$p > 0.0001$）。无研究相关的死亡或残疾发生。5 名参与者（10.4%）有出血情况需要输血（对应于 75 次胰岛输注中的 5 次），两名（4.1%）参与者由于免疫抑制而受到感染。有两名患者的肾小球滤过率明显下降，并产生了供体特异性抗体。在胰岛素脱离率方面，23% 的患者在移植后 75d 达到脱离胰岛素，移植后 1 年脱离胰岛素的比例为 52.1%（25 例，13 例接受一次移植，12 例接受两次移植），2 年的胰岛素脱离率达 42%（20 例）。参与的八家机构的移植结果略有差异，其中宾夕法尼亚大学医学院人胰岛移植中心 Naji 和刘成洋团队采用 CIT07 方案，患者胰岛移植后 5 年的胰岛素脱离率达 70%（11 例患者，7 例一次移植，4 例两次移植，第一例患者一次移植脱离胰岛素已超过 10 年；数据未发表），与美国全胰腺移植的结果无显著差异。

当然，良好的临床结果得益于扎实的基础理论研究、优良的胰岛分离质量、良好的临床技术平台以及多学科人员的紧密合作。2 型糖尿病（T2DM）患者也可以进行同种异体胰岛移植，并且自身抗体的影响较小。但目前鉴于受供体数量和术后长期免疫抑制剂的影响，单独胰岛移植更倾向于用于 1 型糖尿病患者。

（2）肾移植后胰岛移植或胰岛-肾同时联合移植

糖尿病患者常伴有肾功能损伤，甚至到末期肾功能衰竭而需要肾移植。胰岛-肾同时联合移植有较好的互补优势，因为接受肾脏移植的糖尿病患者无须因为进行胰岛移植而追加新的免疫抑制；同时，胰岛移植后的血糖控制，也有利于保护移植肾脏的功能免受血糖变化的损害。1999～2008 年，美国联合胰岛移植登记处（CITR）调查了 46 个胰岛移植中心，有 412 名胰岛移植受者接受了从 905 供体提供的 828 次胰岛输注；有 65 例（16%）患者胰岛移植前曾接受了 IAK，347 例（84%）患者进行了单独胰岛移植（ITA）。供体和受体的平均年龄为 44 岁，患者平均糖尿病病程为 28 年。

因考虑到免疫抑制剂对移植的胰岛功能的损伤，因此在进行肾移植后胰岛移植前，需提前考虑是否需要调整现有的免疫抑制方案，或在胰岛-肾同时联合移植时思考制定新的免疫抑制药物方案，以达到对肾和胰岛最小的毒性和最佳的免疫抑制效果，如果对肾移植的免疫抑制方案调整失败，则继续维持原免疫抑制方案，并暂缓胰岛移植。国际上胰肾同时联合移植（SPK）、肾移植之后胰腺移植（PAK）和单独胰腺移植（PTA）1 年后的患者生存率均超过 95%，3 年生存率超过 90%。Speight 等并回顾比较了关于 PAK、PTA、IAK 和 ITA 移植的十二项患者的临床结果报告（PRO），发现在低血糖症状、糖尿病相关的生活质量和总的健康状况方面都有较好的改善。另外，手术的缺点是发现有短期的疼痛、免疫抑制剂的不良反应和由于移植物功能丧失而导致的情绪抑郁。因此，他们的结论为在比较胰腺移植和胰岛移植的类型差异时，基于患者的生活质量，结果还有很多待研究的内容。目前美国 CIT 06（肾移植后胰岛移植方案）的多中心联合Ⅲ期临床结果还没有公布。

（3）活供体胰岛移植

早期为克服死亡供体分离的胰岛活性差和产率低的问题，研究人员尝试采用活供体取部分胰腺分离胰岛和进行移植。1977 年 9 月 27 日 David Sutherland 和其同事在明尼苏达进行了世界第一例活供体胰岛移植。胰岛来自患者的一个姐妹，HLA（人类白细胞抗原）完全一致，胰岛不经纯化直接经门静脉植入患有糖尿病的患者体内，该患者先前已移植了一个来自另一兄弟的肾脏。受体维持了 6 周 C-多肽阳性，但未获得胰岛素脱离。1978 年 7 月 12 日该小组又尝试了另一例活供体胰岛移植。在植入后第三周该受体获得了短暂的胰岛素脱离，在肾脏被排斥的同时很快出现了胰岛排斥。早期这两个试验被认为是有技术缺陷的。明尼苏达州小组进而转向活供体部分带血管胰腺的移植，并报道了较高的成功率，后续大约有 150 例，包括活供体腹腔镜检查微创修复手术。第一例成功获得持久的胰岛素脱离的活供体胰岛移植是由日本东京 Matsumoto 和其同事们在 2005 年 1 月完成的。该手术为母亲胰尾的胰岛移植给女儿，受体患有无自身免疫的慢性胰腺炎，胰岛素脱离至少保持了 7 个月，早期结果鼓舞人心。

同种异体胰岛联合多器官移植的案例还有一些，如 1990 年，匹兹堡大学报道了 9 例同种异体胰岛移植手术，患者因腹内恶性肿瘤导致多器官切除，之后进行肝脏、肾脏和肠联合移植。大部分情况下，胰岛是来自同一多脏器捐献者的胰腺，肝脏再灌注之后经门静脉输注胰岛。超过 50% 的器官移植受体获得胰岛素脱离并维持到恶性肿瘤复发导致的死亡。这些受体不存在自体免疫性糖尿病背景，进行同种异体胰岛移植后有助于移植物功能的保护。此次多器官-胰岛移植手术成功的因素还有：①未经纯化胰岛产品的输注，保留尽量多的胰岛；②使用无类固醇免疫抑制剂（高剂量他克莫司单一治疗），这是第一例使用对胰岛功能影响较少的免疫抑制剂的手术。其他还有肝移植后胰岛移植的报道等。

## 二、自体胰岛移植

自体胰岛移植是指在胰腺切除术治疗慢性胰腺炎、良性肿瘤、胰腺外伤及囊性纤维化胰腺的患者后，为阻止医源性糖尿病的发生，而提出的可能必要的医疗措施。临床胰岛移植大部分成功的例子在这些无须免疫抑制和既往无糖尿病的自体胰岛移植，患者胰腺处理的主要目的为缓解胰腺的慢性疼痛及避免继发性糖尿病。

自体胰岛移植的显著成功对于临床胰岛移植的整体发展有显著影响。据报道，慢性胰腺炎整体胰腺切除术后经门静脉注入纯化或未经纯化的胰腺消化组织，有 50% 的患者会达到胰岛素脱离。世界第一例人门静脉内自体胰岛移植是由明尼苏达大学在 1977 年完成。一名患有严重慢性胰腺炎的患者进行了近全胰腺切除（>95%），加入 IAT 是为了防止外科手术导致的糖尿病。第一次 IAT 是成功的，患者术后维持胰岛素脱离达 6 年，最后死亡原因与 IAT 无关。据美国联合胰岛移植登记处（CITR）统计，全世界 40 个胰岛移植中心在2000～2012 年的 12 年中登记有 1085 位患者进行了临床胰岛移植，其中 752 例为同种异体移植，333 例为自体移植。

大部分机构已在使用未经纯化的胰腺消化组织做自体胰岛移植，因为由于慢性胰腺炎导致的胰腺纤维化并萎缩，使得消化后组织体积变小（一般 5mL 或更小）。还有就是担心对量已不多的胰岛再进一步的纯化会导致手术无效。自体胰岛移植后门静脉血栓形成，弥散性血管内凝血病，和死亡并发症先前已有报道，最近数年通过全身性肝素化和更好的移植物分散特性已经使得风险最小化。对于体积超过 15mL 的组织，采用部分或全部纯化胰腺消化组织，可进一步降低门静脉血栓形成风险。在最小化与未经纯化胰岛注入有关生理上的急性风险方面，低内毒素胶原酶（胶原酶）的使用也是至关重要的。自体胰岛移植已尝试过很多不同的位点，最优化的位点看起来是通过门静脉输注。脾脏输注尝试导致严重的威胁生命的并发症，如脾脏梗死、破裂甚至胃穿孔。

2015 年报道的结果显示，适宜的胰岛量通常为 5000 胰岛当量（IEQ）/kg，能够确保全部或部分胰岛移植物的功能，如只使用长效基础胰岛素和糖化血红蛋白<7%，这样的患者手术后 5 年有 68%、10 年有 57%，尽管即时血液介导的炎症反应仍然是一个问题。

## 三、其他

（1）胎儿和新生儿胰岛同种异体移植或异种移植

1928 年，Tischera 记录了第一次人胎儿胰腺组织到人的同种异体移植。该移植分为三个部位：肌肉内、腹膜内和阴道下。直到 60 年后，才出现了更多系统地胎儿胰腺移植研究。系统地检验这些不成熟的胰腺组织的作用的研究出现于 20 世纪 70 年代。胎儿胰岛移植内分泌组织丰富，腺泡分化差，移植后仍保持正常的分裂增殖能力，并且胚胎胰岛的致免疫性低，移植胎儿胰腺到糖尿病患者中能得到正常的血糖结果，并不需再用胰岛素，但该结果并不持续。1988 年，Tuch 等在移植一年后，从移植了 6 个胎儿胰腺组织的结果最好的受体中取组织活检，发现有同种异体胎胰组织存活和功能的证明。存活的 β 细胞数量较少，暗示需要移植更大量的胎胰和更好的方法来阻止免疫排斥。但怀孕中期胎胰通常较难获得，因此也限制了该组织更深入的同种异体移植研究。

在 20 世纪 80～90 年代的远东地区，对 1 型糖尿病患者进行的胎儿或新生儿胰岛同种异体移植或异种移植的尝试规模相当巨大，移植数量甚至超过成人同种异体胰岛移植数的十倍。先是我国，后来是苏联（USSR）尝试了无数的胚胎胰腺移植。国内有机构报道每例患者需移植 7～10 个不等的胎胰，操作方法为去除胰管、血管及被膜后剪成乳糜状小块，培养 3～14d 后，患者经局麻，上腹部切小口，植入至小网膜腔。至 1989 年底，胡远峰等报道了我国共有 854 例胰岛素依赖型糖尿病患者在 54 家医院施行了人胎胰岛移植术，其中有效率达 86.62%，胰岛素用量减少，空腹 C-肽增加，有 48 例甚至完全停用胰岛素治疗平均 (14.30±15.9) 个月；这 48 例人胎儿或新生儿分散胰腺组织移植后，在 29 个月的随访后达到了胰岛素脱离，患者微血管并发症发展延迟，并有良好的移植物功能。1977～1999 年，总计报道和登记的有 3185 例，但真实的累计总数估计超过 5000 例。在当时的中国和东欧，人胎儿组织较容易获得，在那里进行的手术占这类手术总数的 96% 以上。1995 年，Turchin 等报道了基辅进行的 1500 例人胎儿和新生猪胰岛移植手术，并发现低血糖事件减少。其他机构还有 9 例人胎儿胰岛移植后胰岛素脱离的报道。尽管有大量的经验，但这看起来成功的结果必须要谨慎对待，这些移植大部分都没有对有关移植量、移植之前 C-多肽阴性等进行很好的描述。Tuch 等报道了 3 例胎儿胰岛移植后患者有 9～14 个月持久的 β 细胞功能，但是外周血液中未显示有 C-肽的免疫反应，并发现了胰岛排斥反应的组织学变化。因此，人胎儿胰岛移植物不能免受自体免疫性的攻击。排斥反应、人胎儿胰腺不成熟性，以及围绕人胎儿组织的伦理问题都是该治疗方法所面临的挑战。随着我国计划生育政策的普及，大月份胎儿逐渐减少，这一工作目前逐渐趋于停顿。

Groth 等检测到四名胎儿猪胰岛簇移植患者移植后 200～400d 尿液含有猪 C-肽，但在血清中未见有 C-肽。一些研究者使用来自牛、猪和家兔的非人异种胰岛组织移植到不同部位，包括肌肉、脾脏、骨髓，甚至直接脑内移植，大部分移植未进行辅助免疫抑制。2016 年，在第 76 届美国糖尿病协会科学年会上，来自美国匹兹堡大学医学院外科的 Cooper 研究表明，人-猪异种器官移植可能是人胰岛移植的可行替代选择。

（2）微囊化胰岛移植

微囊化胰岛移植可实现异种来源的胰岛移植，使胰岛供应不受限制；并无须使用免疫抑制剂，使移植术后的治疗成本和免疫抑制剂的不良反应大大降低，因此受到了研究人员的追捧。1954 年，Algire 等发现用有限孔径大小的膜包裹培养的细胞就足以预防移植组织的排斥反应。到 1984 年，加拿大多伦多大学的 Sun 等用包囊技术作为屏障包裹每一个胰岛的方式，显著促进了实验性诱导的啮齿类糖尿病动物模型的移植治疗效果。然而，这类膜预防异种移植排斥的可行性依旧备受质疑，大多数免疫反应很可能受其他途径的驱使，并在后来的试验中被证实。

微囊化异种胰岛移植在实验动物中取得了很好的结果，但在人的治疗研究中一直未得到理想的结果。目前一些医药企业和政府机构给予大力支持和关注。2010 年 4 月，美国国立卫生研究院（NIH）、美国食品药品管理局（FDA）启动微囊化无特定病原体级（SPF 级）

猪胰岛移植治疗1型糖尿病（T1DM）临床试验的方案和细节设计。而新西兰 LCT 公司于2007 年在澳大利亚、新西兰、俄罗斯三国率先启动微囊化猪胰岛治疗 T1DM 的Ⅰ期及Ⅱa期临床试验，结果验证了微囊化猪胰岛产品的安全性。2011 年 LCT 公司获批在阿根廷布宜诺斯艾利斯开展该项目的Ⅱb 期临床试验，预示着微囊化猪胰岛移植项目的产业化前景。2016 年 4 月 10 日，日本报道了厚生劳动省将修改"异种移植"有关方针，允许向人体移植动物的脏器和细胞，研究团队计划为 1 型糖尿病患者皮下移植微囊化猪的胰岛，以减轻患者终身注射胰岛素的负担。

# 第三节　胰岛移植的发展历史

## 一、胰岛移植的发展历史

胰岛移植技术的发展经历了一个漫长而曲折的历史。大致分为 3 个历史时期。

### 1. 早期胰腺和胰岛组织移植尝试

1889 年，Josephvon Mering 和 Oscar Minkowski 通过外科切除狗胰腺导致的多尿症和葡萄糖尿的发作，发现了胰腺和糖尿病之间的关系。三年后，Oscar Minkowski 在胰腺切除的糖尿病犬上尝试皮下胰腺组织自体移植，并且描述了尿葡萄糖的临时降低。1893 年 12 月20 日，在英格兰布里斯托尔皇家医院工作的 Watson-Williams 和他的外科同事 Harsant，将三个刚刚屠宰的绵羊胰腺，"每一个有巴西胡桃大小"，植入一名 15 岁糖尿病男孩皮下组织中，在组织快速的排斥反应前，患者临床症状得到暂时改善，3d 后男孩最终死于不受控制的酮症酸中毒；他们的手术是用氯仿麻醉，在"绵羊死亡后 20min 内完成"。该结果于翌年12 月在《英国医学杂志》（British Medical Journal）上发表。这是人类尝试的第一例临床胰岛移植治疗糖尿病（28 年后胰岛素被发现）。这看似简单的试验在很多方面都是表现非凡的，尤其是 Watson-Williams 和 Harsant 第一次使用异种胰腺组织移植而不是使用来源受限的人体组织。另外，他们的移植在没有任何免疫抑制下进行，希望患者对异种组织的耐受性能够自然出现。直至 50 年以后，潜在的同种异体移植排斥机制、免疫耐受性概念和免疫系统如何受到强大的免疫抑制药物控制的研究才开始浮现。但即使在目前情况下，对异体组织免疫耐受性的诱导也仍然是一个难以逾越的障碍。

第一例胰腺组织碎片同种异体移植手术应归于来自英格兰泰恩河上纽卡斯尔的外科医生Frederick Charles Pybus。1916 年 7 月，Pybus 得到了人的尸体胰腺碎片并将其移植到两名患者的皮下。其中一名患者在组织排斥发生之前出现了短暂的葡萄糖尿减少。四年后，1920年 10 月 31 日，Frederick Banting 提出狗胰管结扎术能够导致腺泡变性，强化"内分泌"液治疗糖尿病。随后由 Banting、Best、Collip 和 Macleod 进行的研究取得了激动人心的结果，并迅速促使了政府 1922 年批准引入外源性胰岛素治疗糖尿病的临床实践。翌年，Eli Lilly和其公司开始不限量地生产胰岛素，广泛用于糖尿病患者的治疗。1923 年，糖尿病看上去已经被胰岛素"治愈"，科学界缺乏对于继续尝试胰腺组织碎片移植的动力，该领域的进展也处于休眠状态。

然而多年过去后，直到 20 世纪 40 年代末人们才明白，胰岛素只能阻止患者免于因酮症酸中毒导致的快速死亡，对于大部分晚期衰弱患者或已出现继发并发症的患者，胰岛素仅能延缓死亡的到来。胰岛素治疗糖尿病不仅需要忍受反复血糖监测的不便、持续的注射和饮食控制，还常伴随有严重的并发症，如失明、肾衰竭、血管疾病和神经损伤等。20 世纪 50 年代，并发症问题的规模和严重性开始被重视。到 60 年代早期，预防并发症的迫切性和肾移植的早期成功，激发了人们对胰腺内分泌细胞替代疗法的兴趣，促成了胰岛移植治疗糖尿病的开始。

**2. 胰岛分离和移植的系统研究阶段**

（1）实验动物胰岛分离和移植研究

胰岛的提取不是一件容易的事情。1911 年，Bentley 通过染料实现了对豚鼠胰腺内胰岛的染色，并且能够自由选择不同胰岛进行形态学研究。在钟表钳、注射针和双筒显微镜的协助下，1964 年 Claus Hellerstrom 开发了徒手显微解剖少量胰岛进行生物化学和生理学研究的方法。该技术对于肥胖、高血糖并具有特别大胰岛的小鼠是有效的，但是对大部分其他物种是不现实的。进一步的体外研究需要大规模的分离方法。

1965 年，Moskalewski 引进了机械法和使用来自溶组织梭状芽孢杆菌的细菌胶原酶分散胰腺组织。尽管胶原酶破坏了很多胰岛，但的确实现了胰岛同周围腺泡组织的彻底分散，培养后的胰岛有一定的活性和对高糖刺激有分泌颗粒的释放。1967 年，Lacy 和同事 Kostianovsky 做了两次改进，显著地提高了胰岛的产量和回收率。通过导管注入平衡盐溶液和胰腺机械破碎，极大增加了胶原酶的穿透力，间接增加了胰岛的释放，并应用于大鼠胰岛分离。他们进一步发现，胰岛可通过不连续的蔗糖密度梯度液，通过密度淘选实现与消化的腺泡组织进行分离。但是对于分离的胰岛进行葡萄糖刺激，这些胰岛不能分泌胰岛素，推测是由于高渗透性的蔗糖使细胞脱水和胰岛死亡所致。Lindall 等发现使用蔗糖高分子量聚合物 Ficoll® （GE Healthcare Bio-Sciences AB，瑞典乌普萨拉）来替代蔗糖的密度梯度，可获得更好的胰岛分离效果，并且 David Scharp 和同事们进一步证明 Ficoll 法提取的胰岛体外实验中能做出恰当的糖刺激反应。

这些初步的研究为患糖尿病的啮齿类动物移植研究做好了准备。但值得一提的是，当代最早胰岛移植的尝试之一是进行异种移植，即将鱼的胰岛移植到啮齿类动物，因为鱼的胰岛很容易分离。1970 年，Younoszai 等观察到同种异体移植胰岛后的患糖尿病大鼠的症状得到改善，伴随着葡萄糖尿的改善，但高血糖症状仅获得了短暂的改善。1972 年，Lacy 证明用分离的啮齿类胰岛植入鼠肾包膜下、腹腔和静脉的方法，逆转了化学性糖尿病鼠的症状；同年，Ballinger 和 Lacy 报道了第一例成功的同系化学性糖尿病大鼠胰岛移植，采用腹腔内移植 400～600 个胰岛，糖尿病大鼠症状得到持续改善（但不是完全纠正），当切除移植物，糖尿病复发。事实上，虽然有多个（三个或更多）供体参与实验，但这些胰岛移植物的功能相对较差，但在当时，这些成功的胰岛移植报告是轰动性的，其他一些实验室也迅速重复了这项技术。1973 年，Rechard 和 Barker 移植数量更大的大鼠胰岛（800～1200 个）至糖尿病大鼠腹腔，第一次有效地治愈了化学诱导的糖尿病。

对于胰岛移植最优化位置的寻找，1973 年，Kemp 等发现 400～600 个啮齿类动物胰岛经门静脉栓塞植入肝内即可在 24h 之内获得糖尿病完全逆转的结果，但是类似的胰岛通过腹腔内或皮下移植则效果不佳。因此认为门静脉栓塞是啮齿类动物胰岛移植最有效的位置，这得益于其高的血管分布，接近胰岛特定的营养因子，以及生理上胰岛素首先进入肝脏的效应。之后逐渐清楚，一旦胰岛栓塞至肝脏，胰岛会经历血管生成和新血管形成的过程，形成微血管网络并重建营养的血管供应。由小鼠试验可见，在 2～4d 内移植后的胰岛会出现毛细血管萌芽和微动脉，至第 6 日互相连接起来，至第 10～14 日，整个过程完成。这些血管均为宿主来源，穿透胰岛，分支深入到胰岛内中心的毛细血管。

大动物胰腺中胰岛的分离和纯化方法改进，使一些机构使用犬科动物胰脏作为临床前期研究模型成为现实。1981 年，Horaguchi 和 Merrell 研究了直接注射胶原酶至胰导管内；次年，Noel 等采用最高效的胰腺分离方法分离得到了高产率的胰岛，收率达到总胰岛量的57％。经胶原酶胰管内灌注，不论是通过直接注射，还是机器连续的灌注，都能将胰岛-腺泡细胞界面解离，比先前描述的任何方法都更容易。但如果达到胰岛内的胶原酶渗透，则仍会导致严重的胰岛破坏。这种方法还成功地分离了猪、猴和人胰腺中的胰岛。1988 年，Warnock 等进一步完善了对胶原酶灌注温度和灌注压力的精确控制，1989 年 Hansen 等采用锌螯合剂双硫腙作为胰岛细胞团特定的快速染色方法，为提高胰岛分离技术做出了一个重要的贡献。

其他相关的研究，如肾被膜下胰岛移植物的病理检查已明确表明，在移植过程中，腺泡外分泌组织未存活。腺泡组织死亡后，分泌胰液并可能导致炎症，损坏移植的胰岛。因此在某个有限定的部位，污染了外分泌组织的胰岛植入后将会受损。肾被膜下移植纯度不高的胰岛还会影响移植物微血管重建的速度和程度。高血糖一直被认为对胰岛功能有损害，移植后长期的高血糖被证实不利于胰岛移植物的存活等。

（2）临床自体胰岛移植的研究

尽管动物研究取得了进展，但将此成功的经验应用到临床非常难。

1980 年，Sutherland 和 Najarian 成功报道了慢性胰腺炎患者胰腺切除后的自体胰岛移植，缓解了患者的疼痛并结束了低质量的生活。但研究者将犬经门静脉移植胰腺匀浆的试验结果用于人体，导致了灾难性的后果，包括弥散性血管内凝血，门静脉血栓形成，门静脉血压过高后遗症，肝脏梗死，在一些情况下甚至出现肝功能衰竭。1980 年，Mehigan 等发现通过在移植时准备好肝素，添加抑肽酶至组织可以减轻弥散性血管内凝血的风险。

自体胰岛移植成功的主要预测指标是胰岛移植量。1995 年，有报道显示患者胰腺切除术后接受＞300000IEQ 的自体胰岛移植，2 年胰岛素脱离的成功率为 70％。2012 年，Sutherland 等报道了 409 例自体胰岛移植患者的成功率（HbA1c＜7.0％，C-肽阳性，睡前胰岛素用量最小），移植后 3 年，30％患者达胰岛素不依赖，33％患者有部分功能（C-肽阳性，每日用胰岛素一次）。成功率与胰岛产量的关系，即胰岛产量/受体体重比为 2500IEQ/kg、2501～5000IEQ/kg 和＞5000IEQ/kg 时对应的胰岛素脱离率分别为 12％、22％和 72％。该结果与 Clayton 等的大型报道一致。

自体胰岛移植（AIT）有望帮助胰腺切除患者避免典型的脆性糖尿病〔全胰腺切除患者（TP）常伴发〕，成功的 AIT 手术也为同种异体胰岛移植的手术操作和成功率提供了参考。目前自体胰岛移植已在全世界多个国家地区纳入医保范围，包括美国、加拿大、欧洲、澳大利亚等。

（3）临床同种异体胰岛移植的研究

1974 年，Sutherland 等在明尼苏达大学开始了第一次人同种异体胰岛移植尝试。手术从尸体供胰中分离胰岛，对 7 例糖尿病患者进行了 10 次移植，所有患者胰岛移植术前均因终末期糖尿病肾病接受了肾移植治疗。虽然对外源性胰岛素的需求量减少，但并未能实现完全脱离胰岛素。移植失败的原因可能为排斥反应和不足的胰岛量等原因。1977 年，Najarian 等最早报道了 T1DM 患者单独同种异体胰岛移植，采用咪唑硫嘌呤和皮质类固醇抑制排斥反应，期望用人胰岛移植取代当时有很高并发症和死亡率的全胰腺移植。尽管胰岛移植在最初的尝试看上去是安全的，但这些努力多半效果不好。7例患者在腹腔或通过门静脉移植了分散的胰腺组织，尽管一些患者在短时间内能够减少胰岛素用量，但没有患者达到胰岛素脱离。1978年在瑞士苏黎世，第一例C-肽阴性T1DM患者在胰岛和肾同时移植后获得了持续一年的胰岛素脱离，属于单一供体非纯化胰岛组织的脾脏栓塞移植。1980年，Largiader等人第一次报道了单独同种异体胰岛移植后使T1DM患者脱离胰岛素的结果。

但临床胰岛移植技术进展缓慢，原因为致密和更具纤维组织的人胰腺（包括较大动物）的胰岛分离和纯化技术不成功。直到1988年，由Ricordi等最早提出一个半自动化的消化罐，胶原酶膨胀后的胰腺放置在一个载有玻璃球和500μm筛网的不锈钢室内，并通过温和的搅拌进行机械分离，对组织样品进行持续的观察以确定终点，使解离出来的胰岛不至于因为过度消化而碎裂。该新方法通过收集从消化室解离的胰岛使得连续消化过程中胰岛损伤降至最低。其改进的装置和方法的优越性已成为目前大型动物和人胰岛分离的通用标准，世界范围内很多实验室已使用该系统进行犬科动物、猪和人胰岛的分离。同年，国际胰腺胰岛移植协会（IPITA）成立，并于当年在瑞典Stockholm召开第一次国际会议，确立以后每两年举行一次国际论坛，讨论和交流胰腺和胰岛移植在临床糖尿病治疗方面的技术和经验。

1989年，Lake等通过引进自动化的低温离心系统（COBE2991），进一步提升了人门静脉安全移植用高质量人胰岛的大规模纯化技术，该系统可在一封闭的600mL密封袋内进行快速大量的Ficoll密度梯度处理。翌年，第一例真正意义上的胰岛移植后获得胰岛素脱离的案例公布，一名肾移植术后的36岁T1DM患者，进行胰岛移植后脱离胰岛素达25d。虽然胰岛素脱离是短暂的，但这个成功给胰岛移植研究者注入了新的活力，成为临床胰岛移植研究令人兴奋的十年的开端。

1991年，新的人胰岛移植临床试验报道显示，采用多个供体的新鲜或冷冻保存的胰岛移植可维持整体糖代谢正常；采用来自多个供体的足够数量的胰岛，使用强大的免疫抑制方案如ATG（抗胸腺细胞球蛋白）或OKT3（CD3单克隆抗体），似乎更能提高抗胰岛移植的免疫排斥等。1992年，Ricordi及其同事报道了10例因原发性或转移性肝脏肿瘤扩散太大无法施行局部切除，因而进行上腹部清除，包括全部肝脏和胰腺切除术，之后患者接受尸体肝脏和自体胰岛移植，50%的患者获得了胰岛素脱离。虽然此次胰岛脱离率是前所未有的，但这是手术所导致的，而不是由自身免疫性糖尿病引发的。同时，这些患者使用高剂量他克莫司单药作为免疫抑制剂，不使用类固醇。先前有糖尿病的患者未获得胰岛素脱离。1992年，Pyzdrowski报道移植26.5万个胰岛足以使T1DM患者摆脱胰岛素依赖。1993年，由美国国家糖尿病、消化和肾脏疾病研究所（National Institute of Diabetes and Digestive and Kidney Diseases，NIDDK）进行的糖尿病控制和并发症试验（Diabetes Control and Complications Trial，DCCT）完成，结果发表于《新英格兰医学杂志》，其显著改变了20世纪90年代以后的糖尿病管理原则（以T1DM患者为主）。1999年，以T2DM患者研究为主的英国前瞻性糖尿病研究（United Kingdom Prospective Diabetes Study，UKPDS）结果公布，与1993年的DCCT结果一起，显著改变了糖尿病患者的治疗。

1990～1999年的十年间，尽管各个医疗机构间结果有不同，但总体胰岛移植效果较差。由于胰岛素脱离率低（267名移植患者中只有8.2%保持胰岛素脱离达一年多，也有报道能维持一年胰岛素脱离的患者约有11%）和存在并发症可能，单独胰岛移植的风险大于益处，使人们难以看清胰岛移植的利弊。直到20世纪90年代末，人们才看到胰岛移植更好的结果。德国 Giessen 小组和瑞士-法国 GRAGIL 联盟两个独立的小组都采用了新的能提高移植效果的方案。1999 年，Giessen 小组报道利用精细的移植前管理，包括高纯度胰岛产品的应用、胰岛培养 24～72h、HLA 匹配，以及三天前就开始使用 T 细胞抗体和类固醇诱导免疫抑制。除此之外，移植受者接受全肠外营养和静脉内胰岛素强化治疗，使用环孢菌素 A 作为抗排斥药物，避免对胰岛有毒性的物质在门静脉聚集，作为提高胰岛移植成功率的手段。所有的患者都接受了肾脏和胰岛移植。结果显示，移植三个月后，所有的肾移植后胰岛移植（IAK）患者中 75% 的患者胰岛有功能，而同时接受肾和胰岛移植（SIK）的患者中 100% 有胰岛功能。两年后，瑞士-法国 GRAGIL 联盟报道了本组更好的移植结果：20% 的患者能维持 1 年胰岛素脱离，两年（1999～2000 年）的移植物存活率达 50%。这个成功主要归因于采用了 Giessen 小组获得的经验和方法，包括在移植后不良代谢的控制，另一半移植失败的可能解释为移植的胰岛量不足和免疫抑制方案的缺陷。在米兰大学，20 例肾移植术后或同时进行肾-胰岛移植的患者中有 7 人（35%）获得了胰岛素脱离，患者按体重获得平均为 9400IEQ/kg 的胰岛量，并且用强化胰岛素治疗进行严格的移植后代谢控制以保护植入的胰岛。

据美国联合胰岛移植登记处（CITR）报告，在 2000 年 Edmonton 方案公布之前，总计有 79 家机构共开展了 447 例人胰岛同种异体移植术，3185 例胎儿或新生儿胰岛同种异体移植术和异种移植。与 T1DM 患者同种异体胰岛移植术较低的成功率相比，人胰腺切除术后自体胰岛移植有较高的成功率。

**3. 临床胰岛移植操作完善和标准化建设阶段**

2000 年，Shapiro 等报道了他们的胰岛移植结果（即 Edmonton 方案），成为胰岛移植领域具有里程碑意义的事件，并使医学界重拾了对胰岛移植作为一个治疗 T1DM 方法的信心。在 7 例接受同种异体胰岛移植的 1 型糖尿病患者中，6 例经过二次移植，1 例经过 3 次移植；胰岛平均移植量为（11547±1604）IEQ/kg，移植后随访时间中位数是 11.9 个月（值域范围 4.4～14.9）；至少在短期内，7 例患者全部达到了胰岛素脱离。这些成功，对比早期未能实现胰岛素脱离的同种异体胰岛移植，主要归因于三个方面：① 使用了无类固醇的免疫抑制方案，先用抗 CD25 单克隆抗体（赛尼哌），随后用雷帕霉素和低剂量的他克莫司；② 胰岛分离过程中不使用任何动物产品试剂，如胎牛血清；③ 受体每千克体重至少移植 10000IEQ 胰岛，需要 2～3 个供体行两次或三次的胰岛输注。

Edmonton 方案的成功促成了一个大型国际多中心联合并采用相同方法进行临床胰岛移植的试验。全球 9 个胰岛中心参与了采用 Edmonton 方案进行的多中心试验，36 名受试者中有 21 名受试者（58%）在试验过程中获得了胰岛素脱离，其中 16 名（44%）在胰岛移植后能保持 1 年胰岛素脱离。这 16 人中大部分受体至少接受了两次移植（11 名），只有一些（5 名）在只输注一次的情况下达到了脱离胰岛素。在胰岛经验比较丰富的中心移植结果比较好，有三个中心（埃德蒙顿、迈阿密、明尼苏达）的联合数据显示最初的胰岛素脱离率为 90%。在胰岛移植经验较少的其他六个中心，平均胰岛素脱离率仅为 23%。在试验中，输入的平均胰岛量约 13400IEQ/kg。

2004 年，美国临床胰岛移植（Clinical Islet Transplantation，CIT）联盟成立，NIH 和 FDA 对全球 8 个中心的胰岛移植在 T1DM 合并严重低血糖症和肾-胰岛移植治疗进行标准化，资助金额达 1.7 亿美元。

Edmonton 组后来 5 年的结果已不太引人注目。截至 2005 年，65 例 T1DM 患者接受了移植，其中 10% 患者脱离了胰岛素，80% 为 C-肽阳性但使用胰岛素，10% 为 C-肽阴性并使用胰岛素。虽然结果没有像最初的研究那样引人注目，但它给未来的胰岛移植提供了希望。能达到胰岛素脱离的确切胰岛数目尚不清楚，但此研究的后续报告表明，移植 9000 IE/kg 就能达到胰岛素脱离。在伊利诺伊大学和明尼苏达团队甚至用更低的胰岛数量达到了胰岛素脱离。后者使用单供体输注 7000 IE/kg 就实现了胰岛素脱离，5 年后有 50% 的受试者保持胰岛素脱离（通常为单供体的胰岛移植后），与国际胰腺移植登记处比较，此结果几乎与单纯胰腺移植 5 年后的结果相似。对一些患者来说，恢复胰岛素注射似乎是手术失败，但残余的胰岛依然在起作用，甚至在移植 5 年后，80% 的移植受体具有 C-肽阳性，并显示血糖控制得到改善。为了使胰岛移植更广泛地应用于临床，从单供体获得的胰岛进行移植后达到胰岛素脱离也非常重要。

2008 年，英国卫生部（DH）在全国 6 家中心设立胰岛移植计划，当年资助 234 万英镑，后期最高年资助额达 732 万英镑。

2009 年由美国国家糖尿病、消化和肾脏疾病研究中心（NIDDK）资助的联合胰岛分配项目（IIDP）替代原由 NCRR（国家研究资源中心）和 JDRF（青少年糖尿病基金会）资助的国家胰岛资源联盟（ICR 联盟，2009 年 7 月 31 日终止），IIDP 资助相关的中心进行提供和分发多余可用的胰岛用于基础研究。

据美国联合胰岛移植登记处（CITR）统计，1999～2012 年，全世界共有 1400 多名患者接受了胰岛移植，将其分为三个时间段，即 1999—2004 年、2005—2008 年、2009—2012 年。统计结果发现，2009—2012 年阶段接受胰岛移植的患者脱离胰岛素治疗的时间更长，说明胰岛移植的成功率在逐步提高；严重的低血糖患病率也大幅度下降。登记处不仅重申评估重要结果的重要性，如胰岛素的脱离，而且也重述评估其他结果的重要性，如无感知低血糖的逆转、血糖控制的正常化、不良反应的监控等。

胰岛移植的结果逐年改善。2012 年，Barton 等的 CITR 报告评估了 1999～2010 年期间接受胰岛移植的 677 例患者的结果。根据手术时间将患者分为三组："早期"（1999—2002）、"中期"（2003—2006）和"最近时期"（2007—2010）。对五个主要结果进行评估：C-肽分泌、HbA1c 水平的降低、稳定的空腹血糖、胰岛素脱离和严重低血糖的频率。在"最近时期"接受胰岛移植的患者有明显更好的结果，在移植后三年能达到接近 50% 的胰岛素脱离率。这一结果可归因于胰岛分离和胰岛培养技术的改进，免疫抑制方案的改善，以及更仔细的患者选择和对 β 细胞特征和需求的知识和理解的增加。

2015 年，法国-瑞士 GRAGIL 联盟报道了采用 Edmonton 方案进行的移植后，五年移植物的存活率约 80%［超过了胰腺移植的结果（约 70%）］，58% 的患者 HbA1c 水平<7%，并且无严重的低血糖发生。2016 年 CIT 07 方案（单纯胰岛移植）Ⅲ期临床试验结果和人胰岛（PHPI）生产标准陆续公布，研究的主要终点是在 365d 时达到 HbA1c<7.0%，并在第一次胰岛移植后 28～365d 无严重的低血糖事件发生。结果第一年符合终点要求的成功率达到 87.5%，在第二年仍有 71% 的患者符合终点要求；胰岛素脱离率第一年为 52%，第二年 42%。该报道对供体和受体的筛选、手术操作过程、免疫抑制方案、移植疗效，以及胰岛分离过程中胶原酶种类、胰岛分离每个细节（如修剪、胶原酶的灌注、消化控制和纯化、培养参数）等都进行了详细介绍并制定了相应的全部标准操作规范（SOP）。其将对全世界胰岛移植手术操作的标准化和常规化产生重大影响。

## 二、美国、欧盟之外其他国家/地区的临床胰岛移植情况

(1) 日本的临床胰岛移植

1997 年，日本胰岛移植工作组（the Japanese Islet Transplant Registry，JITR）在日本胰腺和胰岛移植协会（Japanese Society for Pancreas and Islet Transplantation）下成立，工作组的首要问题是在日本建立临床胰岛移植体系，包括受体、胰岛分离用胰腺的获取和分离胰岛移植的登记工作。工作组对一开始进行临床胰岛移植时面临的很多问题进行了讨论，并完成了日本临床胰岛移植的指南。日本器官移植法于 1997 年生效，并开始使用脑死亡供体。但胰岛移植被界定为组织移植，不包含在日本器官移植法内，因此只能使用 DCD（心脏死亡器官捐献）供体进行胰岛移植。第一次人胰岛分离在 2003 年 9 月进行，第一次人胰岛移植在 2004 年 4 月进行。从 2003 年 9 月 12 日到 2007 年 3 月 11 日，共登记有 65 次胰岛分离和 34 次胰岛移植。

为了进一步扩大供体来源，在日本胰岛移植使用脑死亡捐献的器官也已在 2013 年被认可。胰岛移植在 2014 年 11 月施行的再生医疗等安全性确保法中被分类为第 1 类再生医疗，其安全性的确保也开始有法律可依。使用脑死亡和心死亡的供体，并在再生医学法的保障下，有望加速胰岛移植的发展。目前，胰岛移植在日本已经作为一种根治胰岛素依赖型糖尿病的疗法，在 T1DM 患者中开始了 Ⅱ 期临床试验，以评价包括 ATG（抗胸腺细胞球蛋白）诱导和 TNF（肿瘤细胞坏死因子）抑制的手术方案。

(2) 韩国的临床胰岛移植

2002 年 5 月，Yang 等报道了亚洲和韩国第一例成人同种异体胰岛移植和重复移植试验，患者为一名 32 岁男性胰岛素依赖型糖尿病患者，胰岛素需求量为 75～85U/d，第一次胰岛移植后，基础 C-肽从 0.6ng/mL 增加到 2.1ng/mL，胰岛素每天的要求量从 80U 减少到 36U，显示胰岛移植物是有功能的。然而，胰岛移植物在移植后 70d 失去了功能。再次胰岛移植后，血糖曲线变得更加平稳，频繁发作的严重低血糖完全消失；严重的神经性疼痛也得到了显著改善，并能进行日常生活而无须任何抗神经方面的药物。随后几年虽然有部分胰岛素脱离的移植病例报道，但第一例胰岛移植后长期胰岛素脱离的报道在 2015 年；同年还第一次报道了一例单供体和临界量胰岛移植获得胰岛素脱离的病例，患者为 59 岁 T1DM 患者，从一名脑死亡供体中获得 4163IEQ/kg 的胰岛。

2005 年 6 月，Lee 等报道了 10 例女性患者的自体胰岛移植，并有较好的临床结果。10 名患者中 9 名为囊性肿瘤患者，另一例为胰腺损伤患者接受移植。她们的平均胰岛当量（IEQ）为 3159IEQ/kg。在随访期间，两名患者需要胰岛素或口服降糖药。与糖耐量试验正常和远端胰腺切除术而没有 IAT 的患者相比，IAT 患者 HOMA-beta 增加大约 17%；与远端胰腺切除术而没有 IAT 的糖尿病患者相比，HOMA-beta 增加大约 46%。两个需胰岛素和口服降血糖药（OHA）患者和八个不需要胰岛素和 OHA 的患者在胰腺切除程度、术前葡萄糖代谢、年龄及囊性肿瘤疾病等因素上也不同。即使只是部分胰岛移植对患者的代谢功能，比如 HOMA-beta 和 INSindex 等代谢，也是有好处的。2013 年，Jin 等报道了 20 名患者因良性肿瘤而进行了 50%～60% 的部分胰腺切除术和 IAT 的结果。虽然 7 年后无糖尿病的患者存活率在对照组和 IAT 组无差别，但在胰岛分离过程中得到的胰岛产量高的（>5154IEQ/g）患者自体胰岛移植后，可观察到更长时间的无糖尿病存活期。对同种异体胰岛移植、自体胰岛移植和微囊化胰岛移植也都有较多的临床和研究的报道。

（3）澳大利亚的临床胰岛移植

澳大利亚的临床胰岛移植于 2002 年在悉尼的 Westmead 医院开始，使用 Edmonton 方案，对 6 例长期 T1DM 患者进行了移植。2006 年，澳大利亚胰岛移植联盟成立，用于发展临床胰岛移植和提供人胰岛进行研究。这些中心由联邦政府资助，使所有的澳大利亚人都有平等的机会。目前有三家医院参与了澳大利亚胰岛移植联盟：悉尼的 Westmead 医院（WH）、墨尔本的圣文森特研究所（SVI）和阿德莱德的伊丽莎白女王医院/皇家阿德莱德医院（RAH）。临床胰岛移植项目有两个与移植中心（CLTC，WH /SVI）和一个远程移植中心（RTC，RAH）共用的临床胰岛分离中心。供体器官的获取在 WH、SVI 或 RAH；胰岛分离在 WH 或 SVI，并负责胰岛寄送；受体的胰岛输注可在 WH、SVI 或 RAH。

大多数澳大利亚人口集中在东部海岸，适合临床胰岛移植的死亡器官捐献者较少，胰岛移植中心之间又有很远的距离，若要开展胰岛移植，要么患者前往一个胰岛移植中心，或者胰岛产品运送到偏远的中心进行移植。因此，集中分离人的胰岛，并将分离的胰岛运送到外面的中心进行移植，这种开展临床胰岛移植的方式对澳大利亚来讲更可行，这对胰岛的远程运输提出了更多的要求。

到 2014 年 7 月为止，已经有 20 名患者进行了 1～3 次胰岛输注，其中在 RAH（RTC）的 4 例患者进行了 9 次胰岛输注（3 例 2 次输注，1 例患者 3 次输注）；在 WH（CLTC）的 9 例患者进行了 25 次胰岛输注（2 例 2 次输注，7 例 3 次输注）；在 SVI（CLTC）的 7 例患者进行了 13 次胰岛输注（2 例 1 次输液，4 例 2 次输注，1 例患者 3 次输注）。所有移植的患者使用抗胸腺细胞球蛋白（ATG）、他克莫司、麦考酚酸酯进行免疫抑制，然后在最初的 12 个月切换到西罗莫司和霉酚酸。在各中心之间胰岛输注次数的不同取决于对胰岛素脱离的要求与对低血糖的摆脱。在移植后所有的受者 C-肽都呈阳性，所有 4 个 RTC 受体继续具有移植物功能；16 个 CLTC 的受者中有 6 个已经失去移植物，但没有证据表明中心之间的移植物功能的持续时间有任何差异。来自 RTC 的所有 4 名患者在 30～47 个月之间保持 C-肽阳性，并且 3/4 的病例中保持胰岛素不依赖性直到 40 个月。澳大利亚胰岛移植联盟 2013 年报道的胰岛移植结果，与英国和 GRAGIL 联盟描述的结果相当。

（4）巴西的临床胰岛移植

在巴西，目前还没有专门的立法来规范胰岛移植。不过，胰岛分离实验室的建设以及胰岛分离过程都必须遵循由国家卫生部（Anvisa）发布的 RDC 第 210 号（《良好的药品生产规范》，2003 年 8 月 4 日）和 9 号（《细胞技术中心关于临床研究和治疗的功能指南》，2011 年 3 月 14 日）决议。RDC 9 号根据治疗目的将细胞治疗方法分为两类：自体使用和同种异体细胞操作。胰岛移植操作为后一类。

在巴西有两个实验室在进行胰岛分离研究和胰岛移植：一个为圣保罗的 NUCEL（Nucleus of Cell and Molecular Therapy，细胞和分子治疗中心），隶属于圣保罗大学（Universidade de São Paulo，USP），在 2002 年进行了第一次胰岛移植；另一个位于库里蒂巴（Paraná）的实验室，隶属于 PUC-帕拉纳大学和原肾基金会，并在 2005 年进行了一次胰岛移植。2010 年，在阿根廷港的 HCPA（Hospital de Clínicas de Porto Alegre，阿根廷医院）内分泌科建立了一个新的人胰岛分离实验室。到 2014 年 5 月，该中心已经进行了 28 次人胰岛分离，并且在不久将开始对已经进行肾移植的 T1DM 患者进行人胰岛移植研究。

在巴西器官移植协会发布的一份报告指出，2013 年上半年使用的胰腺数（$n=80$）占全部捐赠的总胰腺数（$n=1273$）的 6.3%，剩余捐赠胰腺均可用于胰岛分离，表明在巴西胰岛移植的器官供应充足。但目前，胰岛移植这一操作方法在巴西仍然只是作为初步的实验研究，几个中心仍在努力提高胰岛分离和移植技术以及移植后随访程序，以确保胰岛移植最终作为常规的临床治疗手段。

（5）我国临床胰岛移植进展

我国的胰岛移植工作起步较早，20世纪70年代末就有外科学专家对国外同种异体胰岛移植和自体胰岛移植工作进行了翻译和介绍。最早开展胰岛移植治疗糖尿病研究的专家主要分布在北京、上海和武汉等几家大医院。

在北京，比较著名的有我国现代基本外科学奠基人之一、中国医学科学院协和医院前外科主任曾宪九教授（1914—1985）、北京医院名誉院长吴蔚然教授（1920—2016），我国普通外科内分泌外科学奠基人之一、北京协和医院原院长朱预教授（1927—2013）等，其中朱教授还曾于1982年赴美国宾夕法尼亚大学研究胰岛移植。

在上海，比较著名的有内科学家、内分泌学家、上海市交通大学附属第一人民医院内分泌代谢科及糖尿病研究室创始人胡远峰教授（1921—2015）和上海第一医学院附属中山医院原外科主任吴肇光教授等，其中吴教授1980年首先完成了微囊化大鼠同种胰岛的移植，1988年又主持并完成了世界上第一批微囊化同种胎儿胰岛移植的临床研究工作。胡远峰教授对我国人胎胰岛移植的贡献更为突出。上海第一人民医院内分泌代谢科历史悠久，20世纪70年代医院成立内科内分泌组，1978年成立糖尿病研究室，同年开始在国内深入开展胰岛移植治疗1型糖尿病的实验和临床研究。胡远峰教授1981年开展了应用短期培养的人胎胰岛组织移植治疗1型糖尿病的临床研究，取得了较好疗效。随后，在全国范围内推广胎儿胰岛移植的经验，举办了多期"胰岛移植研究学习班"。1985年胡远峰教授在卫生部及上海市卫生局领导下成立了全国胰岛移植协助组并任组长，被誉为我国胰岛移植第一人。

武汉华中科技大学同济医学院器官移植研究所于1981年创建，为我国第一所器官移植研究所。20世纪80年代，历任武汉医学院教授、器官移植研究所所长的夏穗生教授等也在国内率先开展了同种胰岛移植（胎儿胰岛移植）、异种（猪）胰岛移植治疗1型糖尿病的实验及临床探索，并取得一定效果，他也是我国器官移植创始人、奠基人。附属同济医院的陈实教授曾先后赴美国明尼苏达大学和澳大利亚等国进修学习器官移植，在国内率先施行临床胰腺移植和胰肾联合移植。

中南大学湘雅三医院放射科的王维教授及团队从1995年起，潜心于猪胰岛移植治疗糖尿病的研究。与糖尿病专家莫朝晖教授合作，采用微创介入方法和自行研究的针对异种胰岛移植的抗排斥治疗方案。经卫生部批准，2000～2004年，王维团队共完成了22例"猪到人"胰岛移植的糖尿病患者临床试验，其中20例患者的胰岛素使用量减少了30%以上，属"有效"；20例中的6例减少了50%以上，达"显著疗效"；其中1人脱离胰岛素达一周。在2011年的回访中，所有患者均无严重不良反应和明显并发症，糖代谢水平均保持稳定。2017年2月6日湖南省人民政府网站公布，2016年中南大学湘雅三医院王维教授团队将猪胰岛成功移植到6名1型糖尿病患者身上，经过一年观察期，患者胰岛素注射量平均减量超过50%，综合疗效指数创国际同期最好水平。

上海市第一人民医院内分泌科在原有胎胰岛移植工作的基础上，于2002年起积极参与上海市器官移植临床医学中心的创建及工作开展，在国内较早建立了半自动成人胰岛分离纯化的方法并应用于临床。2003年1～3月，在医院移植泌尿科主任谭建明教授和美国迈阿密大学Ricordi教授合作下，成功完成了中国首例成人胰岛移植。2005年6月又完成了亚洲首例成人胰岛-肾联合移植。到 2007 年 11 月，南京军区福州总医院和上海市第一人民医院联合团队共报告 11 例（其中 7 例为胰岛-肾联合移植），最长随访 4 年。完全撤除胰岛素 6 例，胰岛素用量较术前减少 80％的 2 例，减少 50％的 3 例。

四川省人民医院的邓绍平教授 1991 年 7 月赴瑞士日内瓦大学攻读博士学位，研究器官移植；1995 年又赴美国宾夕法尼亚大学从事博士后研究。1998～2007 年，先后在加拿大 Western Ontario 大学医院作外科助理教授，美国宾夕法尼亚大学医学院外科助理教授和人胰岛移植试验室主任。2007 年受聘于哈佛大学医学院，麻省总医院任外科副教授，器官移植中心胰岛移植实验室主任。2009 年回国后任四川省人民医院副院长和器官移植研究所所长，组建临床胰岛移植实验室和团队，与同是美国宾夕法尼亚大学人胰岛中心回国的黄孝伦教授一起，于 2012 年 9 月 30 日完成了我国西部地区首例胰岛移植手术（同种异体）；2013 年 3 月 12 日完成我国第一例自体胰岛移植。

中国医科大学附属第一医院刘永锋教授 1988～1991 年先后在日本医科大学、美国明尼苏达大学、澳大利亚 Flinder 大学研修器官移植及胆道外科方面的研究。回国后利用在国外学到的先进医疗技术，开展肝胆胰外科及器官移植方面的研究，并组建人胰岛实验室和团队，开展胰岛移植的临床和基础科研工作。2012 年该团队报道已完成胰岛-肾联合移植 3 例、肾移植后胰岛移植 1 例。

中日友好医院娄晋宁教授 1991～2001 年留学瑞士，获瑞士日内瓦大学博士学位，1997～2001 年担任瑞士日内瓦大学医学院实验外科研究室主任。2001 年 10 月回国后，任中日友好医院临床医学研究所所长，与解放军 181 医院眭维国教授等一起开展临床胰岛移植治疗 2 型糖尿病、干细胞技术治疗糖尿病以及胚胎干细胞诱导分化成胰岛等工作。有报道显示，2010～2014 年，其领导的团队实施了 26 例胰岛移植治疗糖尿病的研究。

江苏省人民医院内分泌科杨涛教授及其团队，吸收北京中日友好医院娄晋宁教授团队和英国伦敦大学的胰岛分离和移植经验，于 2012 年开始，在国内开展临床胰岛移植工作。2015 年的报道显示，江苏省已成功开展了 3 例糖尿病患者的胰岛移植手术。

天津市第一中心医院王树森师从陈实教授，进行胰岛移植的基础免疫学研究，并在美国西北大学人胰岛中心研习人胰岛分离和移植，回国后到天津市第一中心医院进行胰岛移植的临床工作，2015 年 6 月 8 日成功完成全国首例 1 型糖尿病小儿肝移植后胰岛移植。

浙江大学附属第一医院肝胆胰外科郑树森院士团队的严盛教授，于 2001～2004 年留学德国汉诺威医学院，主攻腹部外科及器官移植学，并获博士学位；2007 年在瑞士日内瓦大学医院，主要研究胰腺及胰岛移植；并作为中国-加拿大 Albert 合作项目访问学者，在加拿大 Edmonton 研习胰岛移植技术，同年在浙江大学建立胰岛分离实验室。2015 年 7 月同从美国宾夕法尼亚大学回国的傅红兴一起，完成了浙江省第一例自体胰岛移植手术。

上海长征医院殷浩曾在美国芝加哥大学临床胰岛移植中心访问学者，回国后与日本京都大学合作，于 2016 年 12 月 24 日，完成一例胰岛-肾联合移植。

佛山市人民医院肖平博士曾在美国宾夕法尼亚大学学习胰岛移植，回国后与陈焕伟主任一起组建了胰岛分离实验室，并继续与美国宾夕法尼亚大学合作，于 2017 年 12 月完成了广东省首例胰岛移植。

2015 年 6 月 18～19 日，为规范胰岛移植治疗技术的临床应用，保证医疗质量和医疗安全，国家卫计委组织全国的胰岛分离和移植专家，在武汉大学中南医院召开了同种异体胰岛移植技术管理规范起草会，与会代表共同制定了《胰岛移植治疗技术管理规范》（试行），该规范于 2017 年 2 月由国家卫计委正式下发。

此外，哈尔滨、广州、天津、昆明、武汉等地也有少量的临床胰岛移植研究的报道。国内学者马小军、薛毅龙、李保国等对微囊化胰岛移植进行实验研究。笔者团队探索完善胰岛分离和移植技术已有 20 多年，结合美国 CIT 人胰岛分离经验和 SOP（标准操作程序）等技术，在国内制定了新的 SOP 规范，并研制出了一整套专为临床人以及大动物胰岛分离和移植的试剂及相关产品，为国内相关机构开展临床和大动物胰岛移植研究打下了坚实的基础。

### 三、临床胰岛移植的研究进展

胰岛移植属于细胞和小组织器官移植范畴。近三十年来随着细胞生物学、分子生物学、免疫学和材料学等学科的发展，临床胰岛移植的研究也逐渐由广度向深度进展。

（1）胰岛分离方法的改进

高回收率、高纯度、高活性人胰岛分离方法的摸索，是胰岛移植领域的一个重要的工作。鉴于胰腺供体的年龄、性别、死亡原因、器官获取和保存等方面的差异性，现有密度梯度法很难保证胰腺外分泌腺和胰岛组织有较好的密度差，且每次纯化都能回收得到尽可能高纯度的胰岛；而胰岛移植的成功，很大程度取决于胰岛的数量、活性和纯度；即使是自体胰岛移植，有时候无需对胰岛组织进行纯化，但提高胰岛组织纯度，可减少移植组织量，减少手术风险等。因此，胰岛分离方法的改进，比如开发适用于不同年龄段的优质胶原酶，探索纯化方法的改进或免疫分选方法，减少分离过程中对胰岛的损伤等，是胰岛分离领域还需要研究的方向。

（2）新型免疫抑制方案的研究

对 T1DM 患者的同种异体胰岛移植，需要更深入地研究免疫排斥的机理，思考更好的免疫抑制方案，开发更新、机理更明确的靶向药物，降低药物的不良反应，提高患者长期用药顺应性。甚至建立胰岛移植的免疫耐受方案，也将是胰岛移植免疫研究的重要方向。致敏是继失败的胰岛移植之后的又一个潜在的威胁，受体对抗原的致敏性增加，易导致后续胰岛移植的快速失效。希望能在更大规模上建立可实现标准化的免疫抑制方案。

（3）最佳移植部位和移植方法的摸索

降低手术并发症，提高胰岛植入存活率、活性和长期效果，是胰岛移植研究的方向。研究表明，经门静脉内输注植于肝脏内的移植有众多缺陷，如急性血液介导的炎症反应、出血、血栓的形成、免疫抑制剂浓度高、胰高血糖素对低血糖的无反应性等。探索新的更佳的植入位点，比如肌肉、皮下、大网膜等部位，经颈静脉插管至肝是胰岛移植的重要方向。对一些新的位点的考察，需结合有利于手术操作、血管生成、减少细胞凋亡、疗效发挥、减少免疫排斥等综合考虑。

（4）胰岛移植后的影像学评价

胰岛移植后的非侵入式成像检查，如示踪剂标记的核磁共振成像、PET 成像检测等，也是一个很有价值的研究方向。开发和选择合适的造影剂标记胰岛，并能定量地显示胰岛数量、活性等，建立一个可重复和容易普遍适用的检测方式，可对临床产生重大影响。

（5）异种胰岛移植的研究

异种移植主要是采用猪来源的胰岛移植到人体内，起控制患者血糖的效果。异种移植将是一个新兴产业，为需要移植治疗的患者生产出无限量器官、组织和细胞供体资源，使需要移植治疗的患者不受供体数量和时间的限制。异种移植将为移植患者提供产业化标准的高质量细胞、组织和器官制品，从而提高移植治疗的效益/价格比。异种移植供体可通过严格的产业化标准，在安全监控下生产，生物安全性可高于人源性器官供体。猪胰岛由于其免疫原较弱，将是首先用于临床的异种移植生物制品。但异种移植仍需更多的关注采用合适的免疫抑制方法抑制免疫排斥反应，以达到更长期的效果和减少药物的不良反应。

（6）微囊化胰岛移植的研究

采用微囊化免疫隔离的胰岛移植可实现同种或异种移植，并无须终身服用免疫抑制剂，将有利于胰岛移植的产业化和广泛推广。采用生物相容性更好的材料，对同种或异种胰岛进行包裹，并选择适宜的移植途径，如皮下或肌肉等，可能可实现一定时期的疗效。目前鉴于人同种异体胰岛来源的紧张，异种胰岛尤其是猪胰岛的微囊化移植也是重要的研究方向。日本厚生劳动省 2016 年 4 月已经批准将猪胰岛微囊化进行人皮下移植的研究。

（7）干细胞诱导成 β 细胞或类似胰岛的移植研究

目前开展的干细胞移植治疗糖尿病指的是将从外周血或骨髓中分离出的干细胞在体外培养后输入人体，期待干细胞能在体内分化成具有分泌胰岛素功能的细胞。干细胞获得途径广泛，并具有多向诱导分化功能。利用胚胎干细胞（ES 细胞）或诱导多功能干细胞（iPS 细胞）培养胰岛素分泌细胞将有望扩大糖尿病移植疗法的机会。但干细胞治疗糖尿病尚存在潜在的安全性问题，例如这种治疗是否会诱发肿瘤。目前干细胞移植在世界范围内仍处于实验室阶段，其治疗糖尿病的研究结果尚不能回答干细胞治疗的有效性和安全性。我国中华医学会糖尿病学分会 2011 年专门针对干细胞移植治疗糖尿病发表了立场声明，强调干细胞治疗糖尿病尚处在临床应用前的研究阶段，不建议在临床上常规采用干细胞移植的方法治疗糖尿病。但在验证其安全性等之后，有望投入临床使用。

（8）其他胰岛移植治疗的方式

目前胰岛移植价格昂贵，适合胰岛分离的供体数量受到限制，从单一供者分离出的胰岛产量通常也不足以提供移植，因此需要多位供者来提供足够的移植物以维持血糖量正常。免疫抑制疗法也有毒副作用。因此其他的胰岛移植治疗糖尿病的方式也受到了科研人员的关注。如结合人工乳酸和乙交酯共聚物制成的微孔聚合物支架、VEGF（乙烯基树脂玻璃鳞片胶泥）或 bFGF（碱性成纤维细胞生长因子）的基因导入、联合骨髓间充质干细胞一起移植等方法，也可促进胰岛移植物的微血管生长，提高移植物的功能。

## 四、胰腺移植的相关介绍

自 1966 年明尼苏达大学的 Kelly 和 Lillehei 开展第一例临床带血管胰腺移植手术以来，手术治疗效果已取得大幅提升。初期手术遇到的问题是一年死亡发生率超过了 60%，移植物存活率仅 3%，这与高剂量类固醇下十二指肠血管吻合口愈合失败有关，导致不可控的败血症有关。1983 年，两个重要进展提高了手术的成功率。首先是环孢霉素的使用提供了强大的免疫效力，通过其抑制能力降低了败血症的发生；其次是 Cory 和 Sollinger 给出胰腺外分泌物膀胱引流技术，通过尿淀粉酶评价取得了更好的免疫监控，降低了革兰阴性菌败血症和吻合口瘘发生率。上述的改进推动了后来的对肾衰竭 1 型糖尿病患者同时进行胰腺-肾脏移植的发展。

至 2000 年前，胰腺移植一直是 1 型糖尿病患者恢复持久的内源性胰岛素分泌至接近正常水平，进而纠正 HbA1c 的唯一治疗方法，其疗效远超 DCCT 试验的强化胰岛素管理治疗方法。全世界有超过 25000 例全胰腺移植手术，尽管单独的胰腺移植一直在增加，但其中大部分仍是 SPK。根据登记资料，在 2000 年的 Edmonton 方案之后，患者和有功能性胰腺移植物（达到胰岛素脱离）一年存活率分别为 94% 和 89%，五年存的活率分别为 81% 和 67%。与 1 型糖尿病患者单独肾脏移植相比，联合移植后患者五年存活率提高至少 10%，十年存活率提高达 59%。无须使用胰岛素和对血糖进行监测以及饮食控制，提高了成功接受胰腺-肾脏移植的糖尿病患者的整体生活质量。对于无感知性低血糖症，脆性糖尿病或胃轻瘫患者生活质量提升尤其显著。科学技术、免疫抑制和移植后监控方面的进展，对于降低胰腺-肾同时移植和单独胰腺移植患者的死亡率起了重要影响。近期的十二指肠-空肠吻合术肠道外分泌引流显著地降低了尿路感染、尿道炎、尿路狭窄并发症，因此需要进行肠转换治疗患者占到了 33%。

胰岛移植具有全胰腺移植的主要好处，在短期内，与整个胰腺器官移植比较，胰岛移植相关的风险特别少。同时，与胰腺移植类似，长期的并发症可能与必要的免疫抑制相关。胰岛移植将供体胰腺中外分泌组织的影响降到了最低，并无须血管吻合，为患者提供了一个更符合生理的外源性胰岛素治疗。

# 第四节　展　　望

大多数研究是从问题中诞生，在希望和探索中发展，在不断认识中逐渐走向成熟。胰岛移植提供了一种组织生产胰岛素的替代疗法，具有治愈胰岛素绝对不足型糖尿病患者的潜力。一个多世纪以来，无论在胰岛分离技术的改进，对移植部位、方法、胰岛量和免疫抑制方案的摸索，以及更多的移植物来源和更好的疗效评价方法的寻找上，无数的先驱者都付出了大量的努力。通过大量优秀的胰岛移植中心强有力的国际合作，胰岛分离技术也在不断改进，对用于患者安全移植的高纯度胰岛产品制备的一致性和质量保证上产生重要的影响。

过去几十年的成功与失败为临床医生提供了宝贵的经验。胰岛移植是一个多学科有实质关联的工作，这些联系往往能够推动其他领域的发展；它也是一个临床和研究平台，在此平台上可衍生出很多新的领域，这些领域的发展反过来又能促进胰岛移植的发展。我国胰岛移植技术的发展前景十分广阔，但目前国内技术和人员基础与国外还存在较大差距，因此我国的胰岛移植还需要加强基础研究，不断提高胰岛移植技术水平。胰岛移植需要紧密的团队合作和必要的医疗技术基础，因此也需要国家卫生保健系统的不断完善和大力支持。

目前，欧美国家胰岛移植领域已经完成并公布了同种异体胰岛移植（CIT 07 方案）Ⅲ期临床试验结果，对人胰岛产品的制备、移植、移植后疗效评价、质量管理和监控等都建立了很好的执行标准（SOP），对我国的胰岛移植行业也产生重大的影响。中国是全世界糖尿病患者最多的国家，临床胰岛移植需求量很大，因此期待我国临床胰岛移植大规模应用时代早日到来。

## 参考文献

[1] 谭建明，杨顺良，蔡锦全，吴卫真，郭君其，黄梁浒，王庆华，吴志贤，陈津. 成人胰岛细胞移植治疗 1 型糖尿病. 中华器官移植杂志，2007，28（11）：681-684.

[2] 胡远峰. 加强基础研究，提高我国胰岛移植的水平. 中华器官移植杂志，1990，11（2）：49.

[3] Eisenbarth GS. Type I diabetes mellitus. A chronic autoimmune disease. N Engl J Med，1986，314 (21)：1360-1368.

[4] Meier JJ，Bhushan A，Butler AE，Rizza RA，Butler PC. Sustained beta cell apoptosis in patients with long-standing type 1 diabetes. Indirect evidence for islet regeneration? Diabetologia，2005，48 (11)：2221-2228.

[5] American Diabetes Association. Standards of medical care in diabetes——2008. Diabetes care，2008，31 Suppl 1：S12-54.

[6] Hypoglycemia in the Diabetes Control and Complications Trial. The Diabetes Control and Complications Trial Research Group. Diabetes，1997，46：271-286.

[7] Kobayashi N. The current status of islet transplantation and its perspectives. The review of diabetic studies：RDS，2008，5 (3)：136-143.

[8] Ryan EA，Shandro T，Green K，Paty BW，Senior PA，Bigam D，Shapiro AM，Vantyghem MC. Assessment of the severity of hypoglycemia and glycemic lability in type 1 diabetic subjects undergoing islet transplantation. Diabetes，2004，53 (4)：955-962.

[9] Ichii H，Ricordi C. Current status of islet cell transplantation. Journal of hepato-biliary-pancreatic surgery，2009，16 (2)：101-112.

[10] Leitão CB，Tharavanij T，Cure P，Pileggi A，Baidal DA，Ricordi C，Alejandro R. Restoration of hypoglycemia awareness after islet transplantation. Diabetes care，2008，31 (11)：2113-2115.

[11] F P. Notes on suprarenal and pancreatic grafting. Lancet，1924，550-551.

[12] Meloche RM. Transplantation for the treatment of type 1 diabetes. World journal of gastroenterology，2007，13 (47)：6347-6355.

[13] Jin SM，Kim KW. Is islet transplantation a realistic approach to curing diabetes? Korean J Intern Med，2017，32 (1)：62-66.

[14] Barton FB，Rickels MR，Alejandro R，Hering BJ，Wease S，Naziruddin B，et al. Improvement in outcomes of clinical islet transplantation：1999-2010. Diabetes Care，2012，35：1436-1445.

[15] Bellin MD，Barton FB，Heitman A，Harmon JV，Kandaswamy R，Balamurugan AN，Sutherland DE，Alejandro R，Hering BJ. Potent induction immunotherapy promotes long-term insulin independence after islet transplantation in type 1 diabetes. Am J Transplant，2012，12 (6)：1576-1583.

[16] Lablanche S，Borot S，Wojtusciszyn A，Bayle F，Tetaz R，Badet L，Thivolet C，Morelon E，Frimat L，Penfornis A，Kessler L，Brault C，Colin C，Tauveron I，Bosco D，Berney T，Benhamou PY，GRAGIL Network. Five-Year Metabolic，Functional，and Safety Results of Patients With Type 1 Diabetes Transplanted With Allogenic Islets Within the Swiss-French GRAGIL Network. Diabetes Care，2015，38 (9)：1714-1722.

[17] Bretzel RG，Jahr H，Eckhard M，Martin I，Winter D，Brendel MD. Islet cell transplantation today. Langenbeck's archives of surgery，2007，392 (3)：239-253.

[18] Langer RM. Islet transplantation：lessons learned since the Edmonton breakthrough. Transplantation proceedings，2010，42 (5)：1421-1424.

[19] Noguchi H. Pancreatic islet transplantation. World J Gastrointest Surg，2009，1 (1)：16-20.

[20] Balamurugan AN，Bottino R，Giannoukakis N，Smetanka C. Prospective and challenges of islet transplantation for the therapy of autoimmune diabetes. Pancreas，2006，32 (3)：231-243.

[21] Lakey JR，Warnock GL，Rajotte RV，Suarez-Alamazor ME，Ao Z，Shapiro AM，Kneteman NM. Variables in organ donors that affect the recovery of human islets of Langerhans. Transplantation，1996，61 (7)：1047-1053.

[22] HK Y，HS HD. Reversal of Hypoglycemia Unawareness with a Single-donor，Marginal Dose Allogeneic Islet Transplantation in Korea：A Case Report. J Korean Med Sci，2015，30 (7)：991-994.

[23] The collaborative islet transplant registry 2009 annual report. 2009，http：//www. citregistry. org/reports/reports. htm.

[24] Gruessner AC，Sutherland DE，Gruessner RW. Pancreas transplantation in the United States：a review. Curr Opin Organ Transplant，2010，15 (1)：93-101.

[25] Organ Procurement and Transplantation Network，April 2010，http：//optn. transplant. hrsa. gov/data/request main. asp.

[26] TY Y，SH O，IK J. First human trial of pancreatic islet allo-transplantation in Korea—focus on re-transplantation. Diabetes Res Clin Pract，2002，56（2）：107-113.

[27] Speight J，Reaney MD，Woodcock AJ，Smith RM，Shaw JA. Patient-reported outcomes following islet cell or pancreas transplantation（alone or after kidney）in Type 1 diabetes：a systematic review. Diabet Med，2010，27（7）：812-822.

[28] Sutherland DE，Goetz FC，Najarian JS. Living-related donor segmental pancreatectomy for transplantation. Transplant Proc，1980，12（4 Suppl 2）：19-25.

[29] Gruessner RW，Sutherland DE，Drangstveit MB，Bland BJ，Gruessner AC. Pancreas transplants from living donors：short- and long-term outcome. Transplantation proceedings，2001，33（1）：819-820.

[30] Tan M，Kandaswamy R，Sutherland DE，Gruessner RW. Laparoscopic donor distal pancreatectomy for living donor pancreas and pancreas-kidney transplantation. American journal of transplantation，2005，5（8）：1966-1970.

[31] Matsumoto S，Okitsu T，Iwanaga Y，Noguchi H，Nagata H，Yonekawa Y，Liu X，Kamiya H，Ueda M，Hatanaka N，Kobayashi N，Yamada Y，Miyakawa S，Seino Y，Shapiro AM，Tanaka K. Follow-up study of the first successful living donor islet transplantation. Transplantation，2006，82（12）：1629-1633.

[32] Matsumoto S，Okitsu T，Iwanaga Y，Noguchi H，Nagata H，Yonekawa Y，et al. Insulin independence after living-donor distal pancreatectomy and islet allotransplantation. Lancet，2005，365（9471）：1642-1644.

[33] Tzakis AG，Ricordi C，Alejandro R，Zeng Y，Fung JJ，Todo S，Demetris AJ，Mintz DH，Starzl TE. Pancreatic islet transplantation after upper abdominal exenteration and liver replacement. Lancet，1990，336（8712）：402-405.

[34] Ricordi C，Tzakis AG，Carroll PB，Zeng YJ，Rilo HL，Alejandro R，Shapiro A，Fung JJ，Demetris AJ，Mintz DH，et al. Human islet isolation and allotransplantation in 22 consecutive cases. Transplantation，1992，53（2）：407-414.

[35] Farney AC，Najarian JS，Nakhleh RE，Lloveras G，Field MJ，Gores PF，Sutherland DE. Autotransplantation of dispersed pancreatic islet tissue combined with total or near-total pancreatectomy for treatment of chronic pancreatitis. Surgery，1991，110（2）：427-437；discussion 37-39.

[36] Sutherland DE，Matas AJ，Najarian JS. Pancreatic islet cell transplantation. The Surgical clinics of North America，1978，58（2）：365-382.

[37] Najarian JS，Sutherland DE，Matas AJ，Goetz FC. Human islet autotransplantation following pancreatectomy. Transplantation proceedings，1979，11（1）：336-340.

[38] Robertson GS，Dennison AR，Johnson PR，London NJ. A review of pancreatic islet autotransplantation. Hepato-gastroenterology，1998，45（19）：226-235.

[39] Mehigan DG，Bell WR，Zuidema GD，Eggleston JC，Cameron JL. Disseminated intravascular coagulation and portal hypertension following pancreatic islet autotransplantation. Annals of surgery，1980，191（3）：287-293.

[40] White SA，London NJ，Johnson PR，Davies JE，Pollard C，Contractor HH，Hughes DP，Robertson GS，Musto PP，Dennison AR. The risks of total pancreatectomy and splenic islet autotransplantation. Cell transplantation，2000，9（1）：19-24.

[41] Dunn TB，Kirchner V，Bellin MD. Beta-cell replacement therapy：current outcomes and future landscape. Current opinion in organ transplantation，2015，20（6）：681-690.

[42] Downing R. Historical review of pancreatic islet transplantation. World journal of surgery，1984，8（2）：137-142.

[43] Groth CG，Andersson A，Björkén C，Gunnarsson R，Hellerström C，Lundgren G，Petersson B，Swenne I，Ostman J. Attempts at transplantation of fetal pancreas to diabetic patients. Transplantation Proceedings，1980，12（2）：208-212.

[44] Tuch BE，Sheil AG，Ng AB，Trent RJ，Turtle JR. Recovery of human fetal pancreas after one year of implantation in the diabetic patient. Transplantation，1988，46（6）：865-870.

[45] Voss F，Brewin A，Dawidson I，Lafferty K，Spees E，Collins G，Bry W. Transplantation of proliferated human pre-islet cells into diabetic patients with renal transplants. Transplantation proceedings，1989，21（1 Pt 3）：2751-2756.

[46] Farkas G，Karacsonyi S. Clinical transplantation of fetal human pancreatic islets. Biomedica biochimica acta，1985，44

(1)：155-159.

[47] Hu YF，Cheng RL，Shao AH，Ye RS，Gu ZF，Zhang HD，Zhang ZG，Hen LR，Bi HF，Shi GF. The influences of islet transplantation on metabolic abnormalities and diabetic complications. Horm Metab Res，1989，21（4）：198-202.

[48] Hu YF，Gu ZF，Zhang HD，Ye RS. Fetal islet transplantation in China. Transplantation proceedings，1992，24（5）：1998-1999.

[49] Sutherland DE，Radosevich DM，Bellin MD，Hering BJ，Beilman GJ，Dunn TB，Chinnakotla S，Vickers SM，Bland B，Balamurugan AN，Freeman ML，Pruett TL. Total pancreatectomy and islet autotransplantation for chronic pancreatitis. Journal of the American College of Surgeons，2015，40（7）：2411-2423.

[50] Bretzel R G，Hering B J，Schultz A O，Geier C，Federlin K. International Islet Transplant Registry Report. News letter，1996，8：1-20.

[51] I T，M T，V K. Experience of 1. 5 thousand transplantations of b-cell cultures to patients with diabetes mellitus. Fifth International Congress on Pancreas and Islet Transplantation. Miami，Florida，1995.

[52] Chastan P，Berjon JJ，Gomez H，Meunier JM. Treatment of an insulin-dependent diabetic by homograft of fetal pancreas removed before the tenth week of pregnancy：one-year follow-up. Transplantation proceedings，1980，12（2）：218-222.

[53] Valente U，Ferro M，Barocci S，Campisi C，Parodi F，Cataldi L，Arcuri V，Tosatti E. Report of clinical cases of human fetal pancreas transplantation. Transplantation proceedings，1980，12（2）：213-217.

[54] Sundkvist G，Bergqvist A，Weibull H，Bergqvist D，Falt K，Olsson ML，Lernmark A. Islet cell antibody reactivity with human fetal pancreatic islets. Diabetes research and clinical practice，1991，14（1）：1-7.

[55] Djordjevic PB，Brkic S，Lalic NM，Zamaklar M，Dragasevic M，Radovic Z，Banović D，Dimitrijević V，Savić K，et al. Human fetal pancreatic islet transplantation in insulin-dependent diabetics：possibilities of early detection of transplant destruction. Glas Srp Akad Nauka Med，1994，（44）：83-88.

[56] Groth CG，Korsgren O，Tibell A，Tollemar J，Moller E，Bolinder J，Ostman J，Reinholt FP，Hellerström C，Andersson A. Transplantation of porcine fetal pancreas to diabetic patients. Lancet，1994，344（8934）：1402-1404.

[57] Komissarenko VP，Turchin IS，Komissarenko IV，Efimov AS，Benikova EA. Transplantation of an islet cell culture of human and animal fetal pancreases as a treatment method in diabetes mellitus. Vrachebnoe delo，1983，（4）：52-57.

[58] Algire GH，Weaver JM，Prehn RT. Growth of cells in vivo in diffusion chambers. I. Survival of homografts in immunized mice. Journal of the National Cancer Institute，1954，15（3）：493-507.

[59] Sun AM，O'Shea GM，Goosen MF. Injectable microencapsulated islet cells as a bioartificial pancreas. Applied biochemistry and biotechnology，1984，10：87-99.

[60] Loudovaris T，Mandel TE，Charlton B. CD4[+] T cell mediated destruction of xenografts within cell-impermeable membranes in the absence of CD8[+] T cells and B cells. Transplantation，1996，61（12）：1678-1684.

[61] D S，D K，F G，J N. Pancreas transplantation in humans. //Flye MW. Principles of organ transplantation. Philadelphia：W. B. Saunders Company，1989.

[62] Bartlett ST. Pancreatic transplantation after thirty years：still room for improvement. Journal of the American College of Surgeons，1996，183（4）：408-410.

[63] Nghiem DD，Gonwa TA，Corry RJ. Metabolic effects of urinary diversion of exocrine secretions in pancreatic transplantation. Transplantation，1987，43（1）：70-73.

[64] Cook K，Sollinger HW，Warner T，Kamps D，Belzer FO. Pancreaticocystostomy：an alternative method for exocrine drainage of segmental pancreatic allografts. Transplantation，1983，35（6）：634-636.

[65] Sollinger HW，Knechtle SJ，Reed A，D'Alessandro AM，Kalayoglu M，Belzer FO，Pirsch J. Experience with 100 consecutive simultaneous kidney-pancreas transplants with bladder drainage. Annals of surgery，1991，214（6）：703-711.

[66] American Diabetes Association. pancreas transplantation for patients with diabetes mellitus. Diabetes Care，1992，15（11）：1673.

［67］ Ryan EA. Pancreas transplants: for whom? Lancet, 1998, 351 (9109): 1072-1073.

［68］ Stratta RJ. Vascularised pancreas transplantation. Bmj, 1996, 313 (7059): 703-704.

［69］ Sutherland DE, Gruessner RW, Gruessner AC. Pancreas transplantation for treatment of diabetes mellitus. World journal of surgery, 2001, 25 (4): 487-496.

［70］ Tyden G, Bolinder J, Solders G, Brattstrom C, Tibell A, Groth CG. Improved survival in patients with insulin-dependent diabetes mellitus and end-stage diabetic nephropathy 10 years after combined pancreas and kidney transplantation. Transplantation, 1999, 67 (5): 645-648.

［71］ Kumar A, Newstead CG, Lodge JP, Davison AM. Combined kidney and pancreatic transplantation. Ideal for patients with uncomplicated type 1 diabetes and chronic renal failure. Bmj, 1999, 318 (7188): 886-887.

［72］ Gross CR, Limwattananon C, Matthees BJ. Quality of life after pancreas transplantation: a review. Clinical transplantation, 1998, 12 (4): 351-361.

［73］ Matas AJ, McHugh L, Payne WD, Wrenshall LE, Dunn DL, Gruessner RW, Sutherland DE, Najarian JS. Long-term quality of life after kidney and simultaneous pancreas-kidney transplantation. Clinical transplantation, 1998, 12 (3): 233-242.

［74］ Adang EM, Kootstra G, Engel GL, van Hooff JP, Merckelbach HL. Do retrospective and prospective quality of life assessments differ for pancreas-kidney transplant recipients? Transplant International : Official Journal of the European Society for Organ Transplantation, 1998, 11 (1): 11-15.

［75］ Kendall DM, Rooney DP, Smets YF, Salazar Bolding L, Robertson RP. Pancreas transplantation restores epinephrine response and symptom recognition during hypoglycemia in patients with long-standing type I diabetes and autonomic neuropathy. Diabetes, 1997, 46 (2): 249-257.

［76］ Kuo PC, Johnson LB, Schweitzer EJ, Bartlett ST. Simultaneous pancreas/kidney transplantation—a comparison of enteric and bladder drainage of exocrine pancreatic secretions. Transplantation, 1997, 63 (2): 238-243.

［77］ Newell KA, Bruce DS, Cronin DC, Woodle ES, Millis JM, Piper JB, Huss E, Thistlethwaite JR. Comparison of pancreas transplantation with portal venous and enteric exocrine drainage to the standard technique utilizing bladder drainage of exocrine secretions. Transplantation, 1996, 62 (9): 1353-1356.

［78］ Sollinger HW, Sasaki TM, D'Alessandro AM, Knechtle SJ, Pirsch JD, Kalayoglu M, Belzer FO. Indications for enteric conversion after pancreas transplantation with bladder drainage. Surgery, 1992, 112 (4): 842-845; discussion 5-6.

［79］ Banting FG, Best CH, Collip JB, Campbell WR, Fletcher AA. Pancreatic Extracts in the Treatment of Diabetes Mellitus. Canadian Medical Association journal, 1922, 12: 141-146.

［80］ Takashi Kenmochi TA, Naotake Akutsu, Taihei Ito. DCD for islet Transplantation. Springer Japan, 2014: 237-248.

［81］ Jin SM, Oh SH, Kim SK, Jung HS, Choi SH, Jang KT, Lee KT, Kim JH, Lee MS, Lee MK, Kim KW. Diabetes-free survival in patients who underwent islet autotransplantation after 50% to 60% distal partial pancreatectomy for benign pancreatic tumors. Transplantation, 2013, 95 (11): 1396-1403.

［82］ Pybus FC. Notes on suprarenal and pancreatic grafting. Lancet, 1924, 204 (5272): 550-551.

［83］ Lee BW, Jee JH, Heo JS, Choi SH, Jang KT, Noh JH, Jeong IK, Oh SH, Ahn YR, Chae HY, Min YK, Chung JH, Lee MK, Lee MS, Kim KW. The favorable outcome of human islet transplantation in Korea: experiences of 10 autologous transplantations. Transplantation, 2005, 79 (11): 1568-1574.

［84］ Clayton HA, Davies JE, Pollard CA, White SA, Musto PP, Dennison AR. Pancreatectomy with islet autotransplantation for the treatment of severe chronic pancreatitis: the first 40 patients at the leicester general hospital. Transplantation, 2003, 76 (1): 92-98.

［85］ Bliss M. Banting's, Best's, and Collip's accounts of the discovery of insulin. Bulletin of the history of medicine, 1982, 56: 554-568.

［86］ Percegona LS, Aita CA, Pereira E, Sotta ED, Silva IC, Riella MC. Clinical protocol for selection of the candidates for islet transplantation. Arquivos brasileiros de endocrinologia e metabologia, 2008, 52 (3): 506-514.

［87］ RR B. Studies on the pancreas of the guinea pig. Am J Anat, 1911, 12: 297.

［88］ Moskalewski S. Isolation And Culture Of the Islets Of Langerhans Of the Guinea Pig. General and comparative endocrinology，1965，5（3）：342-353.

［89］ Lacy PE，Kostianovsky M. Method for the isolation of intact islets of Langerhans from the rat pancreas. Diabetes，1967，16（1）：35-39.

［90］ Eliaschewitz FG，Aita CA，Genzini T，Noronha IL，Lojudice FH，Labriola L，et al. First Brazilian pancreatic islet transplantation in a patient with type 1 diabetes mellitus. Transplantation proceedings，2004，36（4）：1117-1118.

［91］ Ryan EA，Lakey JR，Rajotte RV，Korbutt GS，Kin T，Imes S，Rabinovitch A，Elliott JF，Bigam D，Kneteman NM，Warnock GL，Larsen I，Shapiro AM. Clinical outcomes and insulin secretion after islet transplantation with the Edmonton protocol. Diabetes，2001，50（4）：710-719.

［92］ Gangemi A，Salehi P，Hatipoglu B，Martellotto J，Barbaro B，Kuechle JB，Qi M，Wang Y，Pallan P，Owens C，Bui J，West D，Kaplan B，Benedetti E，Oberholzer J. Islet transplantation for brittle type 1 diabetes：the UIC protocol. Am J Transplant，2008，8（6）：1250-1261.

［93］ Hering BJ，Kandaswamy R，Harmon JV，Ansite JD，Clemmings SM，Sakai T，Paraskevas S，Eckman PM，Sageshima J，Nakano M，Sawada T，Matsumoto I，Zhang HJ，Sutherland DE，Bluestone JA. Transplantation of cultured islets from two-layer preserved pancreases in type 1 diabetes with anti-CD3 antibody. Am J Transplant，2004，4（3）：390-401.

［94］ Bellin MD，Kandaswamy R，Parkey J，Zhang HJ，Liu B，Ihm SH，Ansite JD，Witson J，Bansal-Pakala P，Balamurugan AN，Papas KK，Sutherland DE，Moran A，Hering BJ. Prolonged insulin independence after islet allotransplants in recipients with type 1 diabetes. Am J Transplant，2008，8（11）：2463-2470.

［95］ AM S. Islet transplant activity（1999-2011）. Edmonton AB Presentation，2010.

［96］ Ricordi C，Goldstein JS，Balamurugan AN，Szot GL，Kin T，Liu C，Czarniecki CW，Barbaro B，Bridges ND，Cano J，Clarke WR，Eggerman TL，Hunsicker LG，Kaufman DB，Khan A，Lafontant DE，Linetsky E，Luo X，Markmann JF，Naji A，Korsgren O，Oberholzer J，Turgeon NA，Brandhorst D，Chen X，Friberg AS，Lei J13，Wang LJ，Wilhelm JJ，Willits J，Zhang X，Hering BJ，Posselt AM，Stock PG，Shapiro AM. National Institutes of Health-Sponsored Clinical Islet Transplantation Consortium Phase 3 Trial：Manufacture of a Complex Cellular Product at Eight Processing Facilities. Diabetes，2016，65（11）：3418-3428.

［97］ Hering BJ，Clarke WR，Bridges ND，Eggerman TL，Alejandro R，Bellin MD，ChalonerK，Czarniecki CW，GoldsteinJ S，Hunsicker LG，Kaufman DB，KorsgrenO，Larsen CP，Luo X，Markmann JF，Naji A，Oberholzer J，Posselt AM，Rickels MR，Ricordi C，Robien MA，Senior PA，Shapiro AM，Stock PG，Turgeon NA，and C. Clinical Islet Transplantation. Phase 3 Trial of Transplantation of Human Islets in Type 1 Diabetes Complicated by Severe Hypoglycemia. Diabetes Care，2016，39（7）：1230-1240.

# 第二章

# 患者的选择与评估

1型糖尿病患者低血糖症，需要一种新的治疗方法。当人血糖降至太低，会不能支持正常的脑部功能，导致精神错乱、行为异常、昏迷和抽搐等。患者担心低血糖症及相关风险，成为进行目标血糖控制的主要限制因素。临床上需要用新的策略来减小严重低血糖症的风险。增加家庭血糖监控次数并且及时计算和调整给药剂量的强化治疗会有一定帮助，但仍需要医生和患者的紧密配合以及增加对低血糖问题本质的认识，电子设备对于饮食前后体内胰岛素变化的精确反应。胰岛素依赖性糖尿病患者所需要的是一个系统的葡萄糖-胰岛素应答分泌系统。人们希望有电子机械等能尽早地实现该目标，但目前仍然有很多问题需要去克服，如葡萄糖传感器电极成本、寿命、精确性、操作便利性等。临床上需要一个能对所有人都适用的治疗方案。

目前，一种可供选择的方法是替换胰腺中天生对葡萄糖能响应并能分泌胰岛素等因子的胰岛细胞团。1型糖尿病或晚期2型糖尿病中，由于β细胞功能的丧失，这种替换疾病中丧失功能的细胞的治疗方法是完全符合治疗逻辑的。但是，胰岛移植潜在的需求远远超过了供体提供的胰腺数量，同时器官受体要终身进行免疫抑制治疗。本章介绍了糖尿病患者的低血糖症状和一套适合进行胰岛移植术的受体筛选标准，以便更好地为临床机构开展胰岛移植提供参考。

## 第一节　糖尿病患者低血糖症

### 一、概述

#### （一）低血糖症的定义和分类

关于低血糖症的定义仍有争议。在实验研究中，通常注入胰岛素，体循环中的葡萄糖浓度会随之下降，当动脉血糖浓度降到约 3mmol/L 时，认知功能紊乱最先出现。最初大脑皮层功能会明显紊乱，特定的大脑皮层任务执行功能变慢或不准确，可能会增加驾驶风险或其他事故风险。在这种葡萄糖浓度下，模拟驾驶能表现出危险和错误的操作行为。随着血糖进一步降低，大脑皮层功能受损范围增加。此外，尽管在伦理研究中采用的血糖水平保持在低血糖水平，但观察到愤怒感增加等情绪变化；在一些临床测试中也出现反应迟钝的情况，比如在处理潜在的危险活动时智力呈受损表现且反应迟缓。

低血糖症状一般描述为出现肾上腺素亢进/植物神经紊乱症状（震颤，出汗，心悸，烦躁不安，恶心）、神经性低血糖症状（注意力难以集中或讲话困难、精神错乱、疲劳、眩晕），或非特异性症状（明显的饥饿、视力模糊、虚弱）。这些分类是通过对已报道症状的统计分析而得出的。

出于对低血糖症的担心，美国糖尿病协会规定糖尿病治疗中血糖低于 4mmol/L 即为低血糖症，这意味着健康人也常会落入这个范围。在新疗法研究中，通常将血糖浓度小于 3mmol/L 规定为临床严重低血糖症。出于治疗目的，可能有必要将目标葡萄糖范围起始端（应大于 4mmol/L）与构成低血糖症需要立即干预的血糖浓度限值区分开。临床上规定后者可为小于 3.5mmol/L，这取决于当时的具体环境、患者正在从事的活动以及患者近期低血糖昏迷的经历。如果出于研究目的，需要对包括有潜在严重后果的低血糖症做出一个规定，那么合适的判别浓度是低于 3mmol/L。

### （二）健康人的低血糖自我调节

健康人在血糖浓度开始下降时有自动维持血糖到正常浓度的机制，内源性的胰岛素分泌会减少，动脉血浆中的血糖约为 3.6mmol/L，胰腺胰高血糖素的分泌会增加，主要从肝脏来增加内生葡萄糖的量，以避免血糖进一步降低。轻微的低血糖症会触发肾上腺素和植物神经激活，使身体觉察一个低血糖浓度。更深层次的低血糖症还会触发生长激素和大脑皮层醇反应。神经-体液反应会直接和间接地使内生葡萄糖产量增加（通过提供额外的物质进行糖异生），并降低周边组织"不紧要"的葡萄糖摄取，比如肌肉和脂肪，转移可用的葡萄糖至脑部和心脏。在健康人中，这些机制是非常有效，在户外的极限行为，比如马拉松赛跑，一般也不会发生临床上看到的伴有认知功能紊乱的严重低血糖症。在健康机体中，低血糖症的预防是内源性的自发调节机制。

### （三）糖尿病患者的低血糖

当大脑皮层维持正常的反应能力时，糖尿病患者依赖主观感受来觉察低血糖症，这对于糖尿病患者预防严重低血糖症至关重要。大部分糖尿病患者都能自我觉察到低血糖的变化，但患者普遍丧失了内源性胰岛素调节能力。1 型糖尿病患者五年内检测到胰高血糖素对低血糖症的响应障碍，在晚期 2 型糖尿病患者中也有此情况。有长期 1 型糖尿病病史的患者和严重低血糖症病史的人群中也存在神经-内源性反应缺陷。神经-内源性反应的破坏预示潜在的严重低血糖症，无法对低血糖症作出正常的反向调节反应。

尽管大部分糖尿病患者都能自我觉察低血糖的变化，但低血糖症状种类较多，且变化也多。报道显示，儿童症状与成人也不同，不论是基于儿童自身还是其父母的反馈，其行为变化都较为突出。儿童中反向调节激素对低血糖症的反应更灵敏。在老年人中，至少在那些胰岛素治疗的 2 型糖尿病患者中神经症状最为显著。这可能与年龄相关的主观觉察和对低血糖症的反应变化的认知度有关。更为重要的是，大部分 1 型糖尿病患者对低血糖症的主观感受，描述也是每年有变化。大部分患者描述有症状的变化，神经性低血糖的症状增加，并且有一些发展为感知能力近乎全部丧失的早期低血糖症。

### （四）无感知性低血糖（或无症状性低血糖）

大约 25% 的 1 型患者会出现这种无意识性血糖症，在患病时间久的糖尿病患者中更为普遍，并且严重低血糖症的频次随疾病持续时间的增加而增加。对于强化治疗期间的患者，严重低血糖症的患病风险也会增加，因为患者可能会一直无症状，直到血糖降至引起认知损伤、不能进行正常行为和自我治疗的程度。无感知低血糖症的患者发生严重低血糖症的风险会增大 3～6 倍。

### （五）严重低血糖症和低血糖症的评分

在流行病理论研究的展望中，将严重低血糖症定义为"需要外人干预的低血糖症"，其引用的发生率范围为每位患者每年 1.3 次，影响到全部 1 型糖尿病患者的 1/3。在 DCCT

中，接受传统治疗患者的严重低血糖症发生率为每人每年 1.87 次，强化治疗组增加到 6.12 次。较早的严重低血糖症定义为涉及昏迷和/或肠胃外治疗的低血糖症，其发生率传统治疗为 0.37，强化治疗为 1.1。尽管最初发生率较高，现代强化治疗方案对于降低严重低血糖症发生率已显现出潜在作用。平均而言，1 型糖尿病患者预计每年经历一次严重血糖过低发作。早期 2 型糖尿病患者这个指数降低至 1%。对于严重低血糖症发生率评价的引用会受到其定义内容以及所使用的平均水平或标准的很大影响。在一些研究中，因为很多患者个体都经历过一些发作或者因为一些患者出现大量的血糖过低发作，因此低血糖症发生率高。

患者及其亲属对低血糖症的担心与对其他的糖尿病并发症的担心差不多，区别在于低血糖症往往是由药物治疗直接诱发的。临床实践中，用以测定这种不同个体低血糖症的工具很少。最近 Edmonton 研究组尝试对日常生活中低血糖症的严重程度进行定量，以发作频率和由其导致的残疾和破坏程度将患者个体的"低血糖症负担"计算成一数值。为了计算这个分值，患者要连续四周每天记录家庭血糖测试结果。记录中应包括每一次低血糖事件（定义血糖测试结果为＜3mmol/L）、经历的症状、是否能够自我觉察、使用了什么样的治疗等，根据事件严重程度给以评分。得分乘以 12 即为年度得分，对于前 12 个月严重血糖过低发作的回忆可以放在附加得分里面。可以自我治疗的有症状发作不计分。这个系统使临床医师对于患者个体低血糖症情况实现了量化，在糖尿病管理的低血糖症量化识别方面迈开了重要一步，对于未来低血糖症研究也提供了一个有用的工具。

## 二、低血糖的控制

### （一）增加低血糖风险的因素

有低血糖症问题的患者，不仅包括不明原因的严重低血糖症发作，还包括能够导致社会窘迫或从事专业困难的低血糖症发作，即使患者已经自我治疗，相关医生仍需要对其进行评估。低血糖症发病诱因包括：传统的抗胰岛素因子缺乏，比如 Addison 病或生长激素缺陷；胰岛素清除问题，比如肝脏和肾脏损伤甲状腺功能减退（甲状腺素增强肝脏胰岛素清除）；食物吸收问题，比如同时发生的吸收不良型功能失调；行为问题，比如针对运动、酒精摄入甚至毒品使用不能充分调节胰岛素的释放。这些情况在临床上还很少见，一些药物也会增加胰岛素治疗患者低血糖症风险。一些发病诱因在 1 型糖尿病中很常见，如自体免疫性肾上腺或甲状腺的障碍、腹腔疾病和胃轻瘫。

对发病诱因进行梳理是对有低血糖症问题患者评价的重要部分（表 2-1）。

表 2-1 增加低血糖风险的相关因素

| 相关因素 | 分析 |
| --- | --- |
| 糖尿病相关 | 完全的胰岛素缺乏(C-肽阴性)<br>使用强化胰岛素治疗形式<br>低水平的 HbA1c<br>糖尿病持续时间增加 |
| 其他内分泌疾病 | 甲状腺功能减退<br>肾上腺素机能减退<br>生长激素缺乏<br>垂体机能减退 |

续表

| 相关因素 | 分析 |
|---|---|
| 胰岛素清除降低 | 甲状腺功能减退<br>肾功能衰竭<br>肝功能衰竭 |
| 食物吸收功能失调 | 任何导致吸收不良或延迟吸收的原因<br>腹腔疾病、胃轻瘫 |
| 药品和锻炼 | 酒精<br>不常规的运动<br>其他药品 |

## （二）低血糖的控制

（1）常规方法

一旦并发症被排除（或治疗），医师就要考虑如何通过预防血糖过低来避免无症状性低血糖症的发生。

避免对胰岛素替代治疗有不恰当的期望。患有严重低血糖症的 1 型糖尿病患者胰岛素极端缺乏，因此就需要非常注意胰岛素替代。糖尿病专家需要时刻关注患者正在使用的胰岛素治疗方案的药效动力学表现，并且为了保证方案安全，要告诉患者怎样做才是合适的。比如，每日两次混合胰岛素给药，除非患者愿意遵守复制循环的饮食模式，规定饮食以及零食，否则就很难达到目标。即使如此，如在每日两次混合胰岛素方案中，正常晚饭之前给予中效胰岛素，比睡前使用会导致更多的夜间低血糖症，尽管睡前通常以较低的剂量给药。使用更加灵活的胰岛素方案，将基础胰岛素替代与餐后胰岛素替代彻底分开（与传统的进餐之前使用胰岛素，使体内胰岛素浓度大大高于基础胰岛素浓度的方案相比），这种弹性的生活方式能够改善血糖控制，但要对患者进行很好的指导，以便成功使用这些方案。当这些患者不再出现严重低血糖症且平均血糖水平得到改善时，应知道目前还未形成低血糖症患者的有效保护方案。胰岛素衍生物在研究试验中也表明有类似情况发生，低血糖症发生频率降低，糖尿病症状得到控制，尤其是在晚上，但是实际中需要采取与其他胰岛素方案相同的护理方案。这对于胰岛素输注治疗尤其正确（胰岛素泵输送治疗），它能很好地建立起降低严重低血糖症发生频率的方案（如图 2-1 所示），至少体现在生理学上。但是，这些策略都没有完全成功，所有正在接受胰岛素治疗的患者仍有风险。

避免血糖浓度<3mmol/L 可以实现对低血糖症的部分预防，尤其是主观意识上，这或许可以说明无感知性血糖和严重低血糖症问题在操作上已经获得解决。但临床上这与实际需求相差还太远。成功恢复大部分低血糖症感知的患者还是少数的，且进行试验的医护人员需投入大量精力，加之患者自身积极主动的配合才能达到这样的治疗目的。患者在家进行血糖监测以及多种日常胰岛素给药（或胰岛素泵输注治疗）是惯常的事。临床实际中到处都是持续经历低血糖症问题或者获得一定时间的缓解后又复发的患者。

在实现严格控制低血糖症问题时，还应关注包括机体对胰岛素敏感性经常变化等问题。研究表明患者锻炼以及压力程度（和性质）的改变会导致对胰岛素需求的变化，这个变化是难以预料的。家庭血糖监控，尽管采用先进的设备，也十分痛苦和不方便，即使是持续的血

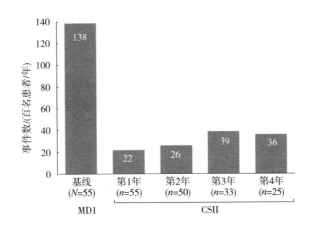

图 2-1　在专业治疗机构进行胰岛素泵治疗时严重低血糖症的发生率

MD1—1 型糖尿病；CSII—持续皮下胰岛素输注

摘自：Kovatchev B P，Cox D J，Farhy L S，Straume M，Gonder-Frederick L，Clarke W L. Episodes of severe hypoglycemia in type 1 diabetes are preceded and followed within 48 hours by measurable disturbances in blood glucose. J Clin Endocrinol Metab，2000，85（11）：4287-4292。

糖监控也不能提供患者葡萄糖变化的趋势信息。训练患者深刻理解他们的胰岛素和低血糖症生理学，这能帮助他们恢复低血糖症主观觉察和降低严重低血糖症发生频率，其降低程度可达 50%，但在血糖控制上并没有改善。有研究显示，最好的改善水平为中等。尽管如此，感知恢复是一个非常有用的策略，"血糖觉察训练"教育方案已经被很多糖尿病教育机构所采纳。这样的训练只有当心理学家推荐时才会提供，而零散应用时，其好处没有得到证明。其他教育患者灵活使用胰岛素方面的有效教育方案也给出暗示，证明可以降低平均血糖浓度而不会降低 HbA1c，并且不会增加甚至还会降低严重低血糖症发生率。但是，迄今为止，对于那些已经发展成为低血糖症问题的患者，这些教育方案尚不能证明能够降低其严重的低血糖症。

一些问题性低血糖症患者对低血糖症逐渐形成恐惧，表现为不同程度的焦虑症状，有时严重到惊恐性障碍或恐惧症。出于研究目的，这些恐惧可以用"低血糖症恐惧量化表"来进行量化，可用来测量低血糖症恐惧和糖尿病结果之间的关系。低血糖症恐惧与过去经验直接相关，而且很难将低血糖症状与那些焦虑区分开来。尽管对通过避免血糖达到低血糖症能恢复低血糖感知方面已有很多了解，但在设计最佳方案以达到并长时间维持这种对低血糖的感知还知之甚少。

一些周期性严重低血糖症患者会避免能够引起低血糖症的情况，比如体育锻炼，高低血糖症的过度补偿，但也有一些情形无法避免，比如业务会议。这些预防行为会导致糖化血红蛋白浓度升高，预示着长期血管并发症的高风险，因此不见得能为严重低血糖症提供完全的保护。一些患者是基于自己对感知症状的主观评价而不是对血糖的检查来管理自己的胰岛素和饮食。对于这些患者，很难去改变临床医生认为会导致风险的行为，比如节制饮食，或甚至血糖浓度仅稍微超出非糖尿病患者的血糖范围时就采取过度的胰岛素矫正剂量。这些患者的平均血糖可能接近正常，但是低血糖症的周期发作却与受损的大脑皮层功能相关。患者对高低血糖症诱发的血管并发症恐惧，使得他们对餐间零食产生厌恶。这类情况在糖尿病患者中非常普遍，可能与不情愿体验或听从剂量减低的建议和生活方式改变有关。由于先前导致低血糖症风险增加的特定胰岛素使用的原因，可能会使患者很不情愿地去体验新的胰岛素或新的胰岛素治疗方案，即使这些方案具有潜在的特别优势。

不愿意吃餐间零食是糖尿病患者的一个根深蒂固的理念，被很多患者解释为担心体重增加。其实这不符合科学，因为与血糖治疗相联系的热量消耗通常远大于计划的零食控制。围绕食物的使用也存在问题，应该将食物作为一种药物治疗，而不是一种被消费的东西。不论出于什么原因，即使是所使用的胰岛素方案要求这样做时，很多有问题性低血糖症的患者也不按照规定去吃零食。对需要进行紧急救护的严重低血糖症患者研究显示，有 52% 的发作应归因于食物摄取不足。

很多问题性低血糖症的患者长期患有糖尿病，不愿改变长期行为是不可避免的，因为人的习惯造就了人的一生。有大量无感知性低血糖和严重低血糖症发作患者并没有觉察到自己的低血糖症是一个问题。一定程度上，这反映了个体发作主观意识的缺乏，因为人们只通过经历过的症状来认识问题。寻找其他人干预以缓解痛苦的个体，通常是在问题的严重性已经非常明显时才会与患者家属讲。周期性的严重低血糖症会给家庭带来巨大的压力。由此可知，如果不与患者家属探讨，患者低血糖症问题就无法评价。

两个处理方法，通过维持高血糖以实现低血糖症风险最小化以及不改变医生认为的会导致问题的行为，都会导致迥然不同的临床问题，可能是对低血糖症相同的体验，不同临床表现。逃避和抵制心理可以解释为相关反应，尽管两种心理代表了对问题的不同反应，但它们不是互相排斥的。这些问题很少有正式的文件记录或研究，但是从临床经验看很明显，纠正问题性低血糖症不会是一个简单的治疗方案。

（2）强化糖尿病治疗

在降低平均血糖浓度与减少长期血管并发症风险（DCCT，糖尿病控制和并发症试验）的相关性大型研究中，结果明确表明那些随机安排的接受强化糖尿病治疗的患者中发生血糖过低甚至导致生活不能自理的风险增加了三倍。低血糖症风险的发生率和平均糖化血红蛋白（HbA1c，2 个月内的平均血糖浓度）呈负相关性，这与逻辑上假定的血糖浓度降低会增加低血糖症风险是一致的。在 DCCT 试验中，不考虑 HbA1c（图 2-2），强化的胰岛素治疗与严重低血糖症也存在直接的相关性。尽管有较多的糖尿病新管理方法可以改善平均血糖浓度，且不会增加严重低血糖症的风险，但患者的期望也在增加。患者和医务人员期望能够获得更严格的血糖目标来对抗长期的并发症；同时也希望对接受胰岛素治疗的患者在生活方式上的限制比过去要更少些。

尽管治疗药物已有很大改进，引进了设计更好的模拟生理变化作用的胰岛素产品以及家庭血糖监测的设备，严重低血糖症仍然是胰岛素缺乏糖尿病患者治疗管理中的一个主要问题。避免强化胰岛素治疗和不追求维持接近正常血糖量水平等措施，也无法保证避免严重低血糖症；所有胰岛素缺乏的糖尿病患者均处在这个风险之中。

（3）血糖控制的新思路

胰岛素的发现挽救了 1 型糖尿病患者的生命，但医疗机构要认识到即使采用最佳的胰岛素替代药物治疗，仍存在不足。很有必要开发一个完全受胰岛素需求驱动的胰岛素递送系统，包括辅助的机械系统的开发。

家庭血糖监控以及对剂量的及时计算和调整会有一定益处，但我们要认识到问题的本性。连续的血糖监控在识别问题时间方面提升很大。这些由传统家庭毛细血管血液测量校准的测量组织液葡萄糖浓度的设备，估计每 5min 可以给出一个血糖浓度。在使用数日之后，

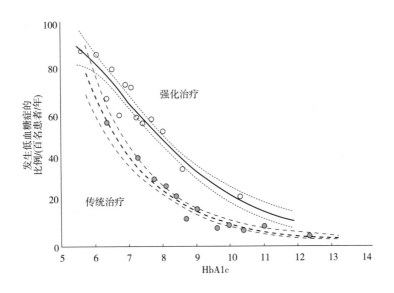

图 2-2　严重低血糖症发生率与 HbA1c 之间的关系

注：随着 HbA1c 降低，严重低血糖症风险增加，但是对于任何给定的 HbA1c，强化胰岛素治疗都会导致严重的低血糖症风险增加。

摘自：Tanenberg R，Bode B，Lane W，Levetan C，Mestman J，Harmel A P，Tobian J，Gross T，and Mastrototaro J. Use of the Continuous Glucose Monitoring System to guide therapy in patients with insulin-treated diabetes：a randomized controlled trial. Mayo Clin Proc，2004，79（12）：1521-1526.

来自 DCCT，糖尿病控制和并发症试验。

将数据下载，并以数据中感知到的模式为基础，决定是否需要进行剂量调整。在试验报告中，这些工具对于改善血糖控制非常有用。这些工具的最新版本能够给出实时数据。现在判断这些设备对糖尿病控制临床应用影响还为时过早。值得一提的是，比起他们已有的关于胰岛素治疗方案的信息，这些工具将会有更多关于当前血糖的信息。但是，早期报告显示，短期时间后，患者开始习惯使用他们的血糖浓度趋势信息，这样做至少能够减少低血糖症。

血糖监控技术的最终目的是将葡萄糖传感器与胰岛素递送装置连接起来。早期研究报告中静脉葡萄糖监控器与胰岛素递送装置连接取得了初步成效，但还存在着胰岛素递送反应滞后的难题，患者血糖发生变化，胰岛素递送剂量应紧跟着发生变化。电子设备尚不能有效分辨生理学上胰岛素对饮食的 1 期反应。可能是这些困难容易影响指令算法的改进。到目前为止，这些方法也没有在患者中应用的完整报道。

在 1 型糖尿病中，风险随疾病持续时间而增加。在疾病发生早期，内源性胰岛素分泌和 C-肽全阴性时严重低血糖风险发生率更高，而残存的 C-肽可能会有保护作用，从而形成胰岛素治疗的 2 型患者比 1 型患者严重低血糖症问题少的主要原因，尤其对在疾病相对较早时期开始胰岛素治疗的患者而言。但是，对大部分疾病进程晚期才开始符合临床胰岛素使用的 2 型糖尿病人群研究中，因为严重低血糖症而紧急救治的比率并不比 1 型糖尿病群体低。残存的内源性胰岛素供应能随着血糖浓度的下降而终止，从肝脏检测到的门静脉胰岛素浓度也可以相对较低，从而使 C-肽能提供的保护作用减弱。低血糖症残存 β 细胞功能，对 α 细胞功能可能也有影响。到目前为止，我们没有足够的证据用以支持 C-肽浓度可以作为严重低血糖症患者风险预报器的说法。大多数超过 5 年的 1 型糖尿病患者具有不可恢复的 C-肽阴性。

我们需要用新的策略来减小问题性低血糖症的风险。显然，胰岛素依赖型糖尿病患者所需要的是一个系统的葡萄糖响应胰岛素递送系统，但是很难建立胰岛素分泌与胰岛素需求之间非常高效的生物系统。人们希望以上讨论的那些机械方案能尽早地实现，但仍有很多现实的问题需要去克服。对于当前插入皮下组织的葡萄糖传感电极，被广泛使用到在线葡萄糖监控设备上。这些设备需要定期进行毛细血管血糖校准，有效寿命约为 5d。注意，不是每天的数据都可靠，用户指南建议在进行治疗之前，血糖浓度需要通过传统的刺破手指毛细血管血糖测量进行复核（用户指南，GlucoWatch 和 Guardian 在线血糖监控器）。在血糖变化与测到的间质葡萄糖之间还存在一个滞后，这可能需要加入一个校正因子。如果在线血糖传感装置直接驱动胰岛素递送装置，那么血糖与可能的临床结果之间会产生偏差，实施过程中会出现一个误差。闭合环路系统需要有高度的可靠性和耐久性，设备需要进一步小型化，从而方便使用并且降低成本。我们需要的是一个能对所有人都有效的治疗方案。

另一种可选择的方法是考虑替换胰腺中天生对葡萄糖响应并分泌胰岛素系统的胰岛。细胞治疗目前来看对于未来建立真正的正常血糖状态是最有希望的疗法。在 1 型糖尿病或晚期 2 型糖尿病中，β 细胞功能丧失。因此考虑替换疾病中失去功能细胞的新的治疗方法是完全符合科学逻辑的。

# 第二节　胰岛移植患者的筛选和评价

## 一、胰岛移植患者的筛选

临床胰岛移植（CIT）和 1 型糖尿病（T1DM）微创治疗对于患者及其家属有着美好的前景。但是，潜在的需求远远超过了供体提供的胰腺数量，同时器官受体要终身进行免疫抑制治疗。因此有必要开发出一套标准来筛选适合进行 CIT 手术的患者。

### （一）临床胰岛移植目的

患者（和他们的医师）希望 CIT 能够让他们获得良好的代谢控制而无低血糖症风险，能够使微血管并发症逆转（或者至少是病情不再进展），并且延长生命，提高生活质量，不再需要注射胰岛素。

真正的理解 CIT 到底能实现什么以及辨别潜在的益处非常重要。在大部分病例中，CIT 可以导致胰岛素脱离和良好的血糖控制，解决血糖过低问题并稳定血糖，也能减少血糖过低的恐惧。但是，尽管 C-多肽产生能够维持达 5 年，但只有很少数胰岛素脱离患者能够维持更长时间。尽管有一些肾移植后胰岛移植方面的报告显示很有前景，还没有对微-或大-血管并发症产生有利影响的明确证据。有些文献预测并记录了视网膜病情短期恶化，连同肾小球滤过率（GFR）下降。Ryan 等报道过 CIT 风险及副作用。

### （二）患者筛选的总体目标

① 确定有 CIT 适应证；
② 排除其他可治疗该适应证的补救方法或可选择的治疗方法；
③ 排除任何禁忌证；

④ 识别出任何可能会增加 CIT 风险或被 CIT 加重或加速的合并症。

该方法能确保对患者个体风险和效益进行详细评价，并有利于知情同意。这不是一门精密的科学，因为 CIT 本身仍是一种 T1DM 新的治疗方法，该方法正处在发展中，其长期效果仍在验证。要认识到每个受体候选人的需要与移植项目需要之间的关系，以及短期效益与长期风险之间的关系，面临某些困难时还需要作出看似武断的艰难选择。

### （三）临床胰岛移植适应证

当前，普遍接受的单独胰岛移植的适应证是以 Edmonton 小组的描述为基础的，尽管采用了最佳的药物治疗，T1DM 仍并发严重的血糖过低和未感知低血糖症，伴有严重的血糖不稳定。尽管先前考虑过将进行性微血管并发症作为一个手术指征，但现在看来仍需对其保持谨慎。临床自体胰岛移植术也只是对胰腺切除术后（对于良性疾病）继发的难以控制的糖尿病个体才给予考虑。

（1）1 型糖尿病患者

一般地，单独 CIT 仅限于 T1DM 患者，因为他们有绝对 β 细胞缺乏，并且具有胰岛素敏感性。传统方式、精氨酸或饮食测试刺激 C-肽＜0.1nmol/L，是确认 C-肽缺失的标准。胰岛自身抗体［GAD65（谷氨酸脱羧酶抗体），ICA（胰岛细胞抗体），IAA（3-吲哚乙酸）］的检测用于确认自身免疫情况，并在移植后继续监控，当滴度增加预示着自体免疫抗体的复发。

（2）无感知性低血糖症

通过记录一个月的血糖数值以及对血糖过低发作描述，计算 HYPO 得分。对于发作时无预示症状，需要第三方协助才会有较高得分。与标准 T1DM 患者相比，胰岛移植候选人 HYPO 得分必须显著升高，这样会提高之后的 CIT 成功率，并且与临床评价之间有良好的相关性。目前，血糖过低（HYPO）得分在 Edmonton 的 CIT 移植中被作为常规性指标使用。严重的低血糖症定义为 HYPO 得分高于 T1DM 人群的第 90 个百分位。

反向调节激素丧失和无感知低血糖症促成了复杂的血糖过低。优化胰岛素方案、使用胰岛素类似物或继续皮下注射胰岛素，都应严格确保避免血糖过低且使血糖过低频率及严重程度得到改善，患者恢复预示症状。血糖过低反向调节或症状的丧失可以使用低血糖症夹钳进行客观评价，但其耗费时间，对于存在反复发作或严重影响生活质量血糖过低的患者来讲，这样的做法是没有必要的。

（3）血糖不稳定性

不稳定的血糖控制源于体内胰岛素不能与碳水化合物摄取和身体活动很好地匹配，或者患者不能坚持推荐的饮食和生活方式，以及患者自身的心理因素。研究表明，尽管认真地坚持，一些 T1DM 受试者还是出现宽泛的、不可预测的血糖水平波动。毫无疑问，血糖不稳定性通常伴随有血糖过低。

在以前，血糖波动平均幅度（MAGE）被用作不稳定性定量化的工具。MAGE 计算需收集每天 7 个血糖值，连续超过 2d。但很难确定这两天是不是就一定有代表性。不稳定性指数（LI），通过一个月的葡萄糖记录进行计算，取代了 MAGE。现在，在 Edmonton 的 CIT 项目中，严重的血糖不稳定性定义为 LI 得分大于一般 T1DM 群体的第 90 个百分位。

评价血糖变化的另一个工具是使用连续的皮下血糖监控系统（CGMS）。通常，要记录 3d 以上。CGMS 在评价胰岛移植术前血糖不稳定性和术后血糖稳定性方面有优越的性能。肾移植术后胰岛移植和肾脏-胰岛同时移植在一些医疗中心也表现出很好的早期效果。尽管防止功能性肾脏的移植排斥风险占较高比重，但因为这些患者已经在进行长期使用免疫抑制药物，移植术适应证范围相对宽广。类似地，对于不需要进行免疫抑制的胰腺切除术后的自体胰岛移植术风险-效益比可能更高。

在推荐胰岛移植术之前，内分泌医师应先考虑传统疗法。这不是为了排除一些难治的患者，而是为了保护那些采用比 CIT 更安全的传统方法就得到控制的患者。传统疗法应包括碳水化合物计算，每日多次注射胰岛素，使用长效和短效的胰岛素类似物，以及胰岛素泵输送治疗。这些方法的效用及可用性将会受到财力、经济、心理、认知因素以及专家支持的影响而有变化。

### (四) 临床胰岛移植禁忌证

胰岛移植的禁忌证很多，有一些是相对的禁忌证，会影响获得胰岛素脱离的可能性。

(1) 年龄

大部分机构不推荐儿童和老人进行 CIT 手术。虽然规定年龄上限看起来可能有点武断并且会产生伦理问题，但考虑到胰岛是一个有限的资源，且移植的并发症会随着年龄增长而增加，因此出于实用目的，设置年龄上限作为参考是十分必要的。

儿童的胰岛移植是可以考虑的，那些先前接受过实体器官或骨髓移植的正在使用免疫抑制药物的儿童也是可以考虑进行胰岛移植。

(2) 肥胖和胰岛素抵抗

每千克体重注入胰岛的数量与胰岛素脱离存在一些关系。含有更大数量胰岛的产品注入相对小的受体内时，单供体移植更有可能成功脱离胰岛素。类似地，对于胰岛素敏感、对胰岛素需求低的个体，胰岛素脱离更易获得。

此外，对于非常大的个体要提供足够的胰岛，因此多次胰岛输注是必要的。由于每次注射都有操作上的风险，会随着系列操作的增加而增加，对手术安全性产生影响。胰岛细胞分离技术的进步，能得到更高的产率，可有助于这个问题的解决。

因此很多手术排除了那些体重过大者（比如，最大 90kg）、肥胖者 [BMI（身体质量指数）＞30]，以及那些胰岛素需求量大的 [＞1U/（kg·d）]。希望通过对植入胰岛的新陈代谢需求最小化取得较好的短期和长期效果。

(3) 感染和肿瘤

因为长期的免疫抑制与肿瘤和感染风险增加有关，当前及先前患有的结核病、乙型肝炎或丙型肝炎感染的患者都需要有充分的护理。HIV、慢性乙型肝炎感染以及肿瘤，除非治愈，否则都应视为禁忌对象。

(4) 精神疾病，认知功能障碍和依从性差

精神疾病、因为认知功能障碍无法进行知情同意，或者因为其他精神疾病原因无法进行知情同意的患者均为 CIT 的禁忌对象。先前的或治疗好的抑郁症患者可进行 CIT 手术，但在手术决定过程中医生要给予一定的权重考虑。类似方法也适用于人格障碍或特定人格特质，比如患者在寻求 CIT 时表现过度的强迫性神经官能症倾向性等。

患者依从性差很难量化，但是会损害到 CIT 的成功可能性。评价过程中要尽量客观地记录依从性（按照要求进行完整的葡萄糖记录、是否以准时的方式进行血液测试、出席约定情况等），以防申请者因此而被拒绝。社会心理评价也是例行评价很有帮助的一部分。可能只有很少部分病例需要进行正式的精神评价。

（5）抽烟、饮酒和使用有禁忌的药物

大部分移植操作要求受体戒烟一段时间（比如 6 个月）。滥用一些药品（酒精，处方药或其他药品）一般视作 CIT 的禁忌证。患者如果有已经成功克服先前成瘾的心理学评价，对于确定他们是否适合 CIT 是有帮助的。

使用与免疫抑制剂有强烈相互作用的长期药物治疗，比如，用于痉挛疾病的苯妥英，需要仔细的予以考虑。咨询专门医生或许可以用相互作用较弱的药物来替换治疗。

（6）糖尿病并发症和其他合并症

糖尿病微-和大-血管并发症可能是禁忌证，或者在进行 CIT 之前需要谨慎考虑。一些并发症或合并症可能会促成移植术适应证，如果这些并发或合并症能够治疗，那么 CIT 也就没有必要了。此外，需要考虑到 CIT 和免疫抑制对并发症和合并症的影响。尽管 CIT 在短期内可能是有效的，如果并发症被 CIT 或免疫抑制加速，长期来看，风险-效益比可能是不利的。

① 酮症酸中毒。频繁反复的酮症酸中毒，不应是 CIT 的适应证，应该被视为是一个相对禁忌的症状，或至少应该谨慎对待。它反映出了患者的依从性、充分的教育以及自我管理能力方面的问题。

② 视网膜病。普遍认为视网膜病变随着血糖控制快速改善起初可能会有加剧。因此对于预期的 CIT 受体，需要谨慎地确保那些有严重的非增生性或增生性视网膜病患者已经过眼科医生的评估，任何必要的治疗已经完成，移植术之前视网膜病经评价已稳定一段时间。类似地，建议 CIT 手术之后要进行频繁的监测（每月三次）。

视力丧失患者个体在 CIT 手术后会面临很多挑战，包括多种新药物的引入和剂量频繁的调整，定期的实验室测试，临床回访以及不间断频繁的血糖自我监控。这对于那些能够在这种不利条件下进行独立生活的人不算是个困难。但是，对于那些近期视力丧失或自理不足导致的需要社会帮助的患者就需要谨慎考虑。

③ 肾病。对于患糖尿病肾病个体，CIT 决策常常是个挑战，因为在短期的效益和潜在的长期危害之间存在着矛盾。

既然整体胰腺移植术后血糖量正常与糖尿病肾病病理变化逆转有关，就有理由乐观地认为胰岛移植术后肾病将会得到改善。此外，使用低剂量的肾毒性钙调神经磷酸酶抑制剂（比如，他克莫司和雷帕霉素）被认为无肾毒性，进一步增加了乐观的理由。但是，近期的资料表明雷帕霉素会增高肾脏不良反应发生的可能性。

在患有肾病和肾脏功能损害（血清肌酸酐升高）患者中，CIT 后观察到肾毒性（可能是由于钙调神经磷酸酶抑制剂）。初步报告表明 CIT 之后 GFR（肾小球滤过率）降低，并且蛋白尿发展（正常至微弱，或微弱至大量清蛋白尿）达 40%，少部分受试者出现大量蛋白尿。

对于患肾病、肾脏功能损害或处在高风险的受试者要给予慎重鉴定。GFR 直接使用放射性同位素（比如，DTPA 或 Cr-EDTA 清除）或碘苯六醇清除（Omnipaque，Amersham Health，美国新泽西州普林斯顿）方法测量，或使用公式（比如，MDRD 或 Cockcroft-Gault 公式），或从肌酐清除率进行估计。因为估计法在该群体还未得到验证，使用直接测量法更好。建议测量尿蛋白，及时采集尿样（或者一夜或者 24h 收集），进行 3 次收集，将会提高该评价的精度。

要查找关于肾功能和蛋白尿的历史资料（即实验室检测值），因为要评价 GFR 下降速率，避免肾病的出现或风险低估。后一点对于接受 ACE（血管紧张素转化酶）-抑制剂

（ACE-I）或血管紧缩素Ⅱ受体拮抗剂（A2RA）治疗目前属正常蛋白尿或轻微蛋白尿的T1DM受试者很重要。这些看起来"正常蛋白尿"患者，先前患有蛋白尿（＞1g/d），在CIT手术后容易出现严重的肾脏问题（个人观察）。在那些长期糖尿病患者中（＞10年），可能会出现增生性视网膜病变。

终末期肾脏疾病T1DM受试者不推荐CIT手术，对于他们要考虑同时进行胰腺-肾（SPK）移植，或肾脏移植后胰腺移植。肾脏移植之后胰岛移植在将来可能会成为一个备选方案。

对于那些不需要肾脏移植但是有糖尿病肾病的患者，很难提供精准的治疗方案建议，因为更严格的新陈代谢和血压控制加之ACE-I和A2RA的治疗方案会影响糖尿病患者发展进程。GFR进行性下降迹象，在数年内有可能达到ESRD（终末期肾病）患者，最好建议尝试SPK（Edmonton CIT目前等待期约为2年）。对于那些有稳定的GFR以及稳定的蛋白尿患者，肾病进程以及GFR下降风险需要进行探讨。该讨论中的一个并发因素，是CIT将会导致外源抗原敏感性，有增加肾移植匹配困难的风险。在一些情况下，肾毒性风险要通过一些免疫抑制试验进行探索。当前，对于有大量白蛋白尿（＞0.3g/24h）或者GFR＜40mL/（min·1.73m²）的受试者不建议使用雷帕霉素和他克莫司的CIT手术治疗。但是，在Edmonton的CIT程序中，对于高水平蛋白尿［（0.3～1g）/24h］患者研制出了保守的肾脏保护草案。

④ 神经病变。糖尿病神经病变（比如，胃轻瘫恶化不稳定性和血糖过低）可能会促成CIT适应证或者增加CIT后风险。比如，引起自主神经病变或伴有免疫抑制GI（血糖生成指数）不良反应的心血管死亡。

自主神经病变可能是胰岛移植术中神经方面需要考虑的最重要因素。它是无症状心肌缺血和心血管病死的一个重要风险因子。自主神经病变问题通常被忽视。在Edmonton，大部分寻求CIT手术的患者具有胃轻瘫症状，尽管大多数没有表现出症状。仔细询问，可能找到一些有用信息，包括饭后鼓胀、肠功能紊乱（便秘或腹泻）、勃起功能障碍、出汗减少或无故出汗。也可能存在膀胱不完全排空，有大量尿残留的病史。检查可发现静息心率增高或体位性血压过低。

胃轻瘫可能会促成血糖过低和不稳定性。那些有餐后鼓胀或呕吐症状患者，如果还未使用促胃肠动力剂，就应该考虑使用该药。有症状的胃轻瘫因为其不稳定的吸收会导致治疗浓度的免疫抑制药物药效不稳定性而需要增加剂量，恶心是CIT手术后最常见的不良反应。

胃肠功能紊乱是免疫抑制剂比较常见的不良反应，通常是移植前胃肠蠕动障碍的放大。早期的报告中腹泻问题突出，但有时便秘（由于雷帕霉素剂型由液体转成片剂）同样是一个麻烦的事情。这些GI副作用有时是严重的，需要住院补液治疗，并且曾经有一例疑是肠梗阻剖腹手术。

神经病变会进一步增加使用免疫抑制剂的患者感染风险。那些具有末梢神经病变患者脚部溃疡增加，使用雷帕霉素患者愈合变慢。膀胱排空问题与植物性功能紊乱有关，并有可能导致尿路感染。

CIT候选人中温和的贫血较为常见，需要查找深层的原因。大部分的贫血血色素正常或者红细胞正常，无明显的起因，尽管自主神经病变和肾病有关的红细胞生成素分泌物失调可能起到促进作用。手术后贫血恶化可能源于雷帕霉素、复方新诺明、更昔洛韦有关的骨髓抑制的结果（后两者分别用于卡氏肺孢子虫和巨细胞病毒预防治疗），可能需要重组体红细胞生成素治疗。

⑤ 心血管疾病和风险因素。心血管疾病是导致患有 T1DM 和进行功能性实体器官移植成人死亡的主要原因。尽管 CIT 属于微创性手术，围手术期心血管事件风险较低，从手术观点来看，不成熟心血管导致的死亡伴有移植功能丧失也是要考虑的因素。高风险心血管疾病患者的识别对于患者以及手术均有好处。

这些人群心血管疾病筛查的最佳方法还不清楚。在接受 CIT 评价的有症状 T1DM 受试者中，显著的冠状动脉狭窄比较常见（43%）。心肌灌注显像（MPI）阳性与死亡率的增加有关，但是大部分有症状的 CIT 候选人 MPI 阴性。有一小部分受试者尽管 MPI 阴性，但通过血管造影术检测到高风险动脉损伤，需要血管重建。由于血管造影术是很昂贵且耗时的，并且还有风险，非侵入性技术评价冠状动脉钙化或心脏磁共振成像技术在未来将会得到更多关注。

心血管风险因素，尤其是高血压和血脂异常，需要给予注意。很多 CIT 候选人会从药物治疗控制 CIT 前风险中获益，尤其是因为这个群体中普遍存在有症状的冠状动脉粥样硬化。免疫抑制，尤其是使用雷帕霉素，常常会导致血压和血脂升高，不得不在 CIT 之后增加降血脂和抗高血压治疗。

⑥ 服用抗血小板药物。广泛用于心血管保护的阿司匹林，无论处方药还是非处方药，或其他抗血小板药物，都会增加肝脏穿刺出血的风险。该风险可以通过移植前避免使用抗血小板药物来降低。在低风险患者中，如果他们在 CIT 等候名单中且很有可能接受 CIT 手术，则可以中断阿司匹林服用。在高风险患者中，当他们处于 CIT 治疗等候名单的前几名，可以中断阿司匹林使用。当抗血小板药物不能中断，或者在移植手术前两周内使用过该类药物的患者，应考虑做一个视网膜静脉插管确保控制出血的开放手术。

导管密封技术方面取得了进展，比如使用胶原"粉"（Avitene®，Davol，Cranston RI），对于降低肝脏穿刺后的出血发生率有效。这种风险的降低使得抗血小板药物可以继续使用。

⑦ 其他共存疾病情况。很多其他的共存疾病情况需要考虑。

a. 自体免疫性疾病。很多 CIT 候选人有共存的自体免疫性失调，这对于移植术前对现有条件的优化以确保治疗是非常敏感的。有很大一部分病例中，共存的自体免疫性疾病迄今未确诊。Addison 疾病和腹腔疾病存在潜在风险，可能会加重血糖过低症状，需要予以排除。如果检测到这些共存疾病，在经过一段时间治疗后需要对 CIT 适应证进行再评估。

Addison 病如果治疗充分，其自身并不会成为 CIT 的禁忌证。类固醇的存在与否是影响当前 CIT 成功的一个重要因素，预计生理水平的类固醇替换不会对胰岛移植物或功能产生不利影响。但是，过多的类固醇替换会有直接或者间接的负面影响，通过胰岛毒性，降低胰岛素敏感性。

自体免疫性甲状腺疾病是最常见的共患自体免疫性疾病，需要进行识别，其中患有贫血的个体，需排除恶性贫血。

b. 肝脏的疾病。在进行肝脏内胰岛移植手术之前要考虑到肝脏疾病或紊乱。比如，血管瘤和门静脉高血压都会增加 CIT 操作上的风险。CIT 后观察到脂肪肝异常高达 20%，表明对于本身具有肝脏疾病患者需要给予额外的注意。

## 二、胰岛移植的评价

### （一）受体的临床评价

（1）患者风险评估

正如对患者低血糖症严重性评价缺乏统一评价工具一样，对于患者的风险评估也没有清晰的策略。无感知性低血糖是一个重要因素，目前至少已有两种预测严重低血糖症风险增加方面的患者觉察状态调查表，但在临床上都没有常规使用，也没有可接受的识别临床问题性低血糖症的常规方法。

对于患者来说，严重低血糖症的主要风险预报来自过去这种症状的发生率。这与病历记载的最初发作 24h 之内出现的继发严重低血糖症要分开。继发低血糖症发作症状增加、减少和/或最初低血糖症起因，与当前胰岛素敏感性变化和延续的急性低血糖症-诱发的反向-调整不足有关。流行病学证据表明，具有严重低血糖症病史的患者会有较高的发作风险，可能归因于他们对低血糖症的内源性因素、行为反应的一些未经识别的特征以及共存的反向调整损伤。但是还没有一个简单的界定来定量描述严重低血糖症。基于无感知性低血糖患者应注意严重低血糖症风险，避免使血糖浓度过低，保证低血糖症的觉察和低血糖保护意识的恢复。我们应该要求每个患者在家中监控血糖，当血糖浓度<3mmol/L，表明已处在严重的低血糖症状风险中，尤其是当那些无症状发作的时候。但是，临床经验表明有少数患者可以耐受这样的血糖而不会有任何严重的低血糖症。临床医生不会接受建议做患者的个体化症状考虑，因此很明显，我们需要开发更加有效的方法来评价个体风险。

在基因时代，我们自然会对严重低血糖症的遗传物质识别产生兴趣。一个比较有争议的观点是 ACE 基因型可能有很大影响。一个研究小组发现 DD 基因型预示着严重低血糖症史，之后又声称 D 等位基因和高的 ACE 活性与调查问卷定义的无意识性低血糖症风险有关。基因型是严重低血糖症风险的主要预报器，在低血糖症发作期间，可能与认知损伤的增加趋势有关。这个认识也存在争议，因为其他人群（低 HbA1c，阴性 C-肽）中与严重低血糖症风险反复相关的因子，并未表现在 Danish 研究中的这些影响。另一小组最近的研究中，仅出版的摘要部分与他们的发现也不一致。ACE-抑制剂不影响症状或激素反馈来诱发低血糖症，并且，糖尿病患者与 ACE-抑制剂使用相关联的低血糖症风险数据也不是决定性的。如果有什么区别的话，他们提出在一些血糖过低治疗方法中使用 ACE 抑制剂会增加风险，但仅限于数据库调查。我们仍需要在分子层次上寻找更有效的风险标识基因。

（2）患者临床评估指标

临床评价主要焦点是确保患者符合 CIT 适应证，传统治疗已不能解决问题，并且排除了任何导致 CIT 不安全的禁忌证或伴发疾病。需要考虑的病史和体检特点概要见表 2-2，建议的检查和附加的评价见表 2-3。

表 2-2　筛选临床胰岛移植患者的临床评价方法概况

| 历史 | 评价 |
| --- | --- |
| 糖尿病<br>　糖尿病诊断<br>　治疗 | 最初陈述的概况，糖尿病持续时间，先前控制以及酮酸中毒情况；<br>当前和以前胰岛素药物种类，胰岛素使用频率和给药方法；<br>时间性，可预测性，与体育锻炼、饮酒，或其他因素的关系 |
| 低血糖症<br>　频率<br>　症状<br>　第三方协助 | 有或无肾上腺素和神经低血糖症状；<br>过去一年里严重低血糖，住院，ER（急诊室）就诊频率，护理人员协助频率和是否惯常性发生 |

续表

| 历史 | 评价 |
|---|---|
| 血糖<br>　监控<br>　血糖形式<br>　HYPO 评分和 LI | 血糖变化性太大？调整胰岛素剂量和治疗血糖过低是否恰当？血糖过低的模式？<br>通过一个月的自我血糖记录计算(最好在评价之前完成) |
| 并发症<br>　视网膜病<br>　肾病<br>　神经病变/<br>　溃疡形成<br>　大血管病变 | 近期视网膜检查？先前激光/玻璃体切除/白内障手术？任何可见损伤:剧烈程度/区域？<br>很少有患者意识到他们的蛋白尿状况或是由于微蛋白尿需引入 ACE-抑制治疗。<br>可能有疼痛、周围神经病变的记录。先前溃疡形成或截肢很重要。<br>心血管,脑血管,以及周围血管疾病 |
| 过去治疗记录<br>药物治疗和过敏史 | 用药及外科手术情况;<br>免疫抑制剂是否有潜在相互作用？ACE-I 掩盖了微蛋白尿？ |
| 个人社会情况 | 职业、轮班工作、身体活动。抽烟、饮酒。家族、社会、和穷富状况。健康关注度/用药情况 |
| 家族史 | 自身免疫性、心血管疾病、肿瘤 |
| 系统调查 | 心血管症状,尤其是非典型的 CAD 症状,比如,和心绞痛相当的劳力性呼吸困难;自主神经病变症状,包括不正常出汗,勃起功能障碍,饭后腹胀,GI 运动障碍(包括胃轻瘫),和起立性低血压 |
| 医师检查<br>　心血管<br>　植物神经功能<br>　视网膜病<br>　足部检查<br>　注射部位 | 主要血管不正常,脉搏或杂音可能预示着冠状动脉粥样硬化,需要做进一步的评价;<br>躺卧和站立血压及脉搏;<br>记录当前视网膜病变程度,排除需要治疗的视网膜病;<br>血管疾病,神经病变,溃疡形成,糖尿病足问题;<br>脂肪增生或脂肪萎缩 |

表 2-3　建议的检查和附加的评价

| 实验室检测 | 评价 |
|---|---|
| 全血细胞计数<br>凝血研究<br>血液和组织分型<br>同种反应性抗体<br>电解质类,尿素,肌酸酐<br>肝脏功能测试<br>骨骼生物化学<br>空腹血脂状况<br>HbA1c | |
| C-肽 | 基础的和刺激的(见以下的精氨酸测试) |
| 促甲状腺激素(TSH)<br>上午九点皮质醇<br>抗谷氨酰转氨酶抗体 | 　排除未确诊的能促成血糖过低的共患自体免疫性疾病出现。当上午九点皮质醇可疑时,要进行促肾上腺皮质激素(ACTH)刺激测试 |

| 实验室检测 | 评价 |
|---|---|
| 白蛋白排泄速率 | 可以通过 24h 或整夜尿液收集进行计算<br>建议对蛋白尿历史数据进行复查,尤其是接受 ACE-I 的患者 |

| 其他调查 | 注释 |
|---|---|
| ECG(心电图)<br>CXR(胸部 X 光检查)<br>USS(脊柱内固定系统)、腹部和门静脉多普勒诊断 | 排除血管瘤或异常的门静脉血流 |
| Mantoux<br>病毒血清学<br>肾小球过滤速率 | HIV(人类免疫缺陷病毒),B 和 C 型肝炎,EBV(人类疱疹病毒),CMV(黄瓜花叶病毒);<br>核技术($^{99}$Tc-DTPA 或 $^{51}$Cr-EDTA)或碘苯六醇清除率为黄金标准。筛查时可以用肌酐清除率计算或估计(如 MDRD) |
| 冠状动脉评价 | 在 Edmonton 进行体育锻炼压力测试,心肌灌注显像,血管造影术 |
| 精氨酸测试 | 刺激 C-多肽测试,精氨酸试验可确保避免高血糖症 |
| 植物神经功能测试<br>胃排空研究 | 当有临床指征时 |

| 其他评价 | 评价 |
|---|---|
| 社会心理方面 | 识别出任何与移植有关的心理或社会的障碍 |
| 营养 | 确保充分的医学营养治疗 |
| 眼科 | 确保任何糖尿病视网膜病的充分治疗 |
| 牙齿 | 排除潜在败血症源头 |

摘自:A. M. James Shapiro,James A. M. Shaw. Islet Transplantation and Beta Cell Replacement Therapy. Informa Healthcare USA,Inc. 2007。

### (二) 等待移植名单和再评价

移植手术等待时间取决于很多因素,比如,血型、器官供应、受体体重以及同种反应性抗体的存在。大部分情况下,等待并不是无事可做的。名单所列患者需要隔一段时间进行一次检查。

等候名单上的患者需要将他们的健康状态变化以及医治情况变化通知给移植项目组。有时候有必要对名单上的部分人暂时搁置。潜在指标包括形成足部溃疡、引发感染、心肌梗死、处于活动状态的视网膜病或正在承受其他外科手术。此外,非医疗环境,比如国外度假、丧事等,也可能会使得候选人处于"暂时搁置"状态。

在 Edmonton,等待名单上的患者每年要参加复查。复查是类似最初评价的一种简化版本,包括病史和体检以及一些实验室调查(血细胞计数、常规生化检查、尿白蛋白和 GFR 评价,加上额外为患者量身定做的测试)。复查的主要焦点是确认个体仍然具有胰岛移植术适应证且没有发展出禁忌证。微血管并发症或伴随疾病的进展也比较常见,这可能会使患者从现有名单上暂时搁置或者影响到 CIT 手术的风险/获益比。复查的另一个焦点是根据胰岛移植术的进步和发展更新移植候选人，尤其是当 CIT 效果和药物副作用方面有很大的进展时，毕竟这个领域还很新。整体上，可以进行一个胰岛移植术风险效益的再评估，确保患者仍乐于继续接受胰岛移植术并愿意将其保留在名单中。

在一些患者中，已没有明显的 CIT 最初适应证。一些人血糖过低的问题可能已经减退。通过 HYPO 得分和 LI 再评价给出一个可与历史值相比的客观和定量的测量值，对这些病例尤其有帮助。在其他病例中，最初的适应证变得更加显著，就要将它们在名单上的顺序提前。将一个人从等候名单上撤销需慎重考虑。他们大量的时间投入和努力意味着他们感觉已经获得了接受 CIT 的权利，但是很显然，如果他们不再有胰岛移植适应证或者风险超过了潜在效益，那么将不合适继续保留在名单上。有时候，基于候选人的请求将其从等待名单上移除。很多在等待名单上等候多年的患者感觉他们对 CIT 的需求已经不再像先前那样迫切。有些患者发现等待的不确定性已经对他们的生活质量产生负面影响，还有一些患者不再确信 CIT 在一个较长时期内能实现，或者感觉药品的不良反应超出了他们准备承受的程度。

# 第三节  讨论与展望

## 一、胰岛素的分泌机制

胰岛素是血糖的控制者，也是引起低血糖症的原因。胰岛素通常是由零星散布在整个胰腺的胰岛中 β 细胞分泌的。在健康个体中，胰岛素的分泌与 β 细胞葡萄糖代谢和供应给 β 细胞的葡萄糖紧密相关。胰岛素分泌的原理是在胰岛细胞团 β 细胞中，胰岛素分泌速率直接受到细胞内葡萄糖新陈代谢速率的驱动，受到流经细胞团的血液中的葡萄糖浓度控制（图 2-3），这个系统只在特殊的情况下才会出现障碍。

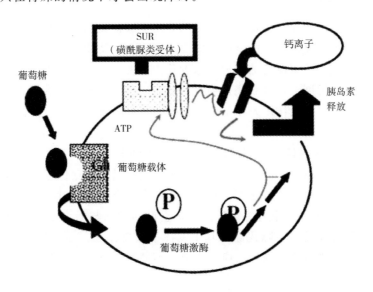

图 2-3  胰腺 β 细胞原理

摘自：A M James Shapiro，James A M Shaw. Islet Transplantation and Beta Cell Replacement Therapy. Informa Healthcare USA，2007。

图 2-3 展示了血糖浓度和胰岛素分泌物之间的联系。葡萄糖通过专门的葡萄糖载体递送进细胞。在细胞中，最初葡萄糖被葡萄糖激酶磷酸化，磷酸化的葡萄糖沿代谢途径，生成与代谢葡萄糖分子数量成正比的三磷酸腺苷（ATP）分子。ATP 关闭细胞膜内特定的 ATP 敏感内向整流钾离子通道，导致去极化，并打开钙离子通道。细胞内的钙离子增高是胰岛素分子释放不可或缺的，它与葡萄糖新陈代谢速率成正比。

β 细胞葡萄糖代谢分子机制异常会导致血糖控制异常。比如，在单基因糖尿病 MODY（青少年发病的成人型糖尿病）-2 患者，他们的葡萄糖激酶表现异常。β 细胞中的葡萄糖磷酸化作用缓慢，因此胰岛素在比正常浓度高的葡萄糖浓度下释放时，导致轻微、慢性高血糖症。增加葡萄糖激酶活性的基因突变会导致产生低血糖症的不良反应。控制三磷酸腺苷（ATP）敏感性钾离子通道通常是由来自细胞内葡萄糖代谢产生的 ATP 来关闭，如果该通道的基因突变，会导致持久的过高或过低胰岛素分泌，进而导致糖尿病或低血糖症。

糖尿病常起因于 β 细胞数量的绝对或相对缺乏，可能是由于自体免疫性破坏，比如 1 型糖尿病，或其他机制，如 2 型糖尿病的发生和进展中的情况。治疗包括外源性胰岛素给药和/或通过非生理方法的药物治疗增加胰岛素分泌。在任何时候，如果血液胰岛素浓度的维持不依赖于生理 β 细胞调节机制，也不通过使用胰岛素促分泌药，比如磺酰脲类和米格列奈，或通过注射外源性胰岛素，这种血糖浓度与循环系统中胰岛素浓度相关性的调节反馈机制损伤必然会导致低血糖的发生。正常控制血液系统中的胰岛素浓度对于避免发生低血糖症至关重要。甚至在已确立的糖尿病患者中，残留的内源性胰岛素分泌仍能保护患者避免低血糖症。C-肽检测的缺失标志了内源性胰岛素的完全丧失，也是引起严重低血糖症发生频率增加的主要因素。此外，胰岛素清除障碍，比如由于胰岛素抗体、甲状腺功能减退导致的肾脏或肝脏疾病，也会伴有较高的低血糖症风险。

## 二、低血糖的反向调节

胰高血糖素是主要的抗血糖过低的激素，其分泌能够被无糖代谢物刺激。然而，分泌胰高血糖素的胰腺 α 细胞对低血糖症的响应，需要检测到临近功能性 β 细胞胰岛素分泌物出现急性下降以确认。因此胰岛素缺乏的糖尿病患者首先失去了两个低血糖症防御机制，由于人为地增高了血浆胰岛素浓度，以及胰高血糖素对低血糖浓度响应能力的损伤，再一次失去了胰岛中 β 细胞和 α 细胞的交互作用。在 1 型糖尿病中，胰高血糖素对急性低血糖症的响应一般都会在第一个五年里丧失。

神经-内源性应激因子对低血糖症反向调节是机体对生存威胁的回应，它的分子机制还不清楚，但很可能是受中枢控制。现已证明，胰腺 β 细胞对葡萄糖供应变化作出反应的机制类似于神经细胞通过感应改变放电速率。在动物研究中已有相关文献记载了神经细胞网络对于低血糖症或葡萄糖缺乏的特殊生物化学反应，它们的激活与激素反应和/或行为（饲喂）反应相关联。下丘脑神经元的新陈代谢在其中发挥了重要作用。在人体中，神经-显像研究表明，脑部特定部位的激活比表面积与应激反应的不同类别存在直接相关性，例如下丘脑中的监测身体状态的脑部区域，比如前扣带皮层，以及涉及激励行为的生理学通道，比如通过腹侧纹状体的前额叶多巴胺通道。

## 三、无症状性低血糖的发病机制

　　早期研究显示，严重血糖过低发作风险可能与诱发低血糖症的反向调整相关，而不是与传统的（即心血管的）自主神经病变相关。近期研究表明，在具有或不具有临床显著的自主神经病变病例中，对避免血糖过低诱发低血糖症的有关症状和激素反应的恢复能力上只存在着微小的差别。尽管还没有很完善的文献记录，但胃轻瘫作为自主神经病变的一个特定表现，会改变人体对食物的吸收，通常与糖尿病控制的不稳定以及严重的低血糖症复发相关联。但是其他的食物吸收功能失调，比如腹腔疾病，不会增加严重低血糖症风险。更为常见的是，反向调整缺陷并不受已有的自主神经病变或合并症支配，比如肾上腺皮质功能减退或垂体机能减退。无症状性低血糖的主要原因更可能是葡萄糖传感障碍。

　　葡萄糖浓度激发低血糖症的激素反应受到前期血糖控制状态的显著影响。在控制较差的糖尿病患者中，在高血糖时对低血糖症激素的反应和低血糖症状的主观觉察要高于非糖尿病患者。较低 HbA1c 的 1 型和胰岛素治疗的 2 型糖尿病患者中，"改进"血糖控制后的激素和症状对低葡萄糖浓度的反应显著降低（图 2-4）。在健康人体和糖尿病患者体内也可以通过人工方式诱发类似的激素反应和主观觉察葡萄糖浓度的降低。血糖浓度在 2.7mmol/L 和 3.9mmol/L 浓度下试验 2h，尽管大部分温和先决条件诱发的缺陷都是很轻微的，但那些存在低血糖浓度诱发缺陷与临床很难觉察低血糖症的患者中所观察到的结果极为类似。通过避免暴露于<3mmol/L血糖水平，这些缺陷是可逆的，至少部分是可逆的。强化血糖控制与血糖过低风险增加有关，并且在大部分 T1DM 个体中出现。因此认为 1 型糖尿病患者对低血糖症有症状和保护性反应的损坏，可能是源于不正确的胰岛素替换治疗方案，导致了血糖长期间歇性暴露。Cryer 称这种低血糖症与植物神经障碍或低血糖相关的植物神经功能衰竭（HAAF）有关。

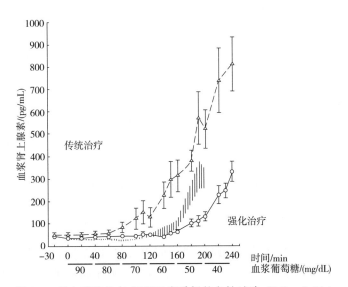

图 2-4　低血糖症反向-调整反应受损的急性试验（1dL＝0.1L）

　　注：图中显示对强化胰岛素治疗之前和之后，一小部分 1 型糖尿病受试者通过葡萄糖钳夹技术制造的动脉化血糖梯级降低的肾上腺素反应变得延迟和减弱。

　　摘自：Dunn-Meynell A A, Routh V H, Kang L, Gaspers L, Levin B E. Glucokinase is the likely mediator of glucosensing in both glucose-excited and glucose-inhibited central neurons. Diabetes, 2002, 51 (7): 2056-2065.

对血糖过低的反应严重程度及感知的影响程度依个体不同而有差异，很可能取决于先前的经验、社会和职业环境以及患者的内在性格。患者的如何表达也会影响内分泌学家对血糖过低严重性的判断。

内分泌专家通过低血糖发作的次数及频率、第三方协助需求以及肾上腺素和神经性低血糖症状出现与否进行低血糖症例行评价。与糖和体育锻炼匹配不当的胰岛素剂量、不恰当的胰岛素调整、进餐不定时和不熟练的注射技术都会促成血糖过低，需要予以纠正。

## 四、患者的期望、目标和愿景

了解患者关心的自身糖尿病方面问题以及寻求胰岛移植手术的原因是很有必要的。最终，患者的目标和期望对于他们对 CIT 成功的认知会有很大影响。阐明移植的目标可能并不能完全或准确反映患者潜在的愿望。往往是患者有意或无意地反映出一个愿望，让评价人员给出一个认为可以接受的目标。

预期的 CIT 候选人有一系列共同的目标。这包括胰岛素脱离；避免血糖过低（以及血糖过低恐惧）、注射药物或 T1DM 的限制（检查、规则的饮食等）；稳定的血糖水平；良好的控制；避免微-或大-血管并发症；增加预期寿命，提高生活质量；以及有些患者希望通过进一步的研究能努力造福下一代。显然，这些很多是相互关联的。通过询问了解患者为了哪个主要目标能够让他值得去冒 CIT 的风险来也是很有用的。

尽管不是对所有患者都有效，但 CIT 可以避免血糖过低，获得稳定的血糖水平，因此，患者将这些作为他们的主要目标，会更容易获得一个他们认为满意的结果。

## 五、不现实的期望和错误想法

（1）仅仅是胰岛素脱离

将胰岛素脱离作为主要目标的患者可能会失望，他们会将胰岛素治疗恢复看作是他们 CIT 或手术方案的失败。在这些例子中，患者将胰岛素脱离确定为他们的目标，因为这会获得最大益处。如果他们避免了血糖过低但仍需要一些胰岛素治疗，其结果也应认为是不令人失望的。

（2）CIT：一个简单的选择

认为 CIT 治疗是比胰岛素治疗要求更少的替代治疗方法的患者，往往忙于工作和家庭、父母责任抽不开身，因此可能也会失望。CIT 不是一个简单的选择。一些情况下，移植后的患者仍然需要每天多次注射胰岛素，尽管胰岛素剂量可能会降低和血糖过低问题减少。因此移植患者除了 T1DM 患者要做的那些之外，还将会面临各种需求和限制，以及终身的免疫抑制。

（3）CIT：最后的救命稻草

将 CIT 视作唯一的希望和最后的救命稻草的患者可能会怀有不现实的期望，期望值远高于胰岛移植实际获得的价值。移植本身是一个目标，而不是一种最终解决方案。这会产生很多问题，最为明显的表现是如果有移植手术禁忌证或者如果 CIT 不能成功的患者，可能对免疫抑制不良反应产生不满（见下文移植后记忆缺失）。移植手术评价是将患者列入等待名单这个很长过程中的第一步，有时候等候名单很长，因此 CIT 不太可能给那些怀有期望的患者一个短期的结果。

（4）CIT：为了他人做这件事

少数患者需要移植术的驱动力来自家庭成员，通常是父母或者伴侣。管理严重的不可预测的低血糖症患者对于家庭成员往往是个负担。入选器官受体可能会减轻家人的负担或者使患者能履行自己的家庭责任。血糖记录或调查完成的滞后可能表明这些患者还没有完全决心要接受移植术。

（5）移植后健忘和目标变动

移植后常遇到的可能会导致困难的两个现象值得考虑。第一个是目标变动，尽管常见但不会导致问题。移植手术前，患者的目标是避免频繁严重的血糖过低，获得更稳定的血糖控制。但是，植入手术后很短时间内，开始存在餐后葡萄糖值超过 7.0mmol/L （126mg/dL）的担心。在其他情形中，有着同样表述的移植前目标，胰岛素脱离或免除自我血液-葡萄糖监控成了新的或者潜在的（尽管之前没有这么说过）目标，并且可能会导致与移植小组之间的冲突。

## 六、其他需考虑的问题

（1）术前让患者明确手术的副作用

医生通常会努力发掘患者做 CIT 的动机，确保其对 CIT 的真正需求和对长期免疫抑制做好必要准备。一些患者可能不适合做 CIT，尤其是当 CIT 只有部分成功或副作用要比平时严重的案例中，这种情况很突出。这种情况有望通过一种积极清楚的方式解释手术后副作用的风险和频率来避免。虽然如此，患者仍会频繁地说他们自己亲身经历了才真正明白了一些副作用的严重性。

（2）社会，经济条件和心理方面

CIT 成功与术后患者进一步的需求有关，在将其列入名单之前需予以考虑。在加拿大，很多移植手术受体在做完移植手术后在 Edmonton 停留相当一段时间（平均 6~12 周）。对于外地来的患者，可能需要与朋友、家属分开一段时间，并且也不能工作。日常生活会有点难熬，因此在围移植手术期间对情感和身体是一种挑战，可能会出现孤独、厌倦以及焦虑等情绪。

不能工作加之交通、住宿和药品等的花费都是可能会成为胰岛移植术财务方面障碍的重要因素。这些因素的相对重要性在世界不同地方会有变化，取决于医疗和社会保险系统以及地理因素和个体环境。由于不能工作导致收入丧失或者由于免疫抑制剂副作用导致的工作受限是那些家庭收入主要或唯一来源患者的一个明显的限制。

对于移植手术的这些方面予以考虑和规划是非常重要的。如果被召唤接受移植手术，应对孩子护理、膳宿、短期旅行、购买药品、医疗报销以及计划提前等情况都做尽早的安排。一个富有同情心的医生会使得定期的血液测试以及之后的随访变得容易一些。

在移植手术前医师需和提供糖尿病护理的初级护理医生及其他医生讨论他们参加移植术后护理的意愿。这对于居住在距离移植中心很远的地方的患者尤其重要（尤其是患者居住的地区属于另一个不同的医疗管辖时，比如在加拿大的不同省份）。

## 七、胰岛移植术的评价方法

医生在进行患者 CIT 评估时，应确保自身的观点及建议不会对评价产生影响，这是很重要的。作为胰岛移植项目中的一员，内分泌专家的作用不仅是负责确定谁应该接受移植，谁不应该接受移植，他们还应清楚解释 CIT 对患者的个体状况会有怎样的帮助，以及可能的风险。内分泌专家应帮助患者作出适合他们的决定，即接受或者不接受 CIT 手术。这个角色可能不同于那些家庭内分泌科医生，他们更多在扮演支持患者的角色。

在向潜在的器官移植受体患者说明 CIT 作用时要把胰岛移植术所有坏的方面都解释清楚。大部分人都已经知道了好的方面，因此对 CIT 非常乐观并且抱有很高的期望。内分泌专家的目的是确保他们的预期是现实的，解释 CIT 的益处和成本应以一种有意义且可以理解的方式来说明。

有时引导这些决定是非常直截了当的：一些患者显然血糖不足够低或不稳定，对于问题更严重时，胰岛移植术才是一个治疗选择。但是，很多情况下是否进行 CIT 并不是很清楚。有些患者具有胰岛移植适应证，但是很难判断益处是否足以超过风险，尤其是因为 CIT 的长期风险不清楚时。在这样的情况下，患者及其亲属就需要仔细地对决定作出权衡。虽然内分泌专家能提供一些信息和指引，但还是审慎地处理这些"模棱两可的病例"，因为即使是专家也不能够完全感受出糖尿病对患者的生活造成的影响。

从手术观点，选择潜在成功者是很重要的。CIT 的成功存在很多限制因素。至少患者自身的目的是避免血糖过低，实现胰岛素脱离。通常患者体型较小、消瘦，糖尿病控制上具有良好的胰岛素敏感性和自我管理技能。他们的期望比较现实，有可靠的社会心理支持和足够的财力。虽然如此，很多值得进行 CIT 手术的候选人不具备这些有利条件。CIT 会变得更具挑战性，尽管后者这些个体不应该被判做不合格。CIT 评估小组要努力做到 CIT 获取的公平性，确保是基于临床需求和患者的需求，不应该无理由进行移植候选人的顺序变动。最终的名单最好要由 CIT 小组和申请人共同来决定。

# 第四节　应用举例

移植后有些患者对于治疗的获益感出现健忘，而将治疗后的不适感看做是最重要且急迫的问题。以下两个研究例子就是很好的证明。

**病例研究 1**　患者 28 岁，因为伴有未感知的低血糖症，严重血糖过低两次接受胰岛移植。该个体获得胰岛素脱离 3 年，免疫抑制剂耐受良好，没有显著的副作用。由于胰岛功能的下降，恢复了胰岛素治疗，尽管 C-肽仍然持续生产。胰岛素恢复后有较轻的锻炼相关的血糖过低。一年后，由于副作用以及感觉到不能再从 CIT 受益，患者表示想撤回免疫抑制。

对患者跟踪记录进行了复查，并检查了项目的最初申请以及移植前血糖记录。患者记起 CIT 之前严重的血糖过低问题以及对生活方式的重要影响。认识到自己确实仍在受益于 CIT，尽管不再具有胰岛素脱离，患者决定继续进行免疫抑制。

**病例研究 2**　患者 33 岁，因为血糖过低和未感知的低血糖症两次进行移植，获得胰岛素脱离。但是，该个体出现口腔溃疡、腹泻和疲乏的副反应。其中疲乏已经干扰到他的工作能力，以及履行负担家计和父母责任的能力。这些困难决定了该患者对 CIT 成功的看法，先前的血糖过低困难被忘记或忽略了。尽管获得了胰岛素脱离，患者要求撤回免疫抑制。幸运的是，改进后的免疫方案减轻了副作用，患者继续享有 CIT 带来的益处。

**病例研究 3**　CIT 07 的受体筛查纳入标准包括以下方面：

① 年龄 18～65 岁；

② T1DM≥ 5 年；

③ 刺激后 C-肽缺乏；

④ 低血糖感知受损（IAH）或者明显血糖不稳，并且在过去 12 个月里尽管有内分泌医生和糖尿病医生的治疗仍有严重低血糖，候选人经常到医院寻求帮助（在过去的 12 个月中有三次或更多）；

⑤ 血糖自我监测（每天三次或更多）；按规定使用胰岛素泵或每天注射三次或更多的胰岛素，被视为合格的受试者；其中 37 人用胰岛素泵皮下持续输注（CSII），21 人用连续血糖监测系统（CGMS）。

部分数据见表 2-4。

表 2-4 受体特征

| 受体特征 | 观察例数(n) | 平均值(范围)或百分数/% |
|---|---|---|
| 性别(男性) | 48 | 19(39.6) |
| 年龄/岁 | 48 | 48.4(26.2～65.5) |
| 体重/kg | 48 | 68.8(48.0～111.1) |
| 体重指数(BMI)/(kg/m²) | 48 | 25.1(18.9～29.8) |
| 糖尿病持续时间/年 | 48 | 28.5(11～57) |
| HbA1c/% | 48 | 7.2(5.7～9.2) |
| HbA1c/(mmol/mol) | 48 | 55(39～77) |
| 胰岛素需求① | 48 | |
| U/d | | 32.6(11.4～62.1) |
| U/(kg·d) | | 0.5(0.2～0.8) |
| 自身抗体 | 45② | |
| 抗胰岛素(阳性比例)/% | | 44(97.8) |
| 抗-GAD65(阳性比例)/% | | 29(64.4) |
| 抗-ICA512(阳性比例)/% | | 20(44.4) |
| Clarke 分数③ | 48 | 6(3～7) |
| 移植手术前一年内SHE(严重低血糖发作)(N) | 48 | 6.5(0～336) |
| 血糖 LI③ | 48 | 622(100～1500) |
| GFR/[mL/(min/1.73 m²)] | 48 | 102(80～130) |
| 糖尿病微血管并发症 | 48 | |
| 非增殖性视网膜病变/% | | 16(33.3) |
| 增殖性视网膜病变/% | | 6(16.7) |
| 微量白蛋白尿/% | | 5(10.4) |

① 患者到移植前的最近 7 天胰岛素使用数据。

② 有三个受试者自身抗体基线样品没有收集。

③ 完整内容请参见 CIT 07 协议。

每个患者的糖尿病医师证实，患者无法做到无低血糖发作的血糖控制，即使当糖化血红蛋白水平可以达到 7%以上（53mmol/mol）。在等待移植的一年内，每个患者经历了一次或多次的严重低血糖，出现如记忆丧失、躁狂、无法控制的行为和不合理行为，苏醒异常困难，甚至被怀疑癫痫发作、抓狂、丧失意识等。在这过程中，患者无法自我处理，当血糖水平＜54mg/dL（3.0mmol/L）或口服糖、静脉注射葡萄糖或胰高血糖素给药后，症状迅速恢复。

受体排除标准包括：

① 体重指数＞30kg/m$^2$；

② 体重≤50kg；

③ 胰岛素需求＞1U/（kg·d）或者＜15U/d；

④ 糖化血红蛋白水平（HbA1c）＞10%（86mmol/mol）；

⑤ 肾小球滤过率（GFR）＜80mL/（min·1.73m$^2$）；

⑥ 用流式细胞仪检测有抗-HLA抗体的反应历史；

⑦ 显著的共病条件。

# 第五节　总结

目前的胰岛移植方法还不能充分有效地考虑用来治愈糖尿病，还存在太多的失败和并发症。值得庆幸的是，我们至少有全器官移植和胰岛移植可用来缓解因遭受反复严重低血糖症而导致生活被破坏的1型糖尿病患者。这些患者是开拓者，围绕他们，我们要开发细胞疗法来实现糖尿病的真正治愈。

对于一个衰退器官的最好治疗方案应该是替换这个器官。目前的进展还只意味着胰岛移植术对于T1DM患者是一个可行的临床治疗选择。当手术成功时，他可以免除低血糖症，稳定血糖并恢复至正常。胰腺供体的缺乏、操作过程和免疫抑制剂相关的风险，以及长期血糖和微血管并发症方面效果不确定性，表明CIT应仅限于少数严格选择的患者。随着研究工作的深入，未来的CIT效果将不断增强，风险会进一步减少，CIT将使更大范围的T1DM患者受益。

## 参考文献

[1] Pramming S, Thorsteinsson B, Bendtson I, and Binder C. Symptomatic hypoglycaemia in 411 type 1 diabetic patients. Diabet Med, 1991, 8 (3): 217-222.

[2] Cryer PE. Hypoglycemia is the limiting factor in the management of diabetes. Diabetes Metab Res Rev, 1999, 15 (1): 42-46.

[3] Maran A, Lomas J, Macdonald IA, Amiel SA. Lack of preservation of higher brain function during hypoglycaemia in patients with intensively-treated IDDM. Diabetologia, 1995, 38 (12): 1412-1418.

[4] Cox DJ, Gonder-Frederick LA, Kovatchev BP, Julian DM, Clarke WL. Progressive hypoglycemia's impact on driving simulation performance. Occurrence, awareness and correction. Diabetes Care, 2000, 23 (2): 163-170.

[5] Hvidberg A, Fanelli CG, Hershey T, Terkamp C, Craft S, Cryer PE. Impact of recent antecedent hypoglycemia on hypoglycemic cognitive dysfunction in nondiabetic humans. Diabetes, 1996, 45 (8): 1030-1036.

[6] Sommerfield AJ, Deary IJ, McAulay V, Frier BM. Moderate hypoglycemia impairs multiple memory functions in healthy adults. Neuropsychology, 2003, 17 (1): 125-132.

[7] Bingham E, Hopkins D, Pernet A, Reid H, Macdonald IA, Amiel SA. The effects of KATP channel modulators on

counterregulatory responses and cognitive function during acute controlled hypoglycaemia in healthy men: a pilot study. Diabet Med，2003，20（3），231-237.

［8］ McCrimmon RJ，Frier BM，Deary IJ. Appraisal of mood and personality during hypoglycaemia in human subjects. Physiol Behav，1999，67（1），27-33.

［9］ McCrimmon RJ，Ewing FM，Frier BM，Deary IJ. Anger state during acute insulin-induced hypoglycaemia. Physiol Behav，1999，67（1），35-39.

［10］ Deary IJ，Hepburn DA，MacLeod KM，Frier BM. Partitioning the symptoms of hypoglycaemia using multi-sample confirmatory factor analysis. Diabetologia，1993，36（8），771-777.

［11］ Workgroup ADA on Hypoglycemia. Defining and reporting hypoglycemia in diabetes: a report from the American Diabetes Association Workgroup on Hypoglycemia. Diabetes Care，2005，28（5），1245-1249.

［12］ Jorgens V，Grusser M，Bott U，Muhlhauser I，Berger M. Effective and safe translation of intensified insulin therapy to general internal medicine departments. Diabetologia，1993，36（2），99-105.

［13］ Boyle PJ，Schwartz NS，Shah SD，Clutter WE，Cryer PE. Plasma glucose concentrations at the onset of hypoglycemic symptoms in patients with poorly controlled diabetes and in nondiabetics. N Engl J Med，1988，318（23），1487-1492.

［14］ Mitrakou A，Ryan C，Veneman T，Mokan M，Jenssen T，Kiss I，Durrant J，Cryer P，Gerich J. Hierarchy of glycemic thresholds for counterregulatory hormone secretion，symptoms，and cerebral dysfunction. Am J Physiol，1991，260（1），E67-74.

［15］ Bolli G，de Feo P，Compagnucci P，Cartechini MG，Angeletti G，Santeusanio F，Brunetti P，Gerich JE. Abnormal glucose counterregulation in insulin-dependent diabetes mellitus. Interaction of anti-insulin antibodies and impaired glucagon and epinephrine secretion. Diabetes，1983，32（2），134-141.

［16］ Holstein A，Hammer C，Plaschke A，Ptak M，Kuhn J，Diekmann J，Kleesiek K，Egberts EH. Hormonal counterregulation during severe hypoglycaemia under everyday conditions in patients with type 1 and insulin-treated type 2 diabetes mellitus. Exp Clin Endocrinol Diabetes，2004，112（8），429-434.

［17］ Ryder RE，Owens DR，Hayes TM，Ghatei MA，Bloom SR. Unawareness of hypoglycaemia and inadequate hypoglycaemic counterregulation: no causal relation with diabetic autonomic neuropathy. BMJ，1990，301（6755），783-787.

［18］ White NH，Skor DA，Cryer PE，Levandoski LA，Bier DM，Santiago JV. Identification of type I diabetic patients at increased risk for hypoglycemia during intensive therapy. N Engl J Med，1983，308（9），485-491.

［19］ McCrimmon RJ，Gold AE，Deary IJ，Kelnar CJ，Frier BM. Symptoms of hypoglycemia in children with IDDM. Diabetes Care，1995，18（6），858-861.

［20］ Amiel SA，Simonson DC，Sherwin RS，Lauritano AA，Tamborlane WV. Exaggerated epinephrine responses to hypoglycemia in normal and insulin-dependent diabetic children. J Pediatr，1987，110（6），832-837.

［21］ Jaap AJ，Jones GC，McCrimmon RJ，Deary IJ，Frier BM. Perceived symptoms of hypoglycaemia in elderly type 2 diabetic patients treated with insulin. Diabet Med，1998，15（5），398-401.

［22］ Matyka K，Evans M，Lomas J，Cranston I，Macdonald I，Amiel SA. Altered hierarchy of protective responses against severe hypoglycemia in normal aging in healthy men. Diabetes Care，1997，20（2），135-141.

［23］ Hepburn DA，Patrick AW，Eadington DW，Ewing DJ，Frier BM. Unawareness of hypoglycaemia in insulin-treated diabetic patients: prevalence and relationship to autonomic neuropathy. Diabet Med，1990，7（8），711-717.

［24］ Bolli GB. Hypoglycaemia unawareness. Diabetes Metab，1997，23（3），29-35.

［25］ Lager I，Attvall S，Blohme G，Smith U. Altered recognition of hypoglycaemic symptoms in type I diabetes during intensified control with continuous subcutaneous insulin infusion. Diabet Med，1986，3（4），322-325.

［26］ Gold AE，MacLeod KM，Frier BM. Frequency of severe hypoglycemia in patients with type I diabetes with impaired awareness of hypoglycemia. Diabetes Care，1994，17（7），697-703.

［27］ Clarke WL，Gonder-Frederick LA，Richards FE，Cryer PE. Multifactorial origin of hypoglycemic symptom unawareness in IDDM. Association with defective glucose counterregulation and better glycemic control. Diabetes，1991，40（6），680-685.

［28］ Pedersen-Bjergaard U，Pramming S，Heller SR，Wallace TM，Rasmussen AK，Jorgensen HV，Matthews DR，

Hougaard P，Thorsteinsson B. Severe hypoglycaemia in 1076 adult patients with type 1 diabetes：influence of risk markers and selection. Diabetes Metab Res Rev，2004，20（6），479-486.

[29] Reichard P，Pihl M. Mortality and treatment side-effects during long-term intensified conventional insulin treatment in the Stockholm Diabetes Intervention Study. Diabetes，1994，43（2），313-317.

[30] Bott S，Bott U，Berger M，Muhlhauser I. Intensified insulin therapy and the risk of severe hypoglycaemia. Diabetologia，1997，40（8），926-932.

[31] The effect of intensive treatment of diabetes on the development and progression of long-term complications in insulin-dependent diabetes mellitus. The Diabetes Control and Complications Trial Research Group. N Engl J Med，1993，329（14），977-986.

[32] Epidemiology of severe hypoglycemia in the diabetes control and complications trial. The DCCT Research Group. Am J Med，1991，90（4），450-459.

[33] Muhlhauser I，Berger M，Sonnenberg G，Koch J，Jorgens V，Schernthaner G，Scholz V，Padagogin D. Incidence and management of severe hypoglycemia in 434 adults with insulin-dependent diabetes mellitus. Diabetes Care，1985，8（3），268-273.

[34] Intensive blood-glucose control with sulphonylureas or insulin compared with conventional treatment and risk of complications in patients with type 2 diabetes（UKPDS 33）. UK Prospective Diabetes Study（UKPDS）Group. Lancet，1998，352（9131），837-853.

[35] Ryan EA，Shandro T，Green K，Paty BW，Senior PA，Bigam D，Shapiro AM，Vantyghem MC. Assessment of the severity of hypoglycemia and glycemic lability in type 1 diabetic subjects undergoing islet transplantation. Diabetes，2004，53（4），955-962.

[36] Orre-Pettersson AC，Lindstrom T，Bergmark V，Arnqvist HJ. The snack is critical for the blood glucose profile during treatment with regular insulin preprandially. J Intern Med，1999，245（1），41-45.

[37] Fanelli CG，Pampanelli S，Porcellati F，Rossetti P，Brunetti P，Bolli GB. Administration of neutral protamine Hagedorn insulin at bedtime versus with dinner in type 1 diabetes mellitus to avoid nocturnal hypoglycemia and improve control. A randomized，controlled trial. Ann Intern Med，2002，136（7），504-514.

[38] Samann A，Muhlhauser I，Bender R，Kloos C，Muller UA. Glycaemic control and severe hypoglycaemia following training in flexible，intensive insulin therapy to enable dietary freedom in people with type 1 diabetes：a prospective implementation study. Diabetologia，2005，48（10），1965-1970.

[39] Pieber TR，Brunner GA，Schnedl WJ，Schattenberg S，Kaufmann P，Krejs GJ. Evaluation of a structured outpatient group education program for intensive insulin therapy. Diabetes Care，1995,，18（5），625-630.

[40] Group DS. Training in flexible，intensive insulin management to enable dietary freedom in people with type 1 diabetes：dose adjustment for normal eating（DAFNE）randomised controlled trial. BMJ，2002，325（7367），746.

[41] Muhlhauser I，Jorgens V，Berger M，Graninger W，Gurtler W，Hornke L，Kunz A，Schernthaner G，Scholz V，Voss HE. Bicentric evaluation of a teaching and treatment programme for type 1（insulin-dependent）diabetic patients：improvement of metabolic control and other measures of diabetes care for up to 22 months. Diabetologia，1983，25（6），470-476.

[42] Amiel SA. Type 1 diabetes：treatment without tears? Diabetologia，2005，48（10），1963-1964.

[43] Ratner RE，Hirsch IB，Neifing JL，Garg SK，Mecca TE，Wilson CA. Less hypoglycemia with insulin glargine in intensive insulin therapy for type 1 diabetes. U S Study Group of Insulin Glargine in Type 1 Diabetes. Diabetes Care，2000，23（5），639-643.

[44] Hermansen K，Madsbad S，Perrild H，Kristensen A，Axelsen M. Comparison of the soluble basal insulin analog insulin detemir with NPH insulin：a randomized open crossover trial in type 1 diabetic subjects on basal-bolus therapy. Diabetes Care，2001，24（2），296-301.

[45] Heller SR，Amiel SA，Mansell P. Effect of the fast-acting insulin analog lispro on the risk of nocturnal hypoglycemia during intensified insulin therapy. U K Lispro Study Group. Diabetes Care，1999，22（10），1607-1611.

[46] Brunelle BL，Llewelyn J，Anderson JH，Gale EA，Koivisto VA. Meta-analysis of the effect of insulin lispro on severe hypoglycemia in patients with type 1 diabetes. Diabetes Care，1998，22（10），1726-1731.

［47］ Pickup J，Mattock M，Kerry S. Glycaemic control with continuous subcutaneous insulin infusion compared with inten-sive insulin injections in patients with type 1 diabetes：meta-analysis of randomised controlled trials. BMJ，2002，324 （7339），705.

［48］ Bode BW，Steed RD，Davidson PC. Reduction in severe hypoglycemia with long-term continuous subcutaneous insulin infusion in type I diabetes. Diabetes Care，1996，19 （4），324-327.

［49］ Rodrigues IA，Reid HA，Ismail K，Amiel SA. Indications and efficacy of continuous subcutaneous insulin infusion （CSII） therapy in Type 1 diabetes mellitus：a clinical audit in a specialist service. Diabet Med，2005，22 （7），842-849.

［50］ Fanelli C，Pampanelli S，Calderone S，Lepore M，Annibale B，Compagnucci P，Brunetti P，Bolli GB. Effects of re-cent，short-term hyperglycemia on responses to hypoglycemia in humans. Relevance to the pathogenesis of hypoglyce-mia unawareness and hyperglycemia-induced insulin resistance. Diabetes，1995，，44 （5），513-519.

［51］ Cranston I，Lomas J，Maran A，Macdonald I，Amiel SA. Restoration of hypoglycaemia awareness in patients with long-duration insulin-dependent diabetes. Lancet，1994，344 （8918），283-287.

［52］ Dagogo-Jack S，Rattarasarn C，Cryer PE. Reversal of hypoglycemia unawareness，but not defective glucose counter-regulation，in IDDM. Diabetes，1994，43 （12），1426-1434.

［53］ Fanelli C，Pampanelli S，Epifano L，Rambotti AM，Di Vincenzo A，Modarelli F，Ciofetta M，Lepore M，Annibale B，Torlone E，et al. Long-term recovery from unawareness，deficient counterregulation and lack of cognitive dysfunction during hypoglycaemia，following institution of rational，intensive insulin therapy in IDDM. Diabetologia，1994，37 （12），1265-1276.

［54］ Kovatchev BP，Cox DJ，Farhy LS，Straume M，Gonder-Frederick L，Clarke WL. Episodes of severe hypoglycemia in type 1 diabetes are preceded and followed within 48 hours by measurable disturbances in blood glucose. J Clin Endo-crinol Metab，2000，85 （11），287-292.

［55］ George E，Harris N，Bedford C，Macdonald IA，Hardisty CA，Heller SR. Prolonged but partial impairment of the hypoglycaemic physiological response following short-term hypoglycaemia in normal subjects. Diabetologia，1995，38 （10），1183-1190.

［56］ Wiesli P，Schmid C，Kerwer O，Nigg-Koch C，Klaghofer R，Seifert B，Spinas GA，Schwegler K，Acute psycho-logical stress affects glucose concentrations in patients with type 1 diabetes following food intake but not in the fasting state. Diabetes Care，2005，，28 （8），1910-1915.

［57］ Cox DJ，Gonder-Frederick L，Polonsky W，Schlundt D，Kovatchev B，Clarke W. Blood glucose awareness training （BGAT-2）：long-term benefits. Diabetes Care，2001，24 （4），637-642.

［58］ Cox DJ，Irvine A，Gonder-Frederick L，Nowacek G，Butterfield J. Fear of hypoglycemia：quantification，validation，and utilization. Diabetes Care，1987，10 （5），617-621.

［59］ Polonsky WH，Davis CL，Jacobson AM，Anderson BJ. Correlates of hypoglycemic fear in type I and type II diabetes mellitus. Health Psychol，1992，11 （3），199-202.

［60］ Feher MD，Grout P，Kennedy A，Elkeles RS，Touquet R. Hypoglycaemia in an inner-city accident and emergency department：a 12-month survey. Arch Emerg Med，1989，6 （3），183-188.

［61］ Leventhal H，Diefenbach M&. Leventhal EA. Illness cognition：using common sense to understand treatment adher-ence & affect cognition interactions. Cognitive Therapy & Research，1992，16，143-163.

［62］ Tanenberg R，Bode B，Lane W，Levetan C，Mestman J，Harmel AP，Tobian J，Gross T，Mastrototaro J. Use of the Continuous Glucose Monitoring System to guide therapy in patients with insulin-treated diabetes：a randomized controlled trial. Mayo Clin Proc，2004，79 （12），1521-1526.

［63］ Rossetti P，Pampanelli S，Fanelli C，Porcellati F，Costa E，Torlone E，Scionti L，Bolli GB. Intensive replacement of basal insulin in patients with type 1 diabetes given rapid-acting insulin analog at mealtime：a 3-month comparison between administration of NPH insulin four times daily and glargine insulin at dinner or bedtime. Diabetes Care，2003，26 （5），1490-1496.

［64］ Ashwell SG，Amiel SA，Bilous RW，Dashora U，Heller SR，Hepburn DA，Shutler SD，Stephens JW，Home PD. Improved glycaemic control with insulin glargine plus insulin lispro：a multicentre，randomized，cross-over trial in people with Type 1 diabetes. Diabet Med，2006，23（3），285-292.

［65］ Porcellati F，Rossetti P，Pampanelli S，Fanelli CG，Torlone E，Scionti L，Perriello G，Bolli GB. Better long-term glycaemic control with the basal insulin glargine as compared with NPH in patients with Type 1 diabetes mellitus given meal-time lispro insulin. Diabet Med，2004，21（11），1213-1220.

［66］ Fiallo-Scharer R，Diabetes G. Research in Children Network Study. Eight-point glucose testing versus the continuous glucose monitoring system in evaluation of glycemic control in type 1 diabetes. J Clin Endocrinol Metab，2005，90（6），3387-3391.

［67］ PLeese G，Wang J，Broomhall J，Kelly P，Marsden A，Morrison W，Frier BM，Morris AD，Collaboration DM. Frequency of severe hypoglycemia requiring emergency treatment in type 1 and type 2 diabetes：a population-based study of health service resource use. Diabetes Care，2003，26（4），1176-1180.

［68］ Boyne MS，Silver DM，Kaplan J，Saudek CD. Timing of changes in interstitial and venous blood glucose measured with a continuous subcutaneous glucose sensor. Diabetes，2003，25（11），2790-2794.

［69］ Pancreas transplantation for patients with type 1 diabetes：American Diabetes Association. Diabetes Care，2000，23（1），117.

［70］ Esmatjes E，Flores L，Vidal M，Rodriguez L，Cortes A，Almirall L，Ricart MJ，Gomis R. Hypoglycaemia after pancreas transplantation：usefulness of a continuous glucose monitoring system. Clin Transplant，2003，17（6），534-538.

［71］ Shapiro AM，Ricordi C，Hering B. Edmonton's islet success has indeed been replicated elsewhere. Lancet，2003，362（9391），1242.

［72］ Shapiro AM，Lakey JR，Ryan EA，Korbutt GS，Toth E，Warnock GL，Kneteman NM，Rajotte RV. Islet transplantation in seven patients with type 1 diabetes mellitus using a glucocorticoid-free immunosuppressive regimen. N Engl J Med，2000，343（4），230-238.

［73］ Rother KI，Harlan DM. Challenges facing islet transplantation for the treatment of type 1 diabetes mellitus. J Clin Invest，2004，114（7），877-883.

［74］ Ryan EA，Lakey JR，Paty BW，Imes S，Korbutt GS，Kneteman NM，Bigam D，Rajotte RV，Shapiro AM. Successful islet transplantation：continued insulin reserve provides long-term glycemic control. Diabetes，2002，51（7），2148-2157.

［75］ Johnson JA，Kotovych M，Ryan EA，Shapiro AM. Reduced fear of hypoglycemia in successful islet transplantation. Diabetes Care，2004，27（2），624-645.

［76］ Ryan EA，Paty BW，Senior PA，Bigam D，Alfadhli E，Kneteman NM，Lakey JR，Shapiro AM. Five-year follow-up after clinical islet transplantation. Diabetes，2005，54（7），2060-2069.

［77］ Fiorina P，Folli F，Zerbini G，Maffi P，Gremizzi C，Di Carlo V，Socci C，Bertuzzi F，Kashgarian M，Secchi. Islet transplantation is associated with improvement of renal function among uremic patients with type I diabetes mellitus and kidney transplants. J Am Soc Nephrol，2003，14（8），2150-2158.

［78］ Fiorina P，Folli F，Maffi P，Placidi C，Venturini M，Finzi G，Bertuzzi F，Davalli A，D'Angelo A，Socci C，Gremizzi C，Orsenigo E，La Rosa S，Ponzoni M，Cardillo M，Scalamogna M，Del Maschio A，Capella C，Di Carlo V，Secchi A. Islet transplantation improves vascular diabetic complications in patients with diabetes who underwent kidney transplantation：a comparison between kidney-pancreas and kidney-alone transplantation. Transplantation，2003，75（8），1296-1301.

［79］ Early worsening of diabetic retinopathy in the Diabetes Control and Complications Trial. Arch Ophthalmol，1998，116（7），874-886.

［80］ Ryan EA，Paty BW，Senior PA，Shapiro AM. Risks and side effects of islet transplantation. Curr Diab Rep，2004，4（4），304-309.

［81］ George E，Harris N，Bedford C，Macdonald IA，Hardisty CA，Heller SR. Prolonged but partial impairment of the hypoglycaemic physiological response following short-term hypoglycaemia in normal subjects. Diabetologia，1995，38（10），1183-1190.

［82］ Ryan EA，Lakey JR，Rajotte RV，Korbutt GS，Kin T，Imes S，Rabinovitch A，Elliott JF，Bigam D，Kneteman

NM，Warnock GL，Larsen I，Shapiro AM. Clinical outcomes and insulin secretion after islet transplantation with the Edmonton protocol. Diabetes，2001，50（4），710-719.

[83] Service FJ，Molnar GD，Rosevear JW，Ackerman E，Gatewood LC，Taylor WF. Mean amplitude of glycemic excursions，a measure of diabetic instability. Diabetes，1970，19（9），644-655.

[84] Hering BJ，Clarke WR，Bridges ND，Eggerman TL，Alejandro R，Bellin MD，Chaloner K，Czarniecki CW，Goldstein JS，Hunsicker LG，Kaufman DB，Korsgren O，Larsen CP，Luo X，Markmann JF，Naji A，Oberholzer J，Posselt AM，Rickels MR，Ricordi C，Robien MA，Senior PA，Shapiro AM，Stock PG，Turgeon NA，Clinical C. Islet Transplantation. Phase 3 Trial of Transplantation of Human Islets in Type 1 Diabetes Complicated by Severe Hypoglycemia. Diabetes Care，2016，39（7），1230-1240.

[85] Kessler L，Passemard R，Oberholzer J，Benhamou PY，Bucher P，Toso C，Meyer P，Penfornis A，Badet L，Wolf P，Colin C，Morel P，Pinget M，Group G. Reduction of blood glucose variability in type 1 diabetic patients treated by pancreatic islet transplantation：interest of continuous glucose monitoring. Diabetes Care，2002，25（12），2256-2262.

[86] Bertuzzi F，Grohovaz F，Maffi P，Caumo A，Aldrighetti L，Nano R，Hengster P，Calori G，Di Carlo V，Bonifacio E，Secchi A. Successful [correction of Succesful] transplantation of human islets in recipients bearing a kidney graft. Diabetologia，2002，45（1），7-84.

[87] Lehmann R，Weber M，Berthold P，Zullig R，Pfammatter T，Moritz W，Madler K，Donath M，Ambuhl P，Demartines N，Clavien Pa，Andreia Spinas G. Successful simultaneous islet-kidney transplantation using a steroid-free immunosuppression：two-year follow-up. Am J Transplant，2004，4（7），1117-1123.

[88] Watkins JG，Krebs A，Rossi RL. Pancreatic autotransplantation in chronic pancreatitis. World J Surg，2003，27（11），1235-1240.

[89] Hathout E，Lakey J，Shapiro J. Islet transplant：an option for childhood diabetes? Arch Dis Child，2003，88（7），591-594.

[90] Shapiro AM，Ricordi C. Unraveling the secrets of single donor success in islet transplantation. Am J Transplant，2004，4（3），295-298.

[91] Hering BJ，Kandaswamy R，Ansite JD，Eckman PM，Nakano M，Sawada T，Matsumoto I，Ihm SH，Zhang HJ，Parkey J，Hunter DW，Sutherland DE. Single-donor，marginal-dose islet transplantation in patients with type 1 diabetes. JAMA，2005，293（7），830-835.

[92] Casey JJ，Lakey JR，Ryan EA，Paty BW，Owen R，O'Kelly K，Nanji S，Rajotte RV，Korbutt GS，Bigam D，Kneteman NN，Shapiro AM. Portal venous pressure changes after sequential clinical islet transplantation. Transplantation，2002，74（7），913-915.

[93] Rafael E，Ryan EA，Paty BW，Oberholzer J，Imes S，Senior P，McDonald C，Lakey JR，Shapiro AM. Changes in liver enzymes after clinical islet transplantation. Transplantation，2003，76（9），1280-1284.

[94] Fioretto P，Steffes MW，Sutherland DE，Goetz FC，Mauer M. Reversal of lesions of diabetic nephropathy after pancreas transplantation. N Engl J Med，1998，339（2），69-75.

[95] Fervenza FC，Fitzpatrick PM，Mertz J，Erickson SB，Liggett S，Popham S，Wochos DN，Synhavsky A，Hippler S，Larson TS，Bagniewski SM，Velosa JA，Mayo Nephrology Collaborative C. Acute rapamycin nephrotoxicity in native kidneys of patients with chronic glomerulopathies. Nephrol Dial Transplant，2004，19（5），1288-1292.

[96] Dittrich E，Schmaldienst S，Soleiman A，Horl WH，Pohanka E. Rapamycin-associated post-transplantation glomerulonephritis and its remission after reintroduction of calcineurin-inhibitor therapy. Transpl Int，2004，17（4），215-220.

[97] Clarke WL，Cox DJ，Gonder-Frederick LA，Julian D，Schlundt D，Polonsky . Reduced awareness of hypoglycemia in adults with IDDM. A prospective study of hypoglycemic frequency and associated symptoms. Diabetes Care，1995，18（4），517-522.

[98] Levey AS，Bosch JP，Lewis JB，Greene T，Rogers N，Roth D. A more accurate method to estimate glomerular filtrationrate from serum creatinine：a new prediction equation. Modification of Diet in Renal Disease Study Group. Ann Intern Med，1999，130（6），461-470.

[99] Cockcroft DW，Gault MH. Prediction of creatinine clearance from serum creatinine. Nephron，1976，16（1），31-41.

[100] P Hovind，P Rossing，L Tarnow，H Toft，J Parving，H H Parving. Remission of nephrotic-range albuminuria in type 1 diabetic patients. Diabetes Care，2001，24（11）：1972-1977.

[101] Hovind P，Tarnow L，Rossing K，Rossing P，Eising S，Larsen N，Binder C，Parving HH. Decreasing incidence of severe diabetic microangiopathy in type 1 diabetes. Diabetes Care，2003，26（4），1258-1264.

[102] Vinik AI，Maser RE，Mitchell BD，Freeman R. Diabetic autonomic neuropathy. Diabetes Care，2003，26（5），1553-1579.

[103] Thomas S，Rampersad M. Anaemia in diabetes. Acta Diabetol，2004，41（1），S13-17.

[104] Laing SP，Swerdlow AJ，Slater SD，Botha JL，Burden AC，Waugh NR，Smith AW，Hill RD，Bingley PJ，Patterson CC，Qiao Z，Keen H. The British Diabetic Association Cohort Study，Ⅱ：cause-specific mortality in patients with insulin-treated diabetes mellitus. Diabet Med，1999，16（6），466-471.

[105] Senior PA，Welsh RC，McDonald CG，Paty BW，Shapiro AM，Ryan EA. Coronary artery disease is common in nonuremic，asymptomatic type 1 diabetic islet transplant candidates. Diabetes Care，2005，28（4），866-872.

[106] Seaquist ER，Anderson J，Childs B，Cryer P，Dagogo-Jack S，Fish L，Heller SR，Rodriguez H，Rosenzweig J，Vigersky R. Hypoglycemia and diabetes：a report of a workgroup of the American Diabetes Association and the Endocrine Society. Diabetes Care，2013，36（5），1384-1395.

[107] Bhargava R，Senior PA，Ackerman TE，Ryan EA，Paty BW，Lakey JR，Shapiro AM. Prevalence of hepatic steatosis after islet transplantation and its relation to graft function. Diabetes，2004，53（5），1311-1317.

[108] Pedersen-Bjergaard U，Agerholm-Larsen B，Pramming S，Hougaard P，Thorsteinsson B. Activity of angiotensin-converting enzyme and risk of severe hypoglycaemia in type 1 diabetes mellitus. Lancet，2001，357（9264），1248-1253.

[109] Pedersen-Bjergaard U，Agerholm-Larsen B，Pramming S，Hougaard P，Thorsteinsson B. Prediction of severe hypoglycaemia by angiotensin-converting enzyme activity and genotype in type 1 diabetes. Diabetologia，2003，46（1），89-96.

[110] Hoi-Hansen T PBU，Due-Andersen R，et al. Impact of rennin angiotensin system activity on cognition and symptomatic responses during hypoglycaemia in patients with Type 1 diabetes. Diabetologia，2005，48（1），A40.

[111] Holstein A PA，Stumvoll M，Kovacs P. Lack of effect of genetic variants in KCNJ11 and ACE genes on impaired hypoglycaemia awareness in patients with Type 1 diabetes. Diabetologia，2005，48（1），A293.

[112] Oltmanns KM，Deininger E，Wellhoener P，Schultes B，Kern W，Marx E，Dominiak P，Born J，Fehm HL，Peters A. Influence of captopril on symptomatic and hormonal responses to hypoglycaemia in humans. Br J Clin Pharmacol，2003，55（4），347-353.

[113] Morris AD，Boyle DI，McMahon AD，Pearce H，Evans JM，Newton RW，Jung RT，MacDonald TM. ACE inhibitor use is associated with hospitalization for severe hypoglycemia in patients with diabetes. DARTS/MEMO Collaboration. Diabetes Audit and Research in Tayside，Scotland. Medicines Monitoring Unit. Diabetes Care，1997，20（9），363-367.

[114] Thamer M，Ray NF，Taylor T. Association between antihypertensive drug use and hypoglycemia：a case-control study of diabetic users of insulin or sulfonylureas. Clin Ther，1999，21（8），1387-1400.

[115] Hattersley AT，Turner RC，Permutt MA，Patel P，Tanizawa Y，Chiu KC，O'Rahilly S，Watkins PJ，Wainscoat JS. Linkage of type 2 diabetes to the glucokinase gene. Lancet，1992，339（8805），1307-1310.

[116] Cuesta-Munoz AL，Huopio H，Otonkoski T，Gomez-Zumaquero JM，Nanto-Salonen K，Rahier J，Lopez-Enriquez S，Garcia-Gimeno MA，Sanz P，Soriguer FC，Laakso M. Severe persistent hyperinsulinemic hypoglycemia due to a de novo glucokinase mutation. Diabetes，2004，53（8），2164-2168.

[117] Thomson KL，Gloyn AL，Colclough K，Batten M，Allen LI，Beards F，Hattersley AT，Ellard S. Identification of 21 novel glucokinase（GCK）mutations in UK and European Caucasians with maturity-onset diabetes of the young（MODY）. Hum Mutat，2003，22（5），417.

[118] Otonkoski T，Ammala C，Huopio H，Cote GJ，Chapman J，Cosgrove K，Ashfield R，Huang E，Komulainen J，Ashcroft FM，Dunne MJ，Kere J，Thomas PM. A point mutation inactivating the sulfonylurea receptor causes the

severe form of persistent hyperinsulinemic hypoglycemia of infancy in Finland. Diabetes，1999，48（2），408-415.

［119］Sagen JV，Raeder H，Hathout E，Shehadeh N，Gudmundsson K，Baevre H，Abuelo D，Phornphutkul C，Molnes J，Bell GI，Gloyn AL，Hattersley AT，Molven A，Sovik O，Njolstad PR. Permanent neonatal diabetes due to mutations in KCNJ11 encoding Kir6.2：patient characteristics and initial response to sulfonylurea therapy. Diabetes，2004，53（10），2713-2718.

［120］Alberti KG，Zimmet PZ. Definition，diagnosis and classification of diabetes mellitus and its complications. Part 1：diagnosis and classification of diabetes mellitus provisional report of a WHO consultation. Diabet Med，1998，15（7），539-553.

［121］Owens D，Srivastava MC，Tompkins CV，Nabarro JD，Sonksen PH. Studies on the metabolic clearance rate，apparent distribution space and plasma half-disappearance time of unlabelled human growth hormone in normal subjects and in patients with liver disease，renal disease，thyroid disease and diabetes mellitus. Eur J Clin Invest，1973，3（4），284-294.

［122］Nijs HG，Radder JK，Frolich M，Krans HM. Increased insulin action and clearance in hyperthyroid newly diagnosed IDDM patient. Restoration to normal with antithyroid treatment. Diabetes Care，1989，12（5），319-324.

［123］Peacey SR，Rostami-Hodjegan A，George E，Tucker GT，Heller SR. The use of tolbutamide-induced hypoglycemia to examine the intraislet role of insulin in mediating glucagon release in normal humans. J Clin Endocrinol Metab，1997，82（5），1458-1461.

［124］Raju B，Cryer PE. Loss of the decrement in intraislet insulin plausibly explains loss of the glucagon response to hypoglycemia in insulin-deficient diabetes：documentation of the intraislet insulin hypothesis in humans. Diabetes，2005，54（3），757-764.

［125］Song Z，Levin BE，McArdle JJ，Bakhos N，Routh VH. Convergence of pre- and postsynaptic influences on glucosensing neurons in the ventromedial hypothalamic nucleus. Diabetes，2001，50（12），2673-2681.

［126］Dunn-Meynell AA，Routh VH，Kang L，Gaspers L，Levin BE. Glucokinase is the likely mediator of glucosensing in both glucose-excited and glucose-inhibited central neurons. Diabetes，2002，51（7），2056-2065.

［127］Ritter S，Llewellyn-Smith I，Dinh TT. Subgroups of hindbrain catecholamine neurons are selectively activated by 2-deoxy-D-glucose induced metabolic challenge. Brain Res，1998，805（1-2），41-54.

［128］Borg WP，Sherwin RS，During MJ，Borg MA，Shulman GI. Local ventromedial hypothalamus glucopenia triggers counterregulatory hormone release. Diabetes，1995，44（2），180-184.

［129］Borg MA，Sherwin RS，Borg WP，Tamborlane WV，Shulman GI. Local ventromedial hypothalamus glucose perfusion blocks counterregulation during systemic hypoglycemia in awake rats. J Clin Invest，1997，99（2），361-365.

［130］Cranston I，Reed LJ，Marsden PK，Amiel SA. Changes in regional brain（18）F-fluorodeoxyglucose uptake at hypoglycemia in type 1 diabetic men associated with hypoglycemia unawareness and counter-regulatory failure. Diabetes，2001，50（10），2329-2336.

［131］Teves D，Videen TO，Cryer PE，Powers WJ. Activation of human medial prefrontal cortex during autonomic responses to hypoglycemia. Proc Natl Acad Sci U S A，2004，101（16），6217-6221.

［132］Bingham EM，Dunn JT，Smith D，Sutcliffe-Goulden J，Reed LJ，Marsden PK，Amiel SA. Differential changes in brain glucose metabolism during hypoglycaemia accompany loss of hypoglycaemia awareness in men with type 1 diabetes mellitus. An［11C］-3-O-methyl-D-glucose PET study. Diabetologia，2005，48（10），2080-2089.

［133］Dunn J MP，Cranston IC，Reed LJ，Amiel SA. Activation of ventral striatum by hypoglycemia，with loss of amygdala pesponses in hypoglycemia unawareness. Diabetes，2006，55（1），119.

［134］Fanelli C，Pampanelli S，Lalli C，Del Sindaco P，Ciofetta M，Lepore M，Porcellati F，Bottini P，Di Vincenzo A，Brunetti P，Bolli GB. Long-term intensive therapy of IDDM patients with clinically overt autonomic neuropathy：effects on hypoglycemia awareness and counterregulation. Diabetes，1997，46（7），1172-1181.

［135］Mohn A，Cerruto M，Iafusco D，Prisco F，Tumini S，Stoppoloni O，Chiarelli . Celiac disease in children and adolescents with type I diabetes：importance of hypoglycemia. J Pediatr Gastroenterol Nutr，2001，32（1），37-40.

［136］Amiel SA，Sherwin RS，Simonson DC，Tamborlane WV. Effect of intensive insulin therapy on glycemic thresholds for counterregulatory hormone release. Diabetes，1988，37（7），901-907.

［137］Korzon-Burakowska A，Hopkins D，Matyka K，Lomas J，Pernet A，Macdonald I，Amiel S. Effects of glycemic control on protective responses against hypoglycemia in type 2 diabetes. Diabetes Care，1998，21（2），283-290.

［138］Davis SN，Shavers C，Mosqueda-Garcia R，Costa F. Effects of differing antecedent hypoglycemia on subsequent counterregulation in normal humans. Diabetes，1997，46（8），1328-1335.

［139］Heller SR，Cryer PE. Reduced neuroendocrine and symptomatic responses to subsequent hypoglycemia after 1 episode of hypoglycemia in nondiabetic humans. Diabetes，1991，40（2），223-226.

# 供体胰腺的选择、获取与保存

胰岛移植中胰腺供体的选择标准和器官获取技术与全胰腺移植术中胰腺获取所用的标准和技术有所不同，这种不同对于提高胰岛移植的成功率、降低因为胰岛分离失败而导致时间和金钱浪费方面非常重要。近几年来胰岛移植有了很多新进展，包括使用心源性死亡的捐助者（DCD），单供体胰岛移植和活体供体胰岛移植，均是基于先进胰腺获取和保存技术的发展、胰岛分离方法的改进、胰岛移植技术的提高和免疫抑制方案的改进。

第一次描述用于整体或部分胰腺移植手术的全胰腺器官获取技术是在 30 多年前，尽管很多胰岛移植术的临床和试验研究都使用了与全胰腺移植术相同的器官获取技术，但使用专门为胰岛移植术而设计和改进的胰腺获取技术可以获得更高的胰岛分离成功率，是胰岛分离和移植成功的重要因素。

供体胰腺获取技术包括供体的选择、胰腺外科获取技术、器官保存液以及器官保存技术的改进。本章概括了胰岛移植相关的供体器官选择标准、所需的设备、胰腺获取手术和器官保存条件等，以及相关研究进展。

## 第一节　供体的选择

Edmonton 方案的成功与很多因素有关，包括无类固醇的免疫抑制疗法，连续多次胰岛移植以确保足够的胰岛数量，并选择患无意识低血糖的患者。然而，仔细选择胰腺供体和高质量的胰腺获取技术，也是手术成功的两个重要因素。

### 一、理想胰腺供体的定义

在过去的十几年中，有大量的文献研究了供体胰腺因素和人胰岛分离结果之间的相关性。然而有几点须明确，首先，高的胰岛产量并不一定意味着良好的胰岛功能，并不总是会得到一次成功的胰岛移植。定义一个"优良"的胰岛产品，必须包括详细胰岛结构和功能的评估，而不仅仅是胰岛细胞团的数量。其次，目前由于采用的胰岛分离方法还有待改善，因此分离的结果也是有限的。但目前定义一个"理想"的胰腺供体，在理论上往往还是以人的胰岛分离结果来衡量，而非一个真正的生理方面最佳的"理想"胰岛供体的定义。

### 二、供体质量的影响因素

供体的质量是影响胰岛移植最重要的问题之一，优化器官供体选择是从胰腺获取的源头来保证胰岛产量最大化的第一步。20 世纪 90 年代初至今有很多关于人体胰腺获得胰岛的产量与临床移植成功率研究的调查，总结出了一些影响胰岛产量和/或移植后胰岛功能的因素，具体如下。

**（一）年龄的影响**

有大量的文献指出，供体的年龄与胰岛产量具有的最好相关性，用于胰岛移植的"理想"供体胰腺的年龄比全胰腺移植的要大。然而，这个"理想"是建立在胰岛分离的标准上，而不是建立在最佳的胰岛功能相关的标准上。这已由 Lakey 等进行了很好的研究说明，他们将年轻人和老年胰腺捐赠者的胰岛产量和纯度（分离标准）、胰岛功能（胰岛生理标准）进行了比较。结果清楚表明，在 51～65 岁的年龄范围的捐赠者比年龄范围 2.5～18 岁者（13％的成功率）更容易产生胰岛产量大于 100000 个（IEQ）和胰岛纯度大于 50％（83％的成功率）。然而，同样的研究也表明，年轻的供体器官与年龄较大的供体器官相比，所得的胰岛细胞团在胰岛素刺激释放指数上明显更好［平均值±SEM（标准误）：（6.3±1.2）：（4.5±0.5）］。其他一些研究机构证实了该结果。Minneapolis 通过大量的人胰岛分离显示（$n=93$），葡萄糖刺激胰岛素释放指数（GSIR）随着年龄的增加而负增长。他们还证实了当使用从年轻供体的胰岛移植至糖尿病裸鼠模型，其逆转率明显更高（96％比 68％）。进一步研究还发现，年轻供体的胰岛三磷酸腺苷（ATP）含量显著高于老年供体［（115.7±17.7）pmol/g DNA 比（75.7±6.6）pmol/g DNA］。其他组也证实，分离的人胰岛 β 细胞凋亡率随着年龄的增加而增加（20～70 岁），而胰腺的主基因 PDX-1 的表达也随着年龄的增加而下降。这些结果可解释为何年轻供体的胰岛与那些年老供体的胰岛细胞团相比，确实具有生理上的优势。

不过，年轻的胰腺中也有大量的细胞外基质（ECM）包裹在胰岛周围（有不同的胶原交联）。年龄 15～20 岁的供体相比更年轻的供体有更好的胰岛产量，这主要是因为较年轻的胰腺中胰岛与周围外分泌物组织分离有一定困难，需要不同的酶组合来消化 ECM 和释放胰岛，目前用于人胰岛分离的市售胶原酶批次似乎对基质疏松的年老胰腺更有效。一些研究表明，年龄大于 50 岁或 60 岁的供体会因为胰腺纤维化导致胰岛产量低，但也有机构发现年龄超过 50 岁的供体同样具有很好的胰岛产量。自 2000 年以来，很多从事临床胰岛移植的机构使用的器官供体至少要 30 岁，来自明尼苏达大学使用的单一器官供体的胰岛移植研究进一步限制合格的器官供体年龄要小于 50 岁。因此，未来用作胰岛移植术胰岛获得的器官供体年龄应大于 18 岁，那些 20～50 岁的供体能获得较高的胰岛产量。同时，胰岛移植的挑战在于能够分离大量优质的年轻供体的胰岛。这不仅需要对现有的胰岛分离技术进行优化（特别是胶原酶产品的设计），也需要一个在世界范围的对当前胰腺分配模式的转变，以确保年轻的供体胰腺在胰岛和胰腺移植上的均匀分配。

年龄不但会影响胰岛的功能，还会影响胰腺中无法消化的纤维组织的质量和比例。据宾夕法尼亚大学刘成洋等的统计显示，随着供体年龄的增加，胰腺消化的时间影响不大，但胰腺中未消化组织的量会逐渐增加（如图 3-1 所示，数据未发表）。

**（二）体重的影响**

供体体重对胰岛分离得到的胰岛当量有较大的影响。据宾夕法尼亚大学刘成洋等的统计显示，总体来讲，供体体重越大，修剪后胰腺的重量会较大，纯化前和纯化后的胰岛当量也会较多（如图 3-2 所示，数据未发表）。但胰岛分离得到的胰岛量还要结合供体年龄、住院时间、死亡原因等因素。

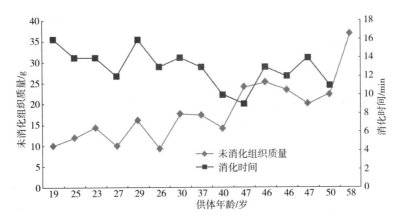

图 3-1 供体年龄与胰腺未消化组织质量和消化时间的关系

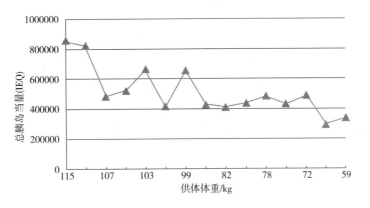

图 3-2 总胰岛当量与供体体重关系

### （三） BMI 指数的影响

"肥胖"的器官捐献者一般会有更高的胰岛产量。有许多文献表明体重指数（BMI）与胰岛产量直接相关，高 BMI 供体有较高的胰岛产量和更好的供体胰岛分离成功率（尽管这个结果在是否由于增加了胰岛总数量还有更大的胰岛体积上存在争议）。近期来自宾夕法尼亚大学 Baylor 医学院以及美国国立卫生研究院（NIH）的胰岛移植器官供体的 BMI 要求至少为 21kg/m²，而明尼苏达大学研究的单一器官供体移植使用的 BMI 标准要求更高，BMI＞27kg/m²。同样，供体胰腺脂肪浸润程度也是另一个重要的考虑因素，脂肪含量高的胰腺不仅比脂肪含量低的胰腺含有绝对更高的胰岛数量，还将具有更高的胰岛纯化回收率。

### （四） 供体血糖的影响

血糖正常的供体要比高血糖供体有更好的胰岛产量，尽管并不清楚供体高血糖是否是因为葡萄糖耐受不佳、对脑死亡的新陈代谢反应或者源于头部外伤的糖皮质素继发效应。无已知的高血糖病史或有明显的糖尿病的外伤患者的高血糖症可能要通过血红蛋白 A1c 测定来进一步评价；如果在正常限值±6％范围内则表明器官供体无已存在的葡萄糖代谢问题。有已知的 1 型或 2 型糖尿病病史患者不适宜作为胰腺器官供体。

### （五） 其他因素的影响

未经历过心搏骤停或血压过低的供体显然比经历过的要更好。需要胰岛移植的器官供体允许心搏骤停时间上限为10min。此外，器官获得之前供体住院治疗时间与胰岛的产量呈负相关，该关系应归因于胶原酶溶液灌注时胰腺膨胀能力的增加。该相关性可能与器官供体营养供应有关。外伤脑死亡的供体器官相对于颅内出血脑死亡的器官供体的胰岛产量要多，但是这种关联在先前研究较年轻的供体中显得比较混乱。

器官供体病原体血清学试验，比如人体免疫缺陷病毒1和2、乙型肝炎和丙型肝炎病毒、人T-淋巴细胞病毒以及巨细胞病毒，在大部分的器官获取检测中属于标准程序，但是如果器官供体接受了中等或大量的晶体溶液和/或血液产品，血清测试的结果会变得混淆不清。如果器官供体在进行血清学试验之前48 h出现以下任一情况，则应排除其作为胰岛移植用胰腺捐赠者：①总的晶体溶液和胶体溶液体积超过了器官供体的血浆体积（血浆体积估算为器官供体用千克表示的体重乘以0.025mL/kg）；②输入的总液量（即血液产品、晶体溶液或胶体溶液）超过了供体的血液体积（血液体积估算方法为器官供体用千克表示的体重乘以0.015，单位为mL）。很多全胰腺移植和胰岛移植的研究表明，对器官供体给予皮质类固醇药物可以改善移植的胰岛功能，但是缺乏胰岛移植临床证据的支持。其他影响因素还有转氨酶浓度、肌酐浓度等。供体绝对拒收的标准包括临床或活性病毒性肝炎（A，B或C）、获得性免疫缺陷综合征（AIDS）或人免疫缺陷病毒（HIV）血清阳性、人类T-淋巴细胞病毒（HTLV）Ⅰ/Ⅱ型、活跃的病毒性脑炎或未知起源的脑炎、克-雅病（Creutzfeldt-Jakob disease，CJD）、狂犬病、治疗活动性肺结核、败血症、痴呆、除了脑肿瘤之外的其他恶性肿瘤、1型或2型糖尿病以及严重的病因不明的疾病。有高危性行为史的供体也应被排除在外。

良好的胰岛产量从器官供体选择开始。通过选择年龄在20～50岁之间，具有高的体重指数（BMI），保持血糖正常（血糖水平＜200mg/dL或11.1mmol/L），无或者仅有非常短暂时期的血压过低/心搏骤停经历，并且未接受过或极少接受过血液产品的器官供体，可以增加取得高的胰岛产量和/或好的移植后胰岛功能的机会（表3-1）。然而，类似于胰腺供体年龄的讨论，如果供体为高血糖患者，有低血压史和过去的胰腺外科治疗史，其分离胰岛可能会得出不一样的结果。一些研究团队已经尝试使用供体变量的评分系统来预测胰岛分离的成功率（见本章第四节供体和胰腺质量的评分系统），同时也必须花更多时间和精力去关注胰岛分离结果和胰岛移植结果的相关性。

表3-1　有助于获得高胰岛产量和移植后胰岛功能的供体器官选择标准

| 有助于获得高胰岛产量和移植后胰岛功能的供体器官选择标准 |
| --- |
| 器官供体年龄＞20岁和＜50岁(可能) |
| 较高的体重 |
| 较高的体重指数(BMI＞21kg/m²) |
| 供体血糖正常(＜200mg/dL或11.1mmol/L) |
| 无血压过低或心搏骤停 |
| 未接受过或极少接受过血液产品 |
| 外伤导致的死亡 |

摘自：A M James Shapiro，James A M Shaw. Islet Transplantation and Beta Cell Replacement Therapy. Informa Healthcare USA Inc，2007。

# 第二节 供体器官的获取

当早期胰岛移植还处于"实验研究"阶段时，在多器官捐献供体的器官获取过程中还没有建立专门为胰岛分离而进行的胰腺器官获取技术。因此，作为"研究用"的胰腺获取往往是在器官获取的最后过程进行（特别是在欧洲），胰腺往往原位灌流不完全，经常在其他器官的获取过程中被损坏。随着胰岛移植临床成功率的增加，以及胰岛移植组和全胰腺移植组之间建立更紧密的合作关系，使得在胰腺获取方法上建立了一些标准化。目前，与用于胰腺移植的胰腺获取方法一样，大多数用于胰岛分离的胰腺在获取过程中也得到了很多细节的关注，这大大减少了胰腺损伤风险，并有助于确保最短热缺血（WITs）和最佳胰腺器官保存。

脑死亡的供体（donors with brain death，DBD）胰腺可使用标准的获取技术，以减少热缺血。但对于像中国这样的国家，因为法律禁止从脑死亡的供体获得胰腺，器官捐献必须在心脏停搏之后，所以从心死亡供体（donors after cardiac death，DCD）胰腺进行的胰岛分离和移植也很重要。目前仅有少数的临床研究报告表明从心脏死亡后的供体（DCD）获得的胰岛用于治疗 1 型糖尿病。大部分 DCD 供体都曾使用升压药，往往易引发低血压，且常常长期住院，存在影响胰腺质量的关键因素如血糖、转氨酶和肌酸酐水平偏高。另外，大部分胰腺捐献者往往也同时捐出肝脏，两个器官之间将共享部分血管，这是胰腺获取过程中的一个挑战。器官保存液和保存方法对胰腺器官的质量也有重要影响。

## 一、器官获取前的准备

用于胰岛移植的胰腺获取手术开始之前，一定要备齐一些额外的专门的器械，这些附加器械见表 3-2。器官获取组织也要提前通知他们需要准备的附加器械。

一旦到达手术室，外科医师要立即对器官供体的脑死亡诊断、血清结果以及 ABO 血型进行确认。器官捐献的知情同意签字文件也应随身携带。

患者体位与典型的多器官摘取手术类似，额外还需准备的步骤包括：①手术前插入鼻饲管给胃部减压；②开腹手术之前用胃管将 300mL 20％聚乙烯吡咯酮碘和生理盐水混合物注入十二指肠，然后退回至胃内；或将胃管先插入十二指肠，然后注射 400mL 的抗生素溶液（含头孢呋辛 750mg，两性霉素 B 50mg 和阿米卡星 500mg），然后将胃管后退进入胃；③使用心死亡后的供体胰腺时，术前静脉注射肝素（70U/kg）。

如果采用双层法（two-layer method，TLM）保存器官，则需额外准备一个容器，以便在胰腺切取后能将其迅速用双层溶液法保存。具体为将一无菌透明塑料罐 Nalgene® jar（Nalge Nunc Intl，美国纽约洛奇斯特）放在一装有碎冰的塑料盆内。先将约 333mL 全氟化合物（PFC；Fluoromed，LP，美国得克萨斯州朗德罗克）加入到容器中。大约 400mL 威斯康星大学溶液（UW）缓慢地加入到 PFC 的上部。由于两种溶液密度不同，中间会存在一个界面（图 3-3）。向 PFC 溶液鼓入氧气至少 30min，使其氧含量达到最大。充氧可以在手术正在进行时开始，最好使用输氧鼻管连接到压力氧气管上，再与无菌动脉导管鞘连接。使用一对止血钳将导管插管和末端固定在 PFC-UW 溶液界面以下并深入到 PFC 溶液中（图 3-4）。松动氧气阀，小心地将氧气鼓入到 PFC 溶液中（典型的通气速度为约 2L/min）。

表 3-2　胰腺获取所需的附加器械（胰岛移植专用，部分为 TLM 法专用）

| 胰腺获取所需的附加器械（胰岛移植专用，部分为 TLM 法专用） |
| --- |
| 金属丝筛网（TLM 法专用，800～1000μm 直径） |
| 全氟碳（TLM 法专用，Perfluorochemical，PFC；Fluoromed，LP，美国得克萨斯州朗德罗克） |
| Nalgene®jar（TLM 法专用，Nalge Nunc Intl，美国纽约洛奇斯特） |
| 无菌动脉导管 |
| 静脉留置针 |
| 无菌分离袋，无菌碎冰，标签，UW 溶液 |

摘自：A M James Shapiro，James A M Shaw. Islet Transplantation and Beta Cell Replacement Therapy. Informa Healthcare USA Inc，2007。

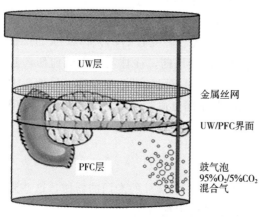

图 3-3　双层溶液法全胰腺保存

（图中标注：UW层；金属丝网；UW/PFC界面；PFC层；鼓气泡 95%O$_2$/5%CO$_2$ 混合气）

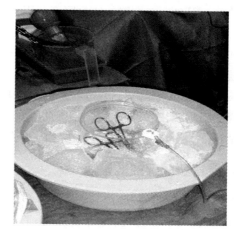

图 3-4　无菌 Ⅳ 导管向 Nalgene® jar（Nalge Nunc Intl，美国纽约洛奇斯特）内的 PFC 层鼓入氧气（可以使用止血钳固定通气管。周围要碎冰，保存液温度在 4℃）

摘自：A M James Shapiro，James A M Shaw. Islet Transplantation and Beta Cell Replacement Therapy. Informa Healthcare USA Inc，2007。

## 二、多器官供体的胰腺获取

在供体的下巴和大腿前面之间，并尽可能向侧面延伸，进行备皮（局部抗菌剂）。腹部和胸部通过从肋骨上切迹至耻骨正中切口进入，此为典型的多器官摘取方法。

（1）主动脉阻断之前的胰腺切除

首先，应切入下肢隔膜，以便游离接近腹腔动脉干的上腹主动脉；充分游离上腹主动脉后，用全棉脐带线缠绕主动脉。然后，通过分开胃结肠韧带打开小网膜囊（图 3-5）。胃背侧面和胰腺前表面之间的附件用锐器剥离。胃部沿向头侧方向缩回，结扎短胃动脉和静脉，将胃部与脾脏彻底分开。当脾脏被游离时，将脾结肠韧带和脾膈韧带分开。接下来将脾脏与胰腺胃部之间内侧的全部附件彻底分开，此时脾脏可以被轻易提起并朝人体中线缩回。

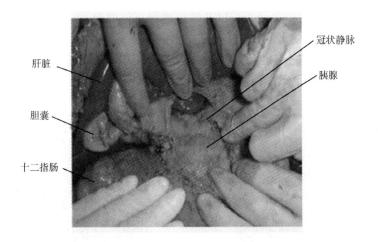

图 3-5　打开小网膜囊

摘自：A M James Shapiro，James A M Shaw. Islet Transplantation and Beta Cell Replacement Therapy. Informa Healthcare USA Inc，2007。

结肠也要从肝脏至脾曲游离。如果肾脏也要切取，外科医生可以考虑游离整个左侧结肠以便识别和游离肾脏及左侧输尿管。此时可以对胰腺进行肉眼观察，正常的胰腺应看起来颜色均匀，无静脉淤血或外伤迹象，胰周可存在部分脂肪。

使用 Kocher 手法游离十二指肠和近端胰腺。如果前一步还未做，就应切开肝门，切除期间应专门留下胃十二指肠动脉。中段结肠血管要双重结扎和分离，尽量避免处理所有流入胰腺的动脉，保持血液流向胰腺（图 3-6）。十二指肠第一和第四段使用一 GIA® 直线形切割缝合器分开（EndoGIA，U. S. Surgical，Norwalk，美国康涅狄格州）。提起脾脏和胰腺尾部，并引向中线，以便从腹膜后腔切除后段胰腺。这个过程要尽可能仔细，使动脉血管痉挛和血管损伤最小化（图 3-7 和图 3-8）。摘取过程中的胰腺损伤会导致胰岛分离过程中的胶原酶溶液灌注胰腺困难。肠系膜上动脉，胃十二指肠动脉和脾动脉应保持不动以避免血管痉挛/血管损伤并将胰腺局部缺血最小化。同样，这些血管周围不要放置血管环。迅速在肾下主动脉杈近端主动脉以标准方式插管。静脉插管要小心地插入肠系膜下静脉以免套管尖端深入到脾脏或门静脉；确保胰腺静脉回流不被破坏。

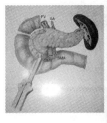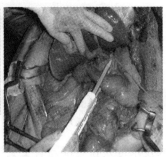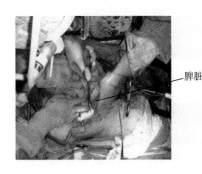

图 3-6　固定住十二指肠　　　　　　　　图 3-7　将脾脏移至中间

**（2）灌注，交叉钳夹和胰腺摘除**

通过末梢人动脉插管注入大约 3 L UW 溶液进行原位胰腺冲洗。保持动脉和静脉插管之间有 24in（1in＝0.0254m）高度差，以便 UW 液从静脉流出并避免胰腺静脉充血。为肾脏获取而开发的原位器官冷却系统也可用于胰腺的获取，即在液体灌注过程中，胰腺前后段都放置无菌碎冰（图 3-9）。

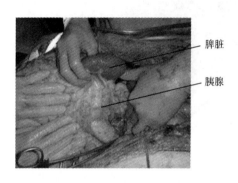
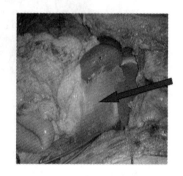

图 3-8　引脾脏至中线　　　　　图 3-9　在胰腺的前后放置生理盐水碎冰

摘自：A M James Shapiro, James A M Shaw. Islet Transplantation and Beta Cell Replacement Therapy. Informa Healthcare USA Inc，2007。

理想情况下，交叉钳闭后第一个摘除的器官是胰腺。胆总管靠近胰内部分要分离，而且不需要在腹腔轴起始点和肠系膜上动脉打卡雷尔补丁（Carrel patch）；对于要同时获取供体肝脏时，这些血管要保留一定长度，同时门静脉分开时也要留出尽可能长的长度。胰腺与十二指肠的第 2、3 和 4 部分以及脾脏整块切除（图 3-10）。如果肝脏也要摘取，那么肝脏的切除应先于胰腺切除，然后在肾脏切除之前马上切除胰腺。

肝动脉在肝脏血液供应上的异常并不少见，可能会影响是否要获取胰腺。一般来说，在这种情况下是优先考虑肝脏，因为它是一个拯救生命的操作。如果右肝动脉，甚至是来自肠系膜上的普通的肝动脉异常，胰腺仍然可与肝脏一起获取。通常异常动脉起源于肠系膜上动脉的第一个分支，而胰十二指肠下动脉的起源则是更远。在这种情况下，肠系膜上动脉从变异的肝右动脉远端分离；异常的分支和主动脉口，包括腹腔轴和肠系膜上动脉入口，仍旧保留在肝中。

英国伦敦帝国学院（Imperial Col-

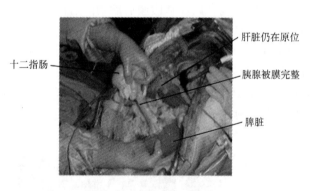

图 3-10　摘除胰腺

摘自：A M James Shapiro, James A M Shaw. Islet Transplantation and Beta Cell Replacement Therapy. Informa Healthcare USA Inc，2007。

lege Healthcare）Hakim 等介绍的胰腺获取技术也是在腹部器官交叉钳夹和血管内灌注后进行，这样对胰腺的处理更快，缺血时间可以最小化。确认脑死亡后，一根双气囊导管通过股动脉插入主动脉，腹腔轴上方放置导管尖端，气囊位置由超声成像确定。为了防止热缺血损伤，对胰腺和肾脏进行原位灌注低温保存液进行局部冷却。供体的心脏骤停后立即启动灌注，并持续到器官的获取完成。在主动脉分叉处上方结扎和将灌注管插入主动脉，为使用UW保存液（威斯康星大学保存液）进行腹部器官的血管内灌注做好准备。套管尖端放置在结扎的肠系膜下静脉和肾动脉之间的交汇处。另一根灌注管插入肠系膜下静脉进行肝门静脉灌注。采用 Kocher 操作方法暴露出胰头后表面以及主动脉底层和下腔静脉。配合胸膜获取团队，上腹腔主动脉阻断，开始动脉和门静脉灌注，肝上下腔静脉分出膈疝，静脉回流排出到胸部。2 L UW 液灌注在主动脉和 1L 灌注在门静脉。许多外科医生都热衷于在腹主动脉和门静脉插管获得最大流量和最快速冷却，但胰腺移植结果是接受双灌注供体器官的受体比不使用门静脉灌注只捐献胰腺的供体移植物的受体有明显更高的血清淀粉酶和脂肪酶水平，并有更低的 pH 值、尿碳酸氢盐和淀粉酶浓度。胃结肠韧带从幽门到胃脾韧带分离，通过小网膜腔暴露胰腺前表面。横结肠完全从肝、脾曲移开，使胰腺可从邻近的腹膜后结构很好的显露和剪切。所有短的胃血管分离，将胃与脾分离。剪断脾的腹膜后的连接以及脾结肠的韧带，这样脾就可以充分的活动了。脾脏可作为一个操作手柄以避免胰腺损伤。取下胰腺的后面连接物，然后与左肾和左肾上腺分离。腹膜后胰腺的剪切靠近主动脉水平进行。在这里，分离腹腔神经节和淋巴管，暴露肠系膜上动脉和左肾静脉远端。

日本冈山大学 Noguchi 教授团队开发了一种胰腺获取技术。确认脑死亡后，通过基于肾获取团队的原位器官冷却（ISRC）系统技术，将双气囊导管插入以防止人体胰腺的缺血损伤。心脏停搏前，双气囊导管的末端经股动脉被放置在腹腔干上方主动脉内，留上面的几厘米位置用于从 DCD 供体中进行常规的肾切除。在下腔静脉放置静脉导管，经股静脉进行灌流和血液引流。在心脏停搏后立即通过泵或滴注（滴速度 20mL/min）低温的乳酸林格液开始胰腺和肾的 ISRC（ISRC-PK），维持灌注直到肾切除和胰腺切除完成。剖腹后，通过分开胃结肠和胃-肝韧带打开网膜囊，确定通过 ISRC-PK 方法胰腺是否已经均匀有效地灌注。根据胰腺的颜色变化和胰腺表面冷的程度来评价胰腺灌注是否均匀。简单的目测检视胰腺后，500mL 无菌的碎冰被放置在其上以避免热缺血损伤，然后收获胰腺。

如果供体同时捐献胰腺和小肠时，小肠的肠系膜必须划分，保持近端肠系膜上动脉（SMA）和胰分支的肠系膜上静脉（SMV）到胰头，并到胰腺移植物的十二指肠和较远端SMA 和 SMV，包括与肠移植物最近端空肠分支。在胰腺获取时进行腹全结肠切除术，并沿着中间结肠动脉几乎到达 SMA 的源头，这将是一个理想的切断位置。SMV 通常在远端进行切除，那里仅有一个分支。

## 三、无须肝获取的胰腺获取

如果肝脏不需要获取，对肝十二指肠韧带的解剖要接近肝门。肝动脉在胃十二指肠动脉源头处结扎。这样通过胰十二指肠上动脉为胰头和十二指肠提供了额外的血液供应。门静脉血管长度、主动脉口包括腹腔干和肠系膜上动脉的连接口保留长度遵循胰腺获取时尽量避免触碰胰腺原则而定。

## 四、胰腺的初步修剪和包装

将摘除胰腺放在一盛有 UW 碎冰溶液的碗里（约 4℃）（图 3-11）。这时脾脏、十二指肠和胰周脂肪可以在体外从胰腺上切除或者在胰岛分离中心切除（可将插管插至主胰管）。当桌上的准备工作完成后，将胰腺保存至含 400～500mL 冷的 UW 液的器官保存袋中，保存至碎冰中送至胰岛分离中心；如采用双层法，则将胰腺转移到 Nalgene® jar 内，盖上无菌的 $800\sim1000\mu m$ 直径筛网确保将胰腺固定在 UW/PFC 界面上（图 3-12），运送至胰岛分离中心。

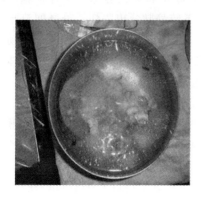

图 3-11　保持 UW 液 4℃

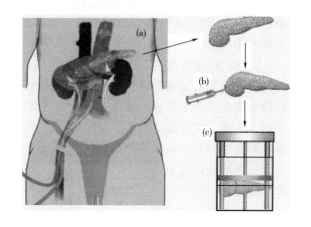

图 3-12　胰岛移植的胰腺的获取和保存
（a）DCD 供体胰腺的原位器官冷却系统；（b）导管注入保存液；
（c）用 MK 溶液（改进型 ET-Kyoto 溶液）/PFC 二层法保存胰腺

摘自：H Noguchi. Pancreas Procurement and Preservation for Islet Transplantation：Personal Considerations. Journal of Transplantation，2011（4）：783168。

尽管胰腺切除技术与全胰腺移植术中的胰腺摘取类似，胰岛移植术中的胰腺获取还是存在一些重要区别，尤其是在胰腺的处理上要尽量最小化，如表 3-3 所示。

表 3-3　胰岛移植术中使用的全胰腺摘除外科手术一般原则

| 一般原则 |
| --- |
| 在摘取的全过程都要保证胰腺的处理尽量少 |
| 保持胰腺被膜完整 |
| 人工维持肠系膜上动脉，胃十二指肠动脉和脾动脉，使流向胰腺血液最大化 |
| 在 UW 溶液灌注过程中，通过控制动脉和静脉插管间有 40cm 高差来阻止胰腺静脉淤血 |
| 通过在胰腺前后段放置碎冰，以及在 4℃ UW 溶液下完成胰腺体外处理工作，将胰腺热缺血最小化 |
| 可能的话最好是利用当地专业的器官摘取小组 |

摘自：A M James Shapiro，James A M Shaw. Islet Transplantation and Beta Cell Replacement Therapy. Informa Healthcare USA Inc，2007。

有研究表明，当地组织获取小组要比从远距离获取组织的小组有更高的成功率，具体原因还不清楚。

# 第三节　胰腺的保存

胰腺保存也是影响胰岛移植质量的一个重要因素，通过低温抑制细胞新陈代谢是保存胰腺的关键。在器官摘取过程中，血液供应被中断，代之以适当的低温保存溶液。保存液成分对于胰腺的低温保存耐受性和活性保持至关重要。

在过去的 30 年中，已经有一些溶液被用于胰腺的低温保存。这些溶液目的是满足器官在低温环境下所需的生物和生理需求，它们在离子组成上各异，可以有反映细胞内环境（富含 $K^+$）的包括标准的 UW 溶液、Custodiol® HTK（F. Kohler Chemie 医生，Alsboch-Hahnlein，德国）、洛杉矶保存溶液（LAP-1）和 EuroCollins 溶液；细胞外环境溶液（富含 $Na^+$）包括 Celsior® 溶液（StagStatMedical 公司，美国加利福尼亚 Menlopark）。这些溶液有一些通过添加营养、抗氧化剂，以及抗细胞凋亡药物进行了改性，提高了胰岛分离产出。在本节中我们探讨了胰腺保存的原理，并对不同保存液的利弊进行了介绍。

## 一、胰腺保存的温度

细胞保存的原理是基于对生命过程是温度依赖的化学反应的深层次认识，它们总体以新陈代谢来表现。自 20 世纪 50 年代以来，科学家已知低温可以对器官的缺血性损伤起明显的保护作用。器官长期保存有效的方法就是降低温度。低温不会使新陈代谢停止，而会减缓生物化学反应，但是如果延长保存时间，低温保存潜在的危害也会抵消其明显的益处。

生理学方面，细胞浸没在高钠低钾的细胞外溶液中，通过来自线粒体氧化磷酸化的三磷酸腺苷（ATP）的 Na-K-ATP 酶泵保持平衡。低温保存降低了膜离子交换机制的活动性，尤其是 Na-K-ATP 酶系统，在体温条件下，该系统消耗了总的细胞能量的 1/3。温度降低使细胞内钠积累，导致细胞内液渗透性增加，或者所谓的"冷肿胀"。低温诱发的 Na-H 交换加速是钠离子流通的另一附加途径。如果低温诱发的钠离子积累不能被抑制，细胞质基质钠离子的增高最终会导致膜的去离子化，开启电压依赖的 $Ca^{2+}$ 通道，加速钙离子流通，并开启膜磷脂水解作用（图 3-13）。一旦开启该过程，低温下导致细胞死亡的一系列生理学影响将会很难控制，类似于不可逆的膜损伤。要解决该问题，需要将胶质物加到保存溶液中，以便与细胞内隔室的渗透压相匹配，并对细胞肿胀趋势进行补偿。保持在细胞外无法透过的组分以及糖类化合物如棉籽糖、乳糖醛酸、甘露糖醇和葡萄糖，阴离子如磷酸根离子、硫酸根离子、柠檬酸根离子和葡糖酸根离子，也起到了平衡渗透压的作用。

一般认为器官低温保存的最佳温度范围为 0~4℃，因为细胞内液在 0℃ 以下会结冰，细胞结构将会被破坏。专门研究器官短期保存最佳温度问题的报道不多，如 Belzer 等证实人工培养的肾脏小管细胞在温度为 6℃ 时活性最好；如果家兔肾脏的灌注保存是 8℃，而不是在 0℃，移植后肌酐清除率会显著改善；10℃ 下连续 24 h 的肝脏灌注比起 4℃ 下连续灌注组织腺嘌呤核苷酸水平出现显著增高。有研究证实，从 7~10℃ 条件下存储的胰腺中获得的胰岛在产量和功能上要比在 4℃ 下储存的胰腺获得的胰岛好。但是 Inui 等发现对于低温法胰岛保存，−0.6℃ 要优于 4℃；在他们的研究中，−0.6℃ 下保存的胰岛细胞团在静态刺激和刺激指数方面都要显著地高于 4℃ 下保存的胰岛细胞团。但对于胰腺的低温保存，4℃ 左右仍是最可行的温度。

## 二、缺氧与胰腺代谢的变化

当氧气递送不能满足胰腺的需求时就会出现组织缺氧。在胰腺离体期间，血液供应和氧气被中断，细胞将不能满足激活离子传输系统所需的能量导致与低温类似的后果（图 3-13）。在缺血早期阶段，细胞 ATP 需求趋向于保持恒定，这导致能量只能通过激活厌氧 ATP 供应途径来补充。但可发酵物质快速的消耗和有毒终产物的积累（比如，乳酸盐和 $H^+$），厌氧 ATP 生产不能维持细胞的能量需求，ATP 供需之间的不平衡最终导致线粒体氧化磷酸化的进一步抑制，进而出现细胞坏死和凋亡。

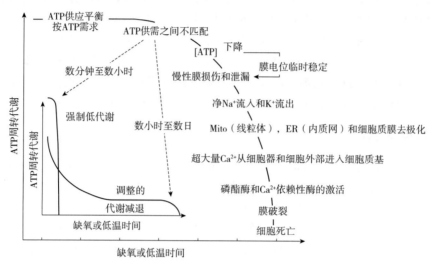

图 3-13  细胞在缺氧或低温时的 ATP 周转与时间的关系

摘自：Boutilier RG. Mechanisms of cell survival in hypoxia and hypothermia. J Exp Biol, 2001, 204（18）：3171-3181。

由于厌氧糖酵解乳酸积累会导致组织酸毒症，对于正常的细胞功能也是有害的。缺血期间，除了通常的乳酸生产途径，乳酸盐脱氢酶（LDH）也会将丙酮酸转化成乳酸。高浓度的乳酸不仅会直接破坏细胞，而且还能够激活巨噬细胞，导致细胞激素的生产和炎症性反应的启动。为阻止酸毒症，胰腺保存溶液一般使用氢离子缓冲液，包括磷酸钾、碳酸氢钠、硫酸镁和组氨酸。

当血流和氧气供应重新建立，对于已经积累起厌氧代谢物的组织可用的氧气会引起有害的氧自由基生产。自由基主要是通过次黄嘌呤-黄嘌呤氧化酶反应生产，并通过参与脂质过氧化作用促成细胞损伤（图 3-14）。这些自由基可与膜蛋白交联，断开多肽键，改变葡糖氨基葡聚糖功能，并促成 DNA 分解。此外，长期缺血会耗尽组织的抗氧化剂，补充外源性抗氧化剂，如还原型谷胱甘肽，其与反应性氧和自由基结合将对组织的氧化损伤最小化，对于保护局部缺血性组织免受再灌注损伤也能起到重要作用。其他一些保存液体使用的抗氧化剂和自由基清除剂还包括超氧化物歧化酶、别嘌呤醇、前列腺素合成抑制剂和维生素 E（脂溶性的抗

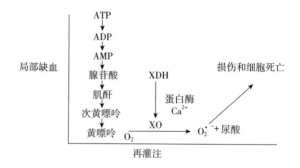

图 3-14  缺血再灌注性损伤机制

摘自：Boggi U, Vistoli F, Del Chiaro M, Signori S, Croce C, Pietrabissa A, Berchiolli R, Marchetti P, Del Prato S, Mosca F. Pancreas preservation with University of Wisconsin and Celsior solutions: a single-center, prospective, randomized pilot study. Transplantation, 2004, 77（8）：1186-1190。

氧化剂)。

## 三、几种胰腺器官的保存溶液

在过去的 20 多年里，UW 溶液一直是全胰腺器官的标准保存溶液，胰腺保存在冷的 UW 液中易得到成功的胰岛分离，因此被广泛用于胰岛分离前的胰腺获取和运输过程中作冷保存液。然而，UW 液有几个缺陷：①它必须存储在冷的环境中直到被使用，其较短的保质期使得其价格昂贵；②高黏性，这点可能使一开始器官的灌注复杂化；③对于胰岛分离，有研究发现 UW 液会抑制胰岛分离时胶原酶的消化，从而导致胰岛产量低和活性差。报道指出，在 UW 液中发现对胶原酶消化有抑制力的成分有 $Mg^{2+}$、低 $Na^+$/高 $K^+$、羟乙基淀粉（HES）和腺苷，别嘌呤醇在与乳糖酸或谷胱甘肽结合后也有显著的胶原酶抑制，棉籽糖、谷胱甘肽和乳糖酸盐三个成分的组合对胶原酶消化抑制作用最强。近年来有其他溶液和溶液组成也被评价并用于胰岛移植术。

### 1. UW 液（威斯康星大学溶液）

UW 液（威斯康星大学溶液）（Viaspan®，Pomona，Barr 实验室）是一个与细胞内液组成类似的电解质溶液，被认为可为缺血性组织提供保护。使用 UW 液可以阻止细胞内的钾离子从细胞中流出，被称作"细胞内的溶液"，由器官保存先驱之一 Folkert O. Belzer 及其同事 James H. Southard 在 20 世纪 80 年代末开发。

Belzer 阐述了五条保存液必须遵循的特殊功能。

（1）减少低温诱导的细胞肿胀

细胞的外周环境中的钠浓度为细胞内环境的 10～20 倍，但钾离子的浓度是相反的。这些浓度是由 Na-K-ATP 酶泵来维持的，几乎存在所有动物细胞中。该泵的运行像一个传递码头，每两个钾离子进入，细胞会主动泵出三个钠离子来平衡电化学梯度。该泵有效地使钠离子渗透到细胞外，中和由来自细胞内的蛋白质和其他不通透的离子引起的胶体渗透压。

来源于细胞内的蛋白质和不可渗透的离子的胶体渗透力大约是 110～140mOsm/kg。大分子物质在细胞内部贡献的渗透压很小，因为尽管它们的分子量大，每个分子都只作为一个单一的分子，与细胞中的大多数小分子比较，它们相对很少。然而，这些大分子物质的电荷很高，它们吸引很多相反电荷的无机离子。结果，这些相反电荷的离子就成了细胞内渗透压的主要贡献者。此外，细胞中含有高浓度的有机小分子，如糖、氨基酸和核苷酸，这些物质在质膜里也是不通透的。这些物质也吸引相反电荷的离子。然而，细胞外液的渗透压主要是由于小的无机离子。如果不是 Na-K-ATP 酶泵，这些离子会在细胞内部和外部发生平衡。Donnan 效应也可适用于这些细胞。这些带电的大分子和代谢物的存在吸引了这些离子，导致了在平衡时细胞内的无机离子的总浓度要远远大于在细胞外部的。

如果细胞没有控制其渗透压的机制，细胞内溶质的总浓度高最终会导致水由于渗透压穿过细胞膜，导致细胞破裂。Na-K-ATP 酶泵泵出无机离子来控制细胞内的渗透压，这样细胞质内比细胞外液有一个较低的总的无机离子浓度，从而补偿过多的细胞内有机物的存在。

诚然，细胞完整性的基础在于该泵的活性来维持细胞渗透压和防止细胞肿胀。厌氧低温保存抑制该泵的活性，降低了细胞膜的膜电位。反过来，钠离子进入细胞内降低了电化学梯度，而钾离子泵出，这导致上述细胞肿胀和死亡。因此，任何细胞保护液应通过增加细胞外钾浓度，以寻求减少上述影响。

（2）预防细胞内酸中毒

缺血刺激糖酵解和糖基分解（巴斯德效应），从而增加乳酸和氢离子的产生。所得的组织酸中毒损伤细胞，导致溶酶体不稳定，激活溶酶体酶，改变线粒体性能。器官保存的试剂因此必须防止细胞内酸中毒和细胞间隙扩张。用缓冲剂碱化器官保存液可提高肝脏和胰腺的保存。

抑制细胞肿胀，必须使用有效的细胞浸透剂。葡萄糖是 Collins 液的主要浸透物质，在肝脏和胰腺中效果不佳，因为它很容易进入细胞。甘露醇也容易进入细胞。这就是为什么肝脏或胰腺在以葡萄糖或甘露糖醇为主的冷存储液中长期保存效果不佳的一个原因。

Belzer-UW 液使用 $K^+$-乳糖酸，可达到这个目标。

（3）防止细胞间隙膨胀

增加器官保存液胶体渗透压的其他成分可在器官保存期间快速扩张细胞间隙。这使得血液成分可完全洗除，并维持正常组织间隙。在 Belzer-UW 液，加入一个分子量大的糖类——棉籽糖（594Da），作为渗透压的支持剂。也加入了羟基乙基淀粉，一个稳定、无毒的胶体，可防止细胞间隙的膨胀。

（4）氧自由基

低温保存过程中氧自由基的产生可能是导致细胞在再灌注时损伤的重要成分。自由基是一种具有奇数电子的分子。自由基可以在有机物（醌）和无机分子（$O_2^-$）中，有较高而短暂的反应活性。它们是体内正常代谢、电离辐射或外源物质代谢的副产物。

激活的巨噬细胞所产生的氧自由基具有杀菌功能，能同时造成组织的损伤。电磁辐射（X 射线，γ 射线，质子，中子）生物体产生的原发性自由基，并通过将它们的能量像水一样转移到细胞成分。这些主要的自由基包括 OH·和 H·，与溶解的氧或细胞溶质进行二次反应。

自由基的细胞内来源包括各种可溶性细胞成分，能够在中性水环境中进行氧化还原反应。此外，许多酶在催化反应中产生自由基。黄嘌呤氧化酶在氧还原为过氧化氢中产生氧自由基。从反应位点释放出的 $O_2^-$ 和水的比例取决于溶液的 pH 值、$O_2^-$ 浓度和底物浓度。人体内黄嘌呤氧化酶作为 $NAD^+$（烟酰胺腺嘌呤二核苷酸）依赖性脱氢酶和不产生自由基中间体。在纯化过程中或在体内缺血期间，酶的蛋白水解改性，使酶从脱氢酶形式转换为 $O_2^-$，产生氧化形式。

整个细胞还可产生其他来源的氧自由基。线粒体电子传递链、内质网和核膜电子转运系统，是这些位点中的几个，它们的详细描述超出了本文的范围，但每一个均在不同程度上对整体细胞的氧自由基浓度有影响。

自由基有几个不同的作用位置。血浆膜是重要的位置，因为细胞外的自由基在可以与其他细胞成分反应之前必须穿过细胞膜。膜上的不饱和脂肪酸（磷脂、糖脂、甘油酯和甾醇）和跨膜蛋白含有的氧化氨基酸，很容易受到自由基的破坏。含有氨基酸色氨酸、酪氨酸、苯丙氨酸、组氨酸、半胱氨酸、蛋氨酸的蛋白质，可以进行自由的放射介导的氨基酸修饰。核酸和脱氧核糖核酸也存在受这些物质影响的风险。然而，细胞具有内在的防御能力。这些防御措施包括低分子量的自由基清除剂和复杂的酶系统。这些防御系统可降低自由基稳定状态的浓度，使其降低到可接受的水平。其中最常用的两个酶清除剂为过氧化氢酶和超氧化物歧化酶。过氧化氢酶降低 $H_2O_2$ 的稳态浓度，是一种更有效的自由基前体。过氧化氢具有潜在细胞毒性，导致细胞内的过氧化氢酶很大一部分功能是去清除 $H_2O_2$。超氧化物歧化酶是金属蛋白，主要位于线粒体（因为很大一部分自由基・$O_2^{-}$ 是由线粒体产生）。它们的功能是将氧自由基转化为水和氧。这些物质在线粒体和细胞质中的浓度只有微摩尔（μmol）浓度，但却非常有效。

此外，缺血导致 ATP 耗竭和 AMP（腺嘌呤核糖核苷酸）浓度上升，其分解代谢导致次黄嘌呤的积聚。次黄嘌呤可以被黄嘌呤脱氢酶氧化或氧化形成更多的氧自由基。正如上面所提到的，细胞产生氧自由基贯穿在整个细胞周期中，细胞也持续受到它们的攻击。

别嘌呤醇、黄嘌呤氧化酶抑制剂，是 Belzer-UW 液的主要成分。它的作用是降低黄嘌呤氧化酶的活性，从而减少氧自由基的产生。

（5）保存和再生 ATP

在低温保存过程中 ATP 迅速降低，这种降低导致质膜中的终端产物的形成，及质膜通透性的增加。器官组织再灌注时必须要钠泵活性的快速再生以及其他需要能量的步骤。ATP 的产生与电子传递链相关，在低温贮藏过程中也减缓了。低温的主要作用是对腺苷核苷酸跨线粒体膜转运率的抑制，这样细胞外的 ADP（二磷酸腺苷）和细胞内的 ATP 完成交换。然而，在 10℃ 或温度更低时，这过程也会受到抑制，氧化磷酸化率和 ATP 的产生也下降。

为了保持腺嘌呤核苷酸的正常比例，腺苷酸激酶将 2 个 ADP 转变成 1 个 ATP 和 1 个 AMP。AMP 的积累和 ATP 的最终减少刺激分解反应，导致 AMP 分解成别嘌呤二醇（腺苷、肌酐和次黄嘌呤）。这些终端产物可自由地进出细胞膜，并与细胞外环境形成离子平衡。这一系列的反应可以解释在低温保存过程中腺苷核苷酸的损失。通过在保护液中加入腺苷（该成分为在再灌注过程中 ATP 再生所必需的），减少细胞内腺苷的丢失，减少腺苷核苷酸的损失。

UW 液含有能减少低温诱导细胞膨胀的非通透剂（棉籽糖、乳糖醛酸），阻止细胞内酸毒症的缓冲剂（磷酸盐），阻止冲洗期间细胞间隙扩大的胶质（羟乙基淀粉），阻止局部缺血期间和再灌注后氧自由基损伤的自由基抑制剂和清除剂（还原型谷胱甘肽、别嘌呤醇），以及再灌注期间用于能量新陈代谢的前体能源物质（$Mg^{2+}$、腺嘌呤核苷），作用于血管的药物和激素（类固醇、胰岛素）以及抗生素青霉素（表 3-4）。在 1990 年人体胰腺组织摘除后用 UW 液保存达 20h，在胰岛回收数量以及胰岛体内完整性方面，证实要优于通常使用的溶液。在另一些研究中，改进后的 UW 溶液有更好的结果。据报道，高的 $Na^{+}$-组氨酸溶液在大鼠胰腺保存方面要优于标准的 UW 溶液，此可能是由于组氨酸缓冲剂在保存期间阻止了组织酸毒症的发生。该溶液具有较高的钠含量和较低的钾含量，并且不含 UW 溶液中有的一些组分，如腺嘌呤核苷、胰岛素、羟乙基淀粉和地塞米松。在 4℃ 下高 $Na^{+}$-组氨酸和高 $Na^{+}$-乳糖醛酸溶液保存 48h 后的胰腺移植至糖尿病大鼠，成功率为 100%，而对照组标准 UW 溶液保存 48h 后的大鼠胰腺移植成功率仅为 44%。更进一步的研究表明，对于肾脏和肝脏的短期保存，胶质可能不是必需的；羟乙基淀粉在胰腺 48h 的成功保存中起了非常重要的作用。但是，UW 溶液中用右旋糖酐-40 替换羟乙基淀粉后，被证实也能够成功地保存犬胰腺长达 72h。

UW 最初配方是为了保存胰腺，但很快很多中心将其作为肝脏和肾脏很好的冷冻保存溶液。临床实践上 UW 溶液的引进使得胰腺可以安全保存达 30h，并且有良好的移植物功能，其成了评价用于胰腺移植术新的保存溶液的对照标准。

### 2. HTK 溶液（组氨酸-色氨酸-酮戊二酸盐溶液）

HTK 溶液（FranzKohler 医生，德国 Alsbach-Hahnlein，Chemie 有限公司；也叫作 Custodial®，希腊雅典 Pharmapal 有限公司）在 20 世纪 70 年代由 Bretschneider 开发，并用作心脏停搏供体器官的保存溶液，正越来越多地用于肾脏和肝脏的移植术。HTK 溶液利用组氨酸的酸缓冲能力将细胞的局部缺血性损伤降至最低。与"细胞内"类型的电解质溶液 UW 溶液相比，HTK 具有较低的钾离子浓度，并被认为是一种"细胞外"溶液。HTK 溶液的优点包括黏度与水接近，在输注过程中流量更大和压力更低，并且仅靠重力就可以实现有效灌注。HTK 溶液每升价格约为 UW 溶液的一半，并且在使用时不需要过滤，保存过程中通常需要的较大液体量。HTK 溶液含有较少的钾离子和钠离子，并具有强劲的缓冲能力，增加了该溶液中甘露糖醇组分的渗透效应。色氨酸用作膜稳定剂，酮戊二酸盐用作新陈代谢底物（表 3-4）。

HTK 溶液已成功用于胰腺移植术，并将结果与 UW 溶液进行了对比，表明使用该溶液，在热缺血时间和冷冻保存时间尽量短的情况下对移植物活性几乎没有影响，两种溶液可以获得相同的移植功能和胰岛细胞团的完整性。在匹兹堡大学进行的 33 个非随机整体胰腺移植手术也表明在移植功能和移植后并发症发生率方面 UW 溶液和 HTK 溶液没有区别。尽管胰腺移植物保存超过 24h 会带来一些问题，但在临床研究中证实在冷冻保存时间不超过 15h 的供体中，使用 UW 溶液和 HTK 溶液的显著差别仅仅是 HTK 溶液使用的量更大，这与 HTK 溶液黏度要小于 UW 溶液有关。尽管使用了更大量的 HTK 溶液，在类似的临床结果下，HTK 溶液的保存成本仍要小于 UW 溶液。猪模型也证实使用 HTK 溶液或 UW 溶液冲洗和储存猪胰腺移植物 24h，移植后能保持良好的新陈代谢功能，这表明 HTK 溶液对于胰腺移植物也是一种安全的保存溶液。使用 HTK 溶液和 UW 溶液可将胰腺保存至 48h，只是 HTK 溶液和 UW 溶液成功率都同样降低；HTK 溶液或 UW 溶液冷保存胰腺到 72h，会导致相同的移植失败。HTK 溶液用于全胰腺移植术的频率在逐年增高，一些中心目前使用 HTK 溶液作为他们常规的胰腺保存溶液。在为了随后胰岛分离的人胰腺器官保存上，在冷缺血时间<10h 内，HTK 溶液与 UW 溶液相比有相似的效果，但长时间冷保存会导致胰岛产量减少。

### 3. LAP-1（洛杉矶保存溶液 1）

Kenmochi 医生和同事们在 1998 年开发出一种新的冷冻保存溶液，命名为 LAP-1（洛杉矶保存溶液 1）。他们认为胰岛移植物不能保持患者血糖量正常的主要原因是胰岛的数量和质量不足。因此，他们尝试开发一种胰岛分离产量大、质量高的方法，尤其关注了胰岛的氧化和机械应激的易损性。溶液组成包括作为非透过剂能维持细胞外渗透压抑制细胞肿胀的乳糖醛酸 $K^+$ 和 D-甘露糖醇（D-甘露糖醇也对 β-细胞高度敏感的羟基自由基具有清除活性）；$KH_2PO_4$（用作缓冲剂）；过氧化物歧化酶（SOD）（可以阻止胰腺所含的白细胞和其他细胞的羟基自由基释放）；以及尼克酰胺（可以在分离过程中进入到胰岛细胞团，保护它们免受进一步的损害，并在移植后支持其恢复）。与 UW 溶液相比，保存在该溶液中的胰岛具有更高的胰岛素含量和刺激指数，尽管在统计上差别并不显著。但是，采用两步消化过程和 LAP-1 冷冻保存溶液可以显著地改善从人胰腺分离出的胰岛质量和数量。但近期没有公开资料支持 Kenmochi 等的数据，还需要做更进一步的研究来说明该溶液与其他溶液相比时的功效。

#### 4. Celsior 溶液

Celsior®溶液（SangStatMedical，美国加利福尼亚门罗帕克）是近期开发的细胞外型低黏度保存溶液，最初为了心脏保护而开发，已被用作于多个器官保存的替代溶液，尤其用于心脏移植术，并且已经在临床肝脏和肾脏移植术中获得使用。Celsior 液是一种不含胶体的细胞外溶液，初步临床研究表明，在肺、肝脏和肾脏保存中与 UW 溶液没有差异。其配方改进了 UW 溶液中的不足之处：除去了羟乙基淀粉，降低了钾离子浓度，含有钙离子，并且增加了镁离子浓度。加入组氨酸改善缓冲性能，弥补去除的磷酸盐缓冲剂，可以清除有毒自由基，并且用甘露糖醇替代了棉籽糖。此外，Celsior 溶液中的还原型谷胱甘肽是临床使用的最有效的抗氧化剂（表 3-4）。

Landrace 猪部分胰腺自体移植术研究表明，Celsior 溶液至少可以保存胰腺 24h。在 Gottingen 小型猪上进行的另一个同种异体异位胰十二指肠移植术研究表明保存在 Celsior 溶液中的移植物与保存在 UW 溶液中的移植物相比，表现出较低的氧分压，更多的水肿和移植后较高的内皮素-1 水平。两组之间未发现有移植物血流量差别。迄今只有一个 Celsior 溶液用于整体胰腺移植术的临床研究公布。该研究为比萨大学的 105 例全胰腺移植术组成的前瞻性随机试验研究，表明使用 UW 溶液和 Celsior 溶液可以获得同样的移植功能和移植物存活。没有 Celsior 溶液用作胰岛移植术胰腺保存液功效评价的试验或临床研究。

三个关于 UW 溶液和 Celsior 溶液在动物和人胰腺移植术中的比较研究给出了冲突的结果。Baldan 等使用一自体移植模型，发现对于获得胰腺，Celsior 溶液可以有效地替代 UW 溶液，然而 Uhlmann 等报道，使用异体移植模型，与 UW 溶液相比，Celsior 溶液的使用与增加的缺血-再灌注性（I/R）损伤有关。在对人体的研究上，105 个连续摘取的器官被随机保存在 UW 溶液（$n=53$）溶液或 Celsior 溶液（$n=52$）溶液中。平均冷缺血时间 UW 溶液为（$11.0\pm2$）h，Celsior 溶液为（$10.8\pm1$）h。在该研究报道的冷缺血时间范围之内，UW 溶液和 Celsior 溶液对于胰腺的保存具有类似的安全性。Hubert 等报道用 Celsior 溶液原位灌注人和猪的供体进行胰岛分离，数据显示，在原位灌注 UW 溶液优于 Celsior 溶液，因为 Celsior 溶液在冷保存 4h 后就会导致细胞肿胀和胰腺水肿。

高的氯化物和低的乳糖醛酸浓度以及羟乙基淀粉的缺乏可能会导致 Celsior 溶液保存的器官在再灌注后水肿敏感性增加。但是，Celsior 溶液氧自由基清除剂比 UW 溶液中的快速氧化的谷胱甘肽所具有的对再灌注后自由基生产有关的氧化损伤的阻止能力要强。

#### 5. Euro Collins 溶液

Collins 溶液是在 20 世纪 70 年代早期，引入的一种可与细胞内液相容的含多种离子，但是不含胶质添加剂的低温高渗性溶液（表 3-4）。该溶液可以成功保存犬类肾脏超过 48h。第一个 Collins 溶液具有高浓度的钾离子、硫酸镁和葡萄糖。为了增加 Collins 溶液的渗透度，增高了葡萄糖浓度（Euro Collins 溶液，简称 EC 溶液）。但是，使用葡萄糖来保持增高的细胞外渗透度并不是最佳的，有两方面原因：第一，器官长期保存与增加的葡萄糖渗透性有关。葡萄糖向细胞内的扩散减少了溶液渗透性，并且不能阻止细胞水肿；第二，葡萄糖是低温时会发生厌氧糖酵解的起始底物，如果有大量葡萄糖存在，会加剧组织酸毒症。后来，EC 溶液成为肾脏冷冻保存的标准溶液。从那以后，一些论文报道了与 EC 溶液相比，其他替换溶液体外保存胰腺能获得更好的效果。1990 年，进行了标准 EC 溶液与心脏停搏的组氨酸-色氨酸-酮戊二酸盐（HTK）溶液保存猪胰腺对比研究。通过降低复灌液中的乳酸含量，增加动静脉流量和胰腺氧气消耗，24h缺血后HTK溶液能取得更佳的胰腺保护效果。三年后，同一研究小组证实HTK溶液和UW溶液保存的胰腺具有相似的即刻缺血后功能。在恒定动脉压再灌注期间，HTK溶液组和UW溶液组的动静脉流量和氧气消耗要显著地高于EC溶液组。HTK溶液保护后的复灌液乳酸含量最低。HTK溶液或UW溶液保存后的静脉流出物中淀粉酶要显著地低于EC溶液保存的。2003年，通过X线显微分析对胰腺保存进行了评价，表明UW溶液具有最佳的钙保持（显示在分泌颗粒保存上有差异），而EC溶液最少。

目前认为EC溶液不如其他的保存溶液，比如UW溶液和HTK溶液，不再被用于临床胰腺保存。但是，在胰岛分离程序中的胰腺插管期间它仍被用作保存溶液。

表3-4　各保存液中的组成成分

| 项目 | UW | HTK | LAP-1 | Celsior | EC | ET-K | MK | HNC | M-HTK |
|---|---|---|---|---|---|---|---|---|---|
| 膜稳定剂 | | | | | | | | | |
| 　乳糖酸盐 | 100 | | 100 | 80 | | — | — | 80 | — |
| 　棉籽糖 | 30 | | | | | — | — | — | — |
| 　甘露醇 | | 30 | 30 | 60 | | — | — | 60 | 30 |
| 　羟乙基淀粉(HES)/(g/L) | 50 | | | | | 30 | 30 | 30 | — |
| 　色氨酸 | | 2 | | | | — | — | — | 2 |
| 　葡萄糖 | | | | | 182 | | | | |
| 　海藻糖/(mmol/L) | | | | | | 120 | 120 | — | — |
| 缓冲剂 | | | | | | | | | |
| 　磷酸盐 | 25 | | 15 | | 57.5 | 25 | 25 | — | — |
| 　组氨酸 | | 198 | | 30 | | — | — | 30 | 198 |
| 　$HCO_3^-$ | | | | | 10 | | | | |
| 能量底物 | | | | | | | | | |
| 　$Mg^{2+}$ | 5 | 4 | 5 | 13 | | — | — | 13 | 4 |
| 　腺嘌呤核苷 | 5 | | | | | — | — | | |
| 　酮戊二酸盐 | | 1 | | | | — | — | | 1 |
| FRIs 和 ORSSs | | | | | | | | | |
| 　谷胱甘肽 | 3 | | | | | — | — | 3 | — |
| 　别嘌呤醇 | 1 | | | | | | | | |
| 　SOD/($10^3$U/L) | | | 30 | | | | | | |
| 　尼克酰胺 | | | 5 | | | | | | |
| 　谷氨酸 | | | | 20 | | — | — | 20 | — |
| 电解质类 | | | | | | | | | |
| 　$Na^+$ | 30 | 15 | 30 | 100 | 10 | 100 | 100 | 100 | 15 |
| 　$K^+$ | 120 | 10 | 120 | 15 | 115 | 43.5 | 43.5 | 15 | 10 |
| 　$Ca^{2+}$ | | 0.015 | | 0.25 | | — | — | 0.25 | 0.015 |
| 　$SO_4^{2-}$ | 5 | | 5 | | 15 | — | — | — | — |

| 项目 | UW | HTK | LAP-1 | Celsior | EC | ET-K | MK | HNC | M-HTK |
|---|---|---|---|---|---|---|---|---|---|
| Cl⁻ | | 28 | | 28 | | — | — | 41 | 50 |
| OH⁻ | 100 | | 100 | | | | | | |
| 葡萄糖酸盐 | | | | | | 100 | 100 | — | — |
| 渗透压/mOsm | 320 | 310 | 320 | 340 | 355 | | | | |
| pH | 7.4 | 7.4 | 7.3 | 7.3 | 7.4 | | | | |
| 添加剂 | | | | | | | | | |
| 胰岛素 | 100U/L | | | | | | | | |
| 青霉素 | | | | | | | | | |
| 地塞米松/(mg/L) | 8 | | | | | | | | |
| 乌司他丁/(10³U/L) | | | | | | — | 100 | — | 100 |
| 萘莫司他甲磺酸/(mg/L) | | | | | | — | | 20 | — |

注:1. HES:羟乙基淀粉;ET-K:ET-Kyoto 溶液;MK:修改 ET-Kyoto 溶液;UW:威斯康星大学溶液;HNC:含 HES 和甲磺酸萘莫司他的 Celsior 液;M- HTK:改良的组氨酸-色氨酸-酮戊二酸盐溶液;EC:EuroCollins 溶液;FRIs:自由基抑制剂;ORSSs:活性反应氧清除剂;HTK:组氨酸-色氨酸-酮戊二酸盐溶液;LAP-1:洛杉矶保存溶液;SOD:超氧化物歧化酶。

2. 除非另有说明,所有单位均为 mmol/L。

摘自:Noguchi H,Naziruddin B,Onaca N,Jackson A,Shimoda M,Ikemoto T,Fujita Y,Kobayashi N,Levy MF,Matsumoto S. Comparison of modified Celsior solution and M-kyoto solution for pancreas preservation in human islet isolation. Cell Transplant,2010,19(6):751-758。

### 6. MK 溶液(改进型 ET-Kyoto 溶液)

日本 Kyoto(京都)大学开发了 ET-Kyoto 溶液,其在肺冷冻保存中的有效性已在临床肺移植中被证实。在皮瓣保存中也有效果,在这一领域也已经开始了临床应用。MK 溶液是一种改良的 ET-Kyoto 溶液,其中添加了乌司他丁。MK 溶液含有海藻糖,葡萄糖酸盐和乌司他丁作为不同的成分;海藻糖具有抗应激从而保护细胞的作用,葡萄糖酸盐作为一种细胞外肿胀剂,可防止细胞肿胀;乌司他丁是胰蛋白酶抑制剂,可消除在胰腺保存过程中胰蛋白酶的活性。MK 溶液具有高 Na⁺/低 K⁺,它仅在羟乙基淀粉(HES)浓度上低于 UW 溶液,从而显示有比 UW 溶液更低的胶原酶抑制性。同时研究还显示,Na⁺/K⁺ 比率、腺苷、别嘌呤醇和谷胱甘肽在胰腺消化后和胰岛组织纯化前的冷冻保存不是必不可少的。此外,海藻糖和乌司他丁抑制胶原酶消化的作用低于 UW 溶液。UW 溶液中高浓度的钾会导致血管痉挛和胰岛素从胰腺 β 细胞中的释放,UW 溶液的高黏度可能阻止足够的灌注和胰管内注射。MK 溶液还可在室温下长时间保存。日本冈山大学 Noguchi 教授团队评价了 MK 溶液用于胰岛分离的效果。在猪和人胰岛分离过程中,MK 溶液组的胰岛产量与 UW 溶液组相比显著提高。这些结果表明,MK 溶液比 UW 溶液在用于胰岛分离的胰脏冷保存中更有效。结果未经其他机构进一步的证实。

MK 溶液组和 HTK(组氨酸-色氨酸-酮戊二酸盐)溶液组对胰岛分离的比较研究中,Noguchi 教授团队使用乌司他丁-HTK 溶液(M-HTK,MK 溶液中包括乌司他丁,即修饰的 HTK 溶液),在猪胰岛分离过程中,MK 溶液组纯化后的胰岛产量比 M-HTK 小组显著增多,胰岛的 ATP 水平也比 M-HTK 组有明显更高。这些数据表明,MK 溶液在胰岛分离前的胰腺保存上比 M-HTK 溶液更好。关于对胶原酶活性的影响，MK 溶液组和 M-HTK 溶液组之间没有显著差异。因此，纯化后不同胰岛产量的原因不是由于这两种溶液对胶原酶的抑制差异。观察到 MK 溶液组中的胰岛相比 M-HTK 溶液组的有明显更高的 ATP 水平，因此细胞保护成分如 HES 和/或海藻糖，可能是这两种溶液观察到胰岛产量差异的一个因素。

MK 溶液（高钠/低钾组分，并且黏度相对低）的组分部分类似于 UW 溶液（包括乳糖醛酸和谷胱甘肽）。Noguchi 教授团队对比了 HNC 溶液（含防止细胞肿胀成分 HES 和胰蛋白酶抑制剂萘莫司他甲磺酸的 Celsior 液）和 MK 溶液，发现萘莫司他甲磺酸比乌司他丁有更高的胰蛋白酶抑制作用。在人的胰岛分离时，MK 溶液组纯化后的胰岛产量比 HNC 溶液组还是显著增高。HNC 溶液组需要更长的消化时间，未消化的组织的体积更多，包被的胰岛比例也更高，从而表明该溶液可能会抑制胶原酶。然而，两组在胰腺的 ATP 含量或糖尿病裸小鼠胰岛移植后血糖量正常上没有显著差异，这表明两组之间胰岛的质量相似。这些数据表明，在胰岛分离前 MK 溶液是比较好的胰腺保存试剂（表 3-5）。

表 3-5　不同保存液在胰岛分离中的效果比较

| 比较 | 优胜者 | 人/动物研究 |
|---|---|---|
| MK 比 UW | MK | 猪 |
| MK 比 UW | MK | 人 |
| MK 比 ET-K | MK | 大鼠 |
| MK 比 M-HTK | MK | 猪 |
| MK 比 HNC | MK | 人 |

注：UW：威斯康星大学溶液；MK：改良 ET-Kyoto 溶液(ET-Kyoto 液含乌司他丁)；ET-K：ET-Kyoto 溶液；M-HTK：修饰组氨酸-色氨酸-酮戊二酸盐溶液(HTK 含乌司他丁)；HNC：含 HES 和萘莫司他甲磺酸的 Celsior 液。

摘自：Noguchi H，Naziruddin B，Onaca N，Jackson A，Shimoda M，Ikemoto T，Fujita Y，Kobayashi N，Levy MF，Matsumoto S. Comparison of modified Celsior solution and M-kyoto solution for pancreas preservation in human islet isolation. Cell Transplant，2010，19(6)：751-758。

## 四、胰腺器官保存的双层溶液技术

胰岛移植术中胰腺保存的另一个可选的技术是"双层溶液技术"。在 20 世纪 80 年代晚期，Kuroda 等开发了使用全氟化碳（PFC）和 UW 溶液进行全胰腺保存的双层溶液冷冻保存方法（two-layer method，TLM）。它使用常压氧合包含冷的器官保存液（UW 溶液）与全氟化碳（PFC）氧载体溶液的概念，将胰腺悬浮在两种不互溶层之间。该技术使用了全氟化碳（PFC），一种烃基的合成化学溶液，是一个高氧载体，但氧气并不与 PFC 载体发生化学键合。PFC 携带并释放氧气是基于气体分压，依照亨利线性定律，而不是 Barcroft 用来描述血红蛋白的 S 形曲线（图 3-15）。PFC 可以有效地从高氧分压区向低氧分压区传输氧气，将氧气释放到组织周边。但是，与血红蛋白相比，PFC 携带氧的能力不会显著地受到酸毒症、碱毒症、低温等的影响。存储过程中向 PFC 溶液鼓入氧气，为保存的胰腺提供一定的氧气浓度，足以将冷冻局部缺血性损伤降至最低。由于 PFC 与水溶液体系是不溶的，并且具有高的密度，因此会与 UW 溶液分开。此外，通过 UW 溶液提供的腺苷直接磷酸化作用促进了保存的胰腺三磷酸腺苷（ATP）的生成，在冷的局部缺血期间保护细胞膜。因为双层溶液技术在保存胰腺上的有效性，其看起来要比单独的 UW 溶液在冷藏期间保持胰岛活性能力方面效果更好。双层溶液技术已被考虑用来将胰腺通过船运运送到较远的器官分离中心，并且还可以降低需要将胰腺迅速运到获得中心的飞机运输有关的费用。

双层溶液（UW 溶液-PFC）冷冻保存方法可以连续地向胰腺供应氧气，减小局部缺血性损伤。

有文献报道采用 TLM 技术可提高胰岛数量和质量，如经受 90min 热缺血的犬胰腺，通过双层溶液方法在 4℃保存 24～48h 后被复苏。该方法中一个机制是增加 ATP，保持细胞的完整性，控制局部缺血性细胞肿胀。用于 ATP 合成的内源性底物在缺血期间被抑制。但是，在双层溶液方法保存期间，缺血性损伤的胰腺将含在 UW 溶液中的腺嘌

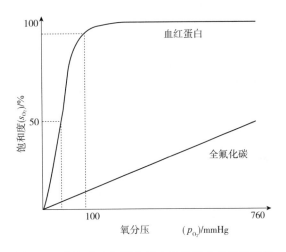

图 3-15　氧气在血红蛋白和全氟化碳中的扩散比较

摘自：Kuroda Y，Fujino Y，Morita A，Tanioka Y，Ku Y，Saitoh Y. Oxygenation of the human pancreas during preservation by a two-layer（University of Wisconsin solution/perfluorochemical）cold-storage method. Transplantation，1992，54（3）：561-562

呤核苷直接磷酸化来合成 ATP。因为 ATP 是受损细胞修复必需的能量来源，所以很可能 ATP 的再生对保存期间缺血性损伤胰腺的修复起着关键作用。Hiraoka 等通过使用 TLM 冷冻保存（少于 8h）以及新的免疫抑制方案，在进行单一器官供体胰岛移植手术后，1 型糖尿病患者获得了胰岛素脱离。此外，Ricordi 等证实通过使用 TLM 可以显著地改善边际的"老年"器官供体的胰岛回收率。尽管试验数量不大，Matsumoto 等证实通过使用 TLM 将在 UW 溶液中冷冻保存 6～8h 的胰腺延长总的冷冻保存时间可以显著地改善胰岛的回收率。近来，Brandhost 等给出了令人叹服的数据，充满了氧气的全氟化碳可用于单层溶液法（OLM），具有可与 TLM 保存溶液相比的结果。在经过 12～15min 的热缺血后，猪胰腺通过 OLM（PFC 单独，$n=8$）或 TLM（PFC+UW，$n=10$）保存 7h，并与未保存的胰腺进行对比（$n=6$）。胰腺被存放在预先用 100%氧气以 2L/min 通气速度通气 10min 所得到的充满了氧气的 600mL PFC 中，胰腺存放期间氧气通气速度保持在 300mL/min。TLM 再多加 300mL UW 溶液。作者报道在分离指数（按照胰岛当量 IEQ 和胰岛数量之间的比例估算胰岛的碎片率）以及胰岛胰岛素含量方面，OLM 要显著地好于 TLM，但是对于纯化前和纯化后胰岛产量，胰岛内 ATP 含量以及最终移植功能方面并非如此。文献推断，PFC 浸没的胰腺氧合期间，第二层 UW 溶液的出现并不是必需的，并且他们的数据应考虑人胰腺的保存。但是，文献有几个问题没有阐明，包括干扰因素、对照组、PFC 氧气饱和度及胰腺核心组织氧气消耗，这些都将影响该结论。

虽然 TLM 方法已多次应用于胰岛移植的临床试验中，然而，最近的两次大规模的研究表明 TLM 与 UW 溶液相比在人胰岛分离和移植上没有有益效果。通过光纤传感器对 TLM 方法保存在 100%氧气饱和介质中猪胰腺组织的核心进行 $p_{O_2}$ 测量，结果也证实，采用 TLM 方法保存的厚度 1cm 胰腺碎块核心处的氧分压几乎为零。相应地，在 Shaprio 组的研究中，

TLM 对胰岛分离和移植结果也没有明显有益效果。Papas 等指明，氧的渗透深度为 1mm 左右，这表明胰腺在 TLM 保存过程中的氧合是有限的。换言之，胰腺通过 TLM 氧合的百分比取决于胰腺的厚度，TLM 保存前胰腺的修剪对胰腺的氧合很重要。日本冈山大学 Noguchi 教授团队为此分 3 个不同组重新评估 TLM 的效果。第 1 组：简单的 UW 保存；第 2 组：多器官获取团队（不是胰岛分离专家）进行的 TLM；第 3 组：由胰岛分离专家进行的 TLM。结果显示组 1 和组 2 之间没有显著差异，而组 3 的胰岛产量显著高于组 1 或组 2。以此表明，胰岛专家进行的 TLM 器官保存技术能改善胰岛分离和移植的结果。

## 五、胰腺低温保存时间

较短的胰腺冷缺血时间（<6～8h）要比较长的冷缺血时间会有更好的胰岛产量。因此，在进行器官切取之前要安排好进出胰岛分离中心的运输问题，使冷缺血时间最小化。

# 第四节　讨论与展望

全胰腺移植术和胰岛移植术的胰腺获取存在一些重要的差别，为胰岛移植术进行胰腺摘取前要备齐一些典型的多器官移植摘取手术不需要的附加器械。如采用 TLM 法则需备齐的附加器材包括一个无菌 800～1000μm 直径筛网、全氟化合物（PFC）溶液、一个额外的 Nalgene 罐、UW 溶液和碎冰；不过 TLM 技术中所需的动脉导管鞘、氧气管附加器械在大部分的手术室都是有配备的。

将热缺血时间最小化可以提高胰岛移植成功的可能性。原位器官冷却方法（ISRC）最初是为肾脏的获取而设计的，可减少热缺血时间。Noguchi 教授团队做的改进是放置了双气囊导管以确保对胰腺和肾的保护，使热缺血时间可减少到平均仅 3min。在器官灌注时，可用乳酸钠林格液代替 UW 溶液，该溶液钾离子浓度和黏度低，可防止钾诱导的血管痉挛，低黏度有助于快速灌注。

## 一、保存液中加入胰蛋白酶抑制因子

胰腺腺泡细胞分泌的胰蛋白酶会破坏胰岛。前期研究已经表明，在人胰腺消化期间加入胰蛋白酶抑制剂，能提高胰岛的产量，并减少包被胰岛的比例，从而表明胰蛋白酶可能减少了胶原酶溶液到胰岛周围组织的输送。有报道，在大鼠模型中使用含乌司他丁的 MK 溶液，其在胰脏保存中可消除胰蛋白酶活性，效果优于使用未含胰蛋白酶抑制剂的 ET-Kyoto 溶液。Noguchi 教授团队比较了在 ET-Kyoto 保存液中加入乌司他丁与其他胰蛋白酶抑制剂，包括 Pefabloc、甲磺酸加贝酯和甲磺酸萘莫司他，用于猪胰岛的分离。含甲磺酸加贝酯（GK）的 ET-Kyoto 溶液和含甲磺酸萘莫司他（NK）的 ET-Kyoto 溶液中胰蛋白酶抑制的含量均比 MK 溶液中的高。纯化前的胰岛产量是 MK 组较含 Pefabloc（PK）的 ET-Kyoto 溶液组高，但胰岛活性为 MK 组比无论是 GK 组或 NK 组都高，刺激指数为 MK 组比无论是 PK 组或 GK 组都高。这些数据表明，MK 溶液优于 PK 溶液、GK 溶液或 NK 溶液，尽管在 GK 溶液和 NK 溶液中胰蛋白酶抑制大于 MK 溶液（表 3-6），这可能是由于对细胞因子抑制作用的差异。乌司他丁不仅能抑制胰蛋白酶活性，也能抑制嗜中性弹性蛋白酶的释放，它还能下调 TNF mRNA 表达，抵制内皮细胞的活化转录，并在体外减少内毒素诱导的

ICAM-1 的表达。加入乌司他丁可减少小肠移植中的缺血再灌注损伤，或减弱炎性细胞因子和 C-反应蛋白的增高（一个炎症的标志物）。

表 3-6　在 ET-Kyoto 溶液中加入不同的胰蛋白酶抑制剂对胰岛产量、活性和刺激指数的影响

| 胰蛋白酶抑制剂 | 胰蛋白酶抑制效果 | 与乌司他丁相比的胰岛产量 | 与乌司他丁相比的胰岛活性 | 与乌司他丁相比的胰岛刺激指数 SI |
| --- | --- | --- | --- | --- |
| 乌司他丁 | ＋＋ | — | — | — |
| Pefabloc | ＋ | 更低 | n. s. | 更低 |
| 甲磺酸加贝酯 | ＋＋＋ | n. s. | 更低 | 更低 |
| 甲磺酸萘莫司他 | ＋＋＋＋ | n. s. | 更低 | n. s. |

注：SI—刺激指数；n. s.—未显著。

摘自：Noguchi H，Naziruddin B，Jackson A，Shimoda M，Fujita Y，Chujo D，Takita M，Peng H，Sugimoto K，Itoh T，Kobayashi N，Ueda M，Okitsu T，Iwanaga Y，Nagata H，Liu X，Kamiya H，Onaca N，Levy MF，Matsumoto S. Comparison of ulinastatin，gabexatenesilate，and nafamostatmesilate in preservation solution for islet isolation. Cell Transplant，2012，21（2-3）：509-516.

从溶组织梭菌中得到的具有胰蛋白酶样活性（TLA）的胶原酶 NB1 与中性蛋白酶在高效胰岛分离中的重要性也早有报道。提高 TLA 可使再循环时间显著减少并逐步增加人胰岛产量。没有检测到梭菌 TLA 对胰岛的活性和完整性有不利影响，梭菌 TLA 和胰蛋白酶似乎对胰岛和非胰岛胰腺组织的特异性不同。如果胰蛋白酶抑制剂抑制梭菌 TLA 以及胰蛋白酶，那么它们可能会抑制胰腺消化。这也许可以解释 MK 溶液比 PK 溶液、GK 溶液或 NK 溶液更有优势，尽管胰蛋白酶抑制在 GK 溶液和 NK 溶液中的量比在 MK 溶液中更高。

## 二、胰管灌注保存溶液

有文献报道，在器官保存之前胰管内灌注胶原酶，从胰腺中获得的胰岛产量优于仅血管内灌注保存液组。Noguchi 教授团队探索了从胰管灌注大量的保存溶液（1mL/g 胰腺）可提高胰岛的产量。方法为在获得胰脏后，立即在主胰管中插入一个导管，注入 UW 溶液或 MK 溶液用于保护导管，并将胰腺放至器官保存容器中，两组胰管灌注组比对照组在纯化前和纯化后的胰岛产量均显著提高，TUNEL-阳性细胞相比对照组显著降低。胰管灌注保存液组增加了胰腺组织中的 ATP 水平，并在消化过程中减少了胰蛋白酶活性。在移植模型，导管注入组改善了胰岛移植物的功能。这些结果表明，胰管灌注保存溶液提高了胰岛移植的结果。在啮齿动物模型中，胰腺获取时胰管灌注少量的 UW 溶液（0.05～0.1mL/g），也显示了可以提高胰岛的产量和功能。Noguchi 教授团队将该技术用于临床胰岛分离时，很少看到组织结块或 DNA 的释放，即使使用 DCD，也无须使用 DNA 酶。

## 三、供体和胰腺质量的评分系统

鉴于胰岛分离和移植的费用昂贵（分离一次胰岛总需约 25000～50000 加拿大元），胰岛分离的成功率又低 ［40.2%（131/326），临床胰岛分离实验室（CIIL），Alberta 大学，Edmonton，2005 年］，因此建立一套供体和胰腺的评分系统，对于节约成本、确保胰岛分离和移植的成功非常重要。2005 年由 Gorman 等通过对 Alberta 大学 1999～2004 年的胰岛分离的总结，建立了一套评分系统（donor points，DP），对全世界胰岛分离和移植具有较高的

参考价值。

胰腺供体评分系统是供体质量和胰腺质量的组合被赋予 0～100 的数值评分，用来确定胰腺胰岛分离的质量（表 3-7、表 3-8）。通过分析整体胰腺评分，可标准化地决定是否接受胰腺。这个评分系统的另一个好处是，它是一种动态、快速且有效的监测和评价供体器官质量的方式。

表 3-7 供体变量评估表

| 年龄/岁 | <25 | 25～35 | 35～55 | 55～65 | >65 |
|---|---|---|---|---|---|
| 分配数值（20） | 6 | 10 | 20 | 10 | 5 |
| 冷缺血时间/h | 0～3 | 3～8 | 8～12 | >12 | — |
| 分配数值（15） | 10 | 15 | 7.5 | 4 | — |
| BMI | <20 | 20～24.9 | 25～30 | 30～40 | >40 |
| 分配数值（11） | 2 | 7 | 11 | 5 | 0 |
| 死亡原因 | 非外伤 | 缺氧 | 创伤性损伤 | 无创性损伤 | 脑血管病 |
| 分配数值（18） | 0 | 3 | 8 | 14 | 18 |
| 住院时间/d | 0～4 | 4～7 | 7～14 | >14 | — |
| 分配数值（5） | 5 | 3 | 2 | 0 | — |
| 淀粉酶/脂肪酶/(U/L) | 正常 | 正常的 1.5～2 倍 | 正常的 2～5 倍 | 正常的 5 倍以上 | — |
| 分配数值（5） | 5 | 2 | 1 | 0 | — |
| 升压药 | 少量 | 中等 | 大量 | — | — |
| 分配数值（4） | 4 | 2 | 0 | — | — |
| 血糖 | 正常 | 高血糖 | 处理后正常 | 处理后高糖 | |
| 分配数值（4） | 4 | 2 | 3 | 1 | |
| 获取团队 | 本地 | 远距离 | — | — | — |
| 分配数值（9） | 9 | 2 | — | — | — |
| 社会经历 | 吸毒 | 不洁性行为 | 牢狱 | 其他 | |
| 分配数值（4） | −1 | −1 | −1 | −1 | |
| 治疗经历 | 高血压 | 酗酒 | 心脏骤停>5min | 输血 | 其他 |
| 分配数值（5） | −2 | −3 | −5 | −1 | −1 |
| | | | | 小计 A | /100 |

摘自：O'Gorman D，Kin T，Murdoch T，Richer B，McGhee-Wilson D，Ryan E，Shapiro AM，Lakey JR. The standardization of pancreatic donors for islet isolations. Transplantation，2005，80（6）：801-816。

供体的死亡原因分为四组：非外伤（缺氧，一氧化碳中毒，肿瘤和药物过量）（0 分）；

创伤性外伤（机动车辆事故，摩托车事故和枪伤，伤害发生在胸部或腹部）（8分）；无损伤性外伤（机动车辆事故，摩托车事故和枪伤，伤害没有发生在胸部或腹部）（14分）；脑血管病（18分）。

表 3-8　胰腺物理特性评估表

| 大小 | 很小 | 小 | 平均 | 大 | 很大 |
|---|---|---|---|---|---|
| 分配数值（－3） | －3 | －2 | 0 | 0 | －1 |
| 灌注质量 | 很差 | 差 | 适当 | 好 | 很好 |
| 分配数值（－3） | －3 | －2 | －1 | 0 | 0 |
| 胰腺整体状态 | 很软 | 软 | 平均 | 紧实 | 很紧实 |
| 分配数值（－5） | －5 | －4 | 0 | －1 | －3 |
| 获取的质量 | 很差 | 差 | 适中 | 好 | 很好 |
| 分配数值（－3） | －3 | －2 | －1 | 0 | 0 |
| 损伤 | 无 | 可接受 | 不能接受 | — | — |
| 分配数值（－3） | 0 | －1 | －2 | | |
| 包装质量 | 很差 | 差 | 适中 | 好 | 很好 |
| 分配数值（－3） | －3 | －2 | －1 | 0 | 0 |
| 脂肪含量 | 很少 | 少 | 平均 | 多 | 很多 |
| 分配数值（－5） | －5 | －3 | 0 | 0 | －2 |
| | | | | | 小计 B |

注：灌流的质量通过在运输的 UW 液中观察到血液的量来确定，以及胶原酶灌注后收集的胶原酶溶液的颜色。血液由于存在蛋白质因此对胶原酶的活性有抑制作用，因此可以干扰胰腺消化。

摘自：O'Gorman D，Kin T，Murdoch T，Richer B，McGhee-Wilson D，Ryan E，Shapiro AM，Lakey JR. The standardization of pancreatic donors for islet isolations. Transplantation，2005，80(6)：801-816。

器官获取团队变量为 9 分。如果本地的肝脏获取团队（并且有丰富的专为胰岛移植而进行的胰腺获取的经验）获取胰腺（9 分）。如果一个外地的并且没有一个有为胰岛分离而进行胰腺获取经验的团队来进行胰腺获取，则只有 2 分。

胰腺获取前先测定血清淀粉酶和脂肪含量来确定胰腺外分泌腺的功能。血清淀粉酶水平<200U/L 和脂肪酶水平<100U/L 被认为是正常（5 分）；如果淀粉酶或脂肪酶水平超过正常限度<2 倍，则 2 分；如果淀粉酶或脂肪酶水平达到正常限度的 2～5 倍，则 1 分；任何一个指标超过 5 倍，则 0 分。

血糖分成四个范围，包括正常（3.3～11.1mmol/L）（4 分），处理后正常（用胰岛素辅助治疗后 3.3～11.1mmol/L）（3 分），处理后高血糖（用胰岛素辅助治疗后>11.1mmol/L）（1 分）和未处理后高血糖（无胰岛素辅助治疗后>11.1mmol/L）（0 分）。

给予大剂量升压药可能对胰腺活性和胰岛分离的最终结果会产生有害影响。血管加压水平定义为剂量的总和。例如，当同时给药多巴胺用 15μg/（kg·min）、去甲肾上腺素用 20μg/min 和加压素 2U/h 时，水平定义为 37 单位。升压药总量<20 单位时被认为是低剂量（4 分），20～40 单位被认为是中等剂量（2 分），>40 单位被认为是大剂量（0 分）。

供体有高血压病史（无论是否有控制），扣除 2 分。心脏和/或肺骤停会引起热缺血，如果供体经受任何一个骤停时间超过 5min，则扣除 5 分。

用于胰岛分离和移植的胰腺可以用 two-layer 溶液（TLM）或单纯 UW 溶液保存。用 TLM 技术保存胰腺时，则 UW 溶液和全氟化碳（PFC）溶液的量需进行检查，确认胰脏悬浮在 PFC 和 UW 的交界层。如果只用 UW 溶液，则必须确保有足够 UW 溶液的量来保存胰腺。其他，温度、充足的保存液、足够的冰和包装完整性也要检查。

软的胰腺按经验往往没有紧实的胰腺消化结果好。然而，胰腺由于纤维组织过于紧实也会导致不消化。胰腺整体既不软也不硬是更理想的状态。软的胰腺可以归因于许多不同的因素，包括自我消化、热缺血或脱颗粒了。紧实的胰腺可能是由于如胰腺炎和慢性酒精中毒等因素导致。如果胰腺确定是很软，则扣除 5 分；如果胰腺被认为是软，则扣除 4 分；如果胰腺被认为是硬，则扣除 1 分；如果是认为是特别硬，则扣除 3 分。

由表 3-7 和表 3-8 评分计算获得小计 A 和小计 B 数值，相加得到总计数值，即得到胰腺的总体评价。

经过加拿大 Edmonton 胰岛移植小组 Gorman 等对 1999～2003 年间 326 例脑死亡供体的胰岛分离及移植研究，得到的结果见表 3-9。

表 3-9　从胰岛供体的标准化表分析 1999～2003 年胰腺供体和胰岛移植率

| 供体分数范围 | 供体数量 | 供体所占比例/% | 移植数量 | 移植率/% |
| --- | --- | --- | --- | --- |
| 0～49.5 | 22 | 6.8 | 0 | 0.0 |
| 50～59.5 | 44 | 13.5 | 13 | 29.6 |
| 60～69.5 | 79 | 24.2 | 32 | 40.5 |
| 70～79.5 | 100 | 30.7 | 35 | 35.0 |
| 80～89.5 | 66 | 20.3 | 36 | 54.6 |
| 90～100 | 15 | 4.6 | 15 | 100.0 |
| 总计 | 326 | | 131 | 40.2 |

摘自：O'Gorman D，Kin T，Murdoch T，Richer B，McGhee-Wilson D，Ryan E，Shapiro AM，Lakey JR. The standardization of pancreatic donors for islet isolations. Transplantation，2005，80(6)：801-806。

由表 3-9 结果可知，对 326 例胰腺进行了分析和处理，其中 131 次胰腺分离的胰岛进行了 65 例 1 型糖尿病患者（40.2%）的移植。DP 计算并分组到特定的范围。胰腺评分 49.5 或更少的有 0% 的移植率（$n=0$），供体比率为 6.8%（$n=22$）。胰腺评分 50～59.5 的，被认为是边缘供体，有 29.6% 的移植率（$n=13$）和占 13.5%（$n=44$）的供体比率。胰腺评分 60～69.5 的，有 40.5% 的移植率（$n=32$），和 24.2%（$n=79$）的供体比率。胰腺评分 70～79.5 的，有 35.0%（$n=35$）移植率和 30.7%（$n=100$）的供体比率。胰腺评分 80 或以上被认为是最佳。胰腺评分 80～89.5 的，有 54.6%（$n=36$）移植率和 20.3%（$n=66$）的供体比率。胰腺评分为 90～100 的，有 100.0%（$n=15$）的移植比率，供体比率占全部供体胰腺的 4.6%（$n=15$）。逻辑回归分析表明，在胰腺评分和胰岛分离之间有显著的关联（比值结果＝1.056，95%CI 1.035～1.078，$P<0.001$）。此外，研究发现 1999～2003 年，边缘供体（评分＜60）从 13.7% 增加到 22.1%（有 8.4% 的增加），而最佳供体（DP＞80）

的数量从 35.3% 下降到了所有胰腺的 16.3%（有 19.0% 的下降）；评分 <49.5 的胰腺有 22条，看来有些胰腺不适合胰岛分离，但那时候没有评分系统，因此导致了资金的浪费。

虽然这个评分系统很有前景，但也存在许多局限。比如虽然评分是数字化的，但它仍然是主观的，评分过程是根据分离团队的经验决定的。而且，不同因素的比重是基于文献的回顾以及个人对各种类型供体的经验，因此也有主观性。同样重要的是要注意系统动态特性，新技术和新工艺的开发，可以进一步细化胰岛分离，因此该记分系统也将改进以增加灵敏度。当人们更好地理解了胰岛分离的动态特性和供体变量对胰岛分离结果的影响，这个供体筛选过程的敏感性将进一步提高。理想的用于胰岛分离的胰腺供体并没有改变，但可被更清楚地定义，因此需要注意的是使用更严格的选择标准，不会增加胰岛分离机构之间及与全胰腺移植项目的竞争。

# 第五节　总结

器官供体的选择、器官的获取和保存对于胰岛移植的成功影响很大。年龄、体重指数、血糖值、住院时间、器官获取方法等均会影响后续的胰岛分离。外科医师在胰腺获取过程中要尽最大努力保持胰腺被膜完整，因为完整的被膜可以促进之后的胶原酶溶液灌注和胰腺膨胀，并增加胰岛产量。应通过人工维持肠系膜上动脉、胃十二指肠动脉、脾动脉，在器官供体主动脉阻断之前保持胰腺的血液流动。最后，应通过在动脉和静脉插管之间保持一个 40cm 的高差来避免 UW 溶液输注期间的胰腺静脉淤血。

含胰蛋白酶抑制剂乌司他丁的器官保存溶液有助于胰脏器官的保存。对 DCD 胰腺进行原位器官冷却系统灌注保存液，胰腺保存前胰管灌注保存液，均有助于提高器官利用率，从而使胰岛移植后获得良好的结果。

尽管 UW 溶液用于带血管胰腺保存被证明是非常有效的，但在胰岛分离之前 UW 溶液中的器官保存，即使时间非常短（小于 4h），对胰岛产量和临床结果都会有一定的负面影响。现有的保存溶液，尽管成分上有很大不同，但对于胰岛却有着明显的类似影响。全氟化合物基的保存方法（TLM）是唯一可以在保存期间为胰腺提供氧气和新陈代谢底物的方法，但是 PFC 一个显著的缺点（除了成本之外）是其相对不混溶性和高密度（1.93g/mL），会导致由于稠密不混溶液体表面下纤弱组织被压迫的物理损伤。尽管全氟化碳氧分压服从亨利定律，增加了有效的氧气量，但是氧气的递送局限也限制了其在氧分压超常情况下的有效使用。有关胰岛分离之前 PFC 单独或者与 UW 溶液联合使用能够克服与人类胰腺保存问题的证据还很缺乏，这也是由于缺乏对于缺血性损伤组织的可靠的检测方法以及预测成功的临床结果。因此，精确、熟练的器官获取和保存技术，根据最佳临床需要匹配和更有效地使用有限资源，优化胰腺在胰岛分离机构和器官移植中心中的分配，才可能在初始阶段保证胰岛分离和移植的成功。未来的研究应聚焦于对低温保存有关键意义的细胞路径的更深层次理解，提出假设，促进以证据为基础的，真正优化的保存方法的开发。

参考文献

[1] Markmann JF, Deng S, Desai NM, Huang X, Velidedeoglu E, Frank A, Liu C, Brayman KL, Lian MM, Wolf

B，Bell E，Vitamaniuk M，Doliba N，Matschinsky F，Markmann E，Barker CF，Naji A. The use of non-heart-beating donors for isolated pancreatic islet transplantation. Transplantation，2003，75（9）：1423-1429.

[2] Clayton HA，Swift SM，Turner JM，James RF，Bell PR，Non-heart-beating organ donors：a potential source of islets for transplantation. Transplantation，2000，69（10）：2094-2098.

[3] Noguchi H，Yamada Y，Okitsu T，Iwanaga Y，Nagata H，Kobayashi N，Hayashi S，Matsumoto S. Secretory unit of islet in transplantation（SUIT）and engrafted islet rate（EIR）indexes are useful for evaluating single islet transplantation. Cell Transplant，2008，17（1-2）：121-128.

[4] Noguchi H，Iwanaga Y，Okitsu T，Nagata H，Yonekawa Y，Matsumoto S. Evaluation of islet transplantation from non-heart beating donors. Am J Transplant，2006，6（10）：2476-2482.

[5] Hering BJ，Kandaswamy R，Ansite JD，Eckman PM，Nakano M，Sawada T，Matsumoto I，Ihm SH，Zhang HJ，Parkey J，Hunter DW，Sutherland DE. Single-donor，marginal-dose islet transplantation in patients with type 1 diabetes. JAMA，2005，293（7）：830-835.

[6] Hering BJ，Kandaswamy R，Harmon JV，Ansite JD，Clemmings SM，Sakai T，Paraskevas S，Eckman PM，Sageshima J，Nakano M，Sawada T，Matsumoto I，Zhang HJ，Sutherland DE，Bluestone JA. Transplantation of cultured islets from two-layer preserved pancreases in type 1 diabetes with anti-CD3 antibody. Am J Transplant，2004，4（3）：390-401.

[7] Hering BJ，Matsumoto I，Sawada T，Nakano M，Sakai T，Kandaswamy R，Sutherland DE. Impact of two-layer pancreas preservation on islet isolation and transplantation. Transplantation，2002，74（12）：1813-1816.

[8] Matsumoto S，Takita M，Chaussabel D，Noguchi H，Shimoda M，Sugimoto K，Itoh T，Chujo D，SoRelle J，Onaca N，Naziruddin B，Levy MF. Improving efficacy of clinical islet transplantation with iodixanol-based islet purification，thymoglobulin induction，and blockage of IL-1β and TNF-α. Cell Transplant，2011，20（10）：1641-1647.

[9] Matsumoto S，Okitsu T，Iwanaga Y，Noguchi H，Nagata H，Yonekawa Y，Yamada Y，Fukuda K，Tsukiyama K，Suzuki H，Kawasaki Y，Shimodaira M，Matsuoka K，Shibata T，Kasai Y，Maekawa T，Shapiro J，Tanaka K. Insulin independence after living-donor distal pancreatectomy and islet allotransplantation. Lancet，2005，365（9471）：1642-1644.

[10] Noguchi H，Ueda M，Nakai Y，Iwanaga Y，Okitsu T，Nagata H，Yonekawa Y，Kobayashi N，Nakamura T，Wada H，Matsumoto S. Modified two-layer preservation method（M-Kyoto/PFC）improves islet yields in islet isolation. Am J Transplant，2006，6（3）：496-504.

[11] Noguchi H. Pancreatic islet transplantation. World J Gastrointest Surg，2009，1（1）：16-20.

[12] Noguchi H，Ikemoto T，Naziruddin B，Jackson A，Shimoda M，Fujita Y，Chujo D，Takita M，Kobayashi N，Onaca N，Levy MF，Matsumoto S. Iodixanol-controlled density gradient during islet purification improves recovery rate in human islet isolation. Transplantation，2009，87（11）：1629-1635.

[13] Noguchi H，Matsumoto S，Onaca N，Naziruddin B，Jackson A，Ikemoto T，Shimoda M，Fujita Y，Chujo D，Iwanaga Y，Nagata H，Okitsu T，Kobayashi N，Ueno H，Chaussabel D，Grayburn P，Banchereau J，Levy MF. Ductal injection of JNK inhibitors before pancreas preservation prevents islet apoptosis and improves islet graft function. Hum Gene Ther，2009，20（1）：73-85.

[14] Noguchi H，Naziruddin B，Shimoda M，Chujo D，Takita M，Sugimoto K，Itoh T，Onaca N，Levy MF，Matsumoto S. A combined continuous density/osmolality gradient for supplemental purification of human islets . Cell Medicine，2012，3（1-3）：33-41.

[15] Noguchi H，Nakai Y，Matsumoto S，Kawaguchi M，Ueda M，Okitsu T，Iwanaga Y，Yonekawa Y，Nagata H，Minami K，Masui Y，Futaki S，Tanaka K. Cell permeable peptide of JNK inhibitor prevents islet apoptosis immediately after isolation and improves islet graft function. Am J Transplant，2005，5（8）：1848-1855.

[16] Noguchi H，Nakai Y，Ueda M，Masui Y，Futaki S，Kobayashi N，Hayashi S，Matsumoto S. Activation of c-Jun NH$_2$-terminal kinase（JNK）pathway during islet transplantation and prevention of islet graft loss by intraportal injection of JNK inhibitor. Diabetologia，2007，50（3）：612-619.

[17] Noguchi H，Naziruddin B，Jackson A，Shimoda M，Ikemoto T，Fujita Y，Chujo D，Takita M，Kobayashi N，Onaca N，Levy MF，Matsumoto S. Low-temperature preservation of isolated islets is superior to conventional islet

culture before islet transplantation. Transplantation，2010，89（1）：47-54.

［18］ Noguchi H. Cell-permeable peptide inhibitor of c-Jun NH$_2$-terminal kinase for the treatment of diabetes. Current Bioactive Compounds，2010，6（1），23-30.

［19］ Noguchi H，Matsushita M，Okitsu T，Moriwaki A，Tomizawa K，Kang S，Li ST，Kobayashi N，Matsumoto S，Tanaka K，Tanaka N，Matsui H. A new cell-permeable peptide allows successful allogeneic islet transplantation in mice. Nat Med，2004，10（3）：305-309.

［20］ Sollinger HW1，Vernon WB，D'Alessandro AM，Kalayoglu M，Stratta RJ，Belzer FO. Combined liver and pancreas procurement with Belzer-UW solution. Surgery，1989，106（4）：685-690.

［21］ Ascher NL BR，Sutherland DER，Multiple organ donation from a cadaver//Simmons RL，Finch ME，Ascher NL. Manual of Vascular Access，Organ Donation and Transplantation. New York：Springer. 1984.

［22］ Squifflet JP，Hemptinne B，Gianello P，Balladur P，Otte JB，Alexandre GP. A new technique for en bloc liver and pancreas harvesting. Transplant Proc，1990，22（4）：2070-2071.

［23］ Gruessner RWG. SD，Pancreas transplantation. Part I：The donor operation. Surg Rounds 1994，17：311.

［24］ Imagawa DK，Olthoff KM，Yersiz H，Shackleton CR，Colquhoun SD，Shaked A，Busuttil RW. Rapid en bloc technique for pancreas-liver procurement. Improved early liver function. Transplantation，1996，61（11）：1605-1609.

［25］ Sutherland DE，Goetz C，Najarian JS. Pancreas transplantation at the University of Minnesota：donor and recipient selection，operative and postoperative management，and outcome. Transplant Proc，1987，19（4 Suppl 4）：63-74.

［26］ Lee TC，Barshes NR，Brunicardi FC，Alejandro R，Ricordi C，Nguyen L，Goss JA. Procurement of the human pancreas for pancreatic islet transplantation. Transplantation，2004，78（3）：481-483.

［27］ Barshes NR1，Lee T，Goodpasture S，Brunicardi FC，Alejandro R，Ricordi C，Soltes G，Barth M，Hamilton D，Goss JA. Achievement of insulin independence via pancreatic islet transplantation using a remote isolation center：a first-year review. Transplant Proc，2004，36（4）：1127-1129.

［28］ Ricordi C，Mazzeferro V，Casavilla A，Scotti C，Pinna A，Tzakis A，Starzl TE. Pancreas procurement from multiorgan donors for islet trasplantation. Diabetes Nutr Metab，1992，5（S1）：39-41.

［29］ Shapiro AM，Lakey JR，Ryan EA，Korbutt GS，Toth E，Warnock GL，Kneteman NM，Rajotte RV. Islet transplantation in seven patients with type 1 diabetes mellitus using a glucocorticoid-free immunosuppressive regimen. N Engl J Med，2000，343：230-238.

［30］ Lakey JR，Warnock GL，Rajotte RV，Suarez-Alamazor ME，Ao Z，Shapiro AM，Kneteman NM. Variables in organ donors that affect the recovery of human islets of Langerhans. Transplantation，1996，61（7）：1047-1053.

［31］ Shapiro AMJ. Islet Transplantation and Beta Cell Replacement Therapy. Transplantation，2007：81-114.

［32］ Zeng Y，Torre MA，Karrison T，Thistlethwaite JR. The correlation between donor characteristics and the success of human islet isolation. Transplantation，1994，57（6）：954-958.

［33］ Benhamou PY1，Watt PC，Mullen Y，Ingles S，Watanabe Y，Nomura Y，Hober C，Miyamoto M，Kenmochi T，Passaro EP，et al. Human islet isolation in 104 consecutive cases. Factors affecting isolation success. Transplantation，1994.57（12）：1804-1810.

［34］ Toso C，Oberholzer J，Ris F，Triponez F，Bucher P，Demirag A，Andereggen E，Buehler L，Cretin N，Fournier B，Majno P，Hong Y，Lou J，Morel P. Factors affecting human islet of Langerhans isolation yields. Transplant Proc，2002，34（3）：826-827.

［35］ Brandhorst D，Hering BJ，Brandhorst H，Federlin K，Bretzel RG. Influence of donor data and organ procurement on human islet isolation. Transplant Proc，1994，26（2）.

［36］ Ihm SH，Matsumoto I，Sawada T，Nakano M，Zhang HJ，Ansite JD，Sutherland DE，Hering BJ. Effect of donor age on function of isolated human islets. Diabetes，2006，55（5）：1361-1368.

［37］ Maedler K，Schumann DM，Schulthess F，Oberholzer J，Bosco D，Berney T，Donath MY. Aging correlates with decreased beta-cell proliferative capacity and enhanced sensitivity to apoptosis：a potential role for Fas and pancreatic duodenal homeobox-1. Diabetes，2006，55（9）：2455-2462.

［38］ Markmann JF，Deng S，Huang X，Desai NM，Velidedeoglu EH，Lui C，Frank A，Markmann E，Palanjian M，Brayman K，Wolf B，Bell E，Vitamaniuk M，Doliba N，Matschinsky F，Barker CF，Naji A. Insulin independence following isolated islet transplantation and single islet infusions. Benefits and risks of solitary islet transplantation for type 1 diabetes using steroid-sparing immunosuppression: the National Institutes of Health experience. Diabetes Care, 2003, 26 (12): 3288-3295.

[39] Shapiro AM, Lakey JR, Ryan EA, Korbutt GS, Toth E, Warnock GL, Kneteman NM, Rajotte RV. Islet transplantation in seven patients with type 1 diabetes mellitus using a glucocorticoid-free immunosuppressive regimen. N Engl J Med, 2000, 343 (4): 230-238.

[40] Matsumoto I, Sawada T, Nakano M, Sakai T, Liu B, Ansite JD, Zhang HJ, Kandaswamy R, Sutherland DE, Hering BJ. Improvement in islet yield from obese donors for human islet transplants. Transplantation, 2004, 78 (6): 880-885.

[41] Hanley SC, Paraskevas S, Rosenberg L. Donor and isolation variables predicting human islet isolation success. Transplantation, 2008, 85 (7): 950-955.

[42] JRL, Pancreas Donor Criteria. Presentation at the 4th Human Islet Isolation and Transplantation Techniques (HITT) Traning Congress, 2003.

[43] Deng S, Vatamaniuk M, Huang X, Doliba N, Lian MM, Frank A, Velidedeoglu E, Desai NM, Koeberlein B, Wolf B, Barker CF, Naji A, Matschinsky FM, Markmann JF. Structural and functional abnormalities in the islets isolated from type 2 diabetic subjects. Diabetes, 2004, 53 (3): 624-632.

[44] University of Miami Diabetes Research Institute. Information for pancreatic islet transplant coordinators. 2003.

[45] Tersigni R, Toledo-Pereyra LH, Najarian JS. Effects of methylprednisolone, glucagon, and allopurinol in the protection of pancreaticoduodenal allografts perfused for twenty-four hours. Surgery, 1975, 78 (5): 599-607.

[46] Kyriakides GK, Arora VK, Lifton J, Nuttall FQ, Miller J. Porcine pancreatic transplants. II. Allotransplantation of duct ligated segments. J Surg Res, 1976, 20 (5): 461-466.

[47] Toledo-Pereyra LH, Zammit M, Cromwell PW, Malcom SE. Improvement of islet cell transplant survival with reduced number of islets cells after donor pretreatment with methylprednisolone and glucagon. J Surg Res, 1980, 29 (4): 302-308.

[48] O'Gorman D, Kin T, Murdoch T, Richer B, McGhee-Wilson D, Ryan E, Shapiro AM, Lakey JR. The standardization of pancreatic donors for islet isolations. Transplantation, 2005, 80 (6): 801-806.

[49] Fiedor P, Goodman ER, Sung RS, Czerwiński J, Rowiński W, Hardy MA. The effect of clinical and biochemical donor parameters on pancreatic islet isolation yield from cadaveric organ donors. Ann Transplant, 1996, 1 (1): 59-62.

[50] Brayman KL SD, Najarian JS, Pancreatic transplantation//Trede M, Carter DC. Surgery of the Pancreas. New York: Churchill Livingstone, 1993.

[51] Sutherland DER. Whole pancreas donation from a cadaver//Simmons RL, Finch ME, Ascher NL, Najarian JS. Manual of Vascular Access, Organ Donation and Transplantation. New York: Springer-Verlag, 1984.

[52] Toledo-Pereyra LH. Pancreas harvesting and preservation techniques//Toledo-Pereyara LH. Pancreas Transplantation. Boston: Kluwer Academic Publishers, 2005.

[53] Nagata H, Matsumoto S, Okitsu T, Iwanaga Y, Noguchi H, Yonekawa Y, Kinukawa T, Shimizu T, Miyakawa S, Shiraki R, Hoshinaga K, Tanaka K. Procurement of the human pancreas for pancreatic islet transplantation from marginal cadaver donors. Transplantation, 2006, 82 (3): 327-331.

[54] Tojimbara T, Fuchinoue S, Iwadoh K, Koyama I, Sannomiya A, Kato Y, Nanmoku K, Kai K, Nakajima I, Toma H, Teraoka S. Islet isolation and transplantation outcomes of pancreas preserved with University of Wisconsin solution versus two-layer method using preoxygenated perfluorocarbon. Transplantation, 2006, 82 (10): 1286-1290.

[55] Hakim NS1, Papalois VE. Successful procurement of 50 pancreatic grafts using a simple and fast technique. Int Surg, 1998, 83: 327-329.

[56] Papalois VE HN. Pancreas and islet transplantation//Hakim NS, Danovitch GM. Transplantation surgery. London: Springer-Verlag, 2002: 211-233.

[57] Tojimbara T, Fuchinoue S, Iwadoh K, Koyama I, Sannomiya A, Kato Y, Nanmoku K, Kai K, Nakajima I, Toma H, Teraoka S. Improved outcomes of renal transplantation from cardiac death donors: a 30-year single center ex-

perience. Am J Transplant，2007，7（3）：609-617.

［58］ Nghiem DD，Cottington EM. Pancreatic flush injury in combined pancreas-liver recovery. Transpl Int，1992，5（1）：19-22.

［59］ Kato M，Mizutani K，Hattori R，Kinukawa T，Uchida K，Hoshinaga K，Ono Y，Ohshima S. In situ renal cooling for kidney transplantation from non-heart-beating donors. Transplant Proc，2000，32（7）：1608-1610.

［60］ Salehi P，Mirbolooki M，Kin T，Tsujimura T，Shapiro AM，Churchill TA，Lakey JR. Ameliorating injury during preservation and isolation of human islets using the two-layer method with perfluorocarbon and UW solution. Cell Transplant，2006，15（2）：187-194.

［61］ Bogardus GM，Schlosser RJ. The influence of temperature upon ischemic renal damage. Surgery，1956，39（6）：970-974.

［62］ Rubinsky B. Principles of low temperature cell preservation. Heart Fail Rev，2003，8（3）：277-284.

［63］ Belzer FO，Southard JH. Principles of solid-organ preservation by cold storage. Transplantation，1988，45（4）：673-676.

［64］ Martin DR，Scott DF，Downes GL，Belzer FO. Primary cause of unsuccessful liver and heart preservation：cold sensitivity of the ATPase system. Ann Surg，1972，175（1）：111-117.

［65］ LCH W. Ecological，physiological and biochemical aspects of torpor in mammals and birds//Wang L. Advances in Comparative and Environmental Physiology. Berlin：Springer，1989：361.

［66］ Plesnila N，Muller E，Guretzki S，Ringel F，Staub F，Baethmann A. Effect of hypothermia on the volume of rat glial cells. J Physiol，2000，523 Pt 1：155-162.

［67］ Hochachka PW. Defense strategies against hypoxia and hypothermia. Science，1986，231（4735）：234-241.

［68］ Fahy GM，MacFarlane DR，Angell CA，Meryman HT. Vitrification as an approach to cryopreservation. Cryobiology，1984，21（4）：407-426.

［69］ FO，B，Hypothermic Preservation//Pegg DE，Jacobson IA，Halasz NA. Organ Preservation：Basic and Applied Principles. Lancaster：MTP press，1982：333.

［70］ Winchell RJ，Halasz NA. The effects of cooling rates and storage temperature on the function of 24-hour cold-preserved rabbit kidneys. Transplantation，1988，46（6）：918-919.

［71］ Fuller BJ，Attenburrow VD，Newsome C. Experimental studies on continuous hypothermic liver perfusion with a synthetic solution containing gelatin polypeptides（haemaccel）. Cryobiology，1978，15（3）：279-289.

［72］ Lakey JR，Wang LC，Rajotte RV. Optimal temperature in short-term hypothermic preservation of rat pancreas. Transplantation，1991，51（5）：977-981.

［73］ Inui H，Kwon AH，Yoshida K，Tsuchiya H，Inoue K，Kamiyama Y. Cold preservation of rat pancreatic islets just above the freezing point using University of Wisconsin solution. Pancreas，2001，23（4）：382-386.

［74］ Boutilier RG. Mechanisms of cell survival in hypoxia and hypothermia. J Exp Biol，2001，204（Pt 18）：3171-3181.

［75］ Palombo JD，Pomposelli JJ，Hirschberg Y，Blackburn GL，Bistrian BR. Glycolytic support of adenine nucleotides in rat liver flush-preserved with UW or Collins' II. Importance of donor nutritional status. Transplantation，1989，48（6）：901-905.

［76］ Kellum JA，Song M，Li J. Lactic and hydrochloric acids induce different patterns of inflammatory response in LPS-stimulated RAW 264. 7 cells. Am J Physiol Regul Integr Comp Physiol，2004，286（4）：R686-692.

［77］ Boggi U，Vistoli F，Del Chiaro M，Signori S，Croce C，Pietrabissa A，Berchiolli R，Marchetti P，Del Prato S，Mosca F. Pancreas preservation with University of Wisconsin and Celsior solutions：a single-center，prospective，randomized pilot study. Transplantation，2004，77（8）：1186-1190.

［78］ D'Alessandro AM，Stratta RJ，Sollinger HW，Kalayoglu M，Pirsch JD，Belzer FO. Use of UW solution in pancreas transplantation. Diabetes，1989，38 Suppl 1：7-9.

［79］ Sutherland DE，Gruessner RW，Dunn DL，Matas AJ，Humar A，Kandaswamy R，Mauer SM，Kennedy WR，Goetz FC，Robertson RP，Gruessner AC，Najarian JS. Lessons learned from more than 1，000 pancreas transplants at a single institution. Ann Surg，2001，233（4）：463-501.

［80］ Fridell JA，Agarwal A，Milgrom ML，Goggins WC，Murdock P，Pescovitz MD. Comparison of histidine-tryptophan-ketoglutarate solution and University of Wisconsin solution for organ preservation in clinical pancreas transplantation. Transplantation，2004，77（8）：1304-1306.

[81] Tojimbara T，Wicomb WN，Garcia-Kennedy R，Burns W，Hayashi M，Collins G，Esquivel CO. Liver transplantation from non-heart beating donors in rats：influence of viscosity and temperature of initial flushing solutions on graft function. Liver Transpl Surg，1997，3（1）：39-45.

[82] Robertson GS，Chadwick D，Thirdborough S，Swift S，Davies J，James R，Bell PR，London NJ. Human islet isolation——a prospective randomized comparison of pancreatic vascular perfusion with hyperosmolar citrate or University of Wisconsin solution. Transplantation，1993，56（3）：550-553.

[83] Contractor HH，Johnson PR，Chadwick DR，Robertson GS，London NJ. The effect of UW solution and its components on the collagenase digestion of human and porcine pancreas. Cell Transplant，1995，4（6）：615-619.

[84] Alberts B，B B，Lewis J，Raff M，Roberts K，Watson JD. Molecular Biology of the Cell，Second Edition. New York：Garland Publishing，1989：304-309.

[85] Macknight AD，Leaf A. Regulation of cellular volume. Physiol Rev，1977. 57（3）：510-573.

[86] Freeman BA ，Crapo JD. Biology of disease：free radicals and tissue injury. Lab Invest，1982，47（5）：412-426.

[87] Myers LS Jr. Free radical damage of nucleic acids and their components//Pryor W A. Free Radicals in Biology：Volume 14. New York：Academy Press，1981：95.

[88] Southard JH，Lutz MF，Ametani MS，Belzer FO. Stimulation of ATP synthesis in hypothermically perfused dog kidneys by adenosine and PO4. Cryobiology，1984，21（1）：13-19.

[89] Kneteman NM，DeGroot TJ，Warnock GL，Rajotte RV. The evaluation of solutions for pancreas preservation prior to islet isolation. Horm Metab Res Suppl，1990，25：4-9.

[90] Urushihara T，Sumimoto R，Sumimoto K，Jamieson NV，Ikeda M，Ito H，Hong HQ，Fukuda Y，Dohi K. Prolonged rat pancreas preservation using a solution with the combination of histidine and lactobionate. Transpl Int，1992，5 Suppl 1：S336-339.

[91] Ploeg RJ，Boudjema K，Marsh D，Bruijn JA，Gooszen HG，Southard JH，Belzer FO. The importance of a colloid in canine pancreas preservation. Transplantation，1992，53（4）：735-741.

[92] Morel P，Moss A，Schlumpf R，Nakhleh R，Lloveras JK，Field MJ，Condie R，Matas AJ，Sutherland DE. 72-hour preservation of the canine pancreas：successful replacement of hydroxyethylstarch by dextran-40 in UW solution. Transplant Proc，1992，24（3）：791-794.

[93] Stratta，R J，R J Taylor，I S Gill，Pancreas transplantation：a managed cure approach to diabetes. Curr Probl Surg，1996，33（9）：709-808.

[94] Bretschneider HJ. Myocardial protection. Thorac Cardiovasc Surg，1980，28（5）：295-302.

[95] de Boer J，De Meester J，Smits JM，Groenewoud AF，Bok A，van der Velde O，Doxiadis II，Persijn GG. Eurotransplant randomized multicenter kidney graft preservation study comparing HTK with UW and Euro-Collins. Transpl Int，1999，12（6）：447-453.

[96] Hatano E，Kiuchi T，Tanaka A，Shinohara H，Kitai T，Satoh S，Inomoto T，Egawa H，Uemoto S，Inomata Y，Lang H，Oldhafer KJ，Ringe B，Pichlmayr R，Tanaka K，Yamaoka Y. Hepatic preservation with histidine-tryptophan-ketoglutarate solution in living-related and cadaveric liver transplantation. Clin Sci（Lond），1997，93（1）：81-88.

[97] Chan SC，Liu CL，Lo CM，Fan ST. Applicability of histidine-tryptophan-ketoglutarate solution in right lobe adult-to-adult live donor liver transplantation. Liver Transpl，2004，10（11）：1415-1421.

[98] Potdar S，Malek S，Eghtesad B，Shapiro R，Basu A，Patel K，Broznick B，Fung J. Initial experience using histidine-tryptophan-ketoglutarate solution in clinical pancreas transplantation. Clin Transplant，2004，18（6）：661-665.

[99] Troisi R，Meester D，Regaert B，Jacobs B，Van den Broucke C，Cuvelier C，de Hemptinne B，Hesse UJ. Physiologic and metabolic results of pancreatic cold storage with Histidine-Tryptophan-Ketoglutarate-HTK solution (Custodiol) in the porcine autotransplantation model. Transpl Int，2000，13（2）：98-105.

[100] Hesse UJ，Troisi R，Jacobs B，Berrevoet F，De Laere S，Maene L，Vanden Broucke C，de Hemptinne B. Cold preservation of the porcine pancreas with histidine-tryptophan-ketoglutarate solution. Transplantation，1998，66（9）：1137-1141.

[101] Leonhardt U，Tytko A，Exner B，Barthel M，Stöckmann F，Köhler H，Siegel EG，Nebendahl K，Creutzfeldt W. The effect of different solutions for organ preservation on immediate postischemic pancreatic function in vitro. Transplantation，1993，55（1）：11-14.

[102] Troisi R，Meester D，Van Den Broecke C，Cuvelier CA，Fiers T，de Hemptinne B，Hesse UJ. Functional and structural integrity of porcine pancreatic grafts subjected to a period of warm ischemia and cold preservation with histidine-tryptophan-ketoglutarate（custodiol）or University of Wisconsin solution. Transplantation，2003，75（11）：1793-1799.

[103] Hesse UJ，Troisi R，Jacobs B，Berrevoet F，De Laere S，de Hemptinne B. Pancreas preservation with HTK solution in the pig. Transplant Proc，1997，29（8）：3522-3523.

[104] Caballero-Corbalán J，Brandhorst H，Malm H，Felldin M，Foss A，Salmela K，Tibell A，Tufveson G，Korsgren O，Brandhorst D. Using HTK for prolonged pancreas preservation prior to human islet isolation. J Surg Res，2012，175（1）：163-168.

[105] Kenmochi T，Miyamoto M，Sasaki H，Une S，Nakagawa Y，Moldovan S，Benhamou PY，Brunicardi FC，Tanaka H，Mullen Y. LAP-1 cold preservation solution for isolation of high-quality human pancreatic islets. Pancreas，1998，17（4）：367-377.

[106] Kehrer JP. Free radicals as mediators of tissue injury and disease. Crit Rev Toxicol，1993，23（1）：21-48.

[107] Kenmochi T，Miyamoto M，Une S，Nakagawa Y，Moldovan S，Navarro RA，Benhamou PY，Brunicardi FC，Mullen Y. Improved quality and yield of islets isolated from human pancreata using a two-step digestion method. Pancreas，2000，20（2）：184-190.

[108] Menasché P，Termignon JL，Pradier F，Grousset C，Mouas C，Alberici G，Weiss M，Piwnica A，Bloch G. Experimental evaluation of Celsior, a new heart preservation solution. Eur J Cardiothorac Surg，1994，8（4）：207-213.

[109] Vega JD，Ochsner JL，Jeevanandam V，McGiffin DC，McCurry KR，Mentzer RM Jr，Stringham JC，Pierson RN 3rd，Frazier OH，Menkis AH，Staples ED，Modry DL，Emery RW，Piccione W Jr，Carrier M，Hendry PJ，Aziz S，Furukawa S，Pham SM. A multicenter, randomized, controlled trial of Celsior for flush and hypothermic storage of cardiac allografts. Ann Thorac Surg，2001，71（5）：1442-1447.

[110] Vega JD，Ochsner JL，Jeevanandam V，McGiffin DC，McCurry KR，Mentzer RM Jr，Stringham JC，Pierson RN 3rd，Frazier OH，Menkis AH，Staples ED，Modry DL，Emery RW，Piccione W JR，Carrier M，Hendry PJ，Aziz S，Furukawa S，Pham SM. A multicenter pilot prospective study comparing Celsior and University of Wisconsin preserving solutions for use in liver transplantation. Liver Transpl，2003，9（8）：814-821.

[111] Baldan N，Toffano M，Cadrobbi R，Codello L，Calabrese F，Bacelle L，Rigotti P. Kidney preservation in pigs using celsior, a new organ preservation solution. Transplant Proc，1997，29（8）：3539-3540.

[112] Roberts RF，Nishanian GP，Carey JN，Sakamaki Y，Starnes VA，Barr ML. A comparison of the new preservation solution Celsior to Euro-Collins and University of Wisconsin solutions in lung reperfusion injury. Transplantation，1999，67（1）：152-155.

[113] Faenza A，Catena F，Nardo B，Montalti R，Capocasale E，Busi N，Boggi U，Vistoli F，Di Naro A，Albertazzi A，Mosca F，Cavallari A. Kidney preservation with university of Wisconsin and Celsior solution：a prospective multicenter randomized study. Transplantation，2001，72（7）：1274-1277.

[114] Baldan N，Rigotti P，Furian L，Valente ML，Calabrese F，Di Filippo L，Parise P，Sarzo G，Frison L，Ancona E. Pancreas preservation with Celsior solution in a pig autotransplantation model：comparative study with University of Wisconsin solution. Transplant Proc，2001，33（1-2）：873-875.

[115] Baldan N，Parise P，Furian L，Savio ML，Valente ML，Calabrese F，Venturini R，Girotto A，Rigotti P. Swine pancreas preservation with Celsior solution. Transplant Proc，2000，32（1）：29-31.

[116] Uhlmann D，Armann B，Ludwig S，Escher E，Pietsch UC，Tannapfel A，Teupser D，Hauss J，Witzigmann H. Comparison of Celsior and UW solution in experimental pancreas preservation. J Surg Res，2002，105（2）：173-180.

[117] Hubert T，Gmyr V，Arnalsteen L，Jany T，Triponez F，Caiazzo R，Vandewalle B，Vantyghem MC，Kerr-Conte

J，Pattou F. Influence of preservation solution on human islet isolation outcome. Transplantation，2007，83（3）：270-276.

[118] Liu WP，Humphries AL Jr，Russell R，Stoddard LD，Moretz WH. 48-hour storage of canine kidneys after brief perfusion with Collins' solution. Ann Surg，1971，173（5）：748-757.

[119] Griño JM，Alsina J，Castelao AM，Sabate I，Mestre M，Gil-Vernet S，Andrés E，Sabater R. Low-dose cyclosporine，anti-lymphocyte globulin，and steroids in first cadaveric renal transplantation. Transplant Proc，1988，20（5 Suppl 6）：18-20.

[120] Southard JH，Belzer FO. Organ preservation. Annu Rev Med，1995，46：235-247.

[121] Leonhardt U，Barthel M，Tytko A，Dröge M，Siegel EG，Nebendahl K，Köhler H，Creutzfeldt W. Preservation of the porcine pancreas with HTK and Euro-Collins solution：studies in a reperfusion system. Eur J Clin Invest，1990，20（5）：536-539.

[122] Kozlova I，Roomans GM. Preservation of pancreas tissue during cold storage assessed by X-ray microanalysis. Am J Transplant，2003，3（6）：697-707.

[123] Sutherland DE，Gruessner AC，Gruessner RW. Pancreas transplantation：a review. Transplant Proc，1998，30（5）：1940-1943.

[124] Lakey J KN，Shapiro AMJ，Ricordi C，Okitsu T. Current human islet isolation protocol. Tokyo：Medical Review Co Ltd，2004.

[125] Omasa M，Hasegawa S，Bando T，Hanaoka N，Yoshimura T，Nakamura T，Wada H. Application of ET-Kyoto solution in clinical lung transplantation. Ann Thorac Surg，2004，77（1）：338-339.

[126] Chen F，Fukuse T，Hasegawa S，Bando T，Hanaoka N，Kawashima M，Sakai H，Hamakawa H，Fujinaga T，Nakamura T，Wada H. Effective application of ET-Kyoto solution for clinical lung transplantation. Transplant Proc，2004，36（9）：2812-2815.

[127] Wu SF，Suzuki Y，Kitahara AK，Wada H，Nishimura Y. Skin flap storage with intracellular and extracellular solutions containing trehalose. Ann Plast Surg，1999，43（3）：289-294.

[128] Belzer F，Southard JH. Organ preservation and transplantation. Prog Clin Biol Res，1986，224：291-303.

[129] Chadwick DR，Robertson GS，Rose S，Contractor H，James RF，Bell PR，London NJ. Storage of pancreatic digest before islet purification. The influence of colloids and the sodium to potassium ratio in University of Wisconsin-based preservation solutions. Transplantation，1994，58（1）：99-104.

[130] Fujimoto S，Mukai E，Hamamoto Y，Takeda T，Takehiro M，Yamada Y，Seino Y. Prior exposure to high glucose augments depolarization-induced insulin release by mitigating the decline of ATP level in rat islets. Endocrinology，2002，143（1）：213-221.

[131] Noguchi H，Naziruddin B，Onaca N，Jackson A，Shimoda M，Ikemoto T，Fujita Y，Kobayashi N，Levy MF，Matsumoto S. Comparison of modified Celsior solution and M-kyoto solution for pancreas preservation in human islet isolation. Cell Transplant，2010，19（6）：751-758.

[132] Noguchi H，Ueda M，Hayashi S，Kobayashi N，Nagata H，Iwanaga Y，Okitsu T，Matsumoto S. Comparison of M-Kyoto solution and histidine-tryptophan-ketoglutarate solution with a trypsin inhibitor for pancreas preservation in islet transplantation. Transplantation，2007，84（5）：655-658.

[133] Noguchi H，Ueda M，Hayashi S，Kobayashi N，Okitsu T，Iwanaga Y，Nagata H，Liu X，Kamiya H，Levy MF，Matsumoto S. Comparison of trypsin inhibitors in preservation solution for islet isolation. Cell Transplant，2009，18（5）：541-547.

[134] Noguchi H，Ueda M，Hayashi S，Kobayashi N，Okitsu T，Iwanaga Y，Nagata H，Liu X，Kamiya H，Levy MF，Matsumoto S. Comparison of trypsin inhibitors in pressrvation solution for islet isolation. Cell Transplantation，2009，18（5-6）：541-547.

[135] Kuroda Y，Kawamura T，Suzuki Y，Fujiwara H，Yamamoto K，Saitoh Y. A new，simple method for cold storage of the pancreas using perfluorochemical. Transplantation，1988，46（3）：457-460.

[136] Tsujimura T，Kuroda Y，Avila JG，Kin T，Oberholzer J，Shapiro AM，Lakey JR. Influence of pancreas preservation on human islet isolation outcomes：impact of the two-layer method. Transplantation，2004，78（1）：96-100.

[137] Tsujimura T，Kuroda Y，Churchill TA，Avila JG，Kin T，Shapiro AM，Lakey JR. Short-term storage of the isch-emically damaged human pancreas by the two-layer method prior to islet isolation. Cell Transplant，2004，13（1）：67-73.

[138] Ricordi C，Fraker C，Szust J，Al-Abdullah I，Poggioli R，Kirlew T，Khan A，Alejandro R. Improved human islet isolation outcome from marginal donors following addition of oxygenated perfluorocarbon to the cold-storage solution. Transplantation，2003，75（9）：1524-1527.

[139] Tsujimura T，Kuroda Y，Kin T，Avila JG，Rajotte RV，Korbutt GS，Ryan EA，Shapiro AM，Lakey JR. Human islet transplantation from pancreases with prolonged cold ischemia using additional preservation by the two-layer（UW solution/perfluorochemical）cold-storage method. Transplantation，2002，74（12）：1687-1691.

[140] Lakey JR，Tsujimura T，Shapiro AM，Kuroda Y. Preservation of the human pancreas before islet isolation using a two-layer（UW solution-perfluorochemical）cold storage method. Transplantation，2002，74（12）：1809-1811.

[141] Kuroda Y，Tanioka Y，Morita A，Hiraoka K，Matsumoto S，Fujino Y，Yamamoto K，Ku Y，Saitoh Y. Protective effect of preservation of canine pancreas by the two-layer（University of Wisconsin solution/perfluoro-chemical）method against rewarming ischemic injury during implantation. Transplantation，1994，57（5）：658-661.

[142] Riess JG. Fluorocarbon-based in vivo oxygen transport and delivery systems. Vox Sang，1991，61（4）：225-239.

[143] Goss JA，Schock AP，Brunicardi FC，Goodpastor SE，Garber AJ，Soltes G，Barth M，Froud T，Alejandro R，Ricordi C. Achievement of insulin independence in three consecutive type-1 diabetic patients via pancreatic islet trans-plantation using islets isolated at a remote islet isolation center. Transplantation，2002，74（12）：1761-1766.

[144] Kuroda Y，Fujino Y，Morita A，Tanioka Y，Ku Y，Saitoh Y. Oxygenation of the human pancreas during preserva-tion by a two-layer（University of Wisconsin solution/perfluorochemical）cold-storage method. Transplantation，1992，54（3）：561-562.

[145] Kuroda Y，Tanioka Y，Morita A，Hiraoka K，Matsumoto S，Fujino Y，Ku Y，Saitoh Y，Sugihara J，Okumura S，et al. The possibility of restoration of human pancreas function during preservation by the two-layer（University of Wisconsin solution/perfluorochemical）method following normothermic ischemia. Transplantation，1994，57（2）：282-285.

[146] Kuroda Y，Hiraoka K，Tanioka Y，Matsumoto S，Morita A，Fujino Y，Suzuki Y，Ku Y，Saitoh Y. Role of a-denosine in preservation by the two-layer method of ischemically damaged canine pancreas. Transplantation，1994，57（7）：1017-1020.

[147] Hiraoka K，Trexler A，Eckman E，Stage A，Nevile S，Sageshima J，Shibata S，Sutherland DE，Hering BJ. Successful pancreas preservation before islet isolation by the simplified two-layer cold storage method. Transplant Proc，2001，33（1-2）：952-953.

[148] Matsumoto S，Qualley SA，Goel S，Hagman DK，Sweet IR，Poitout V，Strong DM，Robertson RP，Reems JA. Effect of the two-layer（University of Wisconsin solution-perfluorochemical plus $O_2$）method of pancreas preser-vation on human islet isolation，as assessed by the Edmonton Isolation Protocol. Transplantation，2002，74（10）：1414-1419.

[149] Brandhorst D，ken M，Brendel MD，Bretzel RG，Brandhorst H. Successful pancreas preservation by a perfluorocar-bon-based one-layer method for subsequent pig islet isolation. Transplantation，2005，79（4）：433-437.

[150] Mirbolooki M，Lakey JR. Oxygen and pancreas preservation. Transplantation，2006，81（3）：492.

[151] Noguchi H，Levy MF，Kobayashi N，Matsumoto S. Pancreas preservation by the two-layer method：does it have a beneficial effect compared with simple preservation in University of Wisconsin solution？Cell Transplant，2009，18（5）：497-503.

[152] Caballero-Corbalán J，Eich T，Lundgren T，Foss A，Felldin M，Källen R，Salmela K，Tibell A，Tufveson G，Korsgren O，Brandhorst D. No beneficial effect of two-layer storage compared with UW-storage on human islet isola-tion and transplantation. Transplantation，2007，84（7）：864-869.

# → 第四章

# 胰岛的分离与质量评价

随着近十年来临床胰岛移植在世界各地的开展，成功脱离外源性胰岛素的受者越来越多。在 2012 年，全世界已有 6 家中心报告 5 年胰岛素不依赖率达 50％（Minnesota 大学、Miami 大学、Alberta 大学、Geneva 大学、Lille 大学和 UCSF 医学中心），移植的长期效果与单独胰腺移植无差异。世界各地对建立新的临床胰岛移植中心热情高涨。有很多中心以前未进行过小动物或大动物胰岛移植项目，现也热衷于开启临床胰岛移植工作。

现代化胰岛分离机构必须符合现行的良好的生产质量管理规范（cGMP）。该机构必须是专门建立的，以符合相关的监管机构［如英国监管机构（HTA）、药品和保健产品管理局（MHRA）］的要求，这些规定的目的是规范实验室的结构设计、标准的操作程序、每次分离的文件记录和分离团队成员的培训；确保每一次分离实验得到安全、一致和可追溯的胰岛。规范的胰岛分离设备可以为胰岛和技术人员提供不同水平的污染物防护，防止给胰岛移植带来微生物污染的风险。

人胰岛分离是胰岛移植中最具挑战性的工作之一。胰岛分离价格昂贵，而且需要大量的工作人员应对 24h 随叫随到的要求。事实上，胰岛移植网（islet transplant network，ITN）就曾统计发现胰岛移植的成功率与胰岛分离中心分离、提供胰岛的经验密切相关。这导致了在世界各地大量的胰岛分离/移植网或联盟的形成，其中胰岛分离往往在几个指定的中心进行，这些中心提供分离的胰岛给一系列与之相关联的胰岛移植中心，例如，GRAGIL 网、NORDIC 网和 UKIT 联盟。这种"中心和卫星机构"的模式使胰岛分离的资源（人员、设备、经验）比较集中，同时确保当地患者能够受益于这项重要的治疗，如英国的三个胰岛实验室为七个移植中心提供移植的胰岛。随着越来越严格的标准被世界上大多数国家的组织器官中心接受，集中进行胰岛分离变得越来越重要。

## 第一节　胰岛分离实验室的建设

标准实验室的组建是为临床移植提供胰岛的第一步。一般情况下，人胰岛实验室只能用于人胰岛分离，也就是说非人胰岛分离程序应在别的实验室进行，以避免潜在的动物性交叉感染，降低污染物进入人胰岛产品的风险。

### 一、胰岛实验室的设计

通常胰岛实验室设计分为两室，一个为内部洁净室，专用作实际胰腺处理室；另一个为外部辅助处理室，如图 4-1 所示。为确保内部洁净室的洁净，接受标准操作程序培训后的人员需着标准装后才能进入洁净室，标准装包括长外衣、口罩、帽子、鞋套和手套。两个房间可以采用合适的空气处理方式过滤空气，进而使洁净度达到手术室标准。若采用标准实验室空气处理程序，则往往具有无法清洁的吊装多孔天花板，可能还有 10%～15% 的环境污染率。因此从结构上看，顶部应密封，这也与多数标准实验室不同。一个简单又较为便宜的标准实验室吊装天花板改装是可以用厚镶板代替原有嵌板，厚镶板可以封入壳体，这样可以经常对表面进行清洗；也可以在空余时间利用紫外线，有助于提高环境质量。进入的空气需要过滤，地板也必须是无缝无孔，且必须能够承受强效的清洗剂。

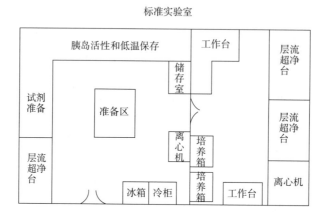

图 4-1　临床胰岛移植标准实验室

摘自：Camillo Ricordi. Pancreatic islet cell transplantation. R G Landes Company，1992。

外部辅助处理室的设计具有多种功能，包括内室各项操作的准备以及开展多种质量控制测试等。中央准备区域适合无菌包和内室分离设施的准备。层流超净台是胶原酶过滤和消毒以及细菌质量控制测试的必要设备。洁净室入口的存储室可用于存储进入洁净室之前更换的净化服等用品。这一设计旨在确保就近区域具有足够的存储、办公、冷藏以及其他实验室功能来开展实验室的各项日常操作。

当前常见的人胰岛分离清洁级实验室结构还有如图 4-2 所示。由 3 个分开独立的封闭房间组成，其结构设计为一个房间内包含了另一个独立的房间。空气通过 HEPA（高效空气过滤器）从墙底出口的多个鼓风机进入房间内。房间入口处的走廊通入前厅。该前厅中含有一个水槽、一个工作台，工作台带有胰腺处理监测的相差显微镜和进入更衣室初步更换净化服的存储室。一个通道和对讲设备通过加压空气管道和双滑门直接与洁净室连接。工作人员可以进入更衣室，此处对前厅正压送风。此处还有各种不同设施确保进入洁净室之前更换净化服。洁净室对更衣室也是正压送风。此外，还有自动门锁来防止两个更衣室的门同时打开。洁净室本身分隔为两个功能区，两个均带有 100 级竖式层流超净台。左方是消化区，右方是纯化区。消化装置放在其中一个超净台内，冲洗溶液则放置在另一个超净台内。胰腺消化产物在转移到纯化设备之前首先进行离心处理。离心机或 COBE 2991 细胞处理器放置在房间边角处。从离心机或 COBE 排出的空气进入管道并排至房间外部以降低对房间内层流洁净度的破坏。边上一个小型操作台上则用于放置胰腺处理的泵和热交换水浴。两边的实验操作台可放置一些用于处理及纯化操作需要的无菌包。房间内的两个恒温细胞培养箱温度分别是 22℃ 或 24℃ 和 37℃，可用于胰岛低温储藏或移植前的存放。这样最终胰岛产物不离开实验室，胰岛培养也在同一个层流实验室进行，可以降低由于分离和培养时间过长而导致的胰岛污染的风险。避免室温的巨大波动，因为胰岛分离设备也必须保持所要求的温度，温度波动也会影响胰岛分离和纯化的效率。

该实验室设计图中没有显示胰腺处理所需的辅助实验室，包括清洗和消毒所需的设备室、质量控制测试所需的细菌实验室、冷藏室、储藏室，以及用于活性测试、低温贮藏与试剂和洁净室无菌包制备所需的辅助实验室。最终需要移植到人受体的胰岛产品需要在正压、温度可调节、层流超净台中制备，将感染风险降到最低。

同时，所有非人胰岛分离均在另外单独的实验室进行。

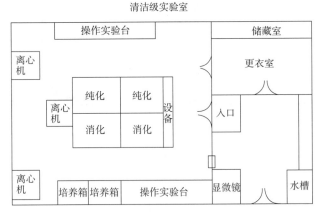

清洁级实验室

图 4-2　人胰岛分离清洁级实验室设计

摘自：Camillo Ricordi. Pancreatic islet cell transplantation. R G Landes Company，1992。

图 4-3 为美国宾夕法尼亚大学人胰岛中心分离实验室布局图，整体房间从外走廊（14）进入后分为一个缓冲间，一个准备间，一个主要操作室。准备间中间还装有隔离带，将准备间分为洗手区和更衣区，房间的设计中设有风淋间。对主要操作室的温度控制在15～20℃，细胞培养箱等设备也都设有温度监测系统，并集中循环显示到主要操作室显眼的位置；各个房间的温度和房间之间的气压差则显示在门口第一个缓冲间，以方便工作人员每天记录。实验室每个月进行 1～2 次彻底灭菌。

虽然层流洁净室可以很好地防止环境污染物，仍有更好的技术能够在确保胰岛更低污染的同时为技术人员提供更高防护，且花费更低。这一技术便是能够提供优异清洁级环境并已用于悉生动物的生产和医药、电子工业生产领域的"隔离"技术。图 4-4 是该实验室的设计图。在实际处理房间时可以配置一系列功能设备。虽然具体精确的配置仍有待于进一步提高，但是与层流超净台的单侧处理相比，泡沫配置已经可以从两侧进行处理。该方法还具有其他潜在的优势，如将处理过程分为两个功能单元，一个单元可以用于每个胰腺的处理，而另一个单元可用于多个胰腺的处理。例如，标记的消化模块可以处理胰腺，但可能会被每个胰腺污染，因此每次分离后都需要清洗或者熏蒸消毒。其余装置则只有管道与胰腺消化物接触，因而不需要在每个胰腺处理后更换整个泡沫系统，但需要对系统其余部分进行常规调整。该类型设计的一个特征是有一个递物窗口可以将灭菌器材和试剂传递入操作室或通过这个窗口将其递出。这样胰腺或胰岛可以密封入双层包装的无菌容器中进入消化系统或从系统中取出后转移到手术室或低温贮藏。另一个优势在于设备和供应设置。目前层流洁净室要求分开准备多个无菌包，经消毒、存储然后放进该操作室。在本隔离系统中，灭菌设备就安装

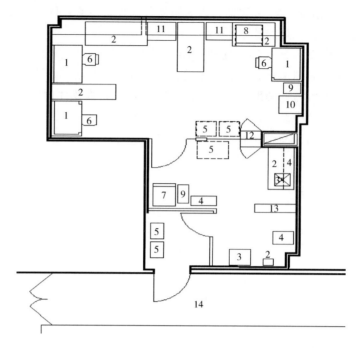

图 4-3　宾夕法尼亚大学人胰岛中心分离实验室的设计

1—生物安全柜或超净台；2—工作台；3—水槽；4—储物柜；5—移动推车；6—活动座椅；7—冷冻冰箱；

8—冷藏冰箱；9—COBE 2991；10—细胞培养箱（两个叠加）；11—离心机；12—递物窗；13—隔离带；14—外走廊

在本系统内，可进行清洁并立即按要求消毒，以减少分开处理和消毒的要求。因此该泡沫系统具有能减少拥有这些操作设施的成本，并最大化地保护临床移植用胰岛免遭污染风险等多个优点。

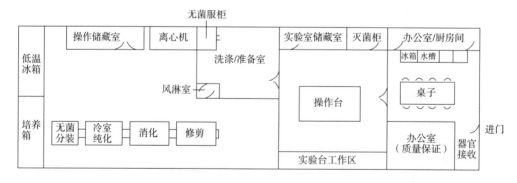

图 4-4　人胰岛分离和移植新的实验室设计

摘自：Camillo Ricordi. Pancreatic islet cell transplantation. R G Landes Company，1992。

## 二、胰岛分离的设备

胰岛分离整个操作程序（消化和纯化）都可以在标准组织培养实验室进行，该实验室的设备中必须至少包含两个 100 级竖式层流生物安全柜。消化设施可放在其中一个生物安全柜中，而纯化设施则放在另一个生物安全柜中。实验室还至少需要一台可以容纳 500mL 锥形离心管的冷冻离心机（最好是两台，这样可以在更短时间内处理更大体积的胰腺组织），一台 COBE 2991 血细胞分离机。最好还有一台小型水平冷冻离心机，可进行纯化前密度梯度液的测试；在洁净室放置两个恒温细胞培养箱，分别为 22℃ 和 37℃，这样可以在洁净室内培养胰岛直至胰岛进行移植或低温贮藏。有些实验室设计中内室没有空间存放低温储藏设备，需冻存样品可在超净台中转移至冷冻管，并带入外室进行实际低温保存或长期存储。

胰腺消化时最好使用透明的消化罐，这样在消化程序中可直接观察胰腺组织的消化情况，玻璃或塑料材质均可。不锈钢消化罐虽然强度高、持久耐用，但金属消化罐不透明，一个折中的方法是在消化罐两侧装两个透明窗户，这两扇窗户直接相对，光从后窗照射时可以从前窗观察消化罐内的组织。如果采用其他材料制作的消化罐，则必须考虑其可能给分离程序带来的各种新变数，如消化罐壁的热导率会导致罐内循环液与空气之间的热交换差异。塑料消化罐与室内空气的热交换可能较少，水浴需要设定更低温度使消化罐内温度达到所需的温度。消化罐材料也会改变陶瓷钢珠的运动。此外，在消化罐任何振动速率和幅度下，陶瓷钢珠在塑料壁的回弹会小于不锈钢壁。

在分离过程中加入不锈钢筛网对于保留胰腺在消化室下方至关重要，而且孔径大小可以各不相同。测试不同筛网孔径后发现，大型动物胰岛分离中最好采用 $400\sim500\mu m$ 的筛网，而啮齿类胰岛分离则最好采用更小的筛网（$230\sim280\mu m$）。消化过程期间加入陶瓷钢珠（约 1.5cm，大消化罐一般加 9 颗，小消化罐 2 颗）来辅助增强消化。如果不使用陶瓷钢珠，胰腺会随着消化罐一同移动。

在分离过程中，用手动移动消化罐也是一种高效、低成本的解决办法。市场上也有一种定制的振动器，可在胰腺消化过程中保持统一振幅和速率，一般使用的振动器速率在 $0\sim$ 320 osc/min 之间，振幅则固定在 10cm，但其没有手动方便灵活。其他有用的设备还包括胰岛纯化期间能够精确确认密度梯度的密度计（最好是可直接读数的电子密度计）；全程监测温度的数码温度计和一次性的温度传感器，用于监测和记录包括胰腺器官保存液的温度、胰管灌注胶原酶溶液时的温度、消化过程中消化罐的温度以及密度梯度液的温度。连续密度梯度离心时，还需要有一套密度梯度混合器和磁力搅拌机。

胰岛分离纯化过程所需的主要化学试剂包括胶原酶、聚蔗糖粉末（Ficoll 400）、内毒素检测试剂、Hank's 平衡盐溶液（HBSS）、二甲基亚砜（DMSO）、二硫腙（dithizone，DTZ）、Eurocollins 溶液、RPMI 1640、胎牛血清（FCS），以及 CMRL 1066 培养介质等；新方法在人胰岛分离中还会添加中性蛋白酶、重组人 DNA 或 RNA 酶、肝素钠、胰岛素、人血清白蛋白、器官修剪液、助消化液、UW 溶液、高密度液、低密度液，以及改进配方后的 CMRL 1066 培养液等。

此处所述的临床胰岛分离和保存实验室、设备和试剂仅供有志于开展临床胰岛项目的研究人员参考。由于临床结果在于胰岛移植受体的胰岛素脱离率和脱离期限方面的提高，这些实验室和设备可以在临床疗效确立之前帮助我们最大限度地降低给患者带来的风险和提高实验技术水平。希望能够为糖尿病患者在这一重要的治疗技术的起始阶段为确保临床疗效提供帮助。随着经验日益丰富，这些指导方针应该还会改变，基本实验室设备和试剂也可进一步更新和升级，但如果准备进行临床工作，那么人胰岛分离实验室必须与动物胰岛分离实验室和设备分开。

# 第二节　胰岛的分离与纯化

Lacy 在 1972 年就为未来胰岛分离方法的发展设立了标准。胰岛分离过程由 2 个步骤组成：第一步为胰腺消化，即将胰腺消化分散成胰岛和外分泌/导管组织，分散的胰腺组织释放胰岛，但仍处在同一溶液体系中；第二步胰岛纯化，即通过纯化将胰岛和外分泌/导管组织分离。但在接下来的 40 多年里，人胰岛的成功分离技术发展缓慢。

胰岛分离的第一个技术是通过显微解剖从啮齿动物胰腺进行胰岛分离，供生物化学研究。虽然用该方法来分离胰岛进行移植研究不切实际，但这些研究为找到更简单的方法来分离更多、更纯净的胰岛提供了动力。1965 年 Moskalewski 用胶原酶处理切碎的啮齿动物胰腺组织使外分泌组织疏松并释放周围组织中的胰岛，是该领域的一个重要发展。1967 年 Lacy 和同事们重复并改进了这项技术，通过注入冷 Hank's 液来扩张大鼠胰腺，并用剪刀剪碎，然后将胰腺暴露在胶原酶并振摇消化胰腺。消化得到的组织被发现含完整的胰岛，可直接通过体视显微镜辨别。胰岛可以从消化的组织中挑选出来，但是胰岛移植所需大量的胰岛，手工挑选不是一个实用的方法，最有效的方法是利用密度梯度离心法分离胰岛。最初使用的是蔗糖梯度液，但很快就发现聚蔗糖梯度液更有效。在接下来 30 多年里，啮齿类动物胰岛分离的标准方法即为聚蔗糖密度梯度法，使得胰岛研究有了显著的进展，包括胰岛移植、胰岛移植的代谢和免疫研究、胰岛的生理功能研究。但人胰岛分离的技术依然非常依赖操作人员的经验。

## 一、胶原酶

### （一）胶原酶的异质性

胰岛成功分离的关键在于使用的胶原酶试剂。胶原酶产品存在的各种问题和缺乏标准化的配方都有报道。用于胰岛分离的胶原酶并不是一个纯的产品，这是因为溶组织梭状芽孢杆菌的特点，酶制剂会被许多其他酶污染，包括多种非特异性蛋白酶。虽然纯净单一的胶原酶也可以制备或在市场上买到，但从现实情况看，完全纯化的胶原酶不能成功分离胰岛；不同批次的胶原酶作用于胰岛分离的能力不仅与胶原酶的活性有关，还与蛋白酶的含量有很大关系。

不同批次胶原酶的差异性是连续成功分离胰岛的最大障碍之一（图 4-5）。实验室在发现一个公司一批特别好的胶原酶时，通常会尽可能多地购买该批次。胶原酶采用 DNA 重组技术生产，在溶组织梭菌发酵表达，如果需要可以从这个来源获得高纯度胶原酶。虽然 DNA 重组技术使提纯大量胶原酶变得容易，但纯的胶原酶对分离胰岛是无用的。有机构一直在尝试找到不纯的胶原酶中哪些成分对于成功消化胰腺和分离胰岛是必要的，如果最终可以开发出纯化酶的混合物和不纯商业胶原酶相同的功效，利用 DNA 重组技术产生相同纯化酶的努力将变得非常有意义，对随后的胰岛分离技术也是相当有益的。到目前为止，这个技术没有被任何团体报道。

胶原酶产品含有大量活性酶（表 4-1）。粗酶制剂中公认的最关键的成分是胶原酶和其他普通蛋白酶，这些普通蛋白酶主要负责分解包被胰岛的间隙基质。随着存储时间的延长，某些特定批次的胶原酶也会逐渐失去活性。

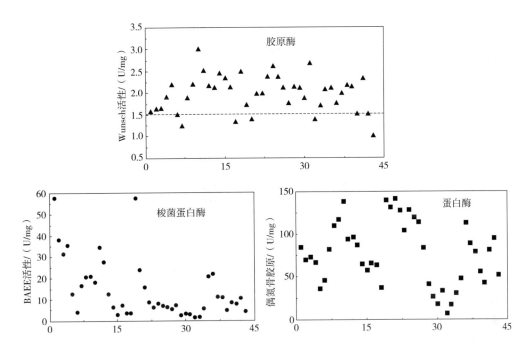

图 4-5　胶原酶 P 各批次酶活性变化（boehringer mannheim）

注：图中展示的是 Wunsch（▲），精氨酸乙酯盐酸盐（BAEE）（●）和偶氮骨胶原（Azocoll）的（■）活性。

摘自：Robert PLanza. Pancreatic Islet Transplantation：Volume I. procurement of pancreatic islets. BioHybrid Technologies Inc.，1994。

表 4-1　胶原酶产品中的活性酶

| 蛋白酶 | 其他酶 | 蛋白酶 | 其他酶 |
| --- | --- | --- | --- |
| 胶原酶 | β-D-牛乳糖 | 中性蛋白酶 | 磷脂酶 |
| 梭菌蛋白酶 | β-N-乙酰基-D-氨基葡萄糖苷酶 | 弹性蛋白酶 | 神经氨酸酶 |
| 胰蛋白酶 | α-L-岩藻糖苷酶 | 氨肽酶 | 透明质酸酶 |

摘自：Hatton MW，Berry LR，Krestynski F，Sweeney GD，Regoeczi E. The role of proteolytic enzymes derived from crude bacterial collagenase in the liberation of hepatocytes from rat liver. Identification of two cell-liberating mechanisms. Eur J Biochem，1983，137(1-2)：311-318。

　　粗梭菌胶原酶通过盐析方法从培养上清液中分离，并被商品化制成含有解酶素以及培养基成分、色素和其他沉淀成分的冻干粉。胶原酶产品的颜色、质地、堆积密度和特定酶的活性均不一定相同。图 4-6 中几种商品化的胶原酶产品采用 SDS-PAGE（十二烷基硫酸钠聚丙烯酰胺凝胶电泳）分析，可见这种典型的异质性（可以观察到 20～30 种不同成分）。迄今为止，只有一小部分蛋白质条带具有酶的特征。胰腺成功消化的主要限制有胰腺来源、质量、胶原酶活性，以及各种酶混合物中的污染物。新的含高纯度胶原酶Ⅰ和Ⅱ、嗜热菌蛋白酶、梭菌蛋白酶和梭菌中性蛋白酶，低内毒素活性的高纯酶混合物，可以重复实现优质的人胰腺胰岛分离效率、活性以及功能，成为该领域的一个重大进步，该制备技术上的改进已在很大程度上降低了粗酶在胰岛分离上的批间不稳定性，在大量高活性胰岛的制备上优于粗胶原酶。

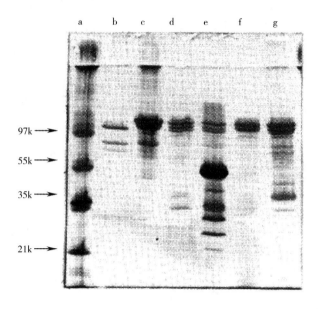

图 4-6　几种商品化粗胶原酶 SDS-PAGE 法（8%～25%梯度）结果

a—标准蛋白：磷酸化酶（97400），谷氨酸脱氢酶（55400），乳酸脱氢酶（36500），胰蛋白酶抑制剂（20100）；b，c—Sigma；d—Serva；e—Seromed；f,g—Boehringer Mannheim

摘自：Robert PLanza. Pancreatic IsletTransplantation：Volume I. procurement of pancreatic islets. BioHybrid Technologies，1994。

过去 30 多年来，人们主要致力于胶原酶成分纯化和特征描述的研究。表 4-2 对各种纯化试验报告进行了总结。粗梭菌胶原酶制剂共有六大种类，所有经过纯化的胶原酶成分的特性都可以在基质特异性基础上进行归纳。这一领域最权威的报道当属 Bond 和 Van Wart 描述的两类酶活性。Class Ⅰ胶原酶对高分子量胶原蛋白具有较高活性，而 Class Ⅱ胶原酶则更适合低分子量胶原蛋白成分，这些活性似乎能够相互补充，在天然胶原上产生协同作用。

表 4-2　梭菌胶原酶的差异性

| 分离方法 | 胶原酶形式种类 | 胶原酶名称 |
| --- | --- | --- |
| DEAE-纤维素 | 3 | A，B，C |
| DEAE-交联葡聚糖 | 3 | Ⅰ，Ⅱ，Ⅲ |
| DEAE-纤维素 | 2 | Ⅰ，Ⅱ |
| SE-纤维素<br>DEAE-纤维素 | 3 | A-a，β-a，B-β |
| DEAE-纤维素 | 2 | A，B |
| DEAE-纤维素 | 2 | A，B |
| DEAE-纤维素<br>IEF(等电聚焦电泳) | 4 | Ⅰ，Ⅱ，Ⅲa，Ⅲb |
| SP-交联葡聚糖<br>DEAE-纤维素葡聚糖凝胶 S-200 | 2 | |

续表

| 分离方法 | 胶原酶形式种类 | 胶原酶名称 |
|---|---|---|
| DEAE-纤维素<br>IEF<br>胶原蛋白-琼脂糖 | 3 | $C_1、C_2、C_3$ |
| 羟磷灰石 | 6 | Class I & II |
| Sephacryl S-200<br>L-精氨酸-琼脂糖<br>红染料配合基<br>DEAE-纤维素<br>SP-交联葡聚糖 | | $(a,\beta,\gamma,\epsilon,\zeta)$ |
| DEAE-交联葡聚糖 A50 | 2 | CGN-A、CGN-B |
| 制备性 PAGE | 6 | 1 - 6 |

注：SE-纤维素—磺乙基纤维素；SP-交联葡聚糖—磺基交联葡聚糖；DEAE—二乙氨乙基。

摘自：Bond M D,H E Van Wart. Purification and separation of individual collagenases of Clostridium histolyticum using red dye ligand chromatography. Biochemistry,1984,23(13):3077-3085。

当前胶原酶的供应商对其产品中某些蛋白水解酶的特定活性进行了描述。例如 Boehringer Mannheim 对每一批次的胶原酶 P 均出具了质量分析证明，包括胶原酶的测量值（Wunsch 单位）、梭菌蛋白酶 & 胰蛋白酶（BAEE 单位）和蛋白酶（Azocoll 单位），如图 4-6 所示。有机构曾试图找到粗胶原酶的酶活性与胰腺分离的功能性能之间的关联，但是无果。这可能是因为体外试验使用了合成基板，进而无法反映原位底物特异性。

### （二）胶原酶在胰岛分离中的活性评估

生物误差或操作误差可能会掩盖胶原酶的异质性所带来的真正差异。因此要真正理解胶原酶及其酶成分对胰腺分离和胰岛释放的影响，还需考虑并尽量避免其他能够影响胰岛分离的因素。研究人员对胰岛分离程序持续进行修改以提高功能完整胰岛的产量。但是仍有必要规范化胰岛分离程序以便对新批次胶原酶进行正确评估。规范化的目的主要在于对一批胶原酶的重复生产过程进行规定，这样可以用生物活性的变化来评估生产过程变化产生的影响。如果胰岛分离过程因素对活性变化影响显著，那将无法准确评估生物参数和酶相关因素的影响。因此，控制过程因素和供体可变性因素，对不同批次的胶原酶对胰岛分离过程的影响进行评估，专注于细节和试验设计，可将试验误差的影响降到最低。

## 二、胰腺消化

### （一）胰腺的修剪与插管

一旦胰腺到达人胰岛分离实验室，它首先可以在稀释的碘溶液中"净化"。这一步骤旨在解决由于胰腺保存介质经常有细菌试验阳性的问题（虽然胰岛在胰岛分离阶段有多次洗涤，胰岛移植中的感染性并发症报道罕见）。

在无菌条件下，尽量去除胰腺表面多余的脂肪和血管，以确保胶原酶灌注胰腺膨胀时不受限制。在该过程中，保持胰腺囊膜的完整性非常重要，因为胶原酶会通过任何毛细胰管分支而泄漏，如果发生小渗漏，可以用小手术钳或组织胶封闭。胰腺被"修剪"干净后，胰管可使用适当大小的静脉内插管针头插管。可以是通过使用一根长的插管针从十二指肠插管，或在胰腺颈部横断，用两支插管针分别插入胰管（一支从胰颈部到胰腺尾部，另一支逆行从胰颈部到胰头）。

### （二）胶原酶的灌注

成功的胰岛分离依赖于胶原酶的有效使用以及胶原酶在整条胰腺的均匀分布。胶原酶输送到胰岛和外分泌腺的交界处——胰岛需要"释放"的部位，不膨胀的胰腺组织将无法消化。

#### 1. 胰管内胶原酶灌注的机制

当前人和大型哺乳动物的胰岛分离所用技术的基础是胶原酶胰管内灌注。对各物种胰腺的纤维组织和胶原蛋白亚型用特定的染色剂进行组织学研究显示，胰腺的结构为一个精细的网络结构，主要由 3 型胶原纤维连接腺泡和腺泡、腺泡和胰岛细胞团。许多物种在胰岛周围有发达的 3 型胶原蛋白纤维组织，尽管这种胶原蛋白在某些物种（尤其是在年轻物种的胰腺）中发育不良或缺失。除了腺泡与腺泡、腺泡与胰岛纤维组织外，还有很多其他密集缩合的纤维组织，如血管外周组织、小叶间隔膜以及其形成的胰腺囊，也是由 1 型、3 型和 5 型胶原蛋白构成。胰岛是由内部为 3 型胶原纤维构成的精妙的网络结构，其在不同人的胰腺之间密度变化很大。不同物种胰岛周围纤维"囊"的发育也有巨大差距，影响每个物种的胰岛分离。一般在较大的物种中纤维组织含量明显增多，例如人胰腺的纤维组织相比啮齿动物的就是如此；猪的周围胰腺囊特别不发达，猪的胰岛在分离时非常脆弱。

对胰管内注入墨水和 X 线研究对比显示，胰管内注射胶原酶会使其分散遍及整个外分泌腺组织，如果继续注射，会渗透到胰岛内部。在随后的组织孵育消化中，腺泡间纤维组织和胰岛间周围胰腺囊逐步消除，胰岛内部纤维组织依然完整，而且对密集的小叶间隔膜、血管周围组织和胰腺囊影响不大。如果继续消化，胰岛内部胶原纤维组织也会被消化，同时伴随着更致密网架结构去除的增加。

胰腺消化领域进展缓慢。可能是 Lacy 技术的成功在某种程度上阻碍了大型动物和人胰岛分离的发展，因为当时研究人员坚持认为这些高等物种的胰岛分离方法也应该遵循大鼠胰岛分离的方法。历经多年后，科研人员才发现将该技术直接用于狗、猪、猴或人胰腺会导致胰岛回收率和细胞活性变差。从回顾研究中可以看出，结果令人失望的一个主要原因是继续相信胰腺暴露在胶原酶之前应通过灌注冷的溶液，例如 Hank's 液，来使其膨胀，达到分散胰腺的效果；另一个原因是后来通过检查不同物种的胰腺组织切片及染色才发现的，高等哺乳动物的胰腺相对于啮齿动物的胰腺是一个明显更紧凑、更纤维状的器官，而且相对更难膨胀。使用扩张的胰管作为胶原酶输入管道并使其在胰腺中充分分散的方法改变了大型哺乳动物胰岛分离的前景。改进的胰管内注射胶原酶技术首先在狗胰腺中成功进行了胰岛的分离，并逐步用于人胰腺，后来人胰岛分离技术又被成功地应用于猴子胰腺和猪胰腺。

虽然胰管内胶原酶灌注技术的优越性也有受到质疑，但该技术在胰岛领域取得了长足进步，并且反过来还用于啮齿类胰岛分离，使得每个大鼠胰腺可以获得超过 1000 个胰岛，每个小鼠胰腺也可以获得超过 300 个胰岛，实现了一次移植仅需一个供体。胰管内胶原酶灌注技术现在已经成为所有物种胰腺分离的最佳方法，但这一显然十分合理的技术发明却历时颇久。

## 2. 胶原酶浓度和体积

使用中，不同批次的胶原酶浓度必须进行适当调整，有时甚至是同一批次胶原酶随着时间的推移也需要进行相应调整。胶原酶浓度通常为 2～3mg/mL，溶剂为 Hank's 液，灌注体积一般为 350mL，其中不含抗生素和胎牛血清（FCS），溶液必须新鲜配制，根据厂家产品的质量决定是否要过滤（0.8$\mu$m 和 0.2$\mu$m 滤膜）。

关于灌注体积，有研究者观察到注入多于 2mL/g 组织的胶原酶时，易使灌注液从破裂的胰管系统渗漏，并流到了胰腺外，因此看起来使用更大体积的胶原酶似乎没有什么优势。关于灌注的压力问题上几乎没有研究数据，除了牛津大学的研究小组在比较消化分成两份的人胰腺技术中发现低压灌注略优于高压灌注。

## 3. 灌注温度

人和大型动物胰岛分离的成功是基于将酶通过胰腺胰管输送到组织。正常生理温度或被导管加热的高于正常体温（37～41℃）的胶原酶在注入冷的胰腺后会快速降温，并可能更有利于快速提高胰腺组织的温度至胶原酶的起效温度。避免注射冷胶原酶溶液，因为这会导致腺体内部与表层之间出现温度梯度，这一温度差异会在整个腺体内导致胶原酶活性差异，进而导致表层软组织消化比腺体中心部分要快，最好在即将注射前将胶原酶溶液预热，温度升至 28～32℃。

但有趣的是，从动物（如猪）胰腺分离的结果发现，注射温度较低的胶原酶反而更易成功，例如 24℃。

## 4. 灌注方法

传统的对胰腺胶原酶灌注的方法是用手工和一次性注射器（60mL）将胶原酶溶液推注入胰管。然而，Edmonton 组的研究表明，采用灌注泵控制胶原酶灌注到胰腺的速度和程度，可提高胰岛的产量，这种方法也使酶得到了循环利用（虽然不清楚循环使用这种在灌注过程中由胰腺内部渗漏出来的酶是否明智）。

持续循环灌注泵输送胶原酶比手工灌注技术在理论和实际实验结果上均更有优势，通过持续灌注会使胶原酶更快地到达工作温度并使在初次灌注胶原酶中没有膨胀的小叶最终可能膨胀起来，可提高胰岛回收率。但是循环灌注胶原酶增加系统的复杂性和成本，并且需要大量胶原酶溶液。另外持续灌注可能会导致更多的胶原酶渗透到胰岛本身（这对胰岛消化可能不利），有研究也报告了使用手工灌注技术有与之相似的胰岛回收率。

合适的胰腺膨胀对于成功胰岛分离至关重要。如果导管内扩张不尽如人意，例如慢性胰腺炎供体，则利用 60mL 注射器和长针，如 18 号胰管插管，进行实质性胶原酶注射可以提高消化效率。图 4-7 即为胰管灌注胶原酶时的胰腺。

## （三）胰腺的消化

胶原酶在温度低于 4℃ 时活性最小，在 4℃ 和 43℃ 之间活性缓慢增加，

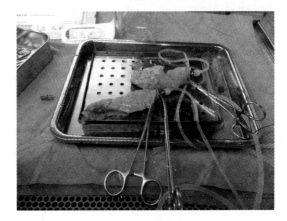

图 4-7　胶原酶通过胰管灌注进入胰腺

并在 30～40℃时呈线性增加，到 46℃以上酶活性减少，可能是由于酶变性。然而 41℃以上的高温可能导致组织活性受损，而且快速消化可能会导致胰岛不能很好地与外分泌组织分离，因此导致产生相对不纯净的产品。

胰管内灌注是将胶原酶有选择性地输入到外分泌组织，同时允许酶作用足够长的时间来消除腺泡与腺泡间以及腺泡与胰岛间的连接。此时腺泡可以与胰岛分离，而胰岛完好无损，但消化更厚的结构如胰腺囊和小叶间隔膜必须通过物理手段分解。然而，如果消化过程时间过长，胰岛也会变破碎。目前多数具有人胰岛分离经验的研究中心都更愿意采用带过滤的循环胶原酶溶液自动消化方法。

消化过程分为两个阶段，以消化终点的判断为分界点，前面阶段为胰腺消化的第一阶段，后面收集到消化结束为消化的第二阶段。

### 1. 消化液中钙离子的影响

钙离子对胶原酶活性有重要作用。在胶原酶溶液中添加 EDTA（乙二胺四乙酸）等螯合剂，当浓度足以螯合所有的钙离子时能够抑制胶原酶的活性并完全停止消化过程（Gray DWR，观察的结果未发表）。但用于溶解胶原酶的溶剂的作用还不是很明确，大多数中心使用以 Hank's 溶液为基础的溶液，不确定是否是最理想。初步研究显示提高钙浓度有利人胰岛的分离，但在系统研究增加钙离子对动物胰腺组织消化的影响中，使用啮齿动物时未能得到一个明显的效果，而使用狗胰腺的研究中表现出了显著的优势。可能添加钙离子对人的胰腺消化比啮齿动物的影响更明显，并且至今没有发现添加钙离子的有害影响，因此大多数中心进行人胰岛分离时会继续添加这种离子。

### 2. 第一阶段消化

一旦胰腺已完全膨胀，通常把胰腺剪成几块（非必须）后放置到 Ricordi 消化罐中进行消化（图 4-8）。第一阶段消化为在"封闭系统"内的消化。在该阶段，水浴加热胶原酶溶液在 Ricordi 消化罐内和消化管路中循环，同时，胰腺在罐内也被钢珠用物理作用分离。每隔几分钟，从消化管路中取出部分流动的样品，用锌离子特异性染色剂二硫腙（DTZ，配制方法：加入 50mg DTZ 至 10mL 的二甲基亚砜中，作为储备溶液，取上述溶液用 200mL Hank's 溶液稀释，该溶液必须新鲜配制并在使用前进行过滤）使胰岛细胞团内的胰岛素分泌颗粒染成红色，并在显微镜下分析胰岛是否已经从周围的外分泌组织中释放。

建议用手在封闭情况下温柔地振动，包括有规律的翻转进行此阶段的消化。消化罐内的温度不应超过 39℃。一旦在显微镜下有显著数量的游离胰岛细胞团可见时，要防止这些游离的胰岛长期暴露于胶原酶和胰蛋白酶中，否则其将继续消化并变成碎片。此时判断为第一阶段消化的终点。

这是人胰岛分离的关键步骤。因为胰岛及其周围的外分泌组织有不同的密

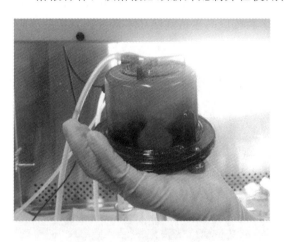

图 4-8　灌注胶原酶后的胰腺放至 Ricordi 消化罐中进行胰腺消化阶段

度，随后的胰岛纯化步骤依赖于在胰腺消化过程中胰岛和外分泌组织的分开程度。因此，这一步的总体目标是确保胰岛与周围的外分泌组织分开，但它们仍要是"完整"的，而不要成碎片。

因为用于消化的胶原酶的活性有时会有所改变，同时每个胰腺的胶原蛋白含量也极易变化，所以理论上消化过程所需的时间也会显著不同。缺乏一个简单的方法来确定这个消化终点，也无法使用某个固定的时间。消化过程的目标是从周围腺泡中分离出完整的胰岛，一个简单合理的方法就是引入多次活检技术来识别大部分胰岛与外分泌组织脱离时的那个点。随着二硫腙染色方法的引入，人们能够快速、直接地识别组织中的胰岛。同时通过消化罐/过滤网装置，也有助于分离消化和未消化的组织。

3. 第二阶段消化

一旦确定正确的第一阶段消化终点，胶原酶的作用必须终止。消化的第二阶段包括打开循环管路开始收集消化的组织，以及稀释消化的组织，使胶原酶活性降低。收集消化的组织后进行洗涤，并离心沉淀，冷却和去除酶。初始稀释阶段应从消化室收集到包含40%新生小牛血清（NBCS）的大离心管。消化物清洗和保存在含10%新生小牛血清的UW溶液中。然后，通常在进行胰岛纯化前将组织在UW溶液中放置一段时间。

**（四）胰腺消化后组织的洗涤**

以前有较多实验室在这个过程中使用冷的Hank's溶液进行组织收集，被消化组织在400g 4℃温度下离心4min，沉淀收集到一两个锥形管中后再次悬浮在10%小牛血清（BCS）和1%抗菌-抗真菌剂（Ab/AM）Hank's溶液中并在冰上存储。重复该步骤直至采集的所有液体全部离心。然而，一旦组织冷却到约4℃，本质上类似于将器官在移植前冷藏，但冷藏的器官灌注生理平衡液为基础的溶液时功能不佳，因此人们顺理成章地提出使用UW溶液来进行胰岛分离的冷洗涤和保存，这能够更好地保护胰岛。

在采用密度梯度分离纯化胰岛之前，必须防止胰腺组织的水肿和外分泌组织发生任何改变，例如外分泌腺脱颗粒等。实际上，非胰岛成分密度的降低会导致非内分泌组织向胰岛相同密度界面移动而导致内分泌组织纯化失败。

所有组织全部采集并离心完毕后，应混合组织并计数组织的体积（大小随胰腺重量有所变化），用纯化前洗涤溶液稀释组织至一定的体积，选取多个100μL的样本，进行二硫腙染色并评估纯化前胰岛数量和当量。随后将进入纯化程序。

**（五）消化过程举例**

目前多采用改良的Ricordi自动胰岛分离方法来分离人胰岛。该方法的主要设备是消化罐，其在持续消化过程中保存胰腺。消化罐由罐体和一个圆锥形部件构成，并含有8~9个实心陶瓷钢珠（直径1.5cm），一个可移动不锈钢筛网将上述两部分隔开。下部有1~2个进液口和一个温度感应探头入口，消化罐顶端有一个出口。这样，消化的胰腺组织被持续移除，而保留的胰腺组织供后期再进行机械和酶作用消化。

人和其他大型哺乳动物胰腺如果重量不超过120g，那么最好放至在500mL的消化罐，蠕动泵通过水浴加热管路将液体泵入消化罐，而胰腺在消化罐内逐步消化，持续释放胰岛组织，并及时被收集保存避免被进一步消化。

表4-3为人胰腺消化过程方法的举例（虽然每个实验室往往会有自己的胰岛分离方法）。

表 4-3　人胰腺中胰岛分离流程

| |
| --- |
| ① 去除胰周脂肪、淋巴结、血管等组织 |
| ② 将胰腺分为两部分,用注射器针头进行胰管插管,并结扎十二指肠出口 |
| ③ 用 350~450mL 胶原酶溶液扩张胰腺 |
| ④ 组装消化罐,将扩张的胰腺和实心钢球装入消化罐 |
| ⑤ 放置不锈钢筛网(人胰岛分离用 400~500$\mu$m 孔径筛网) |
| ⑥ 开启循环管路(流速为 230mL/min,5min),用 Hank's 溶液补充内循环液,轻轻晃动消化罐保持罐内各处温度均匀一致 |
| ⑦ 5min 后消化罐内部温度上升到达 37~38℃,蠕动泵循环流速改为 130mL/min |
| ⑧ 手工或机器振摇消化罐 |
| ⑨ 每 2~3min 取一次样本进行 DTZ 染色,对消化过程进行监测 |
| ⑩ 当达到适宜的消化程度后,转入稀释阶段:胰腺消化组织液循环流速改为 230mL/min;分散的胰腺组织第一、二瓶收集至预装有 600mL 含约 8% 人血白蛋白的冷的 RPMI 1640 溶液的 1L 无菌瓶中;第三、四瓶收集至预装有 600mL 含约 4% 人血白蛋白的冷的 RPMI 1640 溶液的 1L 无菌瓶中;后面的组织收集至预装有 600mL 含约 2% 人血白蛋白的冷的 RPMI 1640 溶液的 1L 无菌瓶中 |
| ⑪ 边收集边用冷的 RPMI 1640 稀释消化罐内组织和填充消化管路,继续手工或机器振摇消化罐,消化剩余的胰腺组织 |
| ⑫ 稀释过程持续约 15~45min,等监测到样本中不再出现胰岛组织时停止收集 |
| ⑬ 收集的消化组织可以直接装入 250~500mL 锥形离心管中离心(4min 在 4℃ 温度下为 400g),去除胶原酶。消化产物收集到 1~2 个瓶子中,然后再次悬浮在 5% 人血清白蛋白的 Hank's 溶液中。再次离心清洗后,可以在 COBE 2991 血细胞处理器上进行纯化 |

在一开始的循环阶段中（流速为 230mL/min），将溶液流经一个浸泡在 42℃ 水浴中的不锈钢线圈，消化罐的温度可以以每分钟 2℃ 的速度上升直至温度达到 37~38℃。温度达到 37℃ 后，将部分线圈从水浴中撤出，这样可以防止消化罐内容物过热。避免使用电加热，以防遗留在加热电路旁路中的溶液变得过热，并导致加热电路恢复流动时过热的溶液流入消化罐。轻轻摇晃使内容物充分混合，消化罐慢速升温有助于表层温度和腺体内部温度在消化过程中保持平衡并避免出现酶活性不均匀的情况。

在第 7 分钟时取第一个样品，之后每 2 分钟对消化过程进行监测。尽管丰富的经验足以使我们通过光镜将胰岛与大块外分泌细胞、神经节、淋巴结或所谓的"膜球"区分开，但是我们仍建议所有样本采用 Alejandro 发明的二硫腙染色技术，滴入几滴二硫腙溶液在培养皿中的样本中，区分胰岛和非胰岛组织。还可以往二硫腙中加入台盼蓝，使用该方法可以尽早检测出胰岛和非胰岛组织的膜损伤。

判断开始稀释时间的主要因素包括：①样本中的组织数量；②游离胰岛的比例；③胰岛的外观和/或溶液的 pH 值。一般情况下，在大多数胰岛从周围外分泌组织中游离出来时，以及在样本中含有大量组织的情况时进行稀释比较合理（1mL 溶液一般都含有 50~100 个胰岛以及 1000~2000 个外分泌组织，如图 4-9 所示）。无论何时，只要出现过度消化的迹象

（胰岛破碎、多个胰管和/或神经节、pH 降低），即便多数胰岛仍被包被，仍可以开始稀释过程。开始稀释阶段后，消化罐仍然与振动器相连，振动器振幅为 10cm，频率则在振动 100～320osc/min。更准确的振动速率根据物种、胰腺年龄以及所采用胰腺的年龄而定。猪胰腺和年轻的供体胰腺摇晃比成年人和年老供体腺体相比要更轻柔一些。

样本中出现大量组织，人胰岛用二硫腙着色（猩红色），并能与周围非内分泌组织很好地分离。

持续消化 30～60min 后胰岛与外分泌腺组织分离。通过轻轻手动摇晃或采用受控机械抖动器，使消化罐中的内容物充分

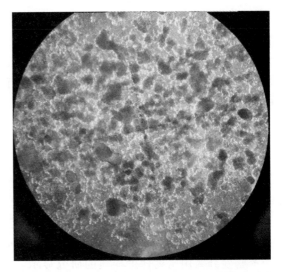

图 4-9 取样自第一阶段消化终止时的胰腺组织样本

混合。机械抖动器可以保证消化过程中振动幅度和速率的标准化（频率在 0～320osc/min，幅度固定在 10cm）。

## 三、胰腺组织的纯化

胰岛的纯化工作是从怀疑是否有必要或是真正需要得到高纯度的胰岛开始。有几项研究阐明了外分泌腺污染对胰岛移植的影响。Gray 等的研究发现，外分泌腺的污染影响了大鼠同种胰岛肾被膜下移植效果；Downing 等的研究发现，同系大鼠门静脉胰岛移植中外分泌腺的污染与移植后期的失败有关。在高纯度与低纯度胰岛的免疫原性方面，Gotoh 等报道了小鼠肾被膜下胰岛同种异体移植后存活率降低是因为淋巴结和腺泡细胞的污染。在人胰岛体外研究过程中也发现这样的情况：未纯化的胰岛会比纯化的胰岛在混合淋巴细胞的共培养体系中激起更大的反应，这可能是因为胶原酶消化的人体外分泌组织表达 II 类 MHC（主要组织相容性复合体）的缘故。关于未纯化胰岛的安全问题，据报道，用分散的胰腺组织进行移植会引起严重的门静脉高压（如早期有三例自体胰岛门静脉内移植患者的死亡案例，未纯化的同种异体胰岛肾被膜下移植后出现并发症也有报道）。尽管随着操作技术的改进，如良好的组织分散和患者的全身肝素化，使后来的 26 名患者进行门静脉自体移植分散的胰腺组织并没有发生并发症（包括 2 例肾被膜下移植）。

因此，分散的胰腺组织进行门静脉移植可能是致命的，纯化可以提高胰岛移植的成功率并能减少移植物的免疫原性。然而纯化胰岛还有另外几个原因：首先，有效的免疫调节作用可能需要高纯度的胰岛；其次，胰岛的产量和纯度是紧密相连的，任何技术，真正提高胰岛纯度也应提高产量；最后，应考虑到胰岛移植最终移植物必须至少 30％是胰岛（而不是外分泌组织）。但分离大量高纯度活的人胰岛难度很大，胰岛纯化的结果往往不稳定，有时候会失败，有时又有较大的收获，需要前面各个过程的紧密配合和精心操作。

胰岛分离纯化的目的是从胰腺消化后的组织中提取完整的胰岛，该步骤的主要原理是胰岛比外分泌/导管组织有一个更低的密度。如果这些类型细胞在胰腺消化过程中已被有效分离，则可以通过很多手段将胰岛纯化出来。在人胰岛的大规模纯化中最重要的进展是使用

COBE 2991 细胞分离机。该离心机最初是专门用于分离血液中不同的细胞成分，但基于胰腺消化后不同组织的密度差，该机器也适用于分离人胰岛。

密度梯度可以是不连续的，组织在密度相近的密度界面重叠；也可以进行连续密度梯度分离，这样细胞可以根据梯度液的精确密度进行有效的分离。现在大多数中心使用连续的密度梯度进行人胰岛的纯化。

### （一）密度梯度液

#### 1.密度梯度液的种类

大量的密度梯度溶液已有介绍，其中一些已用于胰岛纯化，包括蔗糖、聚蔗糖（Ficoll）、透析聚蔗糖（dialysed Ficoll）、聚蔗糖泛影葡胺（Ficoll hypaque）、甲泛葡胺（metrizamide）、胶体硅（percoll）、聚蔗糖康瑞（Ficoll Conray）、葡聚糖（dextran）牛血清白蛋白溶液、聚蔗糖泛影酸钠（Ficoll Diatrizoic）和碘海醇（nycodenz）等，另外也有对50个等密度分离用密度梯度介质的研究显示，不改变胰岛密度和外分泌组织密度重叠的现象。常用于人胰岛分离纯化的两个密度梯度介质为 Euro-Ficoll 和高渗透压牛血清白蛋白（500mOsm/kg $H_2O$）。Ficoll 和牛血清白蛋白对于细胞分离的利弊已在一些文献上有过论述。Ficoll 的优势在于其溶液澄清透明，可高压灭菌且是非动物来源。它的缺点是加剧细胞的聚集和高浓度时通过结合水会显著增加渗透性能。牛血清白蛋白的优点是对细胞有一定的保护作用和降低细胞聚集，缺点是来源于动物和易被污染。必须要强调的是使用 BSA（牛血清白蛋白）要实现一致的结果就必须有提供确切渗透压的固定供应商，否则随供应产物的批次不同会出现渗透压浓度的变化。胰岛分离纯化的发展也已经显示溶解密度梯度成分的溶液组成比密度梯度成分更重要，这个事实在其他细胞的分离中也已经发现多年。

胰岛分离的密度梯度液也在不断改进。如通过在 UW 溶液中增加额外的羟乙基淀粉溶液或胶体硅（percoll）来配制密度梯度液；由 Ficoll 密度梯度液（1.100g/mL）和 UW 溶液两种溶液组成新的密度梯度液，虽然这种修改减少了密度梯度的范围，但它允许加载更多的消化组织（原来的两倍多），并可在一轮纯化中进行有效分离。这加快了全部的胰腺处理时间（原来的连续密度梯度技术往往需要 2 轮纯化）。然而，这种调整可能并不适合所有的胰岛分离中心，因为 UW 溶液的最佳使用温度为 4℃，所以为了保证胰岛活性，COBE 2991 必须改装并在这个温度下运行，被安置在一个冷的房间。

#### 2.密度梯度液的制备

高渗透压牛血清白蛋白（500mOsm/kg $H_2O$）密度梯度液的制备：购买限定渗透压的牛血清白蛋白。人胰岛纯化我们采用 500mOsm/kg $H_2O$ 渗透压的 BSA（advanced protein products，dudley，英国）。用于调整密度的溶液渗透压也应该是 500mOsm/kg $H_2O$。我们用最低必需培养基（MEM）通过添加 3mol/L 的氯化钠将渗透压从 300mOsm/kg $H_2O$ 调整到 500mOsm/kg $H_2O$。

Euro-Ficoll 1.5L 的制备：利用 Ficoll 400-DL 和 Euro-Collins 溶液，包括所有的添加剂。530g 聚蔗糖加到 1.5L Euro-Collins 中，然后用磁力搅拌器搅拌混合 4～6h（22℃）。当聚蔗糖溶解时加入 8.9g HEPES（4-羟乙基哌嗪乙磺酸）粉末（sigma）然后搅拌 1h。此时 pH 值通常约 7.2，使用 20mol/L 氢氧化钠将 pH 值调整为 7.4。Euro-Ficoll 经过滤后（0.22$\mu$m）后每 600mL 放至 1000mL 瓶中。瓶盖松开半圈，121℃下高压蒸汽灭菌 12.5min，之后缓慢排气 27min。瓶子立即从高压灭菌器中移除，储备液（密度 1.121g/mL，

第四章 胰岛的分离与质量评价

渗透压 562mOsm/kg $H_2O$），4℃下可保存不超过 1 个月。通过使用 Euro-Collins（加添加剂）稀释，在使用前准备 Euro-Ficoll 的工作密度梯度液，最后加入 2%NBCS。Euro-Ficoll 用于人类胰岛分离纯化的密度是 1.108g/mL、1.096g/mL、1.037g/mL，以 Euro-Collins 液为溶剂，最纯净的胰岛沉淀在 1.096/1.037 界面，但也有可能在 1.108/1.096 胰岛层界面有不太纯的胰岛。

BSA 和 Ficoll 储备液的冰点渗透压是不准的，渗透压的测量必须用蒸气压渗透压计进行，密度测量最好使用数码密度计进行。

**3. 密度梯度液的测试**

在人胰岛分离纯化的结果中发现，有时候 Euro-Ficoll 的结果比 BSA 要好，但在其他情况中 BSA 可能更好（未发表数据）。因此，在每次人胰岛的分离前最好都做一个小型的 BSA 密度梯度测试和 Ficoll 密度梯度测试，并采用给出最好结果的密度梯度液。建立在 COBE 2991 细胞处理器上使用不同的或专门设计的密度梯度介质进行大规模连续密度梯度离心方法是目前进行快速、有效和可重复的人胰岛纯化的方法，但最好要对每个胰腺组织并行测试密度梯度，可有助于进一步提高胰岛的回收率。

利用线性连续梯度液进行 BSA 密度梯度液测试，这使得组织的密度可以精确定位。因为 BSA 对渗透压的贡献很少，有可能在不存在渗透梯度的情况下构造一个线性连续密度梯度，这些发现与 BSA 构建不连续密度梯度有相关性（在那里它也不是一个提供渗透压的物质）。但是高浓度的聚蔗糖会结合水，从而增加渗透压，这意味着它可以构建一个会影响渗透压的线性密度梯度组织分离物质。运行测试 Euro-Ficoll 密度梯度的途径是利用不同分离密度"跑"多个不连续的测试，但这不切实际，所以我们跑一个通用的密度梯度（4℃，800g，5min），使用密度高于 BSA 连续测试密度梯度，比较各层的组织纯度，并计算胰岛回收率。

连续 BSA 梯度的制备需使用连续的密度梯度混合器。一小部分消化的胰腺（约 100$\mu$L）悬浮在一个含 1mL BSA（500mOsm/kg $H_2O$）的小锥形管中，然后用一个密度梯度液（密度 1.106g/mL BSA）和 1.073g/mL BSA 覆盖，这将产生一个密度范围从 1.082g/mL 至 1.104g/mL 的连续梯度，1mL 内含十一个增量，每个增加 0.002g/mL。800g（4℃，5min）离心后，通过去除 1mL 的等分试样分析梯度，彻底清洗（BSA 和 Euro-Ficoll 会延缓二硫腙染色），然后二硫腙法染色。即可确定胰岛和外分泌组织的密度分布，考虑到纯度和得率，结果 Euro-Ficoll 密度梯度和最好的梯度介质相比，选介质在 COBE 2991 细胞分离机中进行大规模胰岛分离。如果梯度看起来不满意，则可将消化后组织继续保存在 UW 溶液 1h，并重新运行梯度测试。

**（二）胰岛纯化方法**

**1. 用筛网纯化**

消化胰腺往往会导致外分泌组织破碎，不仅仅是碎成腺泡细胞团，还可能进一步碎成只有几个细胞或甚至是单个腺泡细胞组成的细胞团丛，而胰岛作为相对较大的组织往往能够完整地保留。在这种情况下，简单的纯化方法是选择合适大小孔径的筛网，人胰腺组织一般大于 100$\mu$m，可洗涤过滤后的组织和通过冲洗筛网回收残留的胰腺组织来获得胰岛。不幸的是外分泌组织也有分解为大小不同的细胞团的倾向，特别是对于年轻的人胰腺，并很可能需要延长消化时间确保外分泌组织分散，这会导致胰岛变脆弱和胰岛组

111

织损失。因此这个胰岛纯化技术可以分离得到约 40％ 的纯化后的胰岛组织，收率不高，目前已经不常用。

**2. 密度梯度纯化**

使用密度梯度纯化胰岛最初是由 Lacy 用于鼠胰岛的分离技术，这种方法在过去 40 多年间一直被用来进行许多物种包括人的胰腺中胰岛的分离，成功率较高。大多数团队使用这个方法在预先准备的多层密度梯度液上进行等密度分离。用于形成密度梯度的溶液有很大差异。被描述的各种成功的密度梯度液，包括聚蔗糖、葡聚糖和牛血清白蛋白。密度梯度液的最基本要求是要使胰岛完好无损、有活性和与外分泌组织尽量分离，因此任何成功的胰岛密度梯度分离最关键的是使胰腺组织的有效消化。

（1）采用离心管进行的"非连续"密度梯度纯化

离心管尺寸的选择由需要纯化的消化组织的容量决定。对于啮齿动物类胰岛来说，最好采用 15mL 圆底硅化玻璃离心管。而大动物胰岛纯化则一般根据所需处理的最终体积采用 50mL 和 250mL 圆底离心管。如果得到的胰腺体积小于 16mL 需进行纯化，那最好采用 50mL 的离心管。但是对于较大容量的组织来讲，250mL 的离心管使用起来会更加方便一些。一般情况下，用于梯度纯化的 15mL、50mL 和 250mL 的离心管可以处理的最大组织数量分别为 0.5mL、1mL 和 3mL；对于容积为 15mL、50mL 和 250mL 的离心管，装入最底层的梯度容积分别为 4mL、15mL 和 80mL。胰岛组织密度较低，将上清液从离心管完全移除后装入高密度溶液，置于底层第一梯度并分散均匀对于容积为 15mL、50mL 和 250mL 的离心管，剩余的密度梯度容量可分别为 3mL、10mL 和 50mL。

均匀混悬胰岛组织非常重要，因为消化组织在梯度内分散不均匀可能导致纯化后胰岛的损失以及/或最终产品中胰岛纯度的降低。为了促进内分泌组织和非内分泌组织在梯度内的均匀分布，处理啮齿类胰岛组织时可以采用涡旋振荡。在大型动物胰岛纯化过程中最好不要采用涡旋振荡以避免胰岛组织破碎。这一问题对于猪胰岛分离尤为显著，这是因为年幼的猪（3～12 个月）胰岛非常容易碎裂。在这些情况下，应通过缓慢手动摇晃的方式轻轻地使组织再次悬浮或用 10mL 的宽吸管移液器小心吹打。

妥善加载密度梯度液后，胰岛组织进行离心纯化（15mL 和 50mL 的离心管采用 4℃，800g 离心 10min，或 250mL 的离心管离心 13min）。采用无菌移液管（15mL 和 50mL 离心管）或 10～25mL 移液管（250mL 离心管）从第一和第二密度梯度界面获取胰岛。最好各层单独吸取，因为各层可能含有不同纯度的胰岛。和第二层界面相比（1.096～1.108g/mL 的界面），第一层界面（1.037～1.096g/mL 界面）的胰岛纯度一般较高（70％～95％），第二层可能含有包被的胰岛组织（胰岛被一层薄薄的外分泌细胞包裹），第二层的纯度通常在 40％～60％ 之间。有时从第一层几乎可以获取全部的胰岛，因此即便完全丢弃第二层也不会造成太大损失。然后用 10％ FCS Hank's 溶液清洗最终胰岛产品三次，第一次在 800g 离心 3min（首次洗涤时仍有大量的 Ficoll 存在），然后 400g 离心 3min（第二次和第三次清洗）。如果最终产品在移植前需要培养，那么最后一次可采用培养介质来清洗，例如 CMRL 1066 等。

（2）采用 COBE 2991 进行的"非连续"密度梯度纯化

胰岛组织非连续密度梯度纯化也可采用 COBE 2991 细胞分离机进行。操作人员应参考由 COBE 2991 细胞分离机厂家提供的说明书了解有关安全使用该设备的详细说明。标准的血液处理装置采用硅胶泵段连接到绿色线。

密度梯度液 BSA 和 Euro-Ficoll 的用法如表 4-4 所示。

表 4-4　密度梯度液 BSA 和 Euro-Ficoll 用法表

| 项目 | Euro-Ficoll | BSA | 项目 | Euro-Ficoll | BSA |
|---|---|---|---|---|---|
| 组织层 | 300mL(1.108g/mL) | 200mL(可变) | 覆盖层 | 100mL(1.037g/mL) | 50mL(1.069g/mL) |
| 分离密度 | 100mL(1.096g/mL) | 150mL(可变) | 介质 | 75mL(Euro-Collins) | 150mL(MEM) |

摘自：Kaufman DB,Morel P,Field MJ,Munn SR,Sutherland DE. Purified canine islet autografts. Functional outcome as influenced by islet number and implantation site. Transplantation,1990,50(3):385-391。

用于分离和聚集胰岛密度的 BSA 是在连续密度梯度测试液的结果基础上选择的。密度的选择将大部分的外分泌组织沉淀，而且必须至少比分离密度高 0.006g/mL。可悬浮在组织层在梯度液中的最大量是 20mL。该覆盖层的作用是将低密度的导管和单细胞组织从胰岛层分离。Euro-Ficoll 和 BSA 在 4℃的机器上运行。

悬浮的组织液和梯度介质放置在灭菌瓶中，封闭细胞分离袋的其他分支，将分离用密度梯度液通过绿色管装填到分离袋中，注意排除空气。充分悬浮 20mL 消化的组织到密度梯度液里，组织在重力的作用下加载到（非旋转）处理袋黄线以下。然后离心机在 1200r/min 旋转，通过移动夹子到红色线排放处理袋里的空气，当消化组织的"上清液"达到绿管时，夹闭红色的线夹管，同时按下"停止/复位"按钮，然后将离心机再次慢慢加速到 1200r/min，打开绿色管路，密度梯度液以 40mL/min 的速度用蠕动泵导入。此后，介质层和覆盖层以同样的速度导入。任何进入袋中的空气都要通过小心慢慢打开紫色管上的夹子慢慢释放压力的方法排除到废液袋中。离心机的速度慢慢提高到 2200r/min，再仔细把空气排出。不能有任何的空气在旋转密封或其他地方，否则 BSA/Euro-Ficoll 流经干燥的密封圈有风险，可能导致袋内压力上升，密封泄漏或机器关闭。

在 2200r/min 离心 5min 后，收集界面的组织，最简单的方法是收集一定体积的组织量，用蠕动泵通过蓝管或绿管泵出界面上的组织。这些体积如表 4-5 所示。

表 4-5　界面组织泵出体积

| 泵出物 | Euro-Ficoll | BSA | 泵出物 | Euro-Ficoll | BSA |
|---|---|---|---|---|---|
| 废料 | 125mL | 160mL | 可能有胰岛 | 100mL | — |
| 胰岛 | 100mL | 115mL | | | |

为了泵出界面上的组织，要慢慢地移出蓝管或绿管上的夹子，按"Super out"钮（导出上清）和转动"Rate"（上清导出速度）旋钮直到获得一个良好的流速。按下"Hold"（暂停）按钮中断采集，重新收集按"Continue"（继续）按钮。当组织收集工作已经完成，清洗收集的组织和检测，如果合适的话，放置到相应的组织培养瓶中培养。

（3）"连续"密度梯度纯化

大多数中心使用与 Edmonton 方案中"连续"密度梯度技术一样的设置进行人胰岛分离。消化后的胰腺组织先用 UW 溶液浸泡约 1h 来提升外分泌和内分泌细胞的密度差（可能逆转了细胞的肿胀和水肿），连续的高渗密度梯度液是通过混合高密度 Ficoll（1.100g/mL）和较低密度（1.077g/mL）的溶液，并不断注入旋转的 COBE 2991 细胞分离机中形成的（该机器允许在操作中将溶液泵进和泵出），随后胰腺消化后的组织装载到密度梯度液上，胰岛和胰腺外分泌细胞按不同密度进行分布（胰岛密度较低）。密度梯度液随后分成 10~12 份进行收集，纯化后的胰岛在不同的密度梯度成分中汇集，产量和纯度也得到了优化。

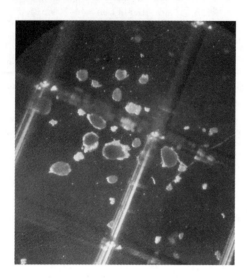

图 4-10　在 COBE 细胞分离器用连续密度梯度液离心后得到的高纯度（>90%）人胰岛组织

由于构成密度梯度的溶液特性可能会损害新陈代谢活跃的胰岛，因此整个纯化程序中组织和密度梯度液都务必保持低温（4～15℃）。比如使用了聚蔗糖密度梯度液，那么最好不要在室温下开展纯化程序。图 4-10 为采用连续密度梯度离心获得的高纯度的人胰岛组织。

用 COBE 2991 进行的"连续"密度梯度纯化举例如下（顶部加载组织法）。

① 先安装好细胞分离袋，用止血钳夹闭各条分支管路，仅留绿色管路与密度混合器相连；

② 往左边的密度混合器筒中加入 120mL 高密度梯度液（1.100g/mL），以 60mL/min（或 60r/min）的速度将其导入细胞分离袋，当溶液输送至细胞分离袋时，开启 Start spin 按钮，机器开始以 2000r/min 速度旋转；

③ 等全部的溶液进入到袋中时，按 Super out 按钮，以 2000r/min 的速度排出袋中的气泡，将管路中的溶液重新上升，打开蠕动泵压头，让气泡从混合筒口排出，管路中充满高密度液体，关闭蠕动泵压头，按 Stop reset 按钮，让机器停止转动，液压泵自动下降到位；

④ 往密度梯度混合筒左边加入 125mL 高密度梯度液（1.100g/mL），右边加入 125mL 低密度梯度液（1.060g/mL），再次开启 Start spin 按钮，转速 2000r/min，开启磁力搅拌和密度梯度混合器中间的阀门，确保密度梯度液充分混合均匀，开启蠕动泵，速度 20mL/min（或者 20r/min）；

⑤ 等密度梯度混合液全部进入 COBE 2991，还有最后的液体留在管路中与混合筒相连时，关闭蠕动泵，往左边混合筒中加入约 120mL 的组织混悬液；

⑥ 略微反转蠕动泵排出管路中的气泡，然后顺转导入组织液，继续转动蠕动泵，组织液进 45s，停止 30s，直至组织液都进到管路和细胞分离袋中，再加入 30mL 溶液洗涤组织瓶，倒到左边的纯化前混合筒，继续导入 45s，停 30s，将全部的组织液都导进到细胞分离袋中；

⑦ 用止血钳夹闭绿色管路，小心开启细胞收集袋中的管路，排出细胞分离袋中的气体，并将液面上升到旋转连接口上方 1in 的位置（陶瓷旋转接口处需要有液体，不然旋转口会磨损而溶液泄漏）；

⑧ 然后开始计时，旋转时间为 3min；

⑨ 3min 时间到后，小心打开绿色止血钳，开启 Super out 按钮，以 100r/min 的速度将袋中的液体导出细胞分离袋；

⑩ 第一次收集的是 150mL 的上清液组织（Wast），然后按 Hold 暂停，接下去每次收集 25mL 组织至已含有 225mL 收集液（CMRL 1066）的锥形瓶中，共收集 12 瓶，最后收集一瓶袋中的组织（Bag），然后按 Stop reset 按钮，停止转动袋子，将管路和袋子取出并丢弃，

取收集的 12 瓶组织、Wast、Bag 组织 0.5mL，用 2mL DTZ 染色进行纯度检查，合并纯度相近的组织，进行培养、质量检测或移植操作。

## 四、胰岛组织的培养

人胰岛从供体的胰腺分离之后，可立即移植（与原 Edmonton 方案一致），但现在大多数中心在胰岛移植前都会对胰岛在一定条件下培养一段时间。胰岛的培养有几个优点：①短期的组织培养可能会减少胰岛的免疫原性。Kuttler 等发现长期培养可减少胰岛中的 CD45[+] 白细胞。内皮细胞被认为在移植排斥反应中发挥重要的作用，在培养的胰岛中也会减少。②如果在培养液的成分中添加能保持胰岛同时抑制外分泌腺存活的成分，则胰岛的培养也有利于胰岛的进一步纯化。③目前胰岛移植还仅限于少数几个中心，将胰岛保持一定的时间的活性也可使远距离的患者前往该中心进行移植手术。胰岛移植技术要求一个以上的人供体来保证受体获得 >10000IEQ/kg 受体体重的胰岛量才能脱离胰岛依赖，因此最好通过培养或低温储藏技术建立胰岛库。培养有利于各中心之间胰岛的转运，可为在相对较少的几家 cGMP 机构内进行胰岛资源分享和进行复杂移植过程提供机会，这样可降低成本改善移植效果。这种方法在欧洲进行过尝试，新鲜的胰岛在日内瓦进行分离，然后运送到法国和瑞士的手术地点，并获得了良好的结果。有 11 例接受胰岛移植术的得克萨斯州休士顿的患者，使用的胰岛是在佛罗里达州迈阿密大学分离培养的。所有患者 C-肽阳性，其中 7 例（64%）获得胰岛素脱离。④培养还可以保证胰岛在移植前开展质量检测。然而，胰岛的培养在过去一直存在问题，胰岛的活性和功能不一致，在长期培养后胰岛往往会失去它们对高血糖应答的能力。在人体胰岛移植过程中，移植前培养 24～48h 的单供体胰岛产品中 6 名患者有 4 名获得胰岛素脱离。

移植前胰岛的培养基有以下基本要求：它所含的成分必须对患者是低风险的。例如，虽然加入胎牛血清（FCS）对培养胰岛是极为有利的，但由于异种蛋白存在移植相关的风险，FCS 不再被用于供移植的人胰岛的培养。

Holmes 等对大鼠、猪和人胰岛的培养基进行了研究，包括 RPMI 1640（11mmol/L 葡萄糖）、RPMI 1640（2.2mmol/L 葡萄糖）、Dulbecco 改良的 Eagle's 培养基、培养基 199、CMRL 1066、Iscove 改进的 Eagle's 培养基、Waymouth 培养基、Serotec 公司的无血清培养基和 Ham 的 F-12 培养基。经测试，人胰岛培养于 CMRL 1066（CMRL 1066 最初是专用于成纤维细胞和肾上皮细胞的培养基）具有比其他培养基明显更高的胰岛素刺激指数。Fraga 等使用 CMRL 1066 比较了无血清时和有血清时的培养基，能维持胰岛活性 2 个月，并具有 65% 的回收率。

确定葡萄糖的最佳浓度对胰岛的培养极其重要，因为过高和过低浓度的葡萄糖都会对胰岛产生有害影响。啮齿类动物的胰岛研究表明大约 10mmol/L 或 11mmol/L 的葡萄糖为最佳浓度，而人胰岛培养已确定最有利的葡萄糖浓度大约为 5.5mmol/L。

改进培养的方法及在胰岛培养中添加一些成分，为我们进一步增强胰岛质量从而增加单供体移植手术的成功率提供了一些独特的机会。一些团队研究了几种不同的维生素对胰岛培养的好处。最显著的是烟酰胺，一种维生素 B 的衍生物，其无毒，且具有强大的改善胰岛活性和功能的能力，已被证明可以防止胰岛坏死。维生素 C（抗坏血酸）可瞬时抑制胰岛 β 细胞去极化，因此可在胰岛进行葡萄糖刺激胰岛素释放的反应中起调节作用，其也被认为是干扰脂溶性维生素 E（α-生育酚）的一种分子，能再生被氧化了的维生素 E，恢复其抗氧化能力。当胰岛培养在含有维生素 E 的培养基中时，它可以提高胰岛对 NO 的抵抗力。α-生育酚限制铁和抗坏血酸诱导的脂质过氧化反应的循环传播。维生素 $D_3$ 的抗氧化效果有助于保护新生猪胰岛。胰岛像大部分真核细胞一样，需要一个复杂的生存环境，还有许多其他的物质可能对胰岛培养同样重要。胰岛培养时可能存在胰岛消化阶段残留的蛋白酶；这些酶会减少胰岛的胶原基质，造成胰岛破碎和死亡，加入蛋白酶抑制剂可能会抵消这种可能产生的不利影响。

虽然胰岛培养中补充一些成分是有益的，但其使用也有局限性。补充物质对生理状态的模仿不是完美的；当胰岛被培养 72h，移植后它们可在患者体内存活超过 18 年。所以利用前期研究来改善临床用胰岛培养条件很重要，但或许只有创新培养技术才足以实现临床胰岛培养的全部潜力。

# 第三节　胰岛的质量评价

一旦人的胰岛被成功分离，它们将进行定性和定量的质量评估。对于大型动物和人来讲，获取的胰岛数量太大因而无法直接计数，有必要开发一种精确技术对不同实验室获取的胰岛进行评估。针对上述问题，在 1989 年召开的第二届胰腺和胰岛移植大会（minneapolis）上，专家们专门组织召开了一个研讨会，对包括人在内的大型哺乳动物胰腺胰岛分离的质量评估标准达成了共识。

质量控制是任何胰岛分离和纯化实验室的关键组成部分，其可以确保用于临床移植的胰岛质量和活性，并可对不同研究人员试验获得的不同结果进行比较，建立受体接受胰岛移植的标准。活性差并有微生物污染风险的胰岛不应被移植入受体体内。这就要求在移植前必须对胰岛进行检测。质量评价需要一些时间，但如果人胰腺质量和纯化工艺不佳，则分离的胰岛也会在培养阶段破碎，因此许多胰岛研究人员往往选择忽略质量控制测试来保证将最多数量的胰岛植入受体体内。随着临床胰岛移植中心数量越来越多，这一方法也越来越不被接受，因为受体应该获得通过质量检测后的高品质胰岛，这样才能保证患者的移植疗效。

为了确保胰岛产品能够顺利移植入患者体内，需要对几个质量控制指标进行评估，如胰岛产量（包括胰岛数量、当量和体积）、胰岛纯度、胰岛活性、胰岛体内外功能以及胰岛的无菌性等，进而探索胰岛的可移植性或哪些参数能够最好地预测移植后受体疗效的作用。

## 一、胰岛组织学

每次胰岛分离的一个重要工作便是获取所捐献胰腺的组织学标本以及最终胰岛产品。常规染色包括苏木精-伊红染色（HE 染色）和特定胰岛染色。醛复红染色要求 Bouins 固定剂及优质的 β 细胞染色（深紫色）和 α 细胞染色（粉色）。特定胰岛抗体的免疫染色也有良好的染色效果。在胰腺分离前，胰岛分离、分离之后及其培养后需要对胰岛组织学进行研究，这样才能对胰岛获取、加工、存储后的众多变量进行评估。

## 二、胰岛的形态学

对分离的胰岛进行合理的形态学评估工作包括 3 个方面：胰岛的确认、纯化的胰岛形态完整性评估和胰岛的纯度评估。

　　尽管二硫腙染色显示胰岛产品被视为一个相对特定的胰岛验证方法，但在一些情况下并不适用，比如牛胰岛不能被二硫腙染色，胰岛的准确识别应该通过后续的光学显微镜检查确认（表 4-6），用乙醛碱性品红染色或 β 细胞的免疫过氧化酶胰岛素标记染色。另外，电子显微镜评估可显示内分泌细胞内颗粒特征（表 4-7）。扫描显微镜的分析也可以提供有用信息（表 4-8）。另一种在 3～4h 内迅速、准确、简单的对胰岛的确认方法是通过低温双抗体间接免疫荧光法染色。在每一个新报道的胰岛分离和纯化的方法中，都必须要使用免疫组织化学染色或电镜检查来精确鉴定胰岛。

**表 4-6　在光学显微镜下分析胰岛产品形态学的方法、标准及常见特征**

| 石蜡切片(5～7μm)HE 染色 | |
| --- | --- |
| 胰岛形状 | 圆形、椭圆形、多边形、不规则 |
| 胰岛组织形态 | 完整的、碎片、分散的 |
| 胰岛的大小分布 | 有不同的直径类别 |
| 醛品红/Azan 染色识别 β 细胞(纯度评估) | 胰岛组织、非胰岛组织 |
| 非内分泌成分的存在 | 胰岛有无相连和有无血管成分 |
| 免疫组化染色(识别胰岛组织中不同的细胞) | α 细胞、β 细胞、D 细胞、PP 细胞 |
| 半薄切片(0.5～1μm)甲苯胺蓝染色 | |
| 胰岛形状 | 圆形、椭圆形、多边形、不规则 |
| 胰岛形状 | 圆形、椭圆形、多边形 |
| 胰岛的连接 | 细胞粘连在一起(聚集细胞)，随机分布在胰岛组织中 |
| 胰岛大小分布 | 胰岛有不同的直径 |
| 识别不同的细胞(评价胰岛纯度) | 内分泌、外分泌、管状细胞、树状细胞、胰岛组织及周围外分泌组织 |
| 非内分泌成分的存在 | 胰岛有无连接和有无血管成分 |

**表 4-7　电子显微镜下分析胰岛产品的方法、标准和常见的胰岛形态特征**

| 低放大倍数(6000～8000) | |
| --- | --- |
| 胰岛定位 | 顶点,基础,无极的,双相 |
| 胰岛边界 | 游离表面,接触表面 |
| 核状态 | 核固缩的,正常核;常染色质,异染色质,核仁 |
| 颗粒状态 | 圆形、卵圆形;致密,光亮的 |
| 其他细胞内含物的存在 | 溶酶体,核糖体,多核糖体,液泡 |
| 非内分泌成分的存在 | 胰岛有或无被膜,胰岛内的结缔组织,成纤维细胞;血管的神经纤维,血细胞 |
| 高放大倍数(10000～80000) | |
| 核状态 | 完整的破裂的内膜和外膜;<br>存在或不存在核孔;<br>常染色质,异染色质,核仁 |

| 膜的状态(细胞、细胞质、核)完整,破裂 | |
| --- | --- |
| 线粒体状态 | 肿,不肿,破裂或不破裂;<br>膜破裂,嵴有粘连或不粘连,有或无致密颗粒 |
| 细胞骨架的状态 | 不同微丝的不同的直径 |
| 内质网的状态 | 粒状,无颗粒;完好破裂;<br>罕见,丰富;肿胀,无肿胀;<br>空泡状或非空泡状 |
| 高尔基体的状态或不相连缺乏,罕见的丰富;肿胀,不肿胀,与 ER 相连 | |
| 颗粒的状态 | 密集,光亮;无定形蛋白结晶;有/无膜(晕) |
| 核的形状 | 圆形,矩形,菱形,六角 |
| 溶酶体的状态 | 存在或不存在 |
| 细胞联系 | 细胞桥粒的存在或缺乏,缝隙连接,紧密连接 |

**表 4-8　扫描电子显微镜分析胰岛产品的标准和常见的形态学特征**

| 胰岛的形状 | 圆的,卵形的,多边形的,不规则的 |
| --- | --- |
| 胰岛的形态 | 完整的胰岛,碎片的胰岛,分散的胰岛 |
| 胰岛的粒径分布 | 胰岛有不同的粒径分布 |
| 胰岛表面的组成 | 内分泌细胞,血管,纤维细胞,纤维(胶原,网状的) |
| 外分泌腺细胞 | — |
| 内分泌细胞的功能活性 | 细胞质的突出部分 |
| 细胞完整性 | 异常表面的有或无,细胞质突起(泡) |

在确定是胰岛后，评估被分离的胰岛形态的完整性很重要。作为微妙的和精细复杂的组织，很多有用的活性测试均不能排除胰岛严重受损伤的可能性。在形态完整的胰岛组织中，我们对胰腺获取、胰岛分离、胰岛纯化这些的作用影响知之甚少。

有研究发现了从啮齿动物和狗中分离的胰岛在结构和完整性上有差异，这表明应用于大型动物的胰岛分离过程也会破坏血管、神经和胰岛旁分泌成分间固有的关系，并影响胰岛内部重要的功能关系。Alejandro 等证明在啮齿动物胰岛分离后结构仍旧紧凑，边际依然平滑并保持紧密、坚固的上皮，但与此比较，分离的犬胰岛经常分散成碎片且内分泌细胞松散并相互附着。这一观察结果也出现在从猪胰腺中分离的胰岛中，那些分离的猪胰岛在立体显微镜下看起来表面完整，但在石蜡或半薄切片中的形态学特征已经不正常了。Ricordi 等指出，松散的胰岛组织可能是导致其在分离过程变成碎片的原因。年龄是公认的影响猪胰岛结构和脆性的因素，所以需要更轻柔的大规模分离胰岛的方法。因此，对新发表的猪胰岛分离和纯化的研究最好要包括形态特征的细节分析。应特别注意外伤性损伤信号，如胰岛的不规则形状或碎片、不连续的质膜、线粒体肿胀与内层膜破坏、内质网腔大量扩张形成的细胞质空泡、细胞质和核基质密度或细胞核固缩的减少。

此外，要确定每个单个的胰岛是否是随机分散和松散附着的，或它们是否仍有正常胰腺胰岛组织架构相应的细胞间组织关系。另一个重要的问题是胰岛内的结缔组织和血管组织是否是一直保留的，分离的胰岛是否都是游离的或由结缔组织和外分泌组织包绕的。在这种情况下，扫描电子显微镜以及共聚焦显微镜（用于分析分离胰岛三维结构的技术）可用来研究胰岛的表面变化（表 4-8）。

最常用于胰岛包埋的过程是沉淀，并且通常形成的沉淀不包含随机分布的细胞。胰岛或非胰岛组织的比率可能取决于取哪一部分的组织进行评估。利用电子显微镜常规评估纯度是比较困难的，但同领域的其他合作者可通过检查相关的石蜡或半薄切片染色的显微镜照片，用以独立地评估胰岛纯化的程度（胰岛和非胰岛组织的比率），这也是很重要的。

## 三、胰岛的数量

胰岛数量的测定对胰岛实验的正规化很重要，需要移植的胰岛数量对于比较所进行的移植研究更是极为重要。胰岛大小和形状不一，需采用带网格的目镜计算，忽略那些体积小于 $50\mu m$ 的胰岛碎片，由于球形体积与半径相关，因此需要立体想象半径为 $200\mu m$ 的胰岛实际比 $100\mu m$ 的胰岛的体积要大 8 倍而不是 2 倍。因此胰岛当量（Islet Equivalent quantity，IEQ）的概念应运而生。这一当量是以直径为 $150\mu m$ 的胰岛为代表的数量，胰岛当量计算参考 Lembert 等的方法（表 4-9）。

表 4-9 直径 50μm 以上各级胰岛的体积换算成 150μm 胰岛内细胞的相当数量

| 胰岛直径范围/μm | 相对体积/μL | 转换为 150μm 直径胰岛（IEQ 转换系数） |
| --- | --- | --- |
| 50～100 | 294525 | $n/6.00$ |
| 100～150 | 1145373 | $n/1.50$ |
| 150～200 | 2977968 | $n\times1.7$ |
| 200～250 | 6185010 | $n\times3.5$ |
| 250～300 | 11159198 | $n\times6.3$ |
| 300～350 | 18293231 | $n\times10.4$ |
| >350 | 27979808 | $n\times15.8$ |

摘自：Lembert N，Wesche J，Petersen P，Doser M，Becker HD，Ammon HP. Areal density measurement is a convenient method for the determination of porcine islet equivalents without counting and sizing individual islets. Cell Transplant，2003，12(1)：33-41.

这些系数可以将胰岛数量转换成胰岛当量（IEQ）。参考 IEQ，所需准备的总胰岛体积也可以估算。最常见的显微镜分析是基于每个胰岛大小、分布频率的计算，并转换成胰岛当量。这对比较研究本中心胰岛及不同研究中心间胰岛的质量都非常有用。然而，胰岛形态不规则，使得这一测定工作依赖于操作者，而且一旦原始的测试样品丢弃后这个分析就不能重复了。一种利用数字图像分析法（DIA）改进的胰岛体积测定方法也被开发出来，以去除操作者的误差，并使胰岛计数过程的自动化。结果表明，由 DIA 确定的体积与胰岛素含量及 DNA 含量比常规确定的体积关联更密切。使用 DIA 量化分离胰岛组织的体积可达到快速、一致和客观。在实验室，使用此方法作为标准的胰岛体积测量方法进行不同中心之间实验结果的比较将更有意义。在临床上，该方法的使用也将使移植的组织量更精确。

取样方法对于胰岛量的测定非常重要，取样技术是可能会影响每次胰岛计数结果和胰岛素含量的关键因素。因为胰岛在任何容器中都能快速沉降，因此需要尽快对悬浮液进行取样。最好是对最终胰岛产品提取多个小样本（如从 200mL 中取 5 个 $100\mu L$，如果这批组织不需要移植，则比较明智的做法是取一些更大的样本使其更具有代表性。例如，从 200mL 胰岛混悬液中取 1mL 组织液），使用二硫腙（DTZ）染色后进行计数。β 细胞胰岛素中的锌在 DTZ 染色后显示特定的红色，可以防止腺泡组织、小淋巴结或膜聚集物被误认为是胰岛。最理想的是采用图像分析系统来降低胰岛计数所需的时间。

计算时需考虑的第二个重要因素是胰岛的相对纯度。纯度最准确的测定方法是采用图像分析系统。系统可以记录多个胰岛的视图，利用计算机设定的程序来计算胰岛纯度，其他方法做出的纯度预测不如该方法准确。

表 4-10 提供了一个两份胰岛计数及它们相对应转换的 IEQ 的示例。从每份混悬的 200mL 胰岛组织混悬液中取 0.1mL 样本来分析组织总的胰岛数量。A＝500 个胰岛，B＝1000 个胰岛。根据换算系数（表 4-9）进行 IEQ 的计算，得到：A＝1219.8IEQ，B＝444IEQ。

表 4-10　两份胰岛计数及它们转换的相对应的 IEQ 值示例

| 直径/$\mu m$ | 50～100 | 100～150 | 150～200 | 200～250 | 250～300 | 300～350 | ＞350 | 合计 |
|---|---|---|---|---|---|---|---|---|
| A 中数量 | 36 | 144 | 187 | 62 | 45 | 20 | 6 | 500 |
| A 的 IEQ | 6 | 96 | 318 | 213 | 284 | 208 | 94.8 | 1219.8 |
| B 中数量 | 589 | 382 | 16 | 8 | 4 | 1 | — | 1000 |
| B 的 IEQ | 98 | 255 | 27 | 28 | 25 | 10 | — | 444 |

由表 4-10 的例子表明，胰岛数量不能作为衡量胰岛总量的量化标准，应使用 IEQ 比较，转化为 IEQ 时，A 相比于 B 有更大体积的分泌胰岛素的组织，由此可以在初步的检验中得出 A 的胰岛产量更高的结论。

根据数据研究，普通成年人的胰腺重量为约 70g，并包含了 305000～1500000 以直径 $150\mu m$ 为当量（IEQ）的胰岛，相当于胰腺总体积的 0.5%～4%。如果没有任何形式的胰岛素抵抗，包括可的松和环孢霉素 A 等致糖尿病的免疫抑制物质，那么最少 265000 个成人胰岛（3500IEQ/kg 受体体重）便足以产生胰岛素脱离。正如患者接受整体胰腺切除术后所示，门静脉胰岛自体移植后还具有良好的代谢控制（空腹血糖、糖化血红蛋白、口服葡萄糖耐受试验）。但是，移植给 1 型糖尿病患者的胰岛通常会面临长期葡萄糖毒性和微血管病变（可能门静脉系统也是如此）、胰岛素耐受以及自身免疫性疾病复发等问题。因此我们最少需要 8000IEQ/kg 的胰岛来补偿 1 型糖尿病成人患者的胰岛缺失也就不足为奇了。

## 四、胰岛的纯度

尽管提出了许多测量胰岛纯度的方法，包括胰岛素/淀粉酶比和计算方程式，但均不能避免评估的误差。这也可能会最终促使一个专门的或高度特异性的单克隆抗体染色方法的产生。但就目前而言，大多数研究者还是使用二硫腙（DTZ）染色法，近似地评估每批胰岛产品的纯度。

## 五、胰岛的活性与功能

分离大量纯的人胰岛不是进行成功移植研究的唯一考虑因素，分离过程本身可能会改变胰岛的功能。因此，至关重要的是，分离的胰岛必须要不仅是活的，而且也要能对葡萄糖刺激作出适当的反应。对于临床胰岛移植，分离胰岛的活性评估必须简单、快速、敏感并有预见性，但是目前对胰岛活性的评估仍没有一个完全可靠的方法和标准。体外评估胰岛的活性主要采用生化技术，包括光镜和电镜测试、荧光膜完整性测试、核苷酸结合、酶含量、线粒体功能比色试验，以及静态培养过程中或连续灌注系统中葡萄糖刺激胰岛素释放试验等。除此之外，定量测定还可以在基本的胰岛生理机能、对药物成分刺激胰岛素和蛋白质合成、氧气的利用以及葡萄糖的利用等方面研究来评估胰岛的重要功能。对胰岛损伤更小（操作也更简便）的胰岛活性测试包括膜透性评估。目前对分离的胰岛的活性和功能评价包括体外和体内两部分评价，它是决定移植结果的关键因素。

### （一）体外染色活性评价

显色染色如中性红（活细胞染料）或台盼蓝（被活细胞排斥的染料）可以检测活或死的细胞，但两者不能同用。使用荧光吸收和排斥染料联合可同时测定细胞完整或损坏的数量比例。如荧光素二乙酸（FDA），一种非极性酯，可自由通过活细胞的细胞膜，在活细胞内它最终水解成极性的自由荧光素被包裹在完整的膜内。吖啶橙（AO），单价阳离子染料，也能渗透过细胞膜。它与核酸结合，与 DNA 结合量少发绿色荧光，与 RNA 结合量多发橘黄色或橘红色荧光。在荧光显微镜下观察，吖啶橙可透过正常细胞膜，使细胞核呈绿色或黄绿色均匀荧光；而在凋亡细胞中，因染色质固缩或断裂为大小不等的片断，形成凋亡小体。吖啶橙使其染上致密浓染的黄绿色荧光，或黄绿色碎片颗粒；而坏死细胞黄荧光减弱甚至消失。吖啶橙染液有毒，操作时要戴手套，需避光。

荧光素二乙酸（FDA）导致活细胞在蓝色的激发光下发出绿色荧光（490nm），而溴化乙啶（EB）只染死细胞使之产生橘黄色或红色荧光，通过胰岛素分泌来区分死的和活的胰岛的差别与 FDA/EB 染色确定胰岛的活性有很好的相关性。FDA/EB 检测具有预见性，给临床胰岛移植分离的胰岛提供一种快速、准确、客观的测量活体细胞和死细胞比例的方法。碘化丙啶（PI）在早期证明胰岛的存活能力方面也十分有用，其在分离过程中也能在早期提示分离程序导致的各种损害数量。

染料应有最小的背景荧光及最佳浓度（AO 为 $0.67\mu mol/L$；PI 为 $75\mu mol/L$），染色的活细胞呈绿色，死细胞呈红色。利用这种荧光法，可以区分活的和死的整个胰岛，以及胰岛内活的和无活性的成分。这种评价方法的稳定性、细胞毒性和测定的重现性也已在分离的小鼠、大鼠、狗和人的胰岛上被证明。该方法可以在胰岛移植前快速评估胰岛活性，可以区分完好的细胞和受损的细胞。如果胰岛内包含了活性成分和无活性成分，那么采用荧光测定法可以将活胰岛和死胰岛区分开来。

荧光素二乙酸和碘化丙啶（FDA/PI）的双染色是当前国际上标准的确定胰岛活性的方法，与染料组合吖啶橙（AO）和碘化丙啶（PI）一样已被广泛用作研究胰岛活性的测定。然而，也有研究组评估了 SYTO-13/溴化乙锭（SYTO/EB）和 FDA/PI 的染色结果差别，显示 FDA/PI 染色可能会高估胰岛活力，与 SYTO/EB 相比时，显示的数值较高。从 FDA/PI 评分与可视化的定性之间的差异来看，与其他染色剂相比，FDA/PI 染色可能并不是评估胰岛活性的最佳方法。

检测分离胰岛中的胰岛和非胰岛组织的早期膜损伤还可以使用 DTZ 和台盼蓝联合染色，在 45°角下使用加有额外光圈的显微镜观察样本（虽然作用有限）。

### （二）体外葡萄糖刺激试验

已经分离的胰岛不仅要存活，而且要能够对葡萄糖刺激做出适当应答。葡萄糖刺激应答试验包括静态培养刺激和动态灌流刺激两种。

#### 1. 静态培养葡萄糖刺激方法

（1）溶液的配制

Kreb's 液，含 Hepes，再加一些缓冲盐离子，配制结束后 $0.22\mu m$ 过滤，调 pH 值，提前配制该溶液作为糖刺激时的稀释液，4℃可保存两周。高糖溶液为葡萄糖溶解到 Kreb's 液中，先配制高浓度的高糖溶液：280mmol/L，称取 2.5g D-（＋）-Glucose（分子量 180），用 Kreb's 液 50mL 稀释。用之前取 1mL 280mmol/L 溶液，加 Kreb's 液 9mL 稀释（用 15mL 离心管），得到的高糖溶液浓度为：28mmol/L；取高糖溶液 28mmol/L 1.5mL，加 Kreb's 液稀释至 15mL（用 15mL 离心管），得到低糖溶液浓度为：2.8mmol/L。

（2）糖刺激试验

① 取 24 孔板，只用左边四排的 A、B、C 三孔，分别为 A1、A2、A3、B1、B2、B3、C1、C2、C3，都加入低糖 Kreb's 液，D1、D2、D3 加入的是高糖的 Kreb's 液；其中 A、B 每孔加入 1mL 溶液，C、D 每孔加 1.3mL；往 A4、A5、A6 三孔中各放入一个直径 12mm、孔径 $12\mu m$ 的筛网（Millicell Insert 公司），放置于 37℃培养箱中培养 1h，进行平衡。

② 在平衡的 1h 中，吸取约 400IEQ 人胰岛，至 1.5mL EP 管中，等胰岛沉淀后，用宽口的移液枪头分两次每次 $200\mu L$ 吸取底部的胰岛，放到另一个 1.5mL EP 管中。

③ 用宽口的移液枪取三份人的胰岛（每份 $100\mu L$ 约 100IEQ），添加到 A4、A5、A6 三孔中的筛网（insert）内，用无菌棉布擦过的镊子提起筛网，用无菌纱布吸干筛网下的溶液，再将筛网及连同刚才装里面的胰岛分别装到 A1、A2、A3 三个孔中，用低葡萄糖浓度的溶液清洗一遍胰岛；取出筛网及胰岛，用无菌纱布吸干溶液，再分别装到 B1，B2，B3 三个孔中，放置于 37℃ 5％CO$_2$ 中培养 1h，进行复温和过渡。

④ 1h 后用酒精棉擦过的镊子取出筛网，用消毒纱布吸干培养液，底部用无菌纱布吸干溶液，将筛网和胰岛放至 C1、C2、C3 开始进行低糖刺激，迅速移取 C1、C2、C3 中的溶液 0.3mL 至 1.5mL EP 管中，作为低糖刺激 0 时间的样本；再同时把 B1、B2、B3 的溶液分别装到 1.5mL 的 EP 管中作为基线对照，一周内测定可放到 4℃冰箱中，一个月内测定需－20℃保存。

⑤ 37℃ 5％CO$_2$ 孵育 1h，取出筛网和胰岛，注意用无菌镊子使筛网的底轻轻触碰孔板中对应的培养孔，使筛网中的胰岛素溶液尽量流到培养孔中，因为筛网中的溶液中胰岛素含量可能会相对较高；一次性消毒纱布吸干培养液，放至 D1、D2、D3 高糖溶液中继续孵育，同时迅速移取 D1、D2、D3 中的溶液 0.3mL 至 1.5mL EP 管中，作为高糖刺激 0 时间的样本。

⑥ 把低糖刺激后的溶液全部取出，至 1.5mL EP 管中，标记 LC1、LC2、LC3，－20℃长期保存或 4℃作短暂保存；高糖刺激孵育 1h 后取出胰岛及筛网，弃去；将高糖刺激后的溶液全部取出至 1.5mL EP 管中，标记 HD1、HD2、HD3，－20℃长期保存或 4℃作短暂保存；用 Elisa 法测定胰岛素浓度，计算刺激因子。

### 2.动态灌流葡萄糖刺激方法

体外评估胰岛内分泌功能的标准和最可靠的方法是胰岛葡萄糖灌流刺激,这样可以对β细胞中预先存储的和新合成的胰岛素的释放特征进行动态监测,同时对葡萄糖刺激中止(回到基线)后,胰岛内分泌细胞抑制胰岛素分泌的能力进行动态测量。

灌流试验可以为研究人员对分离的胰岛提供精确的胰岛素分泌反应。该技术基于 Lacy 等在 1976 年报道的方法,并已有详细的描述。简单说来是,200~300 个大小类似的胰岛细胞团,通过 Krebs-Ringer 碳酸氢盐溶液进行灌流,保持 37℃的温度,并供应 95% $O_2$ 和 5% $CO_2$。灌流液连续 3h 通过胰岛存放室,期间葡萄糖浓度分别为 50mg/dL、200(500)mg/dL 和 50mg/dL。胰岛灌流 40min 后每 10min 对胰岛释放溶液取样,这样可以保证胰岛素不会因为传输过程的机械刺激而人为增加。在第二个小时期间分别在 1min、2.5min、5min、7.5min、10min、20min、30min、40min、50min 和 60min 时取样品,最后一小时期间每隔 10min 取样品。在 4℃温度下采集样品并存储在−20℃温度下直至开始采用双抗体放射免疫测定方法进行胰岛素分析。

类似的方法还有:采用 Kreb's 碳酸氢盐并添加含有葡萄糖浓度为 60mg/dL(3.3mmol/L)的牛血清白蛋白 40min,此后为 30min 的 300mg/dL(16.7mmol/L)葡萄糖,随后又是 30min 的 300mg/dL(16.7mmol/L)葡萄糖和 10mmol/L 茶碱,最后阶段是 60mg/dL(3.3mmol/L)葡萄糖的刺激。这一方法有助于胰岛在 300mg/dL(16.7mmol/L)葡萄糖刺激之前实现基础胰岛素释放,并在回到基础胰岛素释放前实现最大葡萄糖与茶碱刺激。我们通过计算刺激指数来对每个胰岛产品进行对比。

灌流研究报告的标准性对于对比数据的精确至关重要。需报告刺激前基线期内胰岛素分泌的绝对水平、高葡萄糖刺激,以及返回低葡萄糖浓度后灌注最后阶段的情况。胰岛素释放情况描述最好采用绘图方式,这样可以显示连续三个阶段的释放情况。通过确定基底(高葡萄糖刺激前 15min 和返回基础状态后 15min)与刺激胰岛素释放(刺激前 15min 和刺激后 15min)的比例作为刺激指数,来确定胰岛的分泌能力(但该数据缺少基础胰岛素释放、双相反应以及返回基础分泌的详细情况)。

大型哺乳动物或人胰岛灌流的结果取决于许多因素。影响分离的胰岛的动态胰岛素分泌功能因素有:胰腺的获取技术、保存液的性质、低温保存的时间和在胰岛纯化中使用的密度梯度液的成分(percoll 或 Ficoll)等。选择胰岛尺寸的大小也影响每个培养的胰岛的胰岛素分泌能力。分离之后的胰岛进行初步的培养或者冷冻保存可以稳定基础胰岛素释放。所有这些因素都应该在使用灌流作为胰岛活力指标研究时进行报告。

静态培养和动态葡萄糖灌流刺激的胰岛素分泌试验耗时较长并需要各种设备,但可进行回顾性分析。虽然葡萄糖刺激数据提供了一个胰岛功能评价的有用指标,但胰岛素释放的数量和动力学不一定能预测移植后胰岛的功能。例如,Rajotte 等报道了啮齿动物胰岛缓慢冷却冷冻保存和缓慢复温解冻的样品显示了与缓慢冷却冷冻保存和快速解冻胰岛相似的灌流反应,但前者不能逆转链脲霉素诱导的糖尿病。同样,解冻纯化后冻存的犬胰岛未能在灌流时分泌胰岛素,但将它们自体移植到胰腺切除术后受体的脾脏中时能持续使血糖维持正常。人胰岛在灌流期间的不良应答不能推断移植后体内的功能状态也有报道,因此,对体外葡萄糖刺激胰岛素释放研究结果需要谨慎分析。

### (三)胰岛的体内功能评价

最终胰岛活性的测试还需要移植到糖尿病受体内进行功能评价。这不仅要检测胰岛素分泌功能，而且要检测在糖尿病受体中异位移植的胰岛承受严酷环境下的活力，直到血管再生完成。

胰岛的体内存活性主要是通过在小鼠体内进行逆转糖尿病试验来证明。为了解决排异问题，通常将人胰岛分几个等份移植入免疫能力受损的小鼠，糖尿病裸鼠或重度免疫缺陷（SCID）小鼠或大鼠的肾被膜下。但是，连续 7d 通过微型泵给予抗 CD4 单抗同样能够在 B10/B16 等标准小鼠品系中不产生排异，并能维持胰岛功能达 30d 以上。如由 Gray 等在移植后第 2 周，从 15 只移植了新分离的成人胰岛的非糖尿病裸小鼠（存活的 4 只中）和最近在移植低温保存人胰岛的裸大鼠中，通过组织学已经证明有活的含胰岛素并且没有被排斥的组织。Ricordi 等使用裸鼠，用链脲霉素制作糖尿病，证明了采用新鲜的、培养的和低温保存的人胰岛移植能长期逆转其糖尿病。该模型最近已用于测试人胰岛体内移植的免疫抑制药物的效果，在裸鼠体内进行腹腔葡萄糖耐量试验，可测得人 C-肽反应。每个移植的动物将作为它自己的对照，因为将含移植物的肾脏一侧切除，如果移植的胰岛对血糖调节起效的话，该动物应该会迅速返回到糖尿病的状态。此外，肾被膜下移植物的组织学研究还可以提供移植胰岛的形态学完整性和细胞成分等的有用信息。此外，Lake 等使用裸大鼠和一个专门开发的用很短时间（2d）诱导糖尿病的模型，用培养 2d 的人胰岛能够迅速地逆转糖尿病状态。另外，在血糖正常受体移植的胰岛也对葡萄糖刺激有一个适当的响应。

虽然从特定的胰腺中分出相同数量的胰岛有时候扭转糖尿病状态失败，但各研究小组均相信糖尿病裸啮齿动物模型提供了一个相对简单的测试人胰岛体内功能的方法。这些检验对于胰岛分离、纯化及保存方法改变后的功能评价都十分有用。

## 六、组织的无菌性

胰岛产品质量控制中的无菌性要求很高，因为在免疫抑制状态的受体内可能更容易诱发感染，移植无任何微生物污染的胰岛十分重要。据一项记录临床胰岛移植中捐献的供体胰腺的微生物污染风险总结研究显示，42% 的人胰腺具有少量的污染物，而且通常是革兰阳性细菌，这些细菌往往可以在处理过程中予以清除；还有 15% 的胰腺要么自身具有真菌污染物，要么被多个革兰阳性细菌和/或阴性菌共同污染。胰岛分离期间，97% 的污染物被清除，但会增加一些新的环境污染物，而且大多数是真菌污染物。此外，有时候带有层流超净台的标准实验室环境比层流实验室更不利于清除污染物，使胰岛产品中增加污染物的可能性大大增加。

感染质量管理监控，包括对供体和器官的筛查，在胰岛分离过程中各个阶段抽取质量控制样品进行需氧、厌氧和真菌培养。

与平常一样，测试首先是对供体病毒抗体进行筛查（甲肝病毒、乙肝病毒、丙肝病毒；人类免疫缺陷病毒 1 型和 2 型；巨细胞病毒）。无菌超净台设置好后，作为移植前胰岛准备的一部分，将 8 个无菌培养瓶置于超净台中。含 UW 溶液的胰腺保存无菌容器转移到超净台中后打开，胰腺被移除并放置在无菌不锈钢盘中（冰浴），以便用 Hank's 溶液进一步处理。用无菌注射器抽取器官保存容器中大约 10mL UW 溶液，需氧和厌氧瓶的保护密封瓶盖打开，用酒精清洁橡胶塞，分别将一半的溶液无菌注入每个培养瓶中。质量控制样品采集后测量下保存溶液的温度。当密度梯度纯化液准备好时，无菌抽取 10mL 浓的 Ficoll 溶液，并注入需氧和厌氧培养瓶。纯化步骤完成后，取 0.1mL 的最终胰岛产品再悬浮至最后次洗涤的 10mL 上清液中。约 5mL 上述溶液在无菌条件下注入剩余的两个需氧和厌氧培养瓶中。

将小瓶标记并立即传送到微生物实验室，并在那里培养 5d。如果任一个小瓶在这段时间内有任何的细菌生长，它们将进一步通过革兰染色处理，铺板用于鉴定和敏感性研究。完整的质量控制采样需 3 瓶大豆-酪蛋白消化肉汤（厌氧）和 3 瓶胰蛋白酶大豆肉汤（有氧）。

采用过滤培养液的培养技术也使我们能够去除那些可能进入最终胰岛产品的潜在有害细菌或真菌。由于组织培养一段时间可能增加微生物污染，因此，胰岛样品在 24℃ 和 37℃ 培养保存 7d，可以防止受污染的胰岛产品被移植入免疫抑制受体。如完成了一例自体移植，则取一个胰腺样品进行培养。

前期结果显示，有一个研究中心移植新分离的胰岛试验中出现两例败血症，而另一个中心回顾性研究显示，即使胰岛产品有微生物感染，也没有发现任何临床显性感染。

## 七、小结

综上所述，胰岛分离过程的进展，强调了需要发展可重复的技术，以评估胰岛分离的结果。对分离的胰岛定量和定性评估标准的主要问题是胰岛的数量、体积、纯度、形态完整性和最后胰岛产品的体外和体内功能测试。二硫腙被作为一个特定的染色剂，可快速检测胰岛组织，能够估计总胰岛数量（按照 $50\mu m$ 直径的增量将胰岛划分成不同类别）和最后产品的纯度。合适的形态学评估应包括确认胰岛标识以及评估胰岛产品形态完整和纯度。同时，使用荧光吸收和排斥染料已作为评价活性的一种常用方法，能同时定量测定完整的或破损细胞的比例。用葡萄糖灌流胰岛提供了一个动态的葡萄糖刺激的胰岛素释放和在葡萄糖刺激中断后下调胰岛素分泌能力的曲线。虽然灌流数据提供了有用的胰岛活力指导，但胰岛数量和胰岛素释放动力学不一定能预测移植后胰岛的性能。因此，胰岛活力的最终测试是移植到糖尿病受体中。出于这个原因，在体内研究上，建议均分最终的胰岛产品移植至糖尿病裸啮齿模型动物（无胸腺）的体内。

将要启动临床胰岛移植方案的研究人员必须要关注质量控制方面的不同问题（表 4-11），并以此为指导方针。临床移植用的胰岛应该是数量、纯度、活性、功能和无菌性记录良好的胰岛产品，移植前要评估移植可行性和患者体内移植后的益处。

表 4-11　胰岛质量控制试验项目表

| 质控项目 | | 具体指标 |
| --- | --- | --- |
| 胰岛数量 | | 根据尺寸计算 |
| | | 胰岛当量计算 |
| | | 胰岛体积 |
| 胰岛纯度 | | 由二硫腙染色决定 |
| 胰岛组织学 | | 苏木素-伊红 |
| | | 醛复红 |
| | | 免疫染色 |
| 胰岛活性 | 体外 | 计数活的胰岛比例 |
| | | 灌流试验 |
| | | 刺激胰岛素释放试验 |
| | 体内 | 裸鼠体内移植 |

| 质控项目 | | 具体指标 |
| --- | --- | --- |
| 胰岛无菌性 | 样本 | 供体胰腺 |
| | | 保存试剂 |
| | | 操作过程 |
| | | 培养的胰岛 |
| | | 培养的介质 |
| | 测试 | 24℃,37℃ |
| | | 细菌＋真菌 |

摘自：Robert PLanza. Pancreatic Islet Transplantation：Volume I. procurement of pancreatic islets. BioHybrid Technologies Inc，1994。

# 第四节　讨论与展望

　　胰岛分离旨在将胰岛从胰腺外分泌腺中分离开来且同时又能维持其活性。在众多技术中最主要的目的是在分离过程中尽量保持胰岛结构的完整。这一看似简单的目标却是组织分离技术的新起点，因为必须将完整的细胞群（胰岛）从器官（胰脏）中完整分离开来而同时必须保持结构的完整性。胰岛分离技术进展缓慢，从下面的介绍中也可以看出一些原因。

## 一、胰腺消化中的挑战

### （一）胶原酶

　　把胶原酶用于胰腺胰岛分离充满神秘性，里面很少有科学设计技术成分。不同批次的商业化胶原酶经过一些研究小组的测试可能会十分有效，但是同一批号的胶原酶在其他组研究人员看来可能一文不值。一批胶原酶可能在某个时期产生良好的结果，但是之后又莫名失效，唯一的解释也只能是"过期"。胶原酶浓度的使用也是一大难题。商品化的胶原酶来自半纯化的溶组织梭菌培养液，但是培养液的准确细节和萃取过程详情仍处于保密阶段。毋庸置疑，产品中包含了细菌胶原酶活性，通常表现为胶原消化单位（U/mg），但是它们同时还含有其他几种酶，并且多数为不同的蛋白酶。胶原酶可以纯化，包括获得完全纯净的原液和胶原酶，但不幸的是完全纯化的胶原酶不能消化得到良好的胰岛，也有证据表明胰岛的分离效率与胶原酶和蛋白酶含量相关，至少对于大鼠胰腺来说是如此。

　　毫无疑问，标准化胶原酶制剂的发展（即采用纯净胶原酶的混合物），将为胰岛移植的发展带来极大便利。然而这一发展面临的最大障碍便是缺乏一个能够准确预测它对于人胰腺或其他物种胰腺功效的标准化实验室胰岛生产分析试验。啮齿类分析试验也许能够成为设立上述标准的基础，但是要证明它对人和其他物种胰腺的适用性仍需开展大量工作。最近多个研究小组，包括商业研究小组和高等院校研究小组也正在积极解决这一问题。其中的一种方法是：混合已经在胰岛制备方面取得了良好效果的各种现有的纯化酶。各种纯净胶原酶与不同中性胶原酶及弹性酶的结合似乎是当前最有效的方法。另一方法则是生产大量商业胶原酶，识别具有最佳胰岛生产活性的一批酶，然后通过对胶原酶各成分的物理分离，识别并对各成分展开分析，然后逐步混合各成分以展示哪几种成分对于胰岛分离具有至关重要的作用。有一些公司已经在着手这一研究。

应用细菌性胶原酶进行临床胰岛分离的几个主要问题如下。

① 市售的胶原酶批次是从不同规模溶组织梭菌培养的上清液得来的。因此，每一批的上清液组成会有较大变化，我们仍有必要对每一批新生产的酶进行人胰腺消化的测试，以确定该批胶原酶成分的特定组合（每批最多有 30 个不同的成分）是否是最优的。胶原酶成分的差异性意味着胰腺的消化过程很难进行规范化。很显然，为了更清楚地理解这一过程，并做到真正地优化它，我们需要做更多的研究。

② 很少有数据证实最佳的人胰腺消化过程中需要哪些胶原酶成分，以及各种成分的配比。另外，相同的酶浓度用于所有的供体器官，但不同供体的胰腺器官结构可能有很大的变化。因此，胰岛分离这个过程很难在分子水平进行理解。理想的方法是能够根据任何特定的供体特定的胰腺结构使用特定匹配的胶原酶。

③ 临床胰岛分离的一个主要考虑的问题是患者的安全性。细菌性胶原酶传统生产是使用含牛组织的培养基培养。在过去的 2 年中，医疗界对这个问题产生了很大的关注，以至于当时最广泛使用的胶原酶（由罗氏公司生产的早期的 Liberase）在大多数国家退出了临床应用。

Liberase（Roche Applied Science，美国印第安纳州印第安纳波利斯），联合了高纯度的来自溶组织梭状芽孢杆菌的胶原酶溶液亚型Ⅰ、Ⅱ以及来自嗜热溶蛋白芽孢杆菌的嗜热菌蛋白酶，克服了酶差异性的问题。Liberase 消化的胰腺可以有更大数量的胰岛产量，更大的尺寸和更少碎裂，而胰岛功能保持相同。Liberase 批间的差异性较小，但依然存在。Serva 公司（海德堡，德国）开发的新的胶原酶/中性蛋白酶共混物已被证明是非常有效的产品，其携带朊病毒疾病（来自牛脑和骨生长的介质，可能导致潜在的朊病毒疾病的传播，如克罗伊茨费尔特-雅各布病）的风险也更低。罗氏公司现也已开发出一种新 Liberase（胶原酶的混合物），在几个胰岛中心也已进入临床试验。更新、更安全的产品也已经产生，并且大量的研究结果也显示了这些产品有望得到持续成功的胰岛移植。

### （二）消化方法

胰岛分离技术的一个主要的进步是在 1988 年，由 Ricordi 等介绍了一种组织分离消化罐，并在消化罐中添加一些不锈钢弹珠，然后加入胰腺的碎块。密封系统中再加入一个约 $500\mu m$ 的不锈钢筛。从灌注系统收集的胶原酶溶液加入到消化系统（图 4-11，图 4-12）进行胰腺组织的振荡消化。轻轻摇动消化罐，呈 10cm 偏转以搅拌胰腺。不断摇晃，在样品中每隔 2min 用二硫腙染色检查游离的胰岛。当胰岛的完整性和数目达到可以接受的程度，将酶稀释并冷却。

另一种消化方法是保持胰腺完整，并在胶原酶导管注射期间保持完好，有一个大型过滤室，以适应整个胰腺，用低胶原酶的浓度进行消化，用一个大型塑料容器进行大规模胰岛纯化，用于改善胰岛分离的结果。

影响人胰岛分离成功的主要障碍除了胶原酶产品的低酶活性外，还有胰腺内源性蛋白酶和它们在供体胰腺中的各种抑制成分，比如它们会对胶原酶水解、消化时间、胰岛产量和功能活性产生影响。在消化阶段，供体胰腺的内源性胰酶的活性增加了。高胰蛋白酶浓度与低胰岛产量、不利的活性和功能结果相关。胰蛋白酶被认为是通过胶原酶的蛋白水解来起作用的。Pefabloc™〔4-（2-氨基乙基）-苯磺酰氟，盐酸盐〕（Roche 分子生物化学，曼海姆，德国），一种广谱丝氨酸蛋白酶抑制剂，已被成功地用于猪和人胰岛分离。有研究表明，在消化阶段补充 Pefabloc 可以提高冷缺血时间较长的人胰腺胰岛回收率，同时 Pefabloc 对消化期间酶活性没有显著影响。有报道在猪胰岛分离中通过胰蛋白酶抑制，并减少了胶原酶抑制，相较于 UW 液提高了胰岛产量，新设计"M-Kyoto"溶液除了一个胰蛋白酶抑制剂（乌司他丁）外，还有抗细胞应激保护剂（海藻糖）和不同 Na$^+$ 与 K$^+$ 浓度和渗透压。

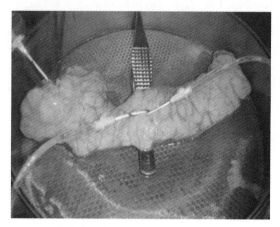
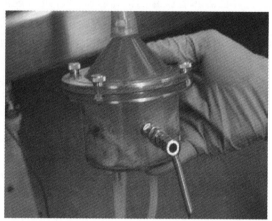

图 4-11　在灌注盘上持续脉冲灌流胶原酶　　　　图 4-12　Ricordi 消化罐

所有胰岛分离领域的工作者都十分清楚，胰岛分离的第二步或者纯化阶段的关键在于必须保证第一步消化准确：即将胰岛从胰腺组织中清晰地分离，但是必须保证胰岛组织的活性和胰岛组织结构的完整性。胰岛成功分离技术的两个基本特点是：

创伤＝组织死亡征兆

包被＝组织损失

这一经验的意思是指，胰岛回收应尽可能对组织温柔对待，以避免降低组织的活性并尽量减少组织处理过程，这是因为每一次组织转移都会导致组织损失。但是这一后来形成的理念并不排除复杂精密机械的使用，例如可以使用精密机械来自动化或控制消化过程，但是组织分离转移的次数应尽量最少。我们应该审视各个阶段及其对消化阶段的影响，按照逻辑顺序进行，必要时参考动物实验研究结果。

### （三）其他因素

#### 1. 胶原酶的溶剂

作为溶解胶原酶的介质，"什么是最理想的胶原酶溶液？"这一问题很难回答。但很明显，所使用的溶液必须能够提供一个适合胶原酶活性发挥的环境，同时必须在消化阶段保持组织的活性。一直以来 Hank's 平衡盐溶液被用于该用途，但却几乎没有任何数据可以证明其是否是最理想的溶液。胶原酶是一种依赖于钙的酶，通过添加 EDTA 螯合剂已经印证了该现象，EDTA 可以停止所有物种的消化过程（Gray D，1983，未公开数据）。然而消化过程持续所需的自由钙离子实际浓度可能非常小，对于大鼠等某些物种的胰腺消化来说，胶原酶中即便没有添加钙离子产生的区别也很小，也许组织中已经含有了足够的钙离子来执行正常消化。但是对于其他物种的胰腺来讲，上述钙源仍不足够。

Hank's 溶液一般含有 2mmol/L 钙，这对于大鼠甚至狗的消化都足够了。虽然一些实验研究支持添加钙，但没有证据证明这是必需的。额外添加钙似乎对组织的生存能力也没有任何害处，因此尽管不具备科学依据，但人胰腺消化时还是默认添加钙离子。

#### 2. 温度控制

胶原酶活性发挥的一个关键因素是快速达到工作温度。胶原酶活性随温度上升而直线上升，在 43℃ 达到峰值后便迅速下降，这可能是由于酶变性，也有可能是温度超过 43℃，组织活性会受到极大的威胁。通常胰腺在首次胶原酶灌注前温度较低，灌注后的最终温度取决于起始温度、注射溶液的温度以及注射量。有报道注射液温度达到 41℃ 的时候仍能取得成功。

#### 3. 酶的灌注

胰管内注射胶原酶分布研究采用了两种方法来检验胶原酶在腺体内的分布。第一种方法是，通过往胰管内注射对比混合液并加大剂量、改变压力或往猪胰脏内持续注射，可以利用放射照相术确定分布情况。这一方法能确定对照材料的总体分布，结果显示胰管内注射中虽然有一些小叶片没有填满，且再次注射后仍未被填满，但是混合物在绝大多数腺体的分布非常均匀。组织注射量达到 1mL/mg 时会完全"修改"所有扩张的小叶片，持续注射的对比单一注射的优势并不明显。

第二种方法是，将胶原酶和墨汁相结合或者用墨汁取代胶原酶，并利用光学显微镜检验了分布情况。结果发现在整个外分泌组织注射墨水后出现了相对选择性的分布并渗透入整个腺泡，而大多数的胰岛组织相对无污点，偶有胰岛显示墨汁渗入外围。另一组研究员采用相同方法发现胰岛渗透强于我们的发现，而且胰管内注射后胶原酶分布的选择性相对较少。

有团队通过在消化阶段对人体胰腺多次活组织检查和胶原染色，对胰管内胶原酶的功效进行了跟踪。研究主要专注在不同的人胰腺中胶原数量和分布的巨大变化。胰管内胶原酶的主要功效首先在于去除腺泡与腺泡和腺泡与胰岛之间的胶原纤维。本阶段中对于包围较大血管以及小叶间隔内的厚胶原的效果甚微，可以显著延长消化过程来清除。对于胰岛内胶原的效果各有不同：有时候纤维保持完整，有时又似乎已经被清除。胶原纤维往往会在胰岛周围形成"囊膜"，这也能够和腺泡间胶原一同清除。

以上研究结果显示，胰管内胶原酶消化技术确实可以清除胰腺胶原结构，该技术对于腺泡间结构的功效最为显著，但是如果时间太久也会去除胰岛结构。将胶原从小叶间隔移除以及较大血管需要的消化时间也更长。上述研究的一个合理解释是在胰岛不参与消化过程方面，胰管内胶原酶消化相对无选择性，而延长消化期限直至包含了小叶间隔和血管支撑组织的结构框架分解后又会导致胰岛组织的过度消化。这说明消化程序只能用于消化纤细的腺泡间胶原，而较粗的小叶间隔应通过机械方式进行分解。

对于是一次注射便能解决问题，还是必须连续灌注，以及如果采用灌注技术，那么注射压力及后续传输率可能会有所变化的问题，至今数据仍很少，少量数据支持低压注射。连续灌注对复杂仪器的需求以及对昂贵胶原酶的需求量的持续增长，此仍是胰管内灌注技术发展的一大障碍。有研究中心采用一次性高浓度胶原酶注射，其浓度高达 3~6mg/mL。

#### 4. 机械方面

消化过程中分解剩余小叶纤维间隔，包括胰腺周围的纤维囊，必须要有机械振荡的过程。早期技术在本阶段采用的是一个粗制组织切片机，这确实能够释放消化组织，但是会产生一股股的纤维组织，而这些纤维组织会保留在消化过程中并在后续操作中不断制造新的问题。目前大部分胰岛分离实验室采用的方法是大力摇晃和在消化室内放入 8~9 颗钢珠，这样就可以通过大力敲打腺体来撕扯腺泡间组织。振摇技术的成功之处在于协助腺体组织与胶原酶的充分接触并使纤维间隔的破裂，用镊子轻轻摇晃组织可以释放消化的腺泡和胰岛，而不影响纤维组织系统。该方法的关键在于掌握停止消化的最佳时间、腺体冷却以及开始机械分离的时间，因此主要要通过在消化过程中常规取样胰腺组织，立即用二硫脲染色来检查释放进入液体的组织。当发现有较多胰岛游离后立即开始轻振和摇晃过程，但是继续消化程序并定期检查样本以确保所释放胰岛的完整性，发现胰岛破碎后应立即停止消化。

## 二、胰岛纯化中的挑战

### (一) 人类胰岛纯化的历史

第一个报道的人胰岛分离实验是 Ashcroft 等在 1971 年做的，它是用手工挑选胶原酶消化后得到的胰岛组织。一年后，Ballinger 和 Lacy 通过用 Ficoll 等密度梯度离心法将人胰岛从胶原酶消化后的胰腺中纯化出来。

Lacy 和 Kostianovsky 通过使用不连续蔗糖梯度密度差从消化的外分泌组织中分离鼠胰岛，虽然这些胰岛在体外对高血糖刺激反应有些迟钝，但这个观察更有可能是细胞和胰岛的高渗性脱水损伤而不是分离导致创伤的结果。

聚蔗糖是一种高分子量的聚合糖 (40000)，可回收得到有功能的胰岛。1987 年 Scharp 博士实验室的 Carol Swanson 认为既然 Eurocollins 液能够用于器官保存，那么应也能够在纯化程序中用来保存胰岛，当其首次使用 Eurocollins 溶液作为聚蔗糖粉 (Ficoll DL-400) 的溶剂时，结果出人意料，与传统的 Hank's-聚蔗糖梯度液相比，该溶液能将胰岛从非内分泌成分中更好地分离出来。估计是由于外分泌组织在高渗溶液中细胞肿胀减少，胰岛/外分泌组织密度差提高了，从而提高了胰岛的收获率。

1989 年，Lakey 等开发了一种安全的适用于大规模人胰岛移植的纯化方法。COBE 2991 细胞最初的设计用于处理骨髓，并从血库的血中去除冷冻保护剂，该设备可快速、无菌、自成一体地使用一次性大容量聚蔗糖密度梯度液处理单个胰腺。可惜，此方法仍会显著产生 β 细胞应激，主要是因为酶原脱粒和胰岛素含量的损失。

等密度梯度离心纯化胰岛的进展得益于在胰腺获取、保存、胶原酶消化、COBE 2991 细胞分离机的使用及密度梯度介质的改善。还有其他因素可能对纯化程序产生巨大的影响，包括过高的渗透压、高葡萄糖含量以及黏度等。高渗溶液可以防止外分泌腺组织水肿，高葡萄糖浓度据称可以抑制外分泌 (除了能促进胰岛素释放)、增强胰岛和非胰岛成分的密度梯度。这些现象有助于我们重新考虑用于胰岛纯化的梯度构成，并开发毒性更小的新梯度液。目前，最常用的胰岛纯化方法依然是密度梯度离心法。根据细胞比重，用密度依赖性淘洗或等密度分离，组织在密度梯度溶液内迁移和沉淀分离细胞。胰岛一般通过连续的 Ficoll 密度梯度液从外分泌组织纯化，使用冷的 COBE 2991 细胞处理器进行。

虽然胶原酶消化后用等密度梯度离心法是人胰岛纯化的最有效的方法，但也有其他一些关于人胰岛纯化技术的介绍，如早期在非胶原酶消化的胰腺组织进行显微切割、结合差速离心筛选胰腺组织碎粒，应用胶原酶消化胰腺方法包括在相同重力下不同密度的沉积、过滤、用 Velcro (一种尼龙搭扣) 去除外分泌组织、离心洗涤和抗外分泌腺组织凝集素结合磁性微球。用尼龙网筛、重力沉降、离心淘洗和等密度梯度离心法进行胰岛纯化的方式不成功的原因是由于胰岛（平均直径大约$150\mu m$）和外分泌组织间的尺寸差异太小。胰岛分离纯化用磁性微球包被有胰岛或抗腺泡的有细胞毒性单克隆抗体（MAb）是一个独特的概念，有可能可以进行大规模纯化。针对外分泌腺组织的光热分解可回收得到有功能的活的胰岛。通过抗体介导的放射增敏来选择性破坏外分泌组织是基于胰岛比外分泌组织相比更不敏感为前提的（对犬胰腺进行辐射后血糖仍旧保持正常）。对不纯化移植物进行5000rad（1rad＝10mGy）射线处理后再进行24h培养之后，胰岛素/淀粉酶比例增加（移植物纯度指标）。另一种方法探索了外分泌和内分泌组织十倍渗透通透性的差别。对胰腺消化物暴露到低渗溶液30s来选择性裂解外分泌组织，但不破坏胰岛。其他胰岛纯化的方法，包括冷冻、抗腺细胞毒抗体、组织培养、磁性微球涂层的抗胰腺腺泡细胞单克隆抗体和荧光激活细胞分选，后两种技术似乎最有希望应用于人胰岛分离纯化。荧光激活细胞分选，其优点是它可分离未裂解的胰岛，虽然还有问题，但似乎是一个很有价值的方向。

**（二）密度梯度离心纯化胰岛的基本原理**

细胞通过离心机分离的原理是基于细胞密度和沉降速度的不同。用离心法时，大分子沉降速度的量度，等于每单位离心场的速度，或

$$s=\frac{v}{\omega^2 r} \tag{4-1}$$

式中，$s$为沉降系数；$\omega$为离心转子的角速度，rad/s；$r$为到旋转中心的距离；$v$为沉降速度。粒子的沉降速率可以通过Stock定律得到。

$$v=\frac{d^2(\rho_s-\rho)\omega^2 r}{18\eta} \tag{4-2}$$

式中，$v$为离心半径为$r$的细胞的沉降速度；$r$为细胞与离心中心的距离；$d$为细胞直径；$\rho_s$为细胞密度；$\rho$为离心半径为$r$的梯度液的密度；$\omega$为角速度；$\eta$为离心半径为$r$的梯度液黏度。

式（4-2）表明，沉降速度与被离心物质的体积、密度差成正比，与$\eta$成反比。

可以看出，在一个特定的介质中决定细胞沉降速率的两个主要因素是它的直径和它与介质之间的密度差。同时，介质的黏性越大，细胞沉降的时间越长。沉降速率是通过在密度梯度液中离心预定的时间，与介质的密度越远细胞越可能沉降。分离细胞也主要是基于细胞的直径差异和密度差异。密度依赖性，或等密度离心分离是通过足够的时间和离心力造成细胞到达相等的密度梯度的位置。大多数组织的细胞密度比他们的直径重叠得更多，因为密度梯度离心法比速率沉积需要更大的力，对于大多数细胞类型来说，速率沉积比等密度梯度离心更有优势。

但人胰岛的纯化难度很大，因为外分泌组织的密度和直径在不同的胰腺之间变化很大，胰岛密度的变化范围相对较小。可变直径的外分泌和内分泌组织的密度重叠是导致最终产品纯度不高的原因。因为这些组织的直径可变和有重叠，因此不可能使用速度沉积法纯化胰岛，我们只能接受密度梯度离心的方法。理论上连续密度梯度比不连续密度梯度有更多优势。有趣的是，Pretlow发现胰腺腺泡细胞是一类可以通过等密度梯度离心就可以有效地被纯化的细胞类型。虽然使用速度和密度梯度离心，但无论使用何种梯度介质，无须任何沉降方式或沉降技巧组合，都能将不同的直径和密度的细胞分离开。

### （三）影响密度梯度离心纯化胰岛的因素

外分泌组织密度的变化有多重原因。第一，因为外分泌组织密度在本质上是可变的，这取决于腺泡细胞的分泌状态。胰腺腺泡细胞属于一小群密度远大于正常范围的哺乳动物细胞（如腮腺细胞，心肌细胞，成熟的肥大细胞）。这些细胞常现于非常活跃的细胞质蛋白合成和储存中。在肥大细胞中发现未成熟的肥大细胞有较少的细胞质颗粒，因此密度比成熟的肥大细胞低得多。因此，腺泡细胞脱颗粒（摄食）密度会比它们的同类小，低密度的外分泌组织分泌颗粒的电子密度也比高密度的外分泌组织的低。第二，腺泡细胞（占全胰腺的95%）、中心腺泡和导管细胞可能形成不同密度的异质细胞群。所有外分泌组织在密度梯度的情况下，即使密度很小的腺泡细胞也比胰岛的密度要大。第三，外分泌细胞的密度可以被胰腺通过胶原酶消化后聚集所影响。第四，外分泌组织密度可以通过从疾病的终末处理时间到胰岛分离纯化操作阶段的众多因素而改变。这些因素可能会导致外分泌腺酶的释放或破坏了细胞的活性，导致细胞的膨胀和水肿。

较多研究资料表明，胰岛分离阶段影响腺泡组织密度最重要的因素是腺泡组织肿胀和水肿，而腺泡组织的脱粒则相对不太重要。腺泡细胞肿胀由多种损害因素所致，相对内分泌组织而言，腺泡组织对局部缺血和机械性创伤的影响更为敏感。Schwartz 和 Traverso 利用电镜发现受到机械损伤的腺泡很快便产生电子透明液泡。低温导致组织水肿，而胶原酶消化也能够影响细胞膜通透性并进而导致细胞肿胀。

正常人胰岛的直径范围是 $15\sim500\mu m$，此外，胰岛的直径和外分泌组织很大程度上取决于分离过程中胶原酶消化阶段。胰岛内在直径的变化与胶原酶消化的影响意味着我们无法控制内分泌和外分泌组织的粒度分布。人胰岛生理渗透压的峰密度（$295mOsm/kg\ H_2O$）是 $1.059g/mL$，而且在胰腺之间不会发生改变。外分泌组织的峰密度的范围是 $1.059\sim1.074g/mL$，而在胰腺中是明显不同的。不同纯度人胰岛通过等密度梯度沉降分离纯化得到，这首要得力于外分泌组织密度的变化。

胰腺分离过程中影响组织分离/胰岛纯化的因素见表 4-12。

**表 4-12　胰腺分离过程中影响组织分离/胰岛纯化的因素**

| 程序 | 因素 | 对组织分离/胰岛纯化的影响 | 评论/解决方法 |
|---|---|---|---|
| 器官获取 | 血管灌流 | 灌流液可能含有会改变消化酶性能的成分 | 保存期短的器官可采用 Hank's 平衡盐（HBSS）等惰性溶液进行血管灌流,该溶液用作胶原酶的稀释液,不会改变酶的活性 |
| | 热缺血时间 | 外分泌自我分解改变消化酶的活性 | 胰腺热缺血如果超过 15min 则不能使用 |
| | 血液成分 | 血清蛋白抑制消化酶（蛋白酶抑制剂）,也可用作消化蛋白酶活性的竞争底物,会导致消化迟缓和减少胰岛产量 | 具有严重血液堵塞的腺体也必须作废 |
| | 脂肪含量 | 过多脂肪会堵塞消化管路而造成消化迟缓 | 从腺体表面去除多余的脂肪 |
| 胶原酶灌注 | 灌注质量 | 高压可能破坏或使胰管破裂进而导致灌注不佳 | 先用低压开始灌注,目测确定良好的组织膨胀 |

续表

| 程序 | 因素 | 对组织分离/胰岛纯化的影响 | 评论/解决方法 |
|---|---|---|---|
| 组织分离 | 酶浓度和批次 | 如果胶原酶浓度或批次变化则会出现更多变数 | 保持稳定的酶溶液浓度和体积 |
| | 辅酶因子 | 消化酶活性的发挥需要加入钙等辅因子 | 确保胶原酶稀释剂中足够的辅酶因子浓度 |
| | 酶稳定性 | 随着存储时间的延长,某些特定批次的胶原酶逐渐失去活性 | 在低于−20℃温度下保存胶原酶,不进行不必要的冷冻/解冻 |
| | 酶与底物比例 | 如果酶与底物比例有变化,消化动力学也会发生改变 | 不要超出消化酶的能力范围,将组织质量保持在允许范围内 |
| | 加至酶溶液的蛋白质(白蛋白、血清等) | 在消化酶中蛋白质可能完全作为蛋白酶活性的底物 | 避免加入多余蛋白质 |
| | 机械振摇 | 如果振摇动作太大可能破坏胰岛,如果力度不够又会造成消化延缓 | 与犬或人胰岛相比猪胰岛更为脆弱,因此应避免过度振摇 |
| | 温度 | 酶活性直接受到温度的影响 | 组织消化过程中保持温度恒定 |
| | 消化持续时间 | 停止消化是一个主观行为,如果太早,胰岛分离不完全而包被的胰岛也不能纯化;如果太晚,则可能出现胰岛破碎。两种情况都可能导致胰岛最终产量降低 | 通过有意过度消化并不间断地对样品进行评估来筛选新的蛋白酶并预测最佳消化时间 |
| | 细胞破裂 | 细胞破裂产生多余的细胞DNA,这会引起组织聚集并妨碍组织分离 | 向消化溶液加入脱氧核糖核酸酶 |
| 纯化 | 密度梯度 | 如果采用的密度不合适,外分泌和内分泌成分的分离可能低于最佳水平 | 使用前用密度计确定梯度溶液的密度,未经同意请勿擅自改变分离参数,必要时进行梯度测试 |
| | 梯度液渗压浓度 | 介质的渗压可以改变组织的密度 | |
| | 离心参数 | 必须得到最佳离心力和旋转时间才得到最好分离效果 | |

摘自:Medvetskii EB,Keisevich LV. Electron microscopic and autoradiographic study of the pancreas at different times of postmortem ischemia. Biull Eksp Biol Med,1978,85(5):610-613。

纯化人胰岛还有许多其他影响因素。如在研究密度梯度方面的公开的理论中,关注的大多数是直径在4~10μm的单细胞,很少有理论支持分离直径达到500μm的细胞团块;损伤的外分泌组织释放蛋白水解酶,会加剧细胞的聚集,这个过程会改变组织密度和损害梯度离心的结果;胰岛有少量结合的外分泌组织片段也会增加组织密度,使它更接近外分泌组织;

胰腺的消化量可超过 60mL，难以快速处理；最后，为了使人类胰岛纯度达到 90%，有必要纯化消化后的胰腺近 90 倍，然而从血液的淡黄色层中得到纯化度到 90% 的单核细胞或淋巴细胞分别只需提高 10 倍和 3 倍的纯度。

### （四）等密度梯度离心法的优化

因为细胞分离最优方法是密度梯度离心，为了保证密度梯度分离法能够促进细胞分离，对某些实验条件进行控制就显得尤为重要。必须保证实验条件的精确性和可复制性，尤其必须注意电解质成分、pH 值、渗透压度和密度。虽然可以利用离子特定电极测量电解质浓度，火焰光度法仍然更为准确；密度的测量应采用数字密度计；渗透压度测量必须采用蒸气渗透压力计，这是因为冰点降低渗压测定法无法准确测量 Ficoll 和 BSA 浓缩溶液。

胰岛的分离/纯化方法仍有很大改善空间，其他一些可考虑优化的因素如下：

#### 1. 不连续和连续密度梯度离心

不连续梯度的缺点包括更低效率的细胞载量，细胞在分层面的积累阻碍了细胞向其他区域的移动，而且细胞在分层界面的集中能导致聚合。相对于不连续梯度，连续梯度提供了更多的理论上的优势。最近研究表明可以在 COBE 2991 处理器上实现大规模连续性密度梯度，这也成为大规模胰岛纯化的首选技术。研究显示与 COBE 2991 中不连续梯度相比，连续梯度能令人胰岛产量提高 26% 并同时提高胰岛的活性。COBE 2991 细胞处理器的使用还有很多其他优点，包括在一个封闭系统中处理大量胰酶消化物、完全避免壁效应以及在未减速的情况下卸载梯度液，这也能最大限度地降低漩涡。

#### 2. 组织加载方式

另一个与胰岛纯化相关的深层次问题是消化的胰腺组织从顶部或底部装载到密度梯度液的问题。顶部加载的潜在优势是能将消化的组织在生理介质中保存尽可能长的时间；但顶部装载也有些缺陷，包括增加细胞聚集，反转造成"流"和"壁效应"。"壁效应"是因为传统离心管内力不平衡而导致细胞在离心管周围相对更为集中，这会导致细胞聚集，但由于聚集的细胞不会分离开，此会带来较大的损害，而且聚合体的密度也是组成细胞类型的平均密度。可以通过底部装载来降低壁效应。同时也可以通过快速处理、采用 3%~10% 牛血清白蛋白（BSA）、降低 pH 值和将温度控制在 4℃ 来减少细胞聚合。在人和狗胰岛纯化试验中可采用三层非持续性梯度为 1.108g/mL、1.096g/mL 和 1.037g/mL 的 Eurocollins-Ficoll 梯度。在啮齿类和猪胰岛纯化试验中增加一层 1.069g/mL 的梯度。采用底部加载法时，消化的胰腺组织混悬在密度为 1.108g/mL 的最底层。

使用 COBE 机的顶部加载方式时，由于组织相对小的尺寸和大的数量，在上层界面上的胰岛组织可能会被大量的外分泌组织在移动时被拉到梯度的高密度区域，如果组织界面出现在连续性梯度之上，则关闭加载蠕动泵直至其消失殆尽，之后再重启操作。

#### 3. COBE 机使用的注意事项

COBE 2991 细胞分离机的使用有许多优势，包括在封闭的无菌系统中处理大量胰腺消化组织的能力，而且完全没有壁效应；卸载梯度液时也不减速，最大限度地减少了涡旋的问题。

使用前需认真学习 COBE 2991 细胞处理器的详细安全使用说明。同时须建立一个透明的密度梯度混合器，这个密度梯度混合器可以进行热压灭菌处理。混合器的两个杯子应完全相同，每个杯子的容量为 300mL。经过热压处理的混合器应放置在磁搅拌器上，高密度杯中应配备一个磁力搅拌子，并关闭两个杯子间的连接，密度梯度混合器的出口管通过硅胶泵管与血细胞处理袋连接。

在小型连续性密度梯度分离的结果的基础上，选择高密度和低密度介质，270mL 的高密度介质放入梯度仪的高密度腔室，150mL 的低密度介质放入低密度腔室。此时 COBE 2991 还未运行，细胞分离袋的所有分支均用夹子封闭直至梯度仪所有密度梯度混合器杯均处于同一水平，120mL 的高密度介质则以 30mL/min 的速度运送至细胞分离袋中。开展此项工作时，管道中的空气被挤压至废气袋中，密度梯度介质被转移至处理袋。离心机转鼓开始以 1200r/min 的速度旋转，细胞分离袋中的空气被排入废气袋。

COBE 2991 开始以 2000r/min 的速度运行，连续性密度梯度介质开始混合，并被慢慢抽入至 COBE 2991 处理袋。随着最后一批密度梯度介质离开梯度混合器，关闭泵，管路间的连接也关闭，消化后的胰腺组织（最多 40mL）悬浮在总体积为 100mL 的 UW 溶液中（例如 40mL 的消化物加上 60mL 的 UW 溶液），并被倒入高密度液杯中。随后打开蠕动泵，胰酶消化物以 20～30mL/min 的泵进速度。随着随后一批消化物离开高密度液杯，利用 30mL UW 溶液冲洗高密度液杯。尤其重要的是进入袋中的空气必须通过释放废气管线夹上的压力小心排进废气包。离心机转速慢慢增加到 2000r/min，再次排出空气。

离心机运转直至所有组织均进入连续性密度梯度介质（通常是 5min），而分离后的组织也采用超级排空模式进行卸载。开始 150mL 组织液直接丢掉，之后部分则通过按下"暂停（hold）"按钮和"继续（continue）"按钮来间歇性地暂停和采集 11 份（每份 25mL）的方法进入 250mL 的圆锥形离心瓶中。

使用 COBE 机时加速和减速不要太快，否则会发生漩涡。对纯化后的每一部分样品取样利用二硫腙染色，这样便容易区分哪一部分应作为最后的胰岛成品相混合。

### 4. 加载量的问题

对于梯度容量或"超载"的问题，因为引入过多细胞到密度梯度系统可能导致梯度不稳定，在胰岛纯化中，这将导致过量的外分泌组织出现在密度梯度较小的层，但去计算理论的密度梯度容量几乎是不可能的，因此，必须通过实验来凭经验确定。

### 5. 纯化温度

温度可能会影响密度梯度纯化的结果，使用连续或不连续的 Ficoll 密度梯度液作为纯化液时，最好使用冷的 COBE 2991 细胞处理器进行，因为其溶剂 Eurocollins 液或用到 UW 液时，低温有利于细胞活性的保持。如使用牛血清白蛋白纯化人胰岛，则在 4℃ 和 22℃ 下结果是相同的（结果未发表）。密度梯度液的黏度在低温下会有很大的提高，因此将需要更长时间使细胞达到浮力平衡。

### 6. 提高胰岛与非内分泌组织的密度差

理论上，降低胰岛组织密度，同时提高或保持外分泌组织的密度可以提高等密度梯度法分离人胰岛的效果。一个减少胰岛组织密度的方法是促进胰岛素分泌，然而胰岛能分泌的最大量只是其储存量的 10%，而且，考虑到胰岛素颗粒相对较小（$0.4\mu m$），胰岛素分泌只会对胰岛组织的密度产生很小的影响。相对而言，腺泡细胞具有大颗粒（可达 $1.5\mu m$），对大多数刺激有脱分泌颗粒反应。这大概解释了为什么腺泡细胞的密度通过分泌酶的释放后有明显的降低。因此，解决这一问题的一些方法包括：第一，防止或减少外分泌组织酶的排放；第二，接受已发生的酶排放和研究差异地增加腺泡组织密度的方法；第三，减少或防止腺泡组织的肿胀和水肿。死亡原因可能导致酶释放，例如头部损伤，器官捐献者接受了许多可能影响胰酶释放功能的药物；热缺血和长时间的冷缺血会降低胰岛的纯度，甚至胶原酶的使用批次也会戏剧性地影响胰岛的纯度。相似地，胶原酶的消化阶段对接下来的胰岛纯化有明显的影响，保持这个阶段的时间尽可能短，而且要避免温度高于 39℃ 和尽量减少物理创伤，例如摇晃都很重要。对导致外分泌组织肥大细胞脱颗粒的影响因素更精确的理解，可能会导致开发出阻止它新的策略来阻止它，其中的一个方法是对器官捐赠者是否是使用生长抑素类似物，以降低外分泌酶排放和提高胰岛纯度。

### 7. 密度梯度液的改进

等密度梯度离心纯化人胰岛的进一步改善，将会导致新的密度梯度介质的产生和溶液生化成分的改进，密度梯度介质溶解于新的溶液中。在其他细胞类型中曾有过详细描述，离子含量、葡萄糖浓度和 pH 值的变化可显著影响细胞密度。这些修改可能产生一种非生理性的环境，因此必须确定上述变化对胰岛活性的影响。其中一项尝试中通过在 UW 溶液中添加额外的羟乙基淀粉或细胞分离液来制作密度梯度。纯化面临的挑战在于制作能够使腺泡细胞水肿最小化，但同时又不降低产量和活性的溶液。pH 值的增加并未对胰岛纯化产生明显影响。

### 8. 纯化前的组织密度测试

因外分泌组织的密度和密度更小的胰岛组织在人与人之间的密度会有所改变的，因此非常有必要用"梯度测试系统"去确定这些每个人的胰岛组织的密度。只有用从测试梯度中获得的信息，才可能优化纯度与产量之间的平衡。

由特定密度梯度介质构成的小规模线性连续密度梯度，可以对在该介质中的组织密度进行精确的区分。该方法可用于决定组织在管内小规模非连续性梯度的最佳分离密度或者用 COBE 2991 细胞处理器大规模连续密度梯度的最佳密度范围。由于 BSA 会产生最小渗透效应，因此如果没有渗透梯度则可以设置一个线性连续性密度梯度，其结果应该与 BSA 非连续性梯度（没有渗透梯度）的情况相关。更高浓度的 Ficoll 会与水相结合，进而导致渗透活性提高。需要强调的是测试新梯度介质时最好构建一个密度范围较广的连续性梯度；确定了大致的组织密度并缩小密度范围后胰岛平衡就保持在梯度的上 1/3 范围内，构建小规模连续性梯度相关的详情也已有较多文献介绍。Ficoll 连续性梯度获得的数据确实能够对非连续性梯度要求的密度做出良好的预测。

### 9. 纯化结果评估的优化

评估和报告胰岛纯化结果的方法需要改进。Pretlow 等强调，胰岛的纯度和总产量的评价不适合用于密度梯度纯化后的样品的分析。另外由密度梯度系统回收的胰岛的纯度也要分析，这个很重要。因此，纯度 70%、回收率 80% 的显然比只有纯度 85%、回收率 40% 要好。梯度效率评价也可以表示为产品纯度（%）与从梯度系统纯化的胰岛回收率的乘积。因此，在上面所引用的例子梯度效率将分别为 56% 和 34%。只有通过这样参数的真正改进，比如提高纯度和产量，胰岛的纯化工作才将真正得到优化。

### （五）移植前胰岛功能评价的其他指标

适当的胰岛功能是移植成功的先决条件，新的预测体内胰岛功能的体外参数研究也是很有必要。随着分子生物学研究的进展，对细胞体外功能的检测方法和检测指标也在不断增加。在相关研究论文中评价胰岛体外功能的其他指标还有如下一些：

① 胰岛素含量、胰岛素 mRNA、DNA、氧消耗量、ATP/ADP 比值等。

② 胰岛胞质 $Ca^{2+}$ 浓度。

有移植小组对一小部分 1 型糖尿病患者进行同种异体胰岛移植后的分析显示，移植前监测胰岛胞质 $Ca^{2+}$ 浓度（$[Ca^{2+}]_i$）可能可以实现这一目标。研究发现，在胰岛素脱离和移植后胰岛素需要量减少的受体的胰岛之间，基础 $[Ca^{2+}]_i$ 值有统计学差异。此外，基础 $[Ca^{2+}]_i$ 与下列因素呈负相关：①在移植后 3 个月的 IVGTT（静脉滴注）时的胰岛素峰值（$n=7$，$P=0.04$，$r^2=0.581$）；②在移植后 3 个月的 IVGTT 时的胰岛素分泌面积差（$n=7$，$P=0.03$，$r^2=0.571$）；③对胰岛素需求的减少量（$n=8$，$P=0.02$，$r^2=0.60$）。这些初步数据令人鼓舞，多组移植患者中验证 $[Ca^{2+}]_i$ 测量的潜在可用性的研究还有待进一步报道。

# 第五节　总结

临床结果受胰岛分离过程和移植前培养过程的许多变量影响。若想提高临床胰岛移植结果，这些过程的许多技术挑战必须得到解决。器官移植中心，获取团队和分离实验室的合作是确保现有的胰腺供体质量合格和分离操作顺利的关键。胰岛产量仍然受多种因素影响而相当多变（通常为 25%～75% 的潜在胰岛量）。而且，虽然已经尽全力规范分离/纯化过程且严格按照世界卫生组织（WHO）的质量控制标准的良好生产质量管理规范（GMP）的指导方针进行，但临床结果在各中心变化很大。高质量胰岛的生产是昂贵和需要高劳动强度的，而且十分费时。对胰岛分离过程也需要不断地学习和总结，并不断规范，最好的做法是建立集中的胰岛分离机构，专门成立区域网络来登记潜在的受体、器官获取团队和供体器官。努力制备出适合临床移植需要的高产量胰岛。

胶原酶被视为胰腺消化的主要试剂。细菌酶的粗混合物的批次不同，其成分和配制也各不相同。这一异质性也导致了胰腺分解和胰岛产量的不可重复性。因而，研究人员在购买大量既定批次之前必须对其功能性进行评价，但胶原酶的评价还受到其他变量的制约。胰腺消化和胰岛分离程序充满了生物和工艺误差，这也会妨碍对胶原酶性能进行准确评估。

控制胰岛从人胰腺上分离的过程的基本原则是过程应尽可能简单，尽可能防止组织损伤。当完整的胰岛从周围组织上分离下来的时候必须首先分散组织，保持组织活性。可以通过技术如密度梯度离心法从外分泌组织分离胰岛。改进仪器和方法，逐步提高获得的胰岛产品的产量和纯度。为了最终常规的临床应用，人胰岛分离过程应尽可能自动化，以尽量减少人力成本和提高可重复性。

尽管移植高度纯化的人胰岛的免疫优势有争论，但用上述任何提高胰岛纯度的方法也应考虑提高胰岛产量，这一具有挑战性的领域仍需要我们继续研究。如果保持在目前水平的进展的话，应该很快我们就可以从人的胰腺去除大量的外分泌腺细胞而获得胰岛，胰岛移植在供体受体比 1：1 的移植成功也将是可行的。

**参考文献**

[1] Bellin MD, Barton FB, Heitman A, Harmon JV, Kandaswamy R, Balamurugan AN, Sutherland DE, Alejandro

R，Hering BJ. Potent induction immunotherapy promotes long-term insulin independence after islet transplantation in type 1 diabetes. Am J Transplant，2012，12（6）：1576-1583.

[2] Shapiro AM. Islet transplantation in type 1 diabetes：ongoing challenges，refined procedures，and long-term outcome. Rev Diabet Stud，2012，9（4）：385-406.

[3] Shapiro AM，Ricordi C，Hering BJ，Auchincloss H，Lindblad R，Robertson RP，Secchi A，Brendel MD，Berney T，Brennan DC，Cagliero E，Alejandro R，Ryan EA，DiMercurio B，Morel P，Polonsky KS，Reems JA，Bretzel RG，Bertuzzi F，Froud T，Kandaswamy R，Sutherland DE，Eisenbarth G，Segal M，Preiksaitis J，Korbutt GS，Barton FB，Viviano L，Seyfert-Margolis V，Bluestone J，Lakey JR. International trial of the Edmonton protocol for islet transplantation. N Engl J Med，2006，355（13）：1318-1330.

[4] Kessler L，Bucher P，Milliat-Guittard L，Benhamou PY，Berney T，Penfornis A，Badet L，Thivolet C，Bayle F，Oberholzer J，Renoult E，Brun MJ，Rifle G，Atlan C，Colin C，Morel P；GRAGIL Group. Influence of islet transportation on pancreatic islet allotransplantation in type 1 diabetic patients within the Swiss-French GRAGIL network. Transplantation，2004，77（8）：1301-1304.

[5] Westermark GT，Westermark P，Berne C，Korsgren O. Nordic Network for Clinical Islet Transplantation. Widespread amyloid deposition in transplanted human pancreatic islets. N Engl J Med，2008，359（9）：977-979.

[6] Olson P，G M. Aseptic Pharmaceutical Manufacturing：Technology for the 1990s. Prairie View，IL：InterPharm Press，1987.

[7] Ballinger WF，Lacy PE. Transplantation of intact pancreatic islets in rats. Surgery，1972，72（2）：175-186.

[8] Moskalewski S. Isolation and Culture of the Islets of Langerhans of the Guinea Pig. Gen Comp Endocrinol，1965，5：342-353.

[9] Lacy PE，Kostianovsky M. Method for the isolation of intact islets of Langerhans from the rat pancreas. Diabetes，1967，16（1）：35-39.

[10] DWS. Commentary. Cell Transplant，1993，2：299.

[11] Traverso LW，Abu-Zamzam AM. Activation of pancreatic proteolytic enzymes by commercial collagenases. Transplantation，1978，25（4）：226-227.

[12] McShane P，Sutton R，Gray DW，Morris PJ. Protease activity in pancreatic islet isolation by enzymatic digestion. Diabetes，1989，38 Suppl 1：126-128.

[13] Gill JF，Chambers LL，Baurley JL，Ellis BB，Cavanaugh TJ，Fetterhoff TJ，Dwulet FE. Safety testing of Liberase，a purified enzyme blend for human islet isolation. Transplant Proc，1995，27（6）：3276.

[14] Linetsky E，Selvaggi G，Bottino R，Kong SS，Qian T，Alejandro R，Ricordi C. Comparison of collagenase type P and Liberase during human islet isolation using the automated method. Transplant Proc，1995，27（6）：3264.

[15] Hatton MW，Berry LR，Krestynski F，Sweeney GD，Regoeczi E. The role of proteolytic enzymes derived from crude bacterial collagenase in the liberation of hepatocytes from rat liver. Identification of two cell-liberating mechanisms. Eur J Biochem，1983，137（1-2）：311-318.

[16] Kessler E，Yaron A. A novel aminopeptidase from Clostridium histolyticum. Biochem Biophys Res Commun，1973，50（2）：405-412.

[17] Wolters GH，Vos-Scheperkeuter GH，van Deijnen JH，van Schilfgaarde R. An analysis of the role of collagenase and protease in the enzymatic dissociation of the rat pancreas for islet isolation. Diabetologia，1992，35（8）：735-742.

[18] Bond MD，Van Wart HE. Purification and separation of individual collagenases of Clostridium histolyticum using red dye ligand chromatography. Biochemistry，1984，23（13）：3077-3085.

[19] Yamaguchi T，Mullen Y，Watanabe Y，Nomura Y，Cass D，Brunicardi C. Isolation and function of islets from young adult pig pancreas. Transplant Proc，1992，24（3）：1010-1012.

[20] Kono T. Purification and partial characterization of collagenolytic enzymes from Clostridium histolyticum. Biochemistry，1968，7（3）：1106-1114.

[21] Wunsch E，HH. Zur quantitativen bestimmung der kollagenase. Z Physiol Chem，1963，333：149.

[22] Mitchell WM，Harrington WF. Purification and properties of clostridiopeptidase B (Clostripain). J Biol Chem，1968，243（18）：4683-4692.

[23] Grant NH，Alburn HE. Studies on the collagenases of Clostridium histolyticum. Arch Biochem Biophys，1959，82 (2)：245-255.

[24] MandlI，KellerS，ManahanJ. Multiplicity of Clostridium Histolyticum Collagenases. Biochemistry，1964，3：1737-1741.

[25] Yoshida E，Noda H. Isolation and characterization of collagenases I and II from Clostridium histolyticum. Biochim Biophys Acta，1965，105 (3)：562-574.

[26] Seifter S，HE. The Collagenases//Boyer PD. The Enzymes. New York：Academic Press，1970，3：649.

[27] Takahashi S，Seifter S. New culture conditions for Clostirdium histolyticum leading to production of collagenase of high specific activity. J Appl Bacteriol，1972，35 (4)：647-657.

[28] Lwebuga-Mukasa JS，Harper E，Taylor P. Collagenase enzymes from Clostridium：characterization of individual enzymes. Biochemistry，1976，15 (21)：4736-4741.

[29] Oppenheim F，Franzblau C. A modified procedure for the purification of clostridial collagenase. Prep Biochem，1978，8 (5)：387-407.

[30] Sugasawra R，HE. Purification and characterization of three forms of collagenase from Clostridium histolyticum. Biochemistry，1984，23：5175.

[31] Hefley，TJ. Utilization of FPLC-purified bacterial collagenase for the isolation of cells from bone. J Bone Miner Res，1987，2 (6)：505-516.

[32] Altieri P，Candiano G，Ginevri F，Ghiggeri GM. Purification of proteinase-free collagenase from commercial batches of the enzyme. Prep Biochem，1990，20 (2)：137-144.

[33] McShane P，GD，Hughes D，Morris PJ. Collagen type in human and rat pancreas. Localisation and relation to digestion. Diabetic Med (Suppl 2)，1990，7：17.

[34] van Deijnen JH，Hulstaert CE，Wolters GH，van Schilfgaarde R. Significance of the peri-insular extracellular matrix for islet isolation from the pancreas of rat，dog，pig，and man. Cell Tissue Res，1992，267 (1)：139-146.

[35] van Suylichem PT，Pasma A，Wolters GH，van Schilfgaarde R. Microscopic aspects of the structure and collagen content of the pancreas from the perspective of islet isolation. Transplant Proc，1987，19 (5)：3958-3959.

[36] R S. Experimental studies in pancreatic islet transplantation. D Phil Thesis，Oxford University，1989.

[37] Horaguchi A，Merrell RC. Preparation of viable islet cells from dogs by a new method. Diabetes，1981，30 (5)：455-458.

[38] Noel J，Rabinovitch A，Olson L，Kyriakides G，Miller J，Mintz DH. A method for large-scale，high-yield isolation of canine pancreatic islets of Langerhans. Metabolism，1982，31 (2)：184-187.

[39] Gray DW，McShane P，Grant A，Morris PJ. A method for isolation of islets of Langerhans from the human pancreas. Diabetes，1984，33 (11)：1055-1061.

[40] Gray DW，Warnock GL，Sutton R，Peters M，McShane P，Morris PJ. Successful autotransplantation of isolated islets of Langerhans in the cynomolgus monkey. Br J Surg，1986，73 (10)：850-853.

[41] Ricordi C，Finke EH，Lacy PE. A method for the mass isolation of islets from the adult pig pancreas. Diabetes，1986，35 (6)：649-653.

[42] BurghenGA，Murrell LR. Factors influencing isolation of islets of Langerhans. Diabetes，1989，38 Suppl 1：129-132.

[43] van SuylichemPT，Wolters GH，van Schilfgaarde R. Peri-insular presence of collagenase during islet isolation procedures. J Surg Res，1992，53 (5)：502-509.

[44] Sutton R，Peters M，McShane P，Gray DW，Morris PJ. Isolation of rat pancreatic islets by ductal injection of collagenase. Transplantation，1986，42 (6)：689-691.

[45] Gotoh M，Maki T，Kiyoizumi T，Satomi S，Monaco AP. An improved method for isolation of mouse pancreatic islets. Transplantation，1985，40 (4)：437-438.

[46] Sutton R，H P，Hughes D et al Isolation of islets from human pancreas using increased incubation temperatures and variable density grandients. Horm Metab Res (Suppl)，1989，25：35-36.

[47] Lakey JR，Warnock GL，Shapiro AM，Korbutt GS，Ao Z，Kneteman NM，Rajotte RV. Intraductal collagenase delivery into the human pancreas using syringe loading or controlled perfusion. Cell Transplant，1999，8 (3)：285-292.

［48］ WarnockGL. Viable purified islets of Langerhans from collagenase-perfused human pancreas. Diabetes，1989，38 Suppl 1：136-139.

［49］ Warnock GL，Ellis DK，Cattral M，Untch D，Kneteman NM，Rajotte RV. Isolation of viable islets of Langerhans from collagenase-perfused canine and human pancreata. Transplant Proc，1987，19 (1 Pt 2)：918-922.

［50］ Ricordi C，Lacy PE，Finke EH，Olack BJ，Scharp DW. Automated method for isolation of human pancreatic islets. Diabetes，1988，37 (4)：413-420.

［51］ Socci C，Davalli AM，Vignali A，Pontiroli AE，Maffi P，Magistretti P，Gavazzi F，De Nittis P，Di Carlo V，Pozza G. A significant increase of islet yield by early injection of collagenase into the pancreatic duct of young donors. Transplantation，1993，55 (3)：661-663.

［52］ Linetsky E，Bottino R，Lehmann R，Alejandro R，Inverardi L，Ricordi C. Improved human islet isolation using a new enzyme blend，liberase. Diabetes，1997，46 (7)：1120-1123.

［53］ London NJ，Lake SP，Wilson J，Bassett D，Toomey P，Bell PR，James RF. A simple method for the release of islets by controlled collagenase digestion of the human pancreas. Transplantation，1990，49 (6)：1109-1113.

［54］ Hering BJ，Kandaswamy R，Harmon JV，Ansite JD，Clemmings SM，Sakai T，Paraskevas S，Eckman PM，Sageshima J，Nakano M，Sawada T，Matsumoto I，Zhang HJ，Sutherland DE，Bluestone JA. Transplantation of cultured islets from two-layer preserved pancreases in type 1 diabetes with anti-CD3 antibody. Am J Transplant，2004，4 (3)：390-401.

［55］ Robertson GS，Chadwick D，Thirdborough S，Swift S，Davies J，James R，Bell PR，London NJ. Human islet isolation—a prospective randomized comparison of pancreatic vascular perfusion with hyperosmolar citrate or University of Wisconsin solution. Transplantation，1993，56 (3)：550-553.

［56］ Ricordi C，Socci C，Davalli AM，Staudacher C，Baro P，Vertova A，Sassi I，Gavazzi F，Pozza G，Di Carlo V. Isolation of the elusive pig islet. Surgery，1990，107 (6)：688-694.

［57］ Ricordi C，Tzakis AG，Carroll PB，Zeng YJ，Rilo HL，Alejandro R，Shapiro A，Fung JJ，Demetris AJ，Mintz DH，et al. Human islet isolation and allotransplantation in 22 consecutive cases. Transplantation，1992，53 (2)：407-414.

［58］ LatifZA，Noel J，Alejandro R. A simple method of staining fresh and cultured islets. Transplantation，1988，45 (4)：827-830.

［59］ Gray DW，Sutton R，McShane P，Peters M，Morris PJ. Exocrine contamination impairs implantation of pancreatic islets transplanted beneath the kidney capsule. J Surg Res，1988，45 (5)：432-442.

［60］ Petkov P，HH，Galabov R，Zielger M. Investigations on islets of Langerhans in vitro. Ultrastructure and insulin seretion of isolated rat islets after different digestion with collagenase. Acta Histochem，1984，51：50-60.

［61］ Rajotte RV，E M，Warnock GL，Kneteman NM. Islet cryopreservation. Methods in Islet Transplantation Research，1989，25：72-80.

［62］ Rajotte RV，EM，Warnock GL，Kneteman NM. Islet cryopreservation. Horm Metabol Res，1989，Suppl Ser 25：72.

［63］ Evans MG，Rajotte RV，Warnock GL，Kneteman NM. Viability studies on cryopreserved isolated canine islets of Langerhans. Transplant Proc，1989，21 (2)：3368-3370.

［64］ Socci C，Davalli AM，Vignali A，Bertuzzi F，Maffi P，Zammarchi O，Di Carlo V，Pozza G. Evidence of in vivo human islet graft function despite a weak response to in vitro perifusion. Transplant Proc，1992，24 (6)：3056-3057.

［65］ RicordiC，Scharp DW，Lacy PE. Reversal of diabetes in nude mice after transplantation of fresh and 7-day-cultured (24 degrees C) human pancreatic islets. Transplantation，1988，45 (5)：994-996.

［66］ London NJ，TS，Swift SM，Bell PR，James RF. The diabetic "human reconstituted" severe combined immunodeficient (SCID-hn) mouse：a model for isogeneic，allogeneic，and xenogeneic human islet transplantation. Transplant Proc，1991，23：749.

［67］ Lake SP，Chamberlain J，Bassett PD，London NJ，Walczak K，Bell PR，James RF. Successful reversal of diabetes in nude rats by transplantation of isolated adult human islets of Langerhans. Diabetes，1989，38 (2)：244-248.

［68］ Scharp DW，Lacy PE，McLear M，Longwith J，Olack B. The bioburden of 590 consecutive human pancreata for islet transplant research. Transplant Proc，1992，24（3）：974-975.

[69] Warnock GL，Gray DW，McShane P，Peters M，Morris PJ. Survival of cryopreserved isolated adult human pancreatic islets of Langerhans. Transplantation，1987，44（1）：75-82.

[70] Ricordi C，Kneteman NM，Scharp DW，Lacy PE. Transplantation of cryopreserved human pancreatic islets into diabetic nude mice. World J Surg，1988，12（6）：861-865.

[71] Ricordi C，Zeng YJ，Alejandro R，Tzakis A，Venkataramanan R，Fung J，Bereiter D，Mintz DH，Starzl TE. In vivo effect of FK506 on human pancreatic islets. Transplantation，1991，52（3）：519-522.

[72] Lake SP，Chamberlain J，Husken P，Bell PR，James RF. In vivo assessment of isolated pancreatic islet viability using the streptozotocin-induced diabetic nude rat. Diabetologia，1988，31（6）：390-394.

[73] Robertson GS，Chadwick D，Contractor H，Rose S，Chamberlain R，Clayton H，Bell PR，James RF，London NJ. Storage of human pancreatic digest in University of Wisconsin solution significantly improves subsequent islet purification. Br J Surg，1992，79（9）：899-902.

[74] Benhamou PY，Oberholzer J，Toso C，Kessler L，Penfornis A，Bayle F，Thivolet C，Martin X，Ris F，Badet L，Colin C，Morel P；GRAGIL consortium. Human islet transplantation network for the treatment of Type I diabetes：first data from the Swiss-French GRAGIL consortium（1999-2000）. Groupe de Recherche Rhin Rhjne Alpes Geneve pour la transplantation d'Ilots de Langerhans. Diabetologia，2001，44（7）：859-864.

[75] Lakey JR，Rajotte RV，Taylor GD，Kirkland T，Warnock GL. Microbial studies of a tissue bank of cryopreserved human islet cells. Transplant Proc，1994，26（2）：827.

[76] Lloveras J，Farney AC，Sutherland DE，Wahoff D，Field J，Gores PF. Significance of contaminated islet preparations in clinical islet transplantation. Transplant Proc，1994，26（2）：579-580.

[77] Pipeleers DG，Pipeleers-Marichal MA. A method for the purification of single A，B and D cells and for the isolation of coupled cells from isolated rat islets. Diabetologia，1981，20（6）：654-663.

[78] Lakey JR，Cavanagh TJ，Zieger MA，Wright M. Evaluation of a purified enzyme blend for the recovery and function of canine pancreatic islets. Cell Transplant，1998，7（4）：365.

[79] Johnson，PR，White SA，London NJ. Collagenase and human islet isolation. Cell Transplant，1996，5（4）：437-452.

[80] Linetsky E，Bottino R，Lehmann R，Alejandro R，Inverardi L，Ricordi C. Improved human islet isolation using a new enzyme blend，liberase. Diabetes，1997，46（7）：1120.

[81] Yonekawa Y，Matsumoto S，Okitsu T，Arata T，Iwanaga Y，Noguchi H，Nagata H，O'Neil JJ，Tanaka K. Effective islet isolation method with extremely high islet yields from adult pigs. Cell Transplant，2005，14（10）：757-762.

[82] Bai RX，Fujimori K，Koja S，Sekiguchi S，Doi H，Tsukamoto S，Satake M，Ohkohchi N，Satomi S. Effect of prophylactic administration of trypsin inhibitors in porcine pancreas islet isolation. Transplant Proc，1998，30（2）：349-352.

[83] Heiser A，Ulrichs K，Muller-Ruchholtz W. Isolation of porcine pancreatic islets：low trypsin activity during the isolation procedure guarantees reproducible high islet yields. J Clin Lab Anal，1994，8（6）：407-411.

[84] Basir I，van der Burg MP，Scheringa M，Töns A，Bouwman E. Improved outcome of pig islet isolation by Pefabloc inhibition of trypsin. Transplant Proc，1997，29（4）：1939-1941.

[85] Lakey JR，Helms LM，Kin T，Korbutt GS，Rajotte RV，Shapiro AM，Warnock GL. Serine-protease inhibition during islet isolation increases islet yield from human pancreases with prolonged ischemia. Transplantation，2001，72（4）：565-570.

[86] Rose NL，Palcic MM，Helms LM，Lakey JR. Evaluation of Pefabloc as a serine protease inhibitor during human-islet isolation. Transplantation，2003，75（4）：462-466.

[87] Noguchi H，Ueda M，Nakai Y，Iwanaga Y，Okitsu T，Nagata H，Yonekawa Y，Kobayashi N，Nakamura T，Wada H，Matsumoto S. Modified two-layer preservation method（M-Kyoto/PFC）improves islet yields in islet isolation. Am J Transplant，2006，6（3）：496-504.

[88] Dono K，GM，Ohzato H，Monden M，Mori T. Addition of calcium to the preservation solution enhances the benefit

141

of ductal collagenase solution at the time of harvesting. Transplant Proc 1992，24：1000-1001.

［89］ Sutton R，HP，Hughes D，Clark A，Gray DW，Morris PJ. Isolation of islets from human pancreas using increased incubation temperatures and variable density gradients. Horm Metab Res（Suppl）1989，25：35-36.

［90］ R S. Experimental stuies in pancreatic islet transplantation. D Phil Thesis，Oxford University，1989.

［91］ Chadwick DR，Robertson GS，Toomey P，Contractor H，Rose S，James RF，Bell PR，London NJ. Pancreatic islet purification using bovine serum albumin：the importance of density gradient temperature and osmolality. Cell Transplant，1993，2（4）：355-361.

［92］ Scharp DW，Lacy PE，Santiago JV，McCullough CS，Weide LG，Boyle PJ，Falqui L，Marchetti P，Ricordi C，Gingerich RL，et al. Results of our first nine intraportal islet allografts in type 1，insulin-dependent diabetic patients. Transplantation，1991，51（1）：76-85.

［93］ Nash JR，Horlor M，Bell PR. The use of ficoll in the separation of viable islets of langerhans from the rat pancreas. Transplantation，1976，22（4）：411-412.

［94］ Lakey JR，Cavanagh TJ，Zieger MA. A prospective comparison of discontinuous EuroFicoll and EuroDextran gradients for islet purification. Cell Transplant，1998，7（5）：479-487.

［95］ Pearson TC，Alexander DZ，Winn KJ，Linsley PS，Lowry RP，Larsen CP. Transplantation tolerance induced by CTLA4-Ig. Transplantation，1994，57（12）：1701-1706.

［96］ London NJ，Toomey P，Contractor H，Thirdborough ST，James RF，Bell PR. The effect of osmolality and glucose concentration on the purity of human islet isolates. Transplant Proc，1992，24（3）：1002.

［97］ Olack B，Swanson C，McLear M，Longwith J，Scharp D，Lacy PE. Islet purification using Euro-Ficoll gradients. Transplant Proc，1991，23（1 Pt 1）：774-776.

［98］ Ricordi C，RC. Automated method for pancreatic islet separation//Ricordi C. Methods in islet implantation. Austin TX：RG Landes，1995：433.

［99］ C R. //Methods in cell transplantation Ricordi C. Austin TX：RG Landes，1995：99-112.

［100］ Andersson A. Isolated mouse pancreatic islets in culture：effects of serum and different culture media on the insulin production of the islets. Diabetologia，1978，14（6）：397-404.

［101］ Ilieva A YS，Wang RN，Agapitos D，Hill DJ，Rosenberg L. Pancreatic islet cell survival following islet isolation：the role of cellular interactions in the pancreas. J Endocrinol，1999，161：357-364.

［102］ Brandhorst D，BH，Hering BJ，Bretzel RG. Long-term survival，morphology and in vitro function of isolated pig islets under different culture conditions. Transplantation，1997，67：1533-1541.

［103］ Fraga DW，Sabek O，Hathaway DK，Gaber AO. A comparison of media supplement methods for the extended culture of human islet tissue. Transplantation，1998，65（8）：1060-1066.

［104］ Ling Z，Hannaert JC，Pipeleers D. Effect of nutrients，hormones and serum on survival of rat islet beta cells in culture. Diabetologia，1994，37（1）：15-21.

［105］ Holmes MA，Clayton HA，Chadwick DR，Bell PR，London NJ，James RF. Functional studies of rat，porcine，and human pancreatic islets cultured in ten commercially available media. Transplantation，1995，60（8）：854-860.

［106］ Moore GE，Gerner RE，Franklin HA. Culture of normal human leukocytes. JAMA，1967，199（8）：519-524.

［107］ Eizirik DL，Korbutt GS，Hellerstrom C. Prolonged exposure of human pancreatic islets to high glucose concentrations in vitro impairs the beta-cell function. J Clin Invest，1992，90（4）：1263-1268.

［108］ Petley A，Macklin B，Renwick AG，Wilkin TJ. The pharmacokinetics of nicotinamide in humans and rodents. Diabetes，1995，44（2）：152-155.

［109］ Bergsten P，Moura AS，Atwater I，Levine M. Ascorbic acid and insulin secretion in pancreatic islets. J Biol Chem，1994，269（2）：1041-1045.

［110］ Winter DT，Eich T，Jahr H，Brendel MD，Bretzel RG. Influence of antioxidant therapy on islet graft survival. Transplant Proc，2002，34（6）：2366-2368.

［111］ Volker B，GEA，Bellmann K，Jurgen R，Kold H. Suppression of nitric oxide in islet cells by α-tocopherol. FEBS Letters，1995，364：259-263.

［112］ Wagner，BA，Buettner GR，Burns CP. Vitamin E slows the rate of free radical-mediated lipid peroxidation in cells. Arch Biochem Biophys，1996，334（2）：261-267.

［113］ Luca G，Nastruzzi C，Basta G，Brozzetti A，Saturni A，Mughetti D，Ricci M，Rossi C，Brunetti P，Calafiore R. Effects of anti-oxidizing vitamins on in vitro cultured porcine neonatal pancreatic islet cells. Diabetes Nutr Metab，2000，13（6）：301-307.

［114］ Brandhorst H，Brandhorst D，Hesse F，Ambrosius D，Brendel M，Kawakami Y，Bretzel RG. Successful human islet isolation utilizing recombinant collagenase. Diabetes，2003，52（5）：1143-1146.

［115］ Kendall DM，Teuscher AU，Robertson RP. Defective glucagon secretion during sustained hypoglycemia following successful islet allo- and autotransplantation in humans. Diabetes，1997，46（1）：23-27.

［116］ Alejandro R，Cutfield RG，Shienvold FL，Polonsky KS，Noel J，Olson L，Dillberger J，Miller J，Mintz DH. Natural history of intrahepatic canine islet cell autografts. J Clin Invest，1986，78（5）：1339-1348.

［117］ S M. Isolation and culture of islet of Langerhans of the guinea pig. Gen Comp Endocrinol，1985，5：342-353.

［118］ Petkov P，HH，Galabov R，Zielger M. Investigations on islets of Langerhans in vitro. Ultrastructure and insulin secretion of isolated rat islets after different digestion with collagenase. Acta Histochem，1984，51：50-60.

［119］ Warnock GL，Ellis D，Rajotte RV，Dawidson I，Baekkeskov S，Egebjerg J. Studies of the isolation and viability of human islets of Langerhans. Transplantation，1988，45（5）：957-963.

［120］ Barshes NR，Lee T，Goodpasture S，Brunicardi FC，Alejandro R，Ricordi C，Soltes G，Barth M，Hamilton D，Goss JA. Achievement of insulin independence via pancreatic islet transplantation using a remote isolation center：a first-year review. Transplant Proc，2004，36（4）：1127-1129.

［121］ Lacy PE. Beta cell secretion—from the standpoint of a pathobiologist. Diabetes，1970，19（12）：895-905.

［122］ Zimny ML，Blackard WG. The surface structure of isolated pancreatic islet cells. Cell Tissue Res，1975，164（4）：467-471.

［123］ Berlje TC，SD，Sorenson RL. Three dimensional imaging of intact isolated islets of Langerhans with cortocol microscopy. Diabetes，1989，38：808-814.

［124］ Pretlow II TG，PT. Evaluation of data，problems，and general approach. In：Pretlow II TG，Pretlow TP（Eds）：Cell separation：Methods and selected applications. Vol 1. New York，London：Academic Press，1982：31-40.

［125］ Scharp DW，Lacy PE，Finke E，Olack B. Low-temperature culture of human islets isolated by the distention method and purified with Ficoll or Percoll gradients. Surgery，1987，102（5）：869-879.

［126］ Lembert N，Wesche J，Petersen P，Doser M，Becker HD，Ammon HP. Areal density measurement is a convenient method for the determination of porcine islet equivalents without counting and sizing individual islets. Cell Transplant，2003，12（1）：33-41.

［127］ Stegemann JP，O'Neil JJ，Nicholson DT，Mullon CJ. Improved assessment of isolated islet tissue volume using digital image analysis. Cell Transplant，1998，7（5）：469-478.

［128］ Bretzel RG，Alejandro R，Hering BJ，van Suylichem PT，Ricordi C. Clinical islet transplantation：guidelines for islet quality control. Transplant Proc，1994，26（2）：388-392.

［129］ F O. A quantitative estimation of the pancreatic islet tissue. Qurart J Med，1937，6：287.

［130］ Gepts W. Method for the quantitative determination of islands of Langerhans. C R Seances Soc Biol Fil，1958，152（5）：879-883.

［131］ Hellman B. The frequency distribution of the number and volume of the islets Langerhans in man. I. Studies on non-diabetic adults. Acta Soc Med Ups，1959，64：432-460.

［132］ Saito K，Iwama N，Takahashi T. Morphometrical analysis on topographical difference in size distribution，number and volume of islets in the human pancreas. Tohoku J Exp Med，1978，124（2）：177-186.

［133］ Pyzdrowski KL，Kendall DM，Halter JB，Nakhleh RE，Sutherland DE，Robertson RP. Preserved insulin secretion and insulin independence in recipients of islet autografts. N Engl J Med，1992，327（4）：220-226.

［134］ Gores PF，Najarian JS，Stephanian E，Lloveras JJ，Kelley SL，Sutherland DE. Insulin independence in type I diabetes after transplantation of unpurified islets from single donor with 15-deoxyspergualin. Lancet，1993，341（8836）：19-21.

［135］ Ricordi C，Gray DW，Hering BJ，Kaufman DB，Warnock GL，Kneteman NM，Lake SP，London NJ，Socci C，

Alejandro R，et al. Islet isolation assessment in man and large animals. Acta Diabetol Lat，1990，27（3）：185-195.

[136] Andersson A，Sandler S. Viability tests of cryopreserved endocrine pancreatic cells. Cryobiology，1983，20（2）：161-168.

[137] Rajotte RV，Stewart HL，Voss WA，Shnitka TK. Viability studies on frozen——thawed rat islets of Langerhans. Cryobiology，1977，14（1）：116-120.

[138] Bank，HL. Assessment of islet cell viability using fluorescent dyes. Diabetologia，1987，30（10）：812-816.

[139] Bank，HL. Rapid assessment of islet viability with acridine orange and propidium iodide. Vitro Cell Dev Biol，1988，24（4）：266-273.

[140] London NJ，Contractor H，Lake SP，Aucott GC，Bell PR，James RF. A microfluorometric viability assay for isolated human and rat islets of Langerhans. Diabetes Res，1989，12（3）：141-149.

[141] Gray DW，Morris PJ. The use of fluorescein diacetate and ethidium bromide as a viability stain for isolated islets of Langerhans. Stain Technol，1987，62（6）：373-381.

[142] Gütte N，Kühn F，Matthes G，Georgi K，Gronau K，Braun K. The MTT-dye test for the in vitro vitality control of fresh as opposed to cryopreserved rat pancreatic islets for syngeneic intraportal islet transplantation. Z Exp Chir Transplant Kunstliche Organe，1989，22（6）：323-329.

[143] McKay，DB，Karow AM，Jr. Factors to consider in the assessment of viability of cryopreserved islets of Langerhans. Cryobiology，1983，20（2）：151-160.

[144] Kuhn F，AO，Lohde E，Gutte N，Schulz HJ，Jahr H. In vitro rapid calorimetric assay for viability control of fresh isolated and deep-frozen human pancreatic islets. Diabetes，1989，38 suppl 1：278.

[145] Lacy，PE，Walker MM，Fink CJ. Perifusion of isolated rat islets in vitro. Participation of the microtubular system in the biphasic release of insulin. Diabetes，1972，21（10）：987-998.

[146] Ashcroft SJ，Bassett JM，Randle PJ. Isolation of human pancreatic islets capable of releasing insulin and metabolising glucose in vitro. Lancet，1971，1（7705）：888-889.

[147] Lacy PE，Finke EH，Conant S，Naber S. Long-term perfusion of isolated rats islets in vitro. Diabetes，1976，25（6）：484-493.

[148] Kneteman NM，RR. Isolation and cryopreservation of human pancreatic islets. Transplant Proc，1986，18：182-185.

[149] Andersson A，Borg H，Groth CG，Gunnarsson R，Hellerström C，Lundgren G，Westman J，Ostman J. Survival of isolated human islets of Langerhans maintained in tissue culture. J Clin Invest，1976，57（5）：1295-1301.

[150] Sutherland DE，Matas AJ，Steffes MW，Najarian JS. Infant human pancreas. A potential source of islet tissue for transplantation. Diabetes，1976，25（12）：1123-1128.

[151] Davalli AM，Ricordi C，Socci C，Braghi S，Bertuzzi F，Fattor B，Di Carlo V，Pontiroli AE，Pozza G. Abnormal sensitivity to glucose of human islets cultured in a high glucose medium：partial reversibility after an additional culture in a normal glucose medium. J Clin Endocrinol Metab，1991，72（1）：202-208.

[152] Miyamoto M，Morimoto Y，Nozawa Y，Balamurugan AN，Xu B，Inoue K. Establishment of fluorescein diacetate and ethidium bromide（FDAEB）assay for quality assessment of isolated islets. Cell Transplant，2000，9（5）：681-686.

[153] Barnett MJ，McGhee-Wilson D，Shapiro AM，Lakey JR. Variation in human islet viability based on different membrane integrity stains. Cell Transplant，2004，13（5）：481-488.

[154] Bucher P，Mathe Z，Morel P，Bosco D，Andres A，Kurfuest M，Friedrich O，Raemsch-Guenther N，Buhler LH，Berney T. Assessment of a novel two-component enzyme preparation for human islet isolation and transplantation. Transplantation，2005，79（1）：91-97.

[155] Falqui L，Finke EH，Carel JC，Scharp DW，Lacy PE. Marked prolongation of human islet xenograft survival（human-to-mouse）by low-temperature culture and temporary immunosuppression with human and mouse anti-lymphocyte sera. Transplantation，1991，51（6）：1322-1324.

[156] Ricordi C，HB，London NJM，Rajotte RV，Gray DWR，Socci C，Alejandro R，Carroll PB，Bretzel RG，Scharp DW. Islet isolation assessment//Ricordi C. Pancreatic Islet Cell Transplantation. Georgetown：Landes Company，

1992，132.

[157] Morgan CR，LA. Immunoassay of insulin：antibody system. Plasma insulin levels of normal，subdiabetic and diabetic rats. Diabetes 1963，12：115.

[158] Corlett M，SD，Lacy PE. Microbial contamination risks in human islet isolation. Transplant Proc，1988，20 （Suppl. 1）：894.

## ➡ 第五章

# 胰岛移植途径与操作

胰岛移植按移植部位可分为原位移植和异位移植。原位移植是指分泌的胰岛素经门静脉进入肝脏代谢的移植，符合生理基础，包括门静脉内、肝内、脾内、大网膜及腹腔内等部位的移植。异位移植则指皮下、肌肉内、睾丸内、胸腔内、肾包膜下及脑内等部位的移植，分泌的胰岛素不直接进入肝脏代谢。脑内（脑室或蛛网膜下腔）及睾丸组织中缺乏免疫活性细胞，免疫反应微弱，通常认为是免疫特惠（特许）区。目前，多采用肝内门静脉注入的方法进行胰岛移植，因肝脏为相对免疫特惠区，血供丰富，门静脉内含有高浓度的葡萄糖、氨基酸和各种激素，对胰岛的生存和功能发挥有利。

## 第一节　经肝门静脉途径移植

肝脏具有双重血液供应，肝脏肿瘤病患者采用颗粒栓塞或化学药物进行肝脏动脉栓塞后，门静脉的血液供应足以保持肝脏的活性。经肝门静脉插管最早是作为一种诊断工具以及治疗出血性食管曲张的方法。该技术也常被用来诱导大部分肝脏组织切除之前的残余肝组织增大，手术并发症发生率小于5%。经皮途径进行胆管造影、胆管引流手术以及肝脏组织活检都是应用广泛并且安全性好的技术。

由于技术上操作容易，加之累积数据显示门静脉途径安全和功效持久，使其门静脉成为目前临床胰岛移植最常用的位置。从放射学观点看，肝内有大量的血管床可供胰岛分布。在门静脉内胰岛输注操作上，Weimar及其同事首次使用CT计算机体层摄影与透视联合的成像方法，报道了图像引导至门静脉的胰岛移植术。目前经皮穿刺途径几乎是该手术唯一的方法；在有经验的放射科医师协助下，进行经皮穿刺及经门静脉输注分离后的胰岛是一个简单且安全的手术，完全在医师的操作业务范围之内。当不能或不打算采用经皮穿刺途径时，可选择腹腔镜检查和肠系膜静脉暴露技术。

由于经皮经肝途径的胰岛移植方法提升了胰岛移植的成功率，加之手术操作的微创性，使之成为胰岛移植的首选途径。对肝门静脉内胰岛移植的手术要求和操作特点有如下一些内容。

### 一、手术禁忌证和术前要求

与门静脉穿刺有关的禁忌证，包括败血症、胆管扩张、感染和凝血障碍等。PT/INR要小于1.5并且血小板计数正常。抗血小板药物，比如阿司匹林，氯吡格雷和双嘧达莫需要在手术前中断一段时间，以便血小板恢复正常的功能；如果是阿司匹林，应在胰岛移植之前7天停用。

## 二、途径选择

门静脉放置导管可以通过经皮经肝穿刺途径实现，这是首选的方式，也可以使用经颈静脉经肝途径。后者的优势在于可避免包膜穿刺，但程序麻烦、耗时，并且经颈静脉肝脏内门体静脉分流术的报告显示，该途径仍然存在显著的胆、包膜和肝脏外门静脉穿刺的风险。如果其他途径失败，可考虑选择经颈静脉经肝途径。

## 三、成像设备

手术一般在装有 C 型臂的血管造影室内进行。有一台合适的手提式 C 型臂也可以操作。建议使用具有彩色双功能的超声波装置，尽管手术在只有透视引导情况下也能进行，但使用超声可以降低并发症发生率，并且与降低胆穿刺和肝脏包膜穿刺发生率有关，缩短手术的时间。建议门静脉进入位点是按顺序的第二或第三分支，靠近脐部穿刺会增加肝脏动脉或胆管穿刺风险，更浅表的穿刺可缩短实质路径，导致难准确栓塞。

## 四、手术操作过程

整个操作过程都要注意无菌。推荐先进行镇静；静脉注射咪达唑仑和芬太尼，并通过鼻管输氧。患者取仰卧位，肝脏穿刺点（腋前线或腋中线）使用超声，透视或联合的方法确定。进行无菌处理时，对皮下组织和肝脏包膜进行局部渗透麻醉。在透视或超声引导下，将一 22 标准尺寸（0.022in）Chiba 针刺入右门静脉的一个分支（图 5-1）。18 标准尺寸（0.018in）导丝通过 Chiba 针进入到主门静脉。包膜穿刺点以及门静脉进入部位避免有锐角，因为它们可以导致呼吸期间的导管弯折。该阶段可以使用一标准 NEFF 经皮穿刺进入装置或一微穿刺装置完成互换，4-F 或 5-F 血管导管插入门静脉。建议尽可能使用最小的导管，因为内腔尺寸不得小于 0.035in；胰岛细胞团块直径可达 500μm。加固的微穿刺装置带有一个中心金属加固杆，一个 3-F 内部扩张器（接受一 0.018in 导丝）和一个外部 4-F 扩张器［接受一根 0.038in（965μm）导丝］。这是专门设计用于经皮穿刺胰岛移植的器械（图 5-2）。

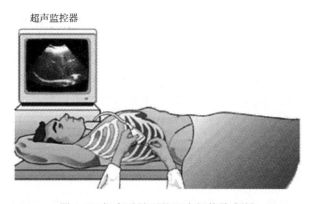

超声监控器

图 5-1　超声引导下的经皮门静脉穿刺

插管的顶端放置到靠近主门静脉汇流处，确保流动自由，输入 10～20mL 造影剂进行静脉造影以确认正常的解剖结构（图 5-3 和图 5-4）。建议胰岛灌输前后射线用量尽可能少，以

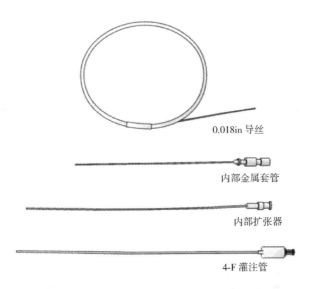

0.018in 导丝

内部金属套管

内部扩张器

4-F 灌注管

图 5-2 带有一中心金属加固杆、3-F 内部扩张器（接受 0.018in 导丝）和 4-F 外部扩张器 [接受 0.038in（965μm）导丝] 的加固微穿刺装置

摘自：A M James Shapiro，James A M Shaw. Islet Transplantation and Beta Cell Replacement Therapy. Informa Healthcare USA Inc，2007。

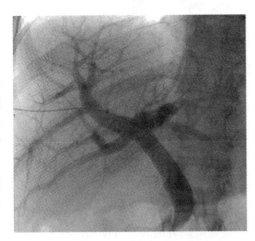

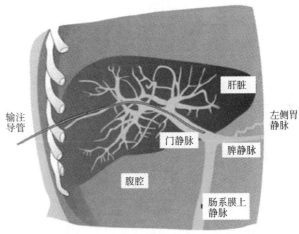

输注导管

肝脏

左侧胃静脉

门静脉

脾静脉

腹腔

肠系膜上静脉

图 5-3 导管顶端靠近门静脉汇流处的 门静脉造影处的 4-F 插管

图 5-4 经门静脉，尖端位于门静脉汇流

摘自：A M James Shapiro，James A M Shaw. Islet Transplantation and Beta Cell Replacement Therapy. Informa Healthcare USA Inc，2007。

便肝细胞和移植的胰岛在射线下暴露最小化。该阶段要使用间接压力传感器记录基线门静脉压力（mmHg，1mmHg＝133.322Pa）。

## 五、胰岛输注

无菌胰岛制剂使用重力灌注并间歇记录门静脉压力（图 5-5）。

输注胰岛前先记录基础门静脉压力，注入 5mL 胰岛组织后再记录一次压力，之后每输注 1mL 胰岛组织记录一次门静脉压力。胰岛组织体积较大的制剂一般纯度不好，有大量的非细胞物质，会增大诱发血栓的风险。胰岛灌输液中要加入肝素，按受体 70U/kg 体重。如果门静脉压力在起始时大于 20mmHg 或者升高至基线值 2 倍，或者整个手术过程中一直超过 22mmHg，则要停止手术。

手术严重的并发症之一是门静脉分支甚至是主管形成血栓；二者都有报道，会导致手术并发症发病率增加，甚至死亡。因此，必须要使用肝素并对门静脉压力仔细观察。门静脉出现压力升高表明可用门静脉血管床减少，可能会导致血行停滞和血栓形成。胰岛输注手术完成，插管退回至实质通道，进行栓塞止血工作。

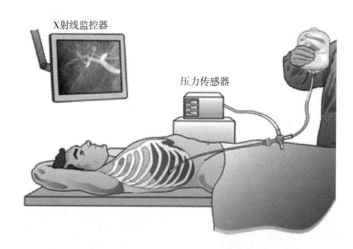

图 5-5　胰岛输注装置

摘自：A M James Shapiro，James A M Shaw. Islet Transplantation and Beta Cell Replacement Therapy. Informa Healthcare USA Inc，2007。

## 六、插管路径的栓塞

随着 4-F 递送系统的出现，肝脏实质路径栓塞不再是必不可少了。但是，当数据显示有显著的出血风险时，Edmonton 胰岛移植小组会进行常规的管路栓塞。肝脏管路的有效封闭是必需的，只要能够有效封闭肝内实质路径，出血并发症是可以避免的。可应用的栓塞材料很多，如不锈钢或铂栓塞环，Tisseal（Baxter 公司，加拿大安大略省米西索加），凝血酶饱和的 Gelfoam® collagenpaste® 明胶-海绵（Gelfoam，Pharmacia&Upjohn，加拿大安大略省米西索加）和 Avitene® 糊剂（MedChemProducts，美国马萨诸塞州沃本）。

理想的栓塞材料应该能有效封闭管路，不会干扰之后的成像，具有满意的安全特性，能够被精确地放置，生物可吸收，并且对于操作者能清晰可见。在有些中心用得最好的材料是 Avitene® 糊剂，一种来自面粉的微纤维胶原蛋白止血剂材料（图 5-6 和图 5-7）与 3mL 的射线造影剂和 3mL 0.9% 生理盐水混合制成浓稠的糊状，可以加载到 1mL 的注射器中（图 5-8 和图 5-9）。4-F 灌输导管在透视引导下回抽直至顶端位于实质通道内。Avitene® 糊剂是一种清晰可见的材料，在导管退回时通过导管注入，从门静脉穿刺点到肝脏边缘"系住"通道（图 5-10 和图 5-11）。在埃德蒙顿胰岛中心使用该产品的 20 例手术中无并发症记录。

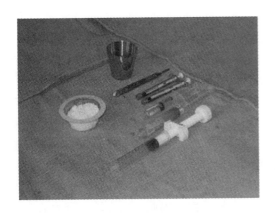

图 5-6 Avitene® 糊剂配制

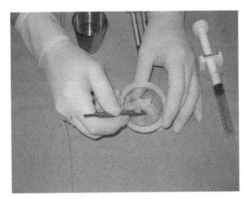

图 5-7 胶的混合

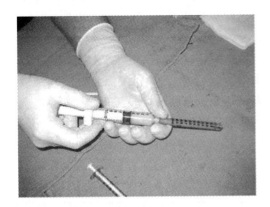

图 5-8 加载 1mL 注射器

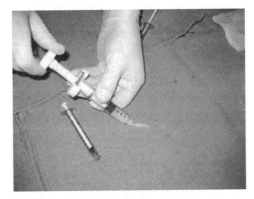

图 5-9 连续涂布

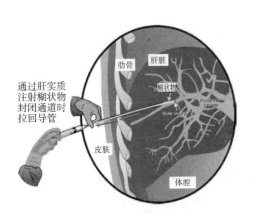

图 5-10 使用 Avitene® 糊剂进行管路阻断

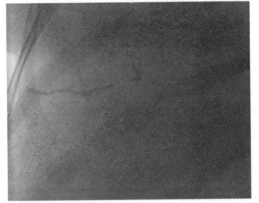

图 5-11 射线不穿透的 Avitene® 糊
在肝实质中的通道轮廓

图 5-6~5-11 摘自：A M James Shapiro，James A M Shaw. Islet Transplantation and Beta Cell Replacement Therapy. Informa Healthcare USA Inc，2007。

## 七、手术操作相关并发症

门静脉内胰岛移植的并发症可以分为严重和不严重两类。严重并发症有门静脉血栓（portal vein thrombosis，PVT）、支管血栓和出血；不严重并发症包括胆或胆囊穿刺、血管迷走神经反应、恶心或呕吐，来自横膈膜刺激的打嗝和麻醉剂有关药物的反应。

肝内大血管的栓塞报道很少，支管血栓有多次报道，来自 6 家最大机构的累积数据显示，在 405 例手术中出现 9 例支管血栓，发生率为 2.2%。来自动物模型的数据显示，血管床阻断逐渐增大了血管阻力，最终导致门静脉压力升高。文献报道门静脉颗粒栓塞后肝脏动脉血流增加，门静脉血流减少，这可以通过简单的流体力学进行解释。胰岛细胞团块起到了颗粒栓塞的作用，可以将 $500\mu m$ 直径以下的小血管阻塞。胰岛栓塞后门静脉压力升高也表现出与胰岛移植数量、细胞体积以及患者手术次数有相关性。因此，允许输入最大的沉降后细胞体积为 10mL，最好小于 5mL。

出血性的并发症有文献报道为 29 例/405 例手术，发病率为 7.2%。随着通道栓塞技术出现后，出血的并发症显著降低。文献有一例胸腔出血的报道，也有当手术期间出现胆囊膨胀引起急性不舒服时转为全身麻醉的情况，导致整个手术在全身麻醉条件下完成的报道。

此外，该术式本身是微创的，因此减少了围手术期复杂手术相关的风险。自埃德蒙顿方案公布以来，各单位已复制并进一步优化了此方案，如通过胰岛培养，胰腺浸泡在二层氧化全氟萘烷的运输方法，单一供体移植，以及使用输液袋形式而非用注射器注入门静脉的重力输注。

## 八、术后管理及随访

手术后患者按照肝脏干预措施后的标准草案进行管理，以正确的仰卧姿势卧床休息，并密切观察 4h。移植后 24h 内进行肝脏多普勒超声评价。术后密切监控糖尿病状态。

## 九、后续的移植和干预

供体胰岛分离量的局限性导致只有很少数受体能从一次手术就获得足够的胰岛数量，达到胰岛素脱离。大部分情况下都需要追加二次或三次移植，以达到足够的胰岛移植量。先前的胰岛移植不会对之后的手术形成限制，并且先前的实质通道很少还能看到。如果先前使用金属环追踪栓塞通道，在超声的时候可以通过回声聚焦看到，但是很少会对手术造成干扰。后续干预包括动、静脉瘘管栓塞或潜在的出血点栓塞。

# 第二节　经其他部位的移植

门静脉是目前临床胰岛移植的常用部位，但它并不是一个理想的部位。其主要原因包括经肝血管内植入引起的问题，如免疫、解剖和生理等因素会导致早期灌注胰岛的大量损失，其他如脂毒性、血栓形成、血液中肝酶升高导致的肝组织缺血等，低氧分压及血管再生不理想等损害植入的胰岛。为维持受者正常血糖，一般需要两个胰腺供体。胰岛功能会随时间的推移而退化，导致多数患者无法达到术后五年不依赖胰岛素。在过去的几年里，人们更加清楚地意识到肝脏并不能为胰岛提供理想的微环境。为克服上述缺点，寻找替代移植位点成为近几年研究的热点。

胰岛移植存在移植部位的差异性，不同的实验动物模型中许多可供替代的移植部位已被报道，这些部位可以在血管内（即肝门静脉、脾），在血管外（即胰腺、胃黏膜下层、泌尿生殖道、肌肉、骨髓、大网膜和肾囊）及免疫特惠部位（即眼前室、睾丸和胸腺）。这些部位有的仅适合收集科学数据，而有的具有潜在的临床应用价值。尽管在小鼠模型中通过这些位点进行的移植实验都有不同程度的成功报道，但还没发现移植后的胰岛功能比经门静脉输注移植后的胰岛功能好的部位，最佳移植部位还有待进一步研究确定。以下将从技术、代谢和免疫等方面分析这些移植位点的优缺点，以理解对胰岛功能和生存理想的微环境。

# 一、肌肉

肌肉是一个充满希望的胰岛植入部位，且较肝脏有多方面优势。肌内空间进行胰岛植入，手术操作和后续的常规活检监测最简单，并发症很少。横纹肌能够支持高代谢活性的内分泌组织，这在正常甲状旁腺自体移植用于治疗甲状旁腺功能亢进方面，已有几十年成功的临床经验，且效果显著、并发症少，被公认为标准技术。横纹肌已经被测试作为人体胰岛移植部位。操作的方便性、可重复操作的可能性和常规的活检简便是这个移植部位的吸引力。

肌肉具有自然发生的血运生成，肌肉内移植的小鼠和人胰岛血运重建快速，比肝脏内移植的胰岛血运重建更快更好。血运重建后，胰岛移植物的血液灌流可恢复，且氧分压比肝实质高，仅比原生胰岛略有减少。临床磁共振成像证明，胰腺切除术后接受自体胰岛细胞团肱桡肌内移植的患者，可观察到肌内胰岛移植物血管再通率高。北欧临床胰岛移植组织报道了一例患遗传性胰腺炎的年轻患者，进行全胰腺切除后肱桡肌内自体胰岛细胞团移植，术后胰岛移植物可持续分泌胰岛素两年以上。实验证明，肌内胰岛移植后受者糖耐量优于同数量门静脉内移植者。此外，这种高度血管部位能适合分子生物工程的应用，可改善胰岛移植和血管重建。

由于肌内移植使胰岛-血液接触最小化，降低了血液介导即时炎症反应（IBMIR）的风险。移植胰岛至某个指定区域也有利于移植前重塑该部位的免疫应答。具体而言，可用间充质干细胞调控早期炎症，为加速血管重建提供潜在条件，此法已用于门静脉内胰岛移植和肾包膜下胰岛移植。间充质干细胞可预先或与移植物同时注入调节部位。

肝内胰岛移植难以进行胰岛组织活检，因为胰岛在整个肝实质内扩散，且肝活检本身存在风险。然而，在肌肉组织进行胰岛活性检测简单易得。可事先划分好移植胰岛的数量，指定一定数量的胰岛移植到一个单独位点作为潜在的活检部位，便于后续研究，可作为确定早期排斥反应的标志物。

然而，横纹肌在移植后胰岛的存活率和移植方面早期探索试验结果令人失望，即使术后应用高压氧治疗。因为广泛纤维化和明显的中央坏死，特别是注射移植后的胰岛聚集成团，并显示移植后的几个小时内与胰岛数量相关的细胞因子 IL-6 和 IL-8 表达，增加促炎的肌细胞参与表达细胞因子/趋化因子的炎症，引起胰岛功能障碍和纤维化。氧分压和血液供应不足，早期新生血管的缺乏可导致胰岛内细胞早期大量死亡，导致移植结果较差。因此，肌肉内胰岛移植成功的前提是避免胰岛的聚集，移植后纤维化可以通过减少移植数量，沿着肌肉纵向分散胰岛而减少。植入技术很关键，为提高早期胰岛存活，移植时需使胰岛分散于整个组织，如使胰岛呈"一串珍珠项链状"的移植。诱导移植部位的血管再生被认为是肌内胰岛成功移植的一个重要因素。目前已经采用一些技术来实现该目标。如采用在糖尿病大鼠肌间隙植入一个含碱性成纤维细胞生长因子（bFGF）的胶原海绵和可生物降解明胶微球的聚乙烯对苯二甲酸网袋来诱导血管生成，确认血管生成后，胰岛移植到预血管化的部位，试验大鼠在3d内的血糖和葡萄糖耐量试验达到正常，并维持超过35d。相比对照组，肌内移植位点新生血管的诱导改善了胰岛植入和存活。那些采用含有血管生成因子生物支架预处理的胰岛移植，与那些没有支架或不含血管生成因子的生物支架的胰岛移植相比，逆转高血糖的效果更好。为避免早期细胞死亡可以通过重塑移植部位，比如用生物工程支架，和/或用氧气载体共移植物，诸如全氟化碳。

据早前报道，肝脏、肾脏和腹腔内胰岛移植的大鼠即使适度运动后也会发生低血糖。低血糖事件在肌内胰岛移植也可发生。其机制的一种解释是胰岛移植物内乳酸脱氢酶上调增加乳酸产生并诱发低血糖水平的胰岛素释放。然而肌内胰岛移植的β细胞的乳酸脱氢酶水平和基因表达是如何受到影响的仍未见报道。运动也可引起肌肉内胰岛移植的特异性问题（表5-1），因为肌内压力变化，且肌细胞的葡萄糖消耗量随局部血运增加而增加。

这些研究证明，肌肉内胰岛移植是可行的，像肝内胰岛移植一样可以恢复血糖。然而，我们对胰岛的长期存活情况和功能尚未能完全认识。肌肉内胰岛移植观察到的早期胰岛内细胞死亡现象有可能通过重塑植入部位加以克服。横纹肌是否在功能上能作为肝部位的替代移植点还需经过更长的时间和更多的临床数据证明。

表 5-1　肌内胰岛移植的优点和缺陷

| 优势 | 缺陷 |
| --- | --- |
| 血管重建、氧分压、微创、成像和活检 | 缺氧和纤维化 |

摘自：Hakim NS，Stratta RJ，Gray D. Pancrease，islet and stem cell transplantation for diabetes. New York：Oxford University Press Inc，2010。

## 二、腹膜

腹膜也被临床试验证明是很好的血管外移植位点。20世纪80年代以来，大网膜已被视为胰岛移植的潜在部位，其具有理想的胰岛移植场所所需的多个特点。大网膜有良好的动脉供应，大量的淋巴管，胰岛素分泌入门静脉，很高的血管密度，并有良好的血管增生，被认为是不受移植量限制的移植点，可接受未纯化和微囊化胰岛移植等优点。网膜囊可以用较长的血管网构造，放置在一个表层、皮下的区域，从而能监测植入的胰岛细胞团。虽然胰岛血管在大网膜内的植入有延迟，大网膜或网膜囊作为移植部位仍有临床研究意义。

在大型动物模型（犬），它已被证明可以为胰岛移植提供一个安全、方便、有效的部位，即允许大量的胰岛驻扎，又能提高未纯化的胰岛的存活率。在犬实验中，大网膜内胰岛移植能成功逆转手术所致的糖尿病。Ao等的研究显示，大网膜内纯化的胰岛移植成功地扭转了全胰切除手术诱发的犬糖尿病。网膜囊有接受未纯化胰岛移植的优势，这些组织在进行肝门静脉内移植时可能会带来门脉高压和凝血功能障碍的风险。在狗的实验研究中，脾脏、网膜囊已经明显可作为未纯化胰岛细胞团移植的合适位点，可达到胰岛的功能，并发症较少。网膜内胰岛移植也应用于非人灵长类动物模型中。胰岛被装在一个合成的生物可降解支架上并放在糖尿病猴网膜囊上。使用血糖、C-肽、外源性胰岛素需求、静脉葡萄糖耐量试验、糖化血红蛋白 A1c（HbA1c）和组织病理学对胰岛移植物植入和生存进行评估。所有的动物都获得了阳性的 C-肽水平，移植后胰岛素需求及 HbA1c 减少 66%～92%。移植物病理分析表明，胰岛的形态保持较好，血管化也很好，胰岛素阳性的胰岛被 T 细胞亚群和巨噬细胞包围。从灵长类动物模型可观察到比门静脉内移植延迟的移植成活过程，但随时间推移，受者血浆 C-肽水平无显著差别。同基因和同种异体胰岛接种在合成生物降解支架和移植于网膜能存活很长一段时间，并可以持续改善代谢控制。移植后 150d 的移植病理分析证明了良好的细胞团块和良好血管化的胰岛素阳性胰岛被 T 细胞和巨噬细胞包围，淋巴细胞浸润征兆较小。

在啮齿动物，网膜囊已被证实可作为胰岛移植的安全、方便和有效的部位，可替代肾包膜下胰岛移植。链脲佐菌素诱导的糖尿病大鼠同基因胰岛移植到网膜囊，达到的血糖恢复和正常的糖耐量测试，不同于那些肾被膜下胰岛移植。移植物组织学检查显示两个部位都含有许多含胰岛素颗粒的细胞，获得的移植物胰岛素含量没有差异。网膜囊作为糖尿病小鼠的一个胰岛移植的部位，在进行同基因型胰岛移植时与肾脏、肝脏和肌肉部位相比，在实现血糖控制和葡萄糖动力学方面与对照组最相似。大网膜内移植的胰岛比门静脉内移植的胰岛有更高存活率。此外，活化的网膜可以增加生长因子的产量，如 VEGF（血管内皮生长因子），SDF-1α（间质细胞衍生因子-1α）和 CXCR4（趋化因子受体），这些因子可能有利于胰岛生存和移植。对于胰岛移植，大网膜不仅有这些优点，在无免疫抑制的豚鼠受体网膜内进行同种异体胰岛移植时提供免疫特惠。

这些数据表明网膜囊是临床胰岛移植一个有潜力的可选择位点。但是，小鼠模型研究表明，高血糖逆转需要大量的胰岛，并且移植缺乏副交感神经再支配，这与异常葡萄糖耐量试验和胰岛结构形态改变相关联。与脾内胰岛移植相比，网膜囊内胰岛移植的胰岛素水平更低，需大量的胰岛才能维持正常的血糖和有限的血糖稳定时间和功能。网膜胰岛移植的吸引力比其他位点差，需要进一步的研究，尤其是啮齿类动物和大型动物实现正常血糖控制所需的胰岛数量。

## 三、胃肠壁

胃及十二指肠黏膜下层可能是一个更好的可选择位点，它血管网络密布，是一个葡萄糖进入体内的生理传感器，可长期体外营养支持，并允许腹腔镜或内镜下移植和采取后续操作。在一个小型猪研究中，将胰岛移植于胃黏膜下层，研究中所有的动物对操作都能耐受，没有任何的移植术后穿孔、溃疡或出血迹象。磁共振成像（MRI）扫描显示在胰岛移植的地点胃壁增厚。功能上，内镜黏膜下同种胰岛移植入链脲霉素诱导的糖尿病猪，移植后第一天就可显著降低外源性胰岛素需求量和平均血糖水平。在小猪和猪的同种异体胰岛移植模型中得到验证，在加与不加免疫抑制剂条件下，移植在胃黏膜下层的胰岛功能比移植到肾被膜下的更好。在金黄地鼠的十二指肠黏膜下空间进行的胰岛移植研究中，链脲霉素诱导的糖尿病仓鼠胰岛移植后，静脉葡萄糖耐量试验结果类似于非糖尿病组，并显著大于糖尿病对照组。此外，胰岛移植到黏膜下空间后在两周内可建立丰富的血管，宿主的炎性浸润非常小。移植物 β 细胞在移植 129d 后仍然拥有良好的胰岛素分泌颗粒。

小肠作为胰岛移植的部位，移植操作和活检简便易行，胰岛素释放进入门静脉。在一项大鼠的研究中，同系胰岛移植进入小肠浆膜内可逆转 80% 的受体恢复到正常血糖。此外，葡萄糖耐量试验的结果也可与门静脉胰岛移植受者相媲美。

内镜胰岛移植入胃黏膜下层的操作安全、可行，这些令人鼓舞的结果值得进一步研究。

## 四、腹腔

在非肥胖糖尿病小鼠模型中，同系微囊化胰岛采用 5％琼脂糖凝胶进行腹腔内移植可对抗自身免疫的攻击；在胰腺切除诱发糖尿病的狗中，使用低剂量环孢菌素，微囊化异体胰岛腹腔内移植维持正常血糖状态长达 6 个月。有研究采用腹腔镜手术进行了非人灵长类微囊化自体胰岛腹腔内移植，并证实了采用藻酸盐包裹新生猪胰岛腹腔内移植是安全的，此植入部位也进行了一次成功的临床试验。

## 五、骨髓

骨髓可以作为胰岛的理想微环境，这归功于它有一个受保护的、血管外（但营养丰富）的微环境，其广泛分布，操作也方便。在一项大鼠的实验研究中，同基因胰岛、同种异体胰岛和异种胰岛（罗非鱼胰岛移植到大鼠）被移植到非糖尿病受体的骨髓（胫骨）。在无免疫抑制下，同基因移植和同种异体移植物显示有胰岛素和胰高血糖素阳性染色，同种异体移植物无排斥反应长达移植后 21d，而异种移植物有急性排斥。因此，骨髓能在无免疫抑制的情况下维持胰岛功能，能为移植物提供一个持续免疫特惠的环境。在此基础上，米兰的 San Raffaele 研究所进行了临床研究来测试骨髓作为同种异体移植可替代的移植部位的安全性和可行性。已对 8 名有门静脉输液禁忌的患者进行了髂嵴水平上的骨髓胰岛移植，其中 4 名胰岛自体移植（IAT）、2 名胰岛肾移植（IAK）和 2 名胰岛单独移植（ITA）。在胰岛灌注的手术过程中没有引起并发症，移植后循环 C-肽大于 0.5ng/mL，有分泌胰岛素细胞的存在和分子标记的内分泌组织。在 IAT 受者中能维持移植物功能，而在 IAK 和 ITA 接受者中丧失，与门静脉输注胰岛移植和接受一样的免疫抑制治疗的这些患者一样。从另一项意大利的研究显示，同基因型胰岛能有效地移植在链脲霉素诱导的糖尿病小鼠的骨髓中，糖代谢结果明显与非糖尿病小鼠类似。骨髓内胰岛移植达到正常的血糖控制可能性比肝内胰岛移植更高，并且有紧凑的形态和不变的 α 细胞和 β 细胞比例。此外，在骨髓结构上有个边际效应，这些研究结果证明骨髓内胰岛移植是安全和有效的，令人鼓舞的结果尚等待大动物研究的进一步测试和确认。

## 六、肾被膜

肾被膜下移植很长时间被作为一个实验的胰岛移植部位。它的优势是在实验性糖尿病胰岛移植研究中，容易对回收的移植物进行组织学研究和确认移植物功能效果。肾被膜被用于小鼠胰岛移植实验的部位由来已久，但是它的血液供应相对较差，也不能提供富氧微环境，从而与理想的移植位点相差甚远。在鼠模型中手术过程相对简单，在短短几天内就会逆转高血糖症，通过肾切除试验可方便进行移植物回收、进行组织学研究和在糖代谢中证明胰岛移植物功能的优点。在同种小鼠模型的胰岛移植中用于逆转化学诱导糖尿病的胰岛数量，在肾被膜下移植比肝脏作为移植部位要少，主要因为肝内为移植的胰岛提供了一个更差的微环境。此外，肾被膜下允许联合其他细胞移植策略，包括胰岛与内皮细胞、间充质细胞和骨髓干细胞、神经元干细胞、支持细胞联合移植。在小鼠的实验研究中，同基因胰岛进行了 4 个部位的移植比较：肾脏、肝脏、肌肉和网膜，从手术的可行性、移植效率（治愈糖尿病的边际胰岛量）和血糖控制的效率上看，在肾脏植入的手术可行性和有效性是最好的，而网膜囊胰岛移植的葡萄糖动力学与对照组最相似。大鼠胰岛肾被膜下移植后可将血糖和对各种刺激的胰岛素释放水平恢复到正常，并能逆转糖尿病大鼠在肾和眼睛的并发症。

在犬胰岛移植模型中，根治糖尿病所需的胰岛，移植入门静脉或脾胰岛的数目低于移植入肾被膜下所需的数目。在非人灵长类动物胰岛移植模型中也已经表明，作为胰岛移植的一个部位，门静脉优于肾被膜下。在临床研究中，肾被膜下空间胰岛移植有独特的优势，可从同一个供体进行胰岛-肾联合移植，因为胰岛可以植入新移植肾的被膜下。肾被膜下是否有免疫特惠的优势还存在争议。作为胰岛存活标记的 C-肽肾被膜下移植后也有显示。

尽管肾被膜下胰岛移植在实验上取得了成功，但它仍然不是理想的移植部位。在人体，肾被膜下胰岛移植需要开腹或微创手术放置胰岛，胰岛通过肾被膜上切口植入到其中。糖尿病肾病患者为移植的大量胰岛提供的空间有限，可能无法为有限数量移植的胰岛提供一个理想的微环境。肾被膜下移植的胰岛，在长达 9 个月的时间里氧分压一直显著低于胰腺中的胰岛。糖尿病大鼠，能更加明显地看到移植组织氧分压的下降。同时，移植至肾被膜下、脾或肝后的同基因胰岛氧分压和血液供应之间没有差别，但与自身胰岛相比，也发现氧分压和血液供应相似的明显减少。这种低血流量和氧分压似乎不能破坏胰岛移植在啮齿类动物中的成功。在小鼠胰岛移植模型中，与肝脏或大网膜相比，移植手术的可行性和有效性在肾被膜下最适合。

相比门静脉内胰岛移植，将胰岛置于肾被膜下需要的胰岛量更高，需要侵入性操作，可能会限制该部位仅用于实验性研究。

## 七、皮下

皮下空间与肌内空间进行胰岛植入的优缺点相似，手术操作和后续的常规活检监测最简单，但即使术后应用高压氧治疗，直接胰岛移植的效果也令人失望。在皮下脂肪组织，同基因胰岛植入一个圆柱形不锈钢网组成的生物相容性装置中。该装置在胰岛移植前 40d 进行新血管重建。同基因胰岛移植到该设备能恢复糖尿病大鼠的正常血糖，并在大鼠中长期持续作用。同基因胰岛移植到此装置能恢复糖尿病大鼠的血糖，并长期持续功能。然而，三个糖尿病患者移植了治疗剂量以下的胰岛到前臂，活体组织检查显示，其中两名有 β 细胞染色和符合自身免疫性疾病的炎症浸润。

## 八、脾脏

在胰岛移植的早期，脾脏作为实验性胰岛移植位置有广泛的应用。脾作为胰岛移植位点的优势包括良好的血管供应，胰岛素释放至门静脉。在临床前灵长类动物模型研究中，全胰切除术后自体胰岛移植入脾后，无论是不纯的胰岛制剂或纯化的胰岛制剂，即使移植的胰岛数量处于边际数量，移植效果也比肾包膜下更好。胰岛脾内移植能达到空腹血糖正常，胰岛形态完整，众多的胰岛散布在脾内。此外，在犬糖尿病血糖逆转的胰岛移植手术所需要的胰岛数目中，肝脏内移植和脾脏内移植的接近。脾内胰岛移植物随着时间的推移功能逐渐改善。有一例青少年糖尿病患者报告了糖尿病合并肾功能衰竭后同时肾与脾内同种异体胰岛移植，该患者在移植 1 年后尽管用强的松治疗，血糖水平仍然正常，并无须外源性胰岛素。然而，脾内丰富的淋巴细胞和出血的风险仍是临床应用的主要障碍。

## 九、胰腺

胰腺也是一个具吸引力的植入部位，它是胰岛天然的居所。实验表明移植在胰腺的胰岛其血管密度仅稍低于内源性胰岛。与肝内移植的胰岛相比，胰腺内移植的胰岛显示较少的严重基因表达改变，且移植术后仅有适度代谢功能改变。小鼠模型的研究表明，胰腺为移植的胰岛提供了良好的微环境，这有助于胰岛的生存，同时带来最少的炎症和纤维化。胰腺之所以会有这么好的结果是因为它比肝脏有更好的局部氧气压和生理葡萄糖依赖性胰岛素的分泌。在大鼠中研究表明，相比于门静脉胰岛移植，胰腺内移植扭转糖尿病需要的胰岛量较少。

胰腺是胰岛植入的最好的生理部位。但是尽管有这些优点，测试它的研究极为少数。由于手术操作的困难，高风险的外分泌细胞导致组织损伤和炎症带来的急性并发症，以及预期的关于 1 型糖尿病自身免疫性复发的证据。理论上 1 型糖尿病的受体 T 细胞可能会针对胰内比胰外输入的胰岛更快发生自身免疫反应，即使预先存在自身抗原特异性的影响，在胰腺内的胰岛移植免疫反应仍有待进一步的调查。因此，胰腺很少被作为临床上可选择的植入部位。改进的植入技术（如胰腺被膜下移植）在用于临床试验之前显然需要大型动物模型的安全性和功效性研究。

## 十、眼前房

眼前房为胰岛移植提供了极好的条件，微创植入及植入部位免疫豁免的属性备受临床应用青睐。20 世纪 90 年代，在大鼠眼前室进行的第一次同系胰岛移植研究证明，胰腺组织片段可以移植和生存长达 1.5 年。最近的研究采用激光扫描深入地研究了同基因小鼠眼前室内胰岛移植的特点，注射的胰岛细胞团定植于虹膜后血管重建充分，并可逆转小鼠的糖尿病。体内成像研究表明小鼠胰岛成功地移植在虹膜，因为该部位大量的自主神经和血管，在移植后的 14～28d 胰岛内血管得到重建，移植的细胞组成能保留，能响应葡萄糖刺激试验，并能够在 2 周内逆转高血糖，移植后超过 200d 能维持正常血糖水平。此外，为了提供前侧眼睛腔室可作为一个新的临床植入部位的证据，最近这些发现已经在实验诱导的糖尿病狒狒模型中得到证实。有研究表明，眼内部胰岛移植是安全的，没有引起主要的眼部并发症及视觉异常，胰岛移植物控制了血糖且没有任何可感知的视觉损害。

相关的安全性和有效性的研究仍在进行，必须注意的是，若为扭转高血糖移植足够当量的胰岛，要考虑对受者视觉功能的潜在影响。

## 十一、睾丸

胰岛移植在睾丸在小型和大型动物模型中都已有了广泛的研究。在大鼠中睾丸内胰岛移植具有良好的能恢复正常血糖的功能，在啮齿类动物同种异体移植物和异种移植物的模型中能延迟排斥。纳斯尔等报道睾丸内胰岛移植减少记忆 CD8[+] T 细胞数，并增加同种特异性 CD4[+]、CD25[+] 调节性 T 细胞的数量。此外，当 CD40/CD40L 阻断，睾丸内的胰岛移植会产生免疫耐受。在大动物模型的其他研究（猪胰岛移植至犬中）表明，睾丸微环境支持异种移植物生存而无须免疫抑制剂。为了重现睾丸微环境的目的，一项非常有争议的研究是在无免疫抑制的 T1DM 患者的皮下同时移植猪胰岛细胞团和猪睾丸支持细胞，该试验备受责备，因为睾丸支持细胞在不同部位的免疫保护和长期存活结果还未得到验证。

## 十二、胸腺

胸腺是一个具有吸引力的可供选择的胰岛移植免疫特惠区，因为它通过负选，在中心自我耐受发展中扮演重要角色。从理论上讲，胸腺内胰岛输注将未成熟的 T 细胞暴露在胰岛同种异体抗体，不会诱导供体的特异性应答。许多研究已经证实胸腺内胰岛不会被排斥，长期存活诱导出一种特异性不应答状态，允许第二次移植的胰岛在胸腺外位置存活。虽然有免疫学方面的优势，但胸腺内胰岛移植需要大量的胰岛使血糖恢复正常，且它在人中的应用会随着器官的退化而受限制。

## 十三、支架

许多实验研究集中于研究胰岛移植的设备和支架，来克服移植早期（即创造一个更有利于胰岛存活和功能发挥的微环境）和晚期（即提供免疫保护）的挑战。最近的一些文章验证了在大动物模型（即小型猪）皮下用一种新的富氧和免疫保护微盒进行同种异体胰岛移植，而其他微囊也测试了能使细胞成像或创建一个预血管化的微环境。尽管生物材料的重大改进使胰岛封装和分子技术得到发展，但有些问题（即长期氧扩散和养分运输，生物相容性和活性）需要得到保障。另一种策略是生物可降解支架的发展促进了胰岛的存活还能弥补分离过程中单个胰岛的基底膜丢失。最近在小鼠模型或在大型动物模型（狗）中使用 PLA（聚乙醇酸）支架，这些研究表明，接种的胰岛活性、生存能力和功能增强。然而，在胰岛移植研究中这种方法研究的并不多，因为移植细胞的效率有待改善，支架需具有高表面积与体积比，有黏附的刚性支撑，几何孔形状，很高的相互连接和生物可降解性，能允许组织随时间的再生。

## 十四、其他

泌尿生殖道也已经在猪的自体胰岛移植模型中进行了测试，其中只有移植可行性得到检查，功能未被检查。

# 第三节　讨论与展望

内分泌细胞组成的胰岛分布在血流丰富的毛细血管网中，来满足胰岛对氧气和营养的需求。胰岛移植物在宿主内的血运重建决定了这些胰岛的生存和功能发挥。因此，胰岛移植物需要有血管丰富的器官来保证生存。理想的移植部位应安全、方便、血供丰富，植入细胞易于存活并发挥功能，最好可逃避免疫反应。许多部位已进行了实验性胰岛移植研究，包括肝、肾被膜下、脾、胰腺、腹膜、胃肠壁、睾丸、胸腺、骨髓、眼前房、脑室、皮下及肌肉内等部位。尽管这些部位在啮齿类动物的胰岛移植实验取得成功，但仍需在大型动物模型中继续测试。尽管睾丸、脑室、眼前房和胸腺是免疫特惠区，但这些部位仅用于科学研究，无法进行临床应用，因为它们的空间无法容纳足够稳定血糖的胰岛。

## 一、最佳移植部位的要求

胰岛移植的最佳部位应该能保证移植物长期的最优功能，而且操作简单，手术并发症小，它最好有免疫特惠。换言之，这种部位应该满足：

① 胰岛素能回流至门静脉，模拟生理胰岛素释放，要求移植数量较少的胰岛就有一个良好的血糖控制，并避免全身高胰岛素血症。

② 有一个良好的血管微环境有利于胰岛血管再生和功能发挥，并提供一个适当的氧分压，合适的 pH 值，有毒代谢物的清理，并能获得养分。

③ 允许临床微创胰岛输注。

④ 胰岛移植后易于进行后续的功能和形态学评价。

⑤ 提供一个防止胰岛早期损失的微环境，从而提高移植后胰岛的存活率和改善移植。

⑥ 使移植后的胰岛免受自体或异体的特异性细胞免疫反应。

目前这个优良的部位还尚未找到。手术并发症在所有可移植的部位都可能发生，没有哪个部位是完全豁免的。

表 5-2 总结了在实验模型和人中不同的移植部位中进行胰岛移植可能会影响移植成功需考虑的因素。有些是细胞移植专门要考虑的，如胰岛细胞团数量、活性和位置相关的因素（即早期挑战），而另一些则是同实体器官移植一样要考虑的因素，如位点无关的自体和异体的细胞免疫反应（即后期挑战）。

表 5-2　胰岛移植可供选择的移植部位的免疫学、解剖学/生理学和手术特征的评价

| 移植部位 | 免疫学 | | 解剖学和生理学 | | | 外科手术 | |
|---|---|---|---|---|---|---|---|
| | 有限的血液接触（IBMIR 最小） | 免疫保护位点 | 血管化较好 | 达到血糖控制需要的胰岛量少 | 模拟生理胰岛素释放 | 操作容易 | 胰岛位置受限 |
| 肝脏 | − | − | ++ | + | + | + | − |
| 胰腺 | − | − | + | + | + | − | − |
| 肌肉 | + | − | + | − | − | ++ | + |
| 网膜 | + | + | ? | − | + | − | − |
| 骨髓 | ++ | − | ++ | ++ | − | ++ | ++ |
| 网黏膜下层 | ? | − | + | + | + | + | + |
| 泌尿生殖道 | ? | − | − | − | − | + | + |
| 肾被膜 | ++ | − | + | ++ | − | + | ++ |
| 眼前室 | ? | + | + | − | − | + | + |
| 睾丸 | ? | + | + | + | − | + | + |
| 胸腺 | ? | + | ? | − | − | − | + |

注：1. ＋＋＝很好；＋＝好；−＝差；？＝未研究。

2. IBMIR：急性血液介导的炎性反应。

摘自：CantarelliE，PiemontiL. Alternative transplantation sites for pancreatic islet grafts. Curr Diab Rep，2011，11（5）：364-374。

部分临床胰岛移植机构进行的胰岛移植位点的研究见表 5-3。

表 5-3　部分临床胰岛移植机构进行的胰岛移植位点研究

| 移植位点 | 研究类型 | 自体胰岛移植 | 同种异体胰岛移植 | 胰岛移植的指标 | 研究机构 |
|---|---|---|---|---|---|
| 肝脏 | 临床应用 | 是 | 是 | 自体移植:医源性糖尿病 同种异体移植:T1DM 和 T2DM | 每家进行胰岛移植的医院 |
| 骨髓 | 试点研究 | 是 | 是 | 自体移植:医源性糖尿病 同种异体移植:T1DM | San Raffaele 科学研究院, 米兰,意大利 |
| 网膜 | 1/2 期 | 否 | 是 | 同种异体移植:T1DM | 布鲁塞尔大学医院,布鲁塞尔,比利时 |
| 肌内 | 试点研究 | 是 | 否 | 自体移植:医源性糖尿病 | Karolinska 研究院,斯德哥尔摩,瑞典;乌普萨拉大学医院,乌普萨拉,瑞典;Lille 大学,里尔,法国 |
| 腹膜 | 1 期 | 否 | 是(PLO 海藻酸盐包被的胰岛) | 同种异体移植:T1DM | Perugia 大学,佩鲁贾,意大利 |
| 皮下 | 1/2 期 | 否 | 是［PEG（聚乙二醇)包被胰岛］ | 同种异体移植:T1DM | 糖尿病与胰体疾病研究协会和基督圣罗莎移植,圣安东尼奥,德克萨斯州,美国 |
| 皮下 | 1 期 | 否 | 是(单层细胞装置包被人胰岛) | 同种异体移植:T1DM | Saint-Luc 大学临床医院,布鲁塞尔,比利时 |

注:1.1 期:临床安全性研究;2 期:安全性和可行性(试点研究),在自体和同种异体胰岛移植中可选择部位的有效性。
2.PLO:多聚-L-鸟氨酸;T1DM:1 型糖尿病;T2DM:2 型糖尿病。

摘自:CantarelliE,PiemontiL. Alternative transplantation sites for pancreatic islet grafts. Curr Diab Rep,2011,11(5): 364-374.

　　这些研究同时也促进了无创植入技术的改良和胰岛移植物的数量和功能的量化研究,如正电子放射断层造影术（PET）的应用,提供了功能成像手段,可量化体内正电子核素标记的生物活性化合物的分布。

## 二、门静脉内胰岛移植的挑战

（1）门静脉内胰岛移植的历史

　　1970 年初 Kemp 等对以肝作为胰岛移植的部位进行了深入研究。Lacy 通过糖尿病大鼠模型研究,确立了肝脏为胰岛移植的最好部位,并建立了胰岛移植治疗糖尿病的雏形。20世纪 80 年代首例成功的人自体胰岛移植也是通过向肝脏输注胰岛实现的。随后,在 1990 年临床实践中,报道了首例将肝脏作为胰岛移植的部位,向糖尿病患者门静脉灌输异体胰岛后患者达到了胰岛素脱离。然而术后达到胰岛素脱离的受者不足 10%,临床效果不尽如人意。2000 年,自 Edmonton 方案诞生以来,术后一年胰岛素脱离率大幅度提高到 80%。然而该方案要求多个胰岛供体〔即（4620±1920）IEQ/kg 体重和 49％的患者接受 2 次胰岛灌注，胰岛移植登记处报道〕，且长期效果不理想，多数患者移植 5 年后保留有移植物功能（即 C-肽＞0.5ng/mL），然而只有 10％的患者保持着胰岛素脱离。

门静脉内胰岛移植基本上是成功的，若不考虑胰岛素脱离的效果，多数受者移植后可预防反复严重的低血糖事件，显著提高生活质量。肝脏作为一个胰岛移植部位的优点包括相对简单的移植操作，副作用小，可通过微创手术以及胰岛素释放进入门静脉，从而避免发生系统性高胰岛素血症。肝脏至今仍是临床途径中最普遍用于胰岛移植的部位，就像国际胰岛移植登记处报道的那样。国内有研究者经肝动脉肝内移植纯化后的新生猪胰岛细胞团治疗糖尿病，初步实验证明，植入的异种胰岛细胞团能够安全、有效地发挥生理功能。

（2）门静脉内胰岛移植的早期挑战

肝脏远非胰岛移植的理想场所。从技术上讲，门静脉胰岛输注一直伴随有严重的并发症，如门脉高压、出血或门静脉血栓。尽管有改进，肝环境仍然不利于这些移植的胰岛。门静脉内移植观察到胰岛细胞团快速死亡，部分可归因于血液介导即时炎症反应（IBMIR）。当胰岛暴露在涉及凝血和补体激活的 ABO 血型相容的血液时，肝内胰岛移植与即时血液介导的炎性反应和一种先天性炎症反应相关联。这些炎症过程是通过内分泌细胞分泌组织因子产生的，这会导致凝血酶的产生。凝血酶激活的血小板结合在胰岛表面，然后将涉及凝血因子 XI 的扩增和胰岛周围会产生纤维蛋白。肝内胰岛移植与血栓形成和胰岛包裹成肝血窦引起的肝组织缺血有关，肝组织缺血会导致内皮细胞的活化和功能障碍。最后，IBMIR 破坏胰岛是通过白细胞吞噬实现的。中性粒细胞（neutrophil，PMN）是浸润胰岛的主要细胞类型，它能够被上调和释放的缺血诱导因子〔如组织因子，IL-1β，肿瘤坏死因子-α，一氧化氮，高迁移性率蛋白家族 1（HMGB1）〕和胰岛释放的促炎信号〔如单核细胞趋化蛋白-1（MCP-1），IL-8，IL-6〕所吸引。激活后，中性粒细胞分泌的活性氧是短暂的并会发生广泛的反应。在这种情况下，β 细胞会因为抗氧化能力不足而极易氧化应激，这是导致胰岛因中性粒细胞和巨噬细胞浸润而受到快速和直接损害的条件。此外，中性粒细胞浸润直接与 T 细胞聚集，因为它被证明它们可以为 T 细胞（即迁移抑制因子）和巨噬细胞（即，IL-8，MCP-1）释放趋化因子。临床胰岛移植灌注后，IBMIR 可立即得到诊断：凝血酶-抗凝血酶复合物升高，及因大量 β 细胞破裂死亡造成的 C-肽水平升高。通过 PET/CT 技术检测，门静脉内胰岛移植早期细胞死亡约占 25％。

缺氧反应也可导致早期胰岛内细胞死亡。在进行胰岛细胞团分离时，原本的血管网被破坏，迫使移植后的胰岛需要依靠氧扩散，而且肝实质的氧分压比胰腺组织低得多。在动物模型中发现约 70％的胰岛门静脉内移植后缺氧。此发现是通过哌莫硝唑作标记物来完成，当氧分压低于 7.5～10mmHg 时会聚集于胰岛细胞团。但该实验结果会因为哌莫硝唑加合物无法与死亡细胞或垂死细胞结合而低估缺氧程度。另外，我们通过 caspase 3 染色发现门静脉内移植术后一天有高达 10％的胰岛细胞团凋亡，这与缺氧水平相关。

从生理学角度来看，移植后胰岛的血运重建对血糖的稳定是很重要的，这不仅因为 β 细胞的高耗氧量，也因为血浆中血糖变化和营养相关的激素直接释放入血液中有关。由于移植前胰岛分离过程造成胰岛内皮细胞的损害，胰岛更易受移植后的应力和损害影响，因此胰岛肝内移植后血管重建并不会出现立竿见影的效果，而是要持续数天。肝内胰岛移植血管修复过程良好，供体的内皮细胞和受体的结合使在移植后的 3～5d 内胰岛内血管形成，并在 10～14d 内血液循环重新建立。胰岛血管修复差和延迟，肝内胰岛基因的表达剧烈变化均会导致后期功能障碍。

从解剖学观点出发，门静脉含有高浓度的由肠道吸收和代谢的免疫抑制药物。它们已知对胰岛功能有很大的毒性，干扰血管生成和减少 β 细胞增殖。对门静脉和外周血中免疫抑制药物的浓度检测后发现，西罗莫司和他克莫司（在临床胰岛移植中常规的免疫抑制剂）在门静脉循环中的浓度均更高，西罗莫司的门静脉-体循环药物浓度比可达 0.95～2.71，他克莫司的浓度比可达 1.0～3.12，高浓度的西罗莫司和他克莫司直接对植入的胰岛有毒害作用。

最后，从代谢的观点出发，作为一个内分泌组织，在生理 pH 下，胰岛在适宜微环境中需要接受氧气、葡萄糖和其他代谢产物，并且免于受有毒代谢产物和氧自由基的影响。肝内胰岛长期暴露在高浓度的营养物质和肠道激素中，这会造成胰岛素分泌过多，可能会出现肝细胞脂肪变性和在移植胰岛附近的糖原沉积的病理状态，这在动物模型和人类中都有报道。

为了避免 IBMIR 并克服这些早期对胰岛移植的影响，许多可供替代的部位已进行了研究，重点关注免疫学、新陈代谢和技术方面的问题，不同的部位胰岛存活、功能、形态和血管重建，在肝内位点和在可供替代的位点也是不同的（详见本章第二节）。

（3）门静脉内胰岛移植的长期挑战

使胰岛功能逐渐损失的因素包括预先存在的和移植引起的自体和异体特异性细胞免疫应答和免疫抑制药物的毒性作用。Bellin 等通过对自体胰岛移植和异体胰岛移植的胰岛功能的比较发现，自体移植比同种异体移植在术后 2 年胰岛素脱离的维持性好，自体胰岛移植在功能上与异体移植两倍量以上胰岛量的受体功能类似，这表明异体胰岛移植的效果很大程度上取决于自体和异体特异性免疫反应机理。

由于胰岛移植再次暴露于自身抗原，移植物再次刺激记忆性自身免疫反应。这是一种 1 型糖尿病患者进行胰岛和全胰腺移植常见的问题，也是临床上的大挑战。最近的研究中，胰肾联合移植的患者显示，尽管免疫抑制，1 型糖尿病复发（即 C-肽损失）与自身抗体（即 GADA，IA2A）和致病自身反应性 CD4$^+$ T 细胞相关联。许多其他临床试验表明，复发与胰岛存活和功能相关，这表明持续的免疫抑制 T 细胞阻止了同种异体反应性，但并不能阻止已经存在的和/或复发的胰岛自身免疫反应。有研究报道，自身特异性抗体 GAD 在胰岛输注后 5d 内开始增加，在 8～12d 达到最大值。虽然这些自身免疫的血清学标志物的前瞻性监测对长期胰岛生存的意义和影响仍不清楚。事实上，胰岛自身抗体的状态改变不能作为 β 细胞生存的独立标记，因为它们不反映宿主初级自身免疫反应影响移植效果，胰岛功能的丧失是继发于 T 细胞自身反应。最近的一项研究结合自体量化和 HLA-抗体检测，包含自身抗原特异性和同种异体抗原特性细胞免疫应答。胰岛素特异性 CD8$^+$ 的检测与 β-细胞功能丧失非常相关，即使自身反应性 T 细胞和胰岛破坏过程的因果关系确实没有，因为胰岛 β 细胞功能丧失经常见于对抗胰岛移植的同种异体免疫应答组合。预先存在或发生的同种抗体特异性排斥是移植失败的危险因素，即使这是个别现象。此外同种特异性细胞免疫应答与移植后 6 个月胰岛素脱离率和 C-肽水平降低相关联，即使同种抗原 T 细胞的细胞毒性受到有效的免疫抑制治疗的影响。在这种情况下，自身免疫系统的影响可能是自身免疫疾病的次要因素，通过初始胰岛特异性自身免疫反应促发，最终导致抗原决定簇扩散，其中包括同种抗原。

而且肝位置移植存在其特有的挑战性，如对移植后细胞的脂毒性和不高的移植物血管化。肝内移植的胰岛因血管重建慢，术后 3 个月内可严重阻碍血液灌注和氧合作用。综上所述，门静脉内胰岛移植仍存在大量困难有待改进。

即使同基因型小鼠经门静脉胰岛移植后，从肝脏回收的胰岛看，胰岛素含量、葡萄糖刺激的胰岛素释放、胰岛素（原）合成和葡萄糖氧化速率，同移植入胰腺的胰岛和内源性胰岛相比均显著减少，说明肝脏会显著损害内门静脉移植胰岛的代谢功能。在犬自体胰岛移植模型中，Alejandro 等研究显示，在无同种异体免疫和自身免疫等问题下，30000个胰岛足够治愈所有动物的糖尿病；然而，80%的动物在 15 个月内变成了糖尿病，说明胰岛功能有持续的损失。在临床研究中，尽管使用一个以上的供体获得的胰岛达到了胰岛素脱离，但移植 3 年后几乎 3/4 的患者会重新胰岛素依赖（协同胰岛移植登记处年度报告；http：//www.citregistry.org）。因此，肝脏对于胰岛移植后长期功能发挥不是一个理想的部位。

免疫特惠区具有位点特异、复杂的耐受诱导机制，可阻断自体和异体特异性细胞免疫反应的适应性免疫。许多位点特异性免疫抑制机制已有描述：① 在眼睛实质细胞和在睾丸上的支持细胞组成型表达 Fas 配体，诱导 Fas＋效应淋巴细胞的凋亡来阻止移植物排斥；② 免疫抑制剂和抗炎细胞因子，如转化生长因子-β（TGF-β），最终导致在适应性免疫应答中导致损害。

## 三、胰岛的移植量

在胰岛移植过程中，胰岛细胞团的数量和活性是移植成功的关键所在。一般认为，胰岛的移植量至少要达到全胰的 10%～20%，才能维持正常血糖和糖基化血红蛋白水平，1 名健康成人胰腺中包含大约 100 万个胰岛，而胰岛移植量＞20 万个则不依赖胰岛素率明显提高。正常成人胰腺含有 30 万～150 万个胰岛当量（IEQ），胰岛移植量＞8000IEQ/kg 体重可获得较好的移植效果。1992 年，Pyzdrowski 等证明移植 265000 胰岛足以建立人的胰岛素脱离。1995 年，Wahoff 发表了一组 14 例患者经门静脉内输注均超过 30 万胰岛（正常胰腺大约有 100 万胰岛），自体胰岛移植两年后达到了 74%的胰岛素脱离率。加拿大 Edmonton Alberta 大学医院最近成功病例显示移植的胰岛量至少为 9000IEQ/kg，大多数病例均需 2～3 个供胰及 2～3 次移植，每次移植间隔时间＜1 个月。移植足够的活的胰岛数量是移植成功的关键所在。

## 四、胰岛与其他器官联合移植

在 20 世纪 90 年代初，有研究团队开展了一项胰岛和肾或肝或心-肺联合移植项目，对七例患者的治疗结果和对联合移植策略的弊端进行了总结。方法和结果如下：

① 胰腺在获取后 1h 内送至实验室，进行所有必要的器官获取护理措施。无热缺血，全程 UW 液保护。

② 胰岛分离纯化方法的主要特点包括：

a. 小立方样本（3cm 大，2mm 厚）。

b. 使用抑肽酶（2000U/mL）。

c. 39～40℃下固定酶消化 25min（胶原酶购自 Sigma XI，胶原酶 P 购自 Boehringer）。

d. pH 值稳定在 7.40。

e. Histopaque 密度梯度法纯化。

这种分离纯化方法下，平均胰岛获取量为每克胰腺组织可得到 1500～2000 胰岛。

③ 联合移植的并发症和移植物功能情况见表 5-4。

表 5-4　胰岛联合其他器官移植的并发症和移植物功能情况

| 病例 | 围手术期并发症 | 随访 | 功能 | |
|---|---|---|---|---|
| | | | 联合器官移植 | 胰岛 |
| 1 | 肝移植排斥反应 | 37 个月 | L：有 | 28 个月 |
| 2 | 无 | 23 个月 | K：有 | ± |
| 3 | 呼吸窘迫 | 23 个月 | K：有 | ± |
| 4 | CMV（巨细胞病毒）感染 | 15 个月 | L：有<br>K：有 | 有<br>8 日 |
| 5 | 无① | 6 个月 | L：有 | ± |
| 6 | 无 | 10 个月 | L：有<br>K：有 | ± |
| 7 | 肺移植排斥反应 | 1 个月 | H：有<br>Lu：有 | ？ |

① 6 个月时由于淋巴瘤死亡。

注：L—肝脏；K—肾脏；H—心脏；Lu—肺；±为部分移植物有功能,部分移植物无功能；？为不确定是否有功能。

摘自：Camillo Ricordi. Pancreatic islet cell transplantation. R G Landes Company,1992。

在进行肝移植的情况下，所有病例中的男性均采用硫唑嘌呤、环孢霉素和强的松龙伴 ALS（抗淋巴细胞血清）治疗。免疫排斥反应采用甲泼尼龙 IV 或 ATG 或 OKT3 治疗。供体和受体 HLA 配型显示 DR（直接数字化 X 线摄影系统）部位无或仅一例错配。摘取器官的手术团队全程配合器官的获取。所有受试者均经过仔细研究和筛选。采用的胰岛分离纯化的技术较陈旧，胰岛获取量相对较少，但品质已经过组织学、生理学证实，可用于动物模型和人的胰岛移植。

在动物中进行肝脏共移植可提高皮肤或心脏移植的存活率。人肝脏移植跨越了主要组织相容性屏障，虽然机理尚未明确（抑制细胞的出现，体液阻断因子的分泌），但研究人员推测肝移植对于他们首个病例起到了积极的帮助作用。然而，在其他肝脏共移植病例中并没有观察到类似的有利的结果。共移植在集群试验中的疗效尚不明确。

共移植具有数项优点。主要是伦理学原因，其指出在严重免疫抑制的情况下，由于代谢障碍，机体不宜接受胰岛或单独胰腺移植。其次，假定出现器官移植均被排斥的反应（不同器官并不总是同时被排斥），较大的器官可作为排斥反应的普通标志。最近，当共移植器官不是用于治疗终末期肾衰竭患者时，器官需求通常不涉及慢性糖尿病并发症，这意味着患者状态无论在宏观身体还是微脉管方面都会比以前有所好转。另外，需要其他器官意味着患者有另一种疾病，可能严重程度在糖尿病之上。与胰岛共移植的器官移植的发病率通常与其他器官相关，因为胰岛单独移植时的发病率几乎不存在。通常情况下，该过程时间紧迫，不可能进行 HLA 匹配，这是个未知的但非常重要的因素。当然，我们的实验结果及他人良好的研究成果促进了胰岛移植的发展，促使其成为一种治疗所有类型糖尿病的治疗手段。但免疫疗法（免疫保护、免疫耐受、诱导耐受）有待进一步发展，以促进胰岛移植，避免免疫抑制，到目前为止是尚未实现的一个梦想。

# 第四节　总结

　　虽然门静脉是最常用于临床胰岛移植的部位，但它还不理想，临床的实验数据和令人沮丧的远期疗效也可见一斑。其他一些位点也进行了研究，其中一些位点有未来应用的潜力。但尚未确定哪个部位将确保最优的植入与长期的移植物功能。

　　胰岛移植还是一个不断在改变和提升的领域，成功的胰岛移植可达到良好的血糖控制，该过程的成功率相当不错。然而，如果移植成功的定义是长期胰岛素脱离和预防糖尿病相关并发症，则结果是令人失望的且需要等待更长时间的随访。虽然很多可供选择的部位被提出，但是只有少数位点进行了适当的设计、随机和临床对照试验。尽管如此，我们正在等待临床初步结果和更长期试验来确定哪些部位将保证良好的移植效果和长期移植功能。与此同时，一个更详细的肝外胰岛移植物的功能评价也是必不可少的。

## 参考文献

[1] Van Beers B，Roche A，Cauquil P，Jamart J，Pariente D，Ajavon Y. Transcatheter arterial chemotherapy using doxorubicin, iodized oil and Gelfoam embolization in hepatocellular carcinoma. Acta radiologica (Stockholm，Sweden：1987)，1989，30 (4)：415-418.

[2] Kito Y，Nagino M，Nimura Y. Doppler sonography of hepatic arterial blood flow velocity after percutaneous transhepatic portal vein embolization. AJR American journal of roentgenology，2001，176 (4)：909-912.

[3] Viamonte M，Jr，LePage J，Lunderquist A，Pereiras R，Russell E，Viamonte M，Camacho M. Selective catheterization of the portal vein and its tributaries. Preliminary report. Radiology，1975，114 (2)：457-460.

[4] Abdalla EK，Hicks ME，Vauthey JN. Portal vein embolization：rationale，technique and future prospects. The British journal of surgery，2001，88 (2)：165-175.

[5] Warnock GL，Kneteman NM，Ryan E，Seelis RE，Rabinovitch A，Rajotte RV. Normoglycaemia after transplantation of freshly isolated and cryopreserved pancreatic islets in type 1 (insulin-dependent) diabetes mellitus. Diabetologia，1991，34 (1)：55-58.

[6] Weimar B，Rauber K，Brendel MD，Bretzel RG，Rau WS. Percutaneous transhepatic catheterization of the portal vein：A combined CT- and fluoroscopy-guided technique. Cardiovascular and interventional radiology，1999，22 (4)：342-344.

[7] Goss JA，Soltes G，Goodpastor SE，Barth M，Lam R，Brunicardi FC，Froud T，Alejandro R，Ricordi C. Pancreatic islet transplantation：the radiographic approach. Transplantation，2003，76 (1)：199-203.

[8] Owen RJ，Ryan EA，O'Kelly K，Lakey JR，McCarthy MC，Paty BW，Bigam DL，Kneteman NM，Korbutt RV，Shapiro AM. Percutaneous transhepatic pancreatic islet cell transplantation in type 1 diabetes mellitus：radiologic aspects. Radiology，2003，229 (1)：165-170.

[9] Villiger P，Ryan EA，Owen R，O'Kelly K，Oberholzer J，Al Saif F，Kin T，Wang H，Larsen I，Blitz SL，Menon V，Senior P，Bigam DL，Paty B，Kneteman NM，Lakey JR，Shapiro AM. Prevention of bleeding after islet transplantation：lessons learned from a multivariate analysis of 132 cases at a single institution. American journal of transplantation：official journal of the American Society of Transplantation and the American Society of Transplant Surgeons，2005，5 (12)：2992-2998.

[10] Osama Gaber A，Chamsuddin A，Fraga D，Fisher J，Lo A. Insulin independence achieved using the transmesenteric approach to the portal vein for islet transplantation. Transplantation，2004，77 (2)：309-311.

[11] Owen RJ，Rose JD. Endovascular treatment of a portal vein tear during TIPSS. Cardiovascular and interventional radi

ology，2000，23（3）：230-232.

[12] Luca A，D'Amico G，La Galla R，Midiri M，Morabito A，Pagliaro L. TIPS for prevention of recurrent bleeding in patients with cirrhosis：meta-analysis of randomized clinical trials. Radiology，1999，212（2）：411-421.

[13] Venturini M，Angeli E，Maffi P，Fiorina P，Bertuzzi F，Salvioni M，De Cobelli F，Socci C，Aldrighetti L，Losio C，Di Carlo V，Secchi A，Del Maschio A. Technique，complications，and therapeutic efficacy of percutaneous transplantation of human pancreatic islet cells in type 1 diabetes：the role of US. Radiology，2005，234（2）：617-624.

[14] Brennan DC，Shannon MB，Koch MJ，Polonsky KS，Desai N，Shapiro J. Portal vein thrombosis complicating islet transplantation in a recipient with the Factor V Leiden mutation. Transplantation，2004，78（1）：172-173.

[15] Hering BJ，Kandaswamy R，Ansite JD，Eckman PM，Nakano M，Sawada T，Matsumoto I，Ihm SH，Zhang HJ，Parkey J，Hunter DW，Sutherland DE. Single-donor，marginal-dose islet transplantation in patients with type 1 diabetes. Jama，2005，293（7）：830-835.

[16] Froud T，Yrizarry JM，Alejandro R，Ricordi C. Use of D-STAT to prevent bleeding following percutaneous transhepatic intraportal islet transplantation. Cell transplantation，2004，13（1）：55-59.

[17] Bucher P，Mathe Z，Bosco D，Becker C，Kessler L，Greget M，Benhamou PY，Andres A，Oberholzer J，Buhler L，Morel P，Berney T. Morbidity associated with intraportal islet transplantation. Transplantation proceedings，2004，36（4）：1119-1120.

[18] Barshes NR，Lee T，Goodpasture S，Brunicardi FC，Alejandro R，Ricordi C，Soltes G，Barth M，Hamilton D，Goss JA. Achievement of insulin independence via pancreatic islet transplantation using a remote isolation center：a first-year review. Transplantation proceedings，2004，36（4）：1127-1129.

[19] Hirshberg B，Rother KI，Digon BJ，3rd，Lee J，Gaglia JL，Hines K，Red EJ，Chang R，Wood BJ，Harlan DM. Benefits and risks of solitary islet transplantation for type 1 diabetes using steroid-sparing immunosuppression：the National Institutes of Health experience. Diabetes care，2003，26（12）：3288-3295.

[20] Schenck E，Nelson JA，Starr FL，Coldwell D. Animal model of portal hypertension with observations regarding the relationship between portal flow and pressure. Investigative radiology，1993，28（5）：442-445.

[21] Casey JJ，Lakey JR，Ryan EA，Paty BW，Owen R，O'Kelly K，Nanji S，Rajotte RV，Korbutt GS，Bigam D，Kneteman NN，Shapiro AM. Portal venous pressure changes after sequential clinical islet transplantation. Transplantation，2002，74（7）：913-915.

[22] Shapiro AM，Lakey JR，Ryan EA，Korbutt GS，Toth E，Warnock GL，Kneteman NM，Rajotte RV. Islet transplantation in seven patients with type 1 diabetes mellitus using a glucocorticoid-free immunosuppressive regimen. The New England journal of medicine，2000，343（4）：230-238.

[23] Toyofuku A，Yasunami Y，Nabeyama K，Nakano M，Satoh M，Matsuoka N，Ono J，Nakayma T，Taniguchi M，Tanaka M，Ikeda S. Natural killer T-cells participate in rejection of islet allografts in the liver of mice. Diabetes，2006，55（1）：34-39.

[24] Yasunami Y，Kojo S，Kitamura H，Toyofuku A，Satoh M，Nakano M，Nabeyama K，Nakamura Y，Matsuoka N，Ikeda S，Tanaka M，Ono J，Nagata N，Ohara O，Taniguchi M. Valpha14 NK T cell-triggered IFN-gamma production by Gr-1[+]CD11b[+] cells mediates early graft loss of syngeneic transplanted islets. The Journal of experimental medicine，2005，202（7）：913-918.

[25] Carlsson PO，Palm F，Andersson A，Liss P. Markedly decreased oxygen tension in transplanted rat pancreatic islets irrespective of the implantation site. Diabetes，2001，50（3）：489-495.

[26] Korsgren O，Lundgren T，Felldin M，Foss A，Isaksson B，Permert J，Persson NH，Rafael E，Ryden M，Salmela K，Tibell A，Tufveson G，Nilsson B. Optimising islet engraftment is critical for successful clinical islet transplantation. Diabetologia，2008，51（2）：227-232.

[27] Eriksson O，Eich T，Sundin A，Tibell A，Tufveson G，Andersson H，Felldin M，Foss A，Kellonen L，Langstrom B，Nilsson B，Korsgren O，Lundgren T. Positron emission tomography in clinical islet transplantation. American journal of transplantation：official journal of the American Society of Transplantation and the American Society of Transplant Surgeons，2009，9（12）：2816-2824.

[28] Barshes NR，Lee TC，Goodpastor SE，Balkrishnan R，Schock AP，Mote A，Brunicardi FC，Alejandro R，Ricordi

C，Goss JA．Transaminitis after pancreatic islet transplantation．Journal of the American College of Surgeons，2005，200（3）：353-361．

[29] Rafael E，Ryan EA，Paty BW，Oberholzer J，Imes S，Senior P，Mc Donaldc，Lakey IR，Shapiro AM．Changes in liver enzymes after clinical islet transplantation．Transplantation，2003，76（9）：1280-1284．

[30] Perez VL，Caicedo A，Berman DM，Arrieta E，Abdulreda MH，Rodriguez-Diaz R，Pileggi A，Hernandez E，Dubory SR，Parel JM，Ricordi C，Kenyon NM，Kenyon NS，Berggren PO．The anterior chamber of the eye as a clinical transplantation site for the treatment of diabetes：a study in a baboon model of diabetes．Diabetologia，2011，54（5）：1121-1126．

[31] Stegall MD，Lafferty KJ，Kam I，Gill RG．Evidence of recurrent autoimmunity in human allogeneic islet transplantation．Transplantation，1996，61（8）：1272-1274．

[32] Weber CJ，Hardy MA，Pi-Sunyer F，Zimmerman E，Reemtsma K．Tissue culture preservation and intramuscular transplantation of pancreatic islets．Surgery，1978，84（1）：166-174．

[33] Christoffersson G，Henriksnas J，Johansson L，Rolny C，Ahlstrom H，Caballero-Corbalan J，Segersvard R，Permert J，Korsgren O，Carlsson PO，Phillipson M．Clinical and experimental pancreatic islet transplantation to striated muscle：establishment of a vascular system similar to that in native islets．Diabetes，2010，59（10）：2569-2578．

[34] Svensson J，Lau J，Sandberg M，Carlsson PO．High vascular density and oxygenation of pancreatic islets transplanted in clusters into striated muscle．Cell transplantation，2011，20（5）：783-788．

[35] Rafael E，Tibell A，Ryden M，Lundgren T，Savendahl L，Borgstrom B，et al．Intramuscular autotransplantation of pancreatic islets in a 7-year-old child：a 2-year follow-up．American journal of transplantation：official journal of the American Society of Transplantation and the American Society of Transplant Surgeons，2008，8（2）：458-462．

[36] Ito T，Itakura S，Todorov I，Rawson J，Asari S，Shintaku J，Nair I，Ferreri K，Kandeel F，Mullen Y．Mesenchymal stem cell and islet co-transplantation promotes graft revascularization and function．Transplantation，2010，89（12）：1438-1445．

[37] Duprez IR，Johansson U，Nilsson B，Korsgren O，Magnusson PU．Preparatory studies of composite mesenchymal stem cell islets for application in intraportal islet transplantation．Upsala journal of medical sciences，2011，116（1）：8-17．

[38] Rackham CL，Chagastelles PC，Nardi NB，Hauge-Evans AC，Jones PM，King AJ．Co-transplantation of mesenchymal stem cells maintains islet organisation and morphology in mice．Diabetologia，2011，54（5）：1127-1135．

[39] Juang JH，Hsu BR，Kuo CH．Islet transplantation at subcutaneous and intramuscular sites．Transplantation proceedings，2005，37（8）：3479-3481．

[40] Lund T，Korsgren O，Aursnes IA，Scholz H，Foss A．Sustained reversal of diabetes following islet transplantation to striated musculature in the rat．The Journal of surgical research，2010，160（1）：145-154．

[41] Balamurugan AN，Gu Y，Tabata Y，Miyamoto M，Cui W，Hori H，Satake A，Nagata N，Wang W，Inoue K．Bio-artificial pancreas transplantation at prevascularized intermuscular space：effect of angiogenesis induction on islet survival．Pancreas，2003，26（3）：279-285．

[42] Witkowski P，Sondermeijer H，Hardy MA，Woodland DC，Lee K，Bhagat G，Witkowski K，See F，Rana A，Maffei A，Itescu S，Harris PE．Islet grafting and imaging in a bioengineered intramuscular space．Transplantation，2009，88（9）：1065-1074．

[43] Omer A，Duvivier-Kali VF，Aschenbach W，Tchipashvili V，Goodyear LJ，Weir GC．Exercise induces hypoglycemia in rats with islet transplantation．Diabetes，2004，53（2）：360-365．

[44] Stagner JI，Mokshagundam SP，Samols E．Induction of mild hypoglycemia by islet transplantation to the pancreas．Transplantation proceedings，1998，30（2）：635-636．

[45] Carlsson PO，Nordin A，Palm F．pH is decreased in transplanted rat pancreatic islets．American journal of physiology Endocrinology and metabolism，2003，284（3）：E499-504．

[46] Lau J，Mattsson G，Carlsson C，Nyqvist D，Kohler M，Berggren PO，Jansson L，Carlsson PO．Implantation site-dependent dysfunction of transplanted pancreatic islets．Diabetes，2007，56（6）：1544-1550．

[47] Simeonovic CJ，Dhall DP，Wilson JD，Lafferty KJ．A comparative study of transplant sites for endocrine tissue

transplantation in the pig. The Australian journal of experimental biology and medical science，1986，64（Pt 1）：37-41.

［48］Liebermann-Meffert D，HarveyWhite. The Greater omentum：Anatomy，physiology，pathology，surgery with an historical survey. Springer，1983，39（1）：145-146.

［49］al-Abdullah IH，Anil Kumar MS，Kelly-Sullivan D，Abouna GM. Site for unpurified islet transplantation is an important parameter for determination of the outcome of graft survival and function. Cell transplantation，1995，4（3）：297-305.

［50］Ao Z，Matayoshi K，Lakey JR，Rajotte RV，Warnock GL. Survival and function of purified islets in the omental pouch site of outbred dogs. Transplantation，1993，56（3）：524-529.

［51］Gustavson SM，Rajotte RV，Hunkeler D，Lakey JR，Edgerton DS，Neal DW，Snead WL，Penaloza AR，Cherrington AD. Islet auto-transplantation into an omental or splenic site results in a normal beta cell but abnormal alpha cell response to mild non-insulin-induced hypoglycemia. American journal of transplantation：official journal of the American Society of Transplantation and the American Society of Transplant Surgeons，2005，5（10）：2368-2377.

［52］Berman DM，O'Neil JJ，Coffey LC，Chaffanjon PC，Kenyon NM，Ruiz P Jr，Pileggi C，Kenyon NS. Long-term survival of nonhuman primate islets implanted in an omental pouch on a biodegradable scaffold. American journal of transplantation：official journal of the American Society of Transplantation and the American Society of Transplant Surgeons，2009，9（1）：91-104.

［53］Kin T，Korbutt GS，Rajotte RV. Survival and metabolic function of syngeneic rat islet grafts transplanted in the omental pouch. American journal of transplantation：official journal of the American Society of Transplantation and the American Society of Transplant Surgeons，2003，3（3）：281-285.

［54］Kim HI，Yu JE，Park CG，Kim SJ. Comparison of four pancreatic islet implantation sites. Journal of Korean medical science，2010，25（2）：203-210.

［55］Jacobs-Tulleneers-Thevissen D，Bartholomeus K，Suenens K，Vermeulen I，Ling Z，Hellemans KH，In't Veld P，Pipeleers-Marichal M，Pipeleers D. Human islet cell implants in a nude rat model of diabetes survive better in omentum than in liver with a positive influence of beta cell number and purity. Diabetologia，2010，53（8）：1690-1699.

［56］Litbarg NO，Gudehithlu KP，Sethupathi P，Arruda JA，Dunea G，Singh AK. Activated omentum becomes rich in factors that promote healing and tissue regeneration. Cell and tissue research，2007，328（3）：487-497.

［57］Ferguson J，Scothorne RJ，Johnston ID. Proceedings：the survival of transplanted isolated pancreatic islets in the omentum and testis. The British journal of surgery，1973，60（11）：907.

［58］Ferguson J，Scothorne RJ. Extended survival of pancreatic islet allografts in the testis of guinea-pigs. Journal of anatomy，1977，124（Pt 1）：1-8.

［59］Lorenz D，Rosenbaum KD，Petermann J，Ziegler M，Beckert R，Dorn A. Transplantation of isologous islets of Langerhans in diabetic rats. Acta diabetologica latina，1975，12（1）：30-40.

［60］Ao Z，Matayoshi K，Yakimets WJ，Katyal D，Rajotte RV，Warnock GL. Development of an omental pouch site for islet transplantation. Transplantation proceedings，1992，24（6）：2789.

［61］Xiaohui T，Wujun X，Xiaoming D，Xinlu P，Yan T，Puxun T，Xinshun F. Small intestinal submucosa improves islet survival and function in vitro culture. Transplantation proceedings，2006，38（5）：1552-1558.

［62］Wszola M，Berman A，Fabisiak M，Domagala P，Zmudzka M，Kieszek R，Perkowska A，Sabat M，Pawelec K，Kownacki L，Piotrowska-kownacka D，Ostrowski K，Januchta M，Klucinski W，Rowinski O，Kwiatkowski A，Chmura A. TransEndoscopic Gastric SubMucosa Islet Transplantation（eGSM-ITx）in pigs with streptozotocine induced diabetes - technical aspects of the procedure - preliminary report. Annals of transplantation，2009，14（2）：45-50.

［63］Caiazzo R，Gmyr V，Hubert T，Delalleau N，Lamberts R，Moerman E，Kerr-Conte J，Pattou F. Evaluation of alternative sites for islet transplantation in theminipig：interest and limits of the gastric submucosa. Transplantation proceedings，2007，39（8）：2620-2623.

［64］Echeverri GJ，McGrath K，Bottino R，Hara H，Dons EM，van der Windt DJ，Ekser B，Casu A，Houser S，Ezzelarab M，Wagner R，Trucco M，Lakkis FG，Cooper DK. Endoscopic gastric submucosal transplantation of islets（EN-

DO-STI）: technique and initial results in diabetic pigs. American journal of transplantation : official journal of the A-merican Society of Transplantation and the American Society of Transplant Surgeons, 2009, 9 (11): 2485-2496.

[65] Tchervenivanov N, Yuan S, Lipsett M, Agapitos D, Rosenberg L. Morphological and functional studies on submu-cosal islet transplants in normal and diabetic hamsters. Cell transplantation, 2002, 11 (6): 529-537.

[66] SageshimaJ, Kirchhof N, Shibata S, Hiraoka K, Sutherland DE, Hering BJ. Small bowel subserosal space as a site for islet transplantation and local drug delivery. Transplantation proceedings, 2001, 33 (1-2): 1710.

[67] Kobayashi T, Aomatsu Y, Iwata H, Kin T, Kanehiro H, Hisanaga M, Ko S, Nagao M, Nakajima Y. Indefinite islet protection from autoimmune destruction in nonobese diabetic mice by agarose microencapsulation without immu-nosuppression. Transplantation, 2003, 75 (5): 619-625.

[68] Wahoff DC, Stephanian E, Gores PF, Soon-Shiong P, Hower C, Lloveras JK, Satherland DE. Intraperitoneal transplantation of microencapsulated canine islet allografts with short-term, low-dose cyclosporine for treatment of pancreatectomy-induced diabetes in dogs. Transplantation proceedings, 1994, 26 (2): 804.

[69] Qi M, Lacik I, Kollarikova G, Strand BL, Formo K, Wang Y, Marchese E, Mendoza-Elias JE, Kinzer KP, Gatti F, Paushter D, Patel S, Oberholzer J. A recommended laparoscopic procedure for implantation of microcapsules in the peritoneal cavity of non-human primates. The Journal of surgical research, 2011, 168 (1): e117-123.

[70] Elliott RB, Escobar L, Tan PL, Garkavenko O, Calafiore R, Basta P, Vasconcellos AV, Emerich DF, Thanos C, Babra C. Intraperitoneal alginate-encapsulated neonatal porcine islets in a placebo-controlled study with 16 diabetic cynomolgus primates. Transplantation proceedings, 2005, 37 (8): 3505-3508.

[71] Calafiore R, Basta G, Luca G, Lemmi A, Montanucci MP, Calabrese G, Racanicchi L, Mancuso F, Brunetti P. Microencapsulated pancreatic islet allografts into nonimmunosuppressed patients with type 1 diabetes: first two cases. Diabetes care, 2006, 29 (1): 137-138.

[72] Salazar-Banuelos A, Wright J, Sigalet D, Benitez-Bribiesca L. The bone marrow as a potential receptor site for pan-creatic islet grafts. Archives of medical research, 2008, 39 (1): 139-141.

[73] Frassoni F, Gualandi F, Podesta M, Raiola AM, Ibatici A, Piaggio G, Sessarego M, Sessarego N, Gobbi M, Sac-chi N, Labopin M, Bacigalupo A. Direct intrabone transplant of unrelated cord-blood cells in acute leukaemia: a phase Ⅰ / Ⅱ study. The Lancet Oncology, 2008, 9 (9): 831-839.

[74] Cantarelli E, Melzi R, Mercalli A, Sordi V, Ferrari G, Lederer CW, Mrak E, Rubinacci A, Ponzoni M, Sitia G, Gruidotti LG, Bonifacio E, Piemonti L. Bone marrow as an alternative site for islet transplantation. Blood, 2009, 114 (20): 4566-4574.

[75] Szot GL, Koudria P, Bluestone JA. Transplantation of pancreatic islets into the kidney capsule of diabetic mice. Jour-nal of visualized experiments : JoVE, 2007 (9): 404.

[76] Carlsson PO, Palm F, Andersson A, Liss P. Chronically decreased oxygen tension in rat pancreatic islets transplan-ted under the kidney capsule. Transplantation, 2000, 69 (5): 761-766.

[77] van Suylichem PT, Strubbe JH, Houwing H, Wolters GH, van Schilfgaarde R. Rat islet isograft function. Effect of graft volume and transplantation site. Transplantation, 1994, 57 (7): 1010-1017.

[78] Sordi V, Melzi R, Mercalli A, Formicola R, Doglioni C, Tiboni F, Ferrari G, Nano R, Chwalek K, Lammert E, Bonifacio E, Berg D, Piemonti L. Mesenchymal cells appearing in pancreatic tissue culture are bone marrow-derived stem cells with the capacity to improve transplanted islet function. Stem cells (Dayton, Ohio), 2010, 28 (1): 140-151.

[79] Sakata N, Chan NK, Chrisler J, Obenaus A, Hathout E. Bone marrow cells produce nerve growth factor and pro-mote angiogenesis around transplanted islets. World journal of gastroenterology, 2010, 16 (10): 1215-1220.

[80] Melzi R, Antonioli B, Mercalli A, Battaglia M, Valle A, Pluchino S, Galli R, Sordi V, Bosi E, Martino G, Boni-facio E, Doglioni C, Piemonti L. Co-graft of allogeneic immune regulatory neural stem cells (NPC) and pancreatic is-lets mediates tolerance, while inducing NPC-derived tumors in mice. PloS one, 2010, 5 (4): e10357.

[81] Melzi R, Antonioli B, Mercalli A, et al. Co-graft of allogeneic immune regulatory neural stem cells (NPC) and pancre-atic islets mediates tolerance, while inducing NPC-derived tumors in mice. Plos One, 2010, 5 (4): e10357.

[82] Dufour JM, Lord SJ, Kin T, Rayat GR, Dixon DE, Bleackley RC, et al. Comparison of successful and

unsuccessful islet/Sertoli cell cotransplant grafts in streptozotocin-induced diabetic mice. Cell transplantation, 2008, 16 (10): 1029-1038.

[83] Ar'Rajab A, Ahrén B, Bengmark S. Insulin and glucagon secretion in streptozotocin-diabetic rats: influences of islets transplanted to the renal subcapsular space. Diabetes Research, 1989, 12 (1): 37.

[84] Rajab AA, Ahren B, Bengmark S. Islet transplantation to the renal subcapsular space in streptozotocin-diabetic rats: short-term effects on glucose-stimulated insulin secretion. Diabetes research and clinical practice, 1989, 7 (3): 197-204.

[85] Ar'Rajab A, Ahren B. Effects of yohimbine and nicotinic acid on insulin secretion in islet transplanted streptozotocin-diabetic rats. Diabetes research and clinical practice, 1991, 11 (2): 81-87.

[86] Ar'Rajab A, Ahren B, Alumets J, Logdberg L, Bengmark S. Islet transplantation to the renal subcapsular space improves late complications in streptozotocin-diabetic rats. European surgical research Europaische chirurgische Forschung Recherches chirurgicales europeennes, 1990, 22 (5): 270-278.

[87] Kaufman DB, Morel P, Field MJ, Munn SR, Sutherland DE. Purified canine islet autografts. Functional outcome as influenced by islet number and implantation site. Transplantation, 1990, 50 (3): 385-391.

[88] Rajab A, Buss J, Diakoff E, Hadley GA, Osei K, Ferguson RM. Comparison of the portal vein and kidney subcapsule as sites for primate islet autotransplantation. Cell transplantation, 2008, 17 (9): 1015-1023.

[89] Reece-Smith H, Du Toit DF, McShane P, Morris PJ. Prolonged survival of pancreatic islet allografts transplanted beneath the renal capsule. Transplantation, 1981, 31 (4): 305-306.

[90] Lake SP, Chamberlain J, Husken P, Bell PR, James RF. In vivo assessment of isolated pancreatic islet viability using the streptozotocin-induced diabetic nude rat. Diabetologia, 1988, 31 (6): 390-394.

[91] Jindal RM, Sidner RA, McDaniel HB, Johnson MS, Fineberg SE. Intraportal vs kidney subcapsular site for human pancreatic islet transplantation. Transplantation proceedings, 1998, 30 (2): 398-399.

[92] Pileggi A, Molano RD, Ricordi C, Zahr E, Collins J, Valdes R, Inverardi L. Reversal of diabetes by pancreatic islet transplantation into a subcutaneous, neovascularized device. Transplantation, 2006, 81 (9): 1318-1324.

[93] Stegall M D. Monitoring human islet allografts using a forearm biopsy site. Ann Transplant, 1997, 2 (3): 8-11.

[94] Gray D W. Islet isolation and transplantation techniques in the primate. Surgery Gynecology & Obstetrics, 1990, 170 (3): 225-32.

[95] Alderson D, Walsh TN, Farndon JR. Islet cell transplantation in diabetic dogs: studies of graft function and storage. The British journal of surgery, 1984, 71 (10): 756-760.

[96] Largiader F, Kolb E, Binswanger U, Illig R. Successful allotransplantation of an island of Langerhans. Schweizerische medizinische Wochenschrift, 1979, 109 (45): 1733-1736.

[97] Lau J, Kampf C, Mattsson G, Nyqvist D, Kohler M, Berggren PO, Carlsson PO. Beneficial role of pancreatic microenvironment for angiogenesis in transplanted pancreatic islets. Cell transplantation, 2009, 18 (1): 23-30.

[98] Stagner JI, Rilo HL, White KK. The pancreas as an islet transplantation site. Confirmation in a syngeneic rodent and canine autotransplant model. JOP : Journal of the pancreas, 2007, 8 (5): 628-636.

[99] Carlsson PO, Liss P, Andersson A, Jansson L. Measurements of oxygen tension in native and transplanted rat pancreatic islets. Diabetes, 1998, 47 (7): 1027-1032.

[100] Stagner J, Ahren B, Sundler F, White K. Reconstructing the pancreas: restoration of normoglycemia, exocrine function, and islet innervation by islet transplantation to the pancreas. Transplantation proceedings, 2008, 40 (2): 452-454.

[101] Adeghate E, Donath T. Morphological findings in long-term pancreatic tissue transplants in the anterior eye chamber of rats. Pancreas, 1990, 5 (3): 298-305.

[102] Speier S, Nyqvist D, Kohler M, Caicedo A, Leibiger IB, Berggren PO. Noninvasive high-resolution in vivo imaging of cell biology in the anterior chamber of the mouse eye. Nature protocols, 2008, 3 (8): 1278-1286.

[103] Dai Z, Nasr IW, Reel M, Deng S, Diggs L, Larsen CP, Rothstein DM, Lakkis FG. Impaired recall of CD8 memory T cells in immunologically privileged tissue. Journal of immunology (Baltimore, Md : 1950), 2005, 174 (3): 1165-1170.

［104］ Ar'Rajab A，Dawidson IJ，Harris RB，Sentementes JT. Immune privilege of the testis for islet xenotransplantation （rat to mouse）. Cell transplantation，1994，3（6）：493-498.

［105］ Nasr IW，Wang Y，Gao G，Deng S，Diggs L，Rothstein DM，Tellides G，Lakkis FG，Dai Z. Testicular immune privilege promotes transplantation tolerance by altering the balance between memory and regulatory T cells. Journal of immunology（Baltimore，Md：1950），2005，174（10）：6161-6168.

［106］ Gores PF，Hayes DH，Copeland MJ，Korbutt GS，Halberstadt C，Kirkpatrick SA，Rajotte RV. Long-term survival of intratesticular porcine islets in nonimmunosuppressed beagles. Transplantation，2003，75（5）：613-618.

［107］ Valdes-Gonzalez RA，Dorantes LM，Garibay GN，Bracho-Blanchet E，Mendez AJ，Davila-Perez R，et al. Xeno-transplantation of porcine neonatal islets of Langerhans and Sertoli cells：a 4-year study. European journal of endocri-nology，2005，153（3）：419-427.

［108］ Posselt AM，Barker CF，Tomaszewski JE，Markmann JF，Choti MA，Naji A. Induction of donor-specific unre-sponsiveness by intrathymic islet transplantation. Science（New York，NY），1990，249（4974）：1293-1295.

［109］ Rayat GR，Korbutt GS，Elliott JF，Rajotte RV. Survival and function of syngeneic rat islet grafts placed within the thymus versus under the kidney capsule. Cell transplantation，1997，6（6）：597-602.

［110］ Watt PC，Mullen Y，Nomura Y，Watanabe Y，Brunicardi FC，Anderson C，Zinner MJ，Passaro EP Jr. Successful engraftment of autologous and allogeneic islets into the porcine thymus. The Journal of surgical research，1994，56（4）：367-371.

［111］ Ludwig B，Zimerman B，Steffen A，Yavriants K，Azarov D，Reichel A，Vardi P，German T，Shabtay N，Rotem A，Evron Y，Neufeld T，Mimon S，Ludwig S，Brendel MD，Bornstein SR，Barkai U. A novel device for islet trans-plantation providing immune protection and oxygen supply. Hormone and metabolic research＝Hormon- und Stoff-wechselforschung＝Hormones et metabolisme，2010，42（13）：918-922.

［112］ Barnett BP，Ruiz-Cabello J，Hota P，Liddell R，Walczak P，Howland V，Chacko VP，Kraitchman DL，Arepally A，Bulte JW. Fluorocapsules for improved function，immunoprotection，and visualization of cellular therapeutics with MR，US，and CT imaging. Radiology，2011，258（1）：182-191.

［113］ Stiegler P，Matzi V，Pierer E，Hauser O，Schaffellner S，Renner H，Greilberger J，Aigner R，Maier A，Lackner C，Iberer F，Smolle-Juttner FM，Tscheliessnigg K，Stadlbauer V. Creation of a prevascularized site for cell trans-plantation in rats. Xenotransplantation，2010，17（5）：379-390.

［114］ Song C，Huang YD，Wei Z，Hou Y，Xie WJ，Huang RP，Song YM，Lv HG，Song CF. Polyglycolic Acid-islet grafts improve blood glucose and insulin concentrations in rats with induced diabetes. Transplantation proceedings，2009，41（5）：1789-1793.

［115］ Kin T，O'Neil JJ，Pawlick R，Korbutt GS，Shapiro AM，Lakey JR. The use of an approved biodegradable poly-mer scaffold as a solid support system for improvement of islet engraftment. Artificial organs，2008，32（12）：990-993.

［116］ Burgos FJ，Gomez V，Pascual J，Marcen R，Villafruela JJ，Correa C，Cuevas B，Mampaso F，Garcia-Gonzalz R. Pancreas islet transplantation in the genitourinary tract associated with renal transplantation：an experimental study. Transplantation proceedings，2006，38（8）：2585-2587.

［117］ Ballian N，Brunicardi FC. Islet vasculature as a regulator of endocrine pancreas function. World journal of surgery，2007，31（4）：705-714.

［118］ Kemp CB，Knight MJ，Scharp DW，Ballinger WF，Lacy PE. Effect of transplantation site on the results of pancre-atic islet isografts in diabetic rats. Diabetologia，1973，9（6）：486-491.

［119］ Farney AC，Najarian JS，Nakhleh RE，Lloveras G，Field MJ，Gores PF，Sutherland DE. Autotransplantation of dispersed pancreatic islet tissue combined with total or near-total pancreatectomy for treatment of chronic pancreatitis. Surgery，1991，110（2）：427-437；discussion 437-429.

［120］ Sutherland DE，Matas AJ，Goetz FC，Najarian JS. Transplantation of dispersed pancreatic islet tissue in humans：autografts and allografts. Diabetes，1980，29 Suppl 1：31-44.

［121］ Scharp DW，Lacy PE，Santiago JV，McCullough CS，Weide LG，Falqui L，Marchetti P，Gingerich RL，Jaffe AS，Gryer PE. Insulin independence after islet transplantation into type I diabetic patient. Diabetes，1990，39（4）：

515-518.

[122] Ryan EA，Lakey JR，Paty BW，Imes S，Korbutt GS，Kneteman NM，Bigam D，Rajotte RV，Shapiro AM. Successful islet transplantation：continued insulin reserve provides long-term glycemic control. Diabetes，2002，51（7）：2148-2157.

[123] Bennet W，Sundberg B，Groth CG，Brendel MD，Brandhorst D，Brandhorst H，et al. Incompatibility between human blood and isolated islets of Langerhans：a finding with implications for clinical intraportal islet transplantation. Diabetes，1999，48（10）：1907-1914.

[124] Moberg L，Johansson H，Lukinius A，Berne C，Foss A，Kallen R，Bretzel RG，Elgue G，Larsson R，Nilsson B，Korsgren O. Production of tissue factor by pancreatic islet cells as a trigger of detrimental thrombotic reactions in clinical islet transplantation. Lancet（London，England），2002，360（9350）：2039-2045.

[125] Barshes NR，Wyllie S，Goss JA. Inflammation-mediated dysfunction and apoptosis in pancreatic islet transplantation：implications for intrahepatic grafts. Journal of leukocyte biology，2005，77（5）：587-597.

[126] Ozmen L，Ekdahl KN，Elgue G，Larsson R，Korsgren O，Nilsson B. Inhibition of thrombin abrogates the instant blood-mediated inflammatory reaction triggered by isolated human islets：possible application of the thrombin inhibitor melagatran in clinical islet transplantation. Diabetes，2002，51（6）：1779-1784.

[127] Johansson H，Lukinius A，Moberg L，Lundgren T，Berne C，Foss A，Felldin M，Kallen R，Salmela K，Tibell A，Tufveson G，Eksahl KN，Elgue G，Korsgren O，Nilsson B. Tissue factor produced by the endocrine cells of the islets of Langerhans is associated with a negative outcome of clinical islet transplantation. Diabetes，2005，54（6）：1755-1762.

[128] Yin D，Ding JW，Shen J，Ma L，Hara M，Chong AS. Liver ischemia contributes to early islet failure following intraportal transplantation：benefits of liver ischemic-preconditioning. American journal of transplantation：official journal of the American Society of Transplantation and the American Society of Transplant Surgeons，2006，6（1）：60-68.

[129] Bottino R，Fernandez LA，Ricordi C，Lehmann R，Tsan MF，Oliver R，Inverardi L. Transplantation of allogeneic islets of Langerhans in the rat liver：effects of macrophage depletion on graft survival and microenvironment activation. Diabetes，1998，47（3）：316-323.

[130] Moberg L，Korsgren O，Nilsson B. Neutrophilic granulocytes are the predominant cell type infiltrating pancreatic islets in contact with ABO-compatible blood. Clinical and experimental immunology，2005，142（1）：125-131.

[131] Bertuzzi F，Marzorati S，Maffi P，Piemonti L，Melzi R，de Taddeo F，D'Angelo A，di Carlo V，Bonifacio E，Secchi A. Tissue factor and CCL2/monocyte chemoattractant protein-1 released by human islets affect islet engraftment in type 1 diabetic recipients. The Journal of clinical endocrinology and metabolism，2004，89（11）：5724-5728.

[132] Piemonti L，Leone BE，Nano R，Saccani A，Monti P，Maffi P，Bianchi G，Sica A，Peri G，Melzi R，Aldrighetti L，Secchi A，Di Carlo V，Allavena P，Bertuzzi，F. Human pancreatic islets produce and secrete MCP-1/CCL2：relevance in human islet transplantation. Diabetes，2002，51（1）：55-65.

[133] Johansson U，Olsson A，Gabrielsson S，Nilsson B，Korsgren O. Inflammatory mediators expressed in human islets of Langerhans：implications for islet transplantation. Biochemical and biophysical research communications，2003，308（3）：474-479.

[134] Matsuoka N，Itoh T，Watarai H，Sekine-Kondo E，Nagata N，Okamoto K，Mera T，Yamamoto H，Yamada S，Maruyama I，Taniguchi M，Yasunami Y. High-mobility group box 1 is involved in the initial events of early loss of transplanted islets in mice. The Journal of clinical investigation，2010，120（3）：735-743.

[135] Tiedge M，Lortz S，Drinkgern J，Lenzen S. Relation between antioxidant enzyme gene expression and antioxidative defense status of insulin-producing cells. Diabetes，1997，46（11）：1733-1742.

[136] Robertson RP，Harmon JS. Pancreatic islet beta-cell and oxidative stress：the importance of glutathione peroxidase. FEBS letters，2007，581（19）：3743-3748.

[137] Scapini P，Lapinet-Vera JA，Gasperini S，Calzetti F，Bazzoni F，Cassatella MA. The neutrophil as a cellular source of chemokines. Immunological reviews，2000，177：195-203.

[138] Lipsett M，Aikin R，Castellarin M，Hanley S，Jamal AM，Laganiere S，Rosenburg L. Islet neogenesis：a

potential therapeutic tool in type 1 diabetes. The international journal of biochemistry & cell biology，2006，38（4）：498-503.

［139］Olsson R，Olerud J，Pettersson U，Carlsson PO. Increased numbers of low-oxygenated pancreatic islets after intraportal islet transplantation. Diabetes，2011，60（9）：2350-2353.

［140］Jansson L，Carlsson PO. Graft vascular function after transplantation of pancreatic islets. Diabetologia，2002，45（6）：749-763.

［141］Vajkoczy P，Olofsson AM，Lehr HA，Leiderer R，Hammersen F，Arfors KE，Menger MD. Histogenesis and ultrastructure of pancreatic islet graft microvasculature. Evidence for graft revascularization by endothelial cells of host origin. The American journal of pathology，1995，146（6）：1397-1405.

［142］Cantaluppi V，Biancone L，Romanazzi GM，Figliolini F，Beltramo S，Ninniri MS，Galimi F，Romagnoli R，Franchello A，Salizzoni M，Perin PC，Ricordi C，Segoloni GP，Gamussi G. Antiangiogenic and immunomodulatory effects of rapamycin on islet endothelium：relevance for islet transplantation. American journal of transplantation ：official journal of the American Society of Transplantation and the American Society of Transplant Surgeons，2006，6（11）：2601-2611.

［143］Zhang N，Su D，Qu S，Tse T，Bottino R，Balamurugan AN，Xu J，Bromberg JS，Dong HH. Sirolimus is associated with reduced islet engraftment and impaired beta-cell function. Diabetes，2006，55（9）：2429-2436.

［144］Zahr E，Molano RD，Pileggi A，Ichii H，Jose SS，Bocca N，An W，Gonzalez-Quinntana J，Fraker C，Ricordi C，Inverardi L. Rapamycin impairs in vivo proliferation of islet beta-cells. Transplantation，2007，84（12）：1576-1583.

［145］Nir T，Melton DA，Dor Y. Recovery from diabetes in mice by beta cell regeneration. The Journal of clinical investigation，2007，117（9）：2553-2561.

［146］Leitao CB，Bernetti K，Tharavanij T，Cure P，Lauriola V，Berggren PO，Ricordi C，Alejamdro R. Lipotoxicity and decreased islet graft survival. Diabetes care，2010，33（3）：658-660.

［147］Desai NM，Goss JA，Deng S，Wolf BA，Markmann E，Palanjian M，Shock AP，Feliciano S，Brunicardi FC，Barker CF，Naji A，Markmann JF. Elevated portal vein drug levels of sirolimus and tacrolimus in islet transplant recipients：local immunosuppression or islet toxicity? Transplantation，2003，76（11）：1623-1625.

［148］Dombrowski F，Mathieu C，Evert M. Hepatocellular neoplasms induced by low-number pancreatic islet transplants in autoimmune diabetic BB/Pfd rats. Cancer research，2006，66（3）：1833-1843.

［149］Markmann JF，Rosen M，Siegelman ES，Soulen MC，Deng S，Barker CF，Naji A. Magnetic resonance-defined periportal steatosis following intraportal islet transplantation：a functional footprint of islet graft survival? Diabetes，2003，52（7）：1591-1594.

［150］Bhargava R，Senior PA，Ackerman TE，Ryan EA，Paty BW，Lakey JR，Shapiro AM. Prevalence of hepatic steatosis after islet transplantation and its relation to graft function. Diabetes，2004，53（5）：1311-1317.

［151］Vendrame F，Pileggi A，Laughlin E，Allende G，Martin-Pagola A，Molano RD，Diamantopoulos S，Standifer N，Geubtner K，Falk BA，Ichii H，Takahashi H，Snowhite I，Chen Z，Mendez A，Chen L，Sageshima J，Ruiz P，Ciancio G，Ricordi C，Reijonen H，Nepom GT，Burke GW 3rd，Pugliese A. Recurrence of type 1 diabetes after simultaneous pancreas-kidney transplantation，despite immunosuppression，is associated with autoantibodies and pathogenic autoreactive CD4 T-cells. Diabetes，2010，59（4）：947-957.

［152］Bosi E，Braghi S，Maffi P，Scirpoli M，Bertuzzi F，Pozza G，Secchi A，Bonifacio E. Autoantibody response to islet transplantation in type 1 diabetes. Diabetes，2001，50（11）：2464-2471.

［153］Roelen DL，Huurman VA，Hilbrands R，Gillard P，Duinkerken G，van der Meer-Prins PW，Versteeg-van der Voort Maarschalk MF，Mathieu C，Keymeulen B，Pipeleers DG，Roep BO. Relevance of cytotoxic alloreactivity under different immunosuppressive regimens in clinical islet cell transplantation. Clinical and experimental immunology，2009，156（1）：141-148.

［154］Jaeger C，Brendel MD，Eckhard M，Bretzel RG. Islet autoantibodies as potential markers for disease recurrence in clinical islet transplantation. Experimental and clinical endocrinology & diabetes ：official journal，German Society of Endocrinology ［and］ German Diabetes Association，2000，108（5）：328-333.

[155] Braghi S，Bonifacio E，Secchi A，Di Carlo V，Pozza G，Bosi E. Modulation of humoral islet autoimmunity by pancreas allotransplantation influences allograft outcome in patients with type 1 diabetes. Diabetes，2000，49（2）：218-224.

[156] Huurman VA，Hilbrands R，Pinkse GG，Gillard P，Duinkerken G，van de Linde P，van der Meer-Prins PM，Versteeg-van der Voort Maarschalk MF，Verbeeck K，Alizadeh BZ，Mathieu C，Gorus FK，Roelen DL，Class FH，Keymeulen B，Pipeleers DG，Roep BO. Cellular islet autoimmunity associates with clinical outcome of islet cell transplantation. PloS one，2008，3（6）：e2435.

[157] Palmer JP，Fleming GA，Greenbaum CJ，Herold KC，Jansa LD，Kolb H，Lachin JM，Polonsky KS，Pozzilli P，Skyler JS，Steffes MW. C-peptide is the appropriate outcome measure for type 1 diabetes clinical trials to preserve beta-cell function：report of an ADA workshop，21-22 October 2001. Diabetes，2004，53（1）：250-264.

[158] Pinkse GG，Tysma OH，Bergen CA，Kester MG，Ossendorp F，van Veelen PA，Keymeulen B，Pipeleers D，Driffhout JW，Rope BO. Autoreactive CD8 T cells associated with beta cell destruction in type 1 diabetes. Proceedings of the National Academy of Sciences of the United States of America，2005，102（51）：18425-18430.

[159] Lee Y，Ravazzola M，Park BH，Bashmakov YK，Orci L，Unger RH. Metabolic mechanisms of failure of intraportally transplanted pancreatic beta-cells in rats：role of lipotoxicity and prevention by leptin. Diabetes，2007，56（9）：2295-2301.

[160] Mattsson G，Jansson L，Carlsson PO. Decreased vascular density in mouse pancreatic islets after transplantation. Diabetes，2002，51（5）：1362-1366.

[161] Lau J，Carlsson PO. Low revascularization of human islets when experimentally transplanted into the liver. Transplantation，2009，87（3）：322-325.

[162] Alejandro R，Cutfield RG，Shienvold FL，Polonsky KS，Noel J，Olson L，Dillberger J，Miller J，Mintz DH. Natural history of intrahepatic canine islet cell autografts. The Journal of clinical investigation，1986，78（5）：1339-1348.

[163] Griffith TS，Brunner T，Fletcher SM，Green DR，Ferguson TA. Fas ligand-induced apoptosis as a mechanism of immune privilege. Science（New York，NY），1995，270（5239）：1189-1192.

[164] Bellgrau D，Gold D，Selawry H，Moore J，Franzusoff A，Duke RC. A role for CD95 ligand in preventing graft rejection. Nature，1995，377（6550）：630-632.

[165] Chen JJ，Sun Y，Nabel GJ. Regulation of the proinflammatory effects of Fas ligand (CD95L). Science（New York，NY），1998，282（5394）：1714-1717.

# 第六章

# 胰岛移植的免疫抑制研究

免疫问题是胰岛移植中非常重要的问题，有效的免疫抑制治疗是预防移植物急性排斥反应和改善移植物长期生存最重要的因素之一。

同种异体胰岛移植可以恢复 1 型糖尿病患者的胰岛素分泌功能。然而，要达到胰岛素脱离，通常需要进行一个以上供体胰腺的胰岛移植。尽管通过一个以上供体胰岛的移植能使达到胰岛素脱离的可能性增加，但部分受者在移植后 2 年内还是需要接受胰岛素治疗以维持血糖的稳定，甚至一些移植物会达到临床的失效。多种因素可能导致胰岛移植物早期或晚期功能丧失，包括移植后炎症、免疫抑制药物的潜在毒性、自身免疫的复发、β 细胞衰竭和同种异体免疫排斥等。随着胰岛供体人白细胞抗原（human leukocyte antigen，HLA）Ⅰ类和Ⅱ类分子抗体的检测，有研究显示移植前抗 HLA 抗体的存在与胰岛移植物功能的恶化相关，尽管一些群体反应性抗体（panel reactive antibodies，PRA）阳性的胰岛移植受体可能继续具有良好的胰岛移植物功能，但是移植后新的抗 HLA 抗体的产生却与胰岛移植物失败相关。无论胰岛移植物失败的机制如何，在完全或部分胰岛移植物损失后停止免疫抑制药物的患者，似乎都有 HLA 致敏的高风险。

目前胰岛移植免疫抑制的主流是"靶向 T 细胞"，但 B 淋巴细胞也是理论上免疫调节的目标，因为其能产生供体特异性同种异体抗体。宾夕法尼亚大学胰岛小组评估了由 T 淋巴细胞和 B 淋巴细胞特异性的抗体组成的联合免疫诱导治疗方案，发现该方案可促进食蟹猴同种异体胰岛的存活，部分受体甚至产生了免疫耐受。

胰岛移植前允许一个治疗性处理胰岛的窗口期，从而获得最佳移植效果。对于成功的胰岛移植术，有效和安全的免疫抑制方案可以阻止各种自体和同种异体宿主免疫反应对细胞的破坏，且不会抑制胰岛素分泌及胰岛素作用，当然，也不给器官受体的正常生活带来有害的影响。虽然在该领域目前还做不到尽善尽美，但在过去的数年中，已经取得了一些有意义的突破。本章将探讨各种免疫抑制疗法和细胞疗法的现状，及在临床前期和临床胰岛移植研究中如何促进移植物功能和存活。

## 第一节　胰岛移植后引起的免疫排斥机制

### 一、主要组织相容性复合物

1956 年 Snell 等将控制同种组织或肿瘤移植中急性排斥反应的基因称为主要组织相容性基因，其基因编码的产物主要组织相容性复合物（major histocompatibility complex，MHC）包括 MHC Ⅰ类和 MHC Ⅱ类抗原，这两类抗原的一些性质见表 6-1。

表 6-1　MHC 的一些性质

| 性质 | Ⅰ 类抗原 | Ⅱ 类抗原 |
|------|---------|---------|
| 同种移植物排斥作用的大小 | ++++ | ++ |
| 诱发产生体液抗体 | ++++ | ++++ |
| MLR 的刺激作用 | + | ++++ |
| GVHD | ++ | ++++ |
| CML 的靶细胞 | ++++ | + |
| Ir 基因功能 | + | ++++ |
| 靶细胞溶解的限制作用 | ++++ | + |
| 抗原递呈的限制作用 | + | ++++ |
| 组织中的分布 | 所有体细胞 | B 细胞、巨噬细胞等 |
| 人类 HLA 基因 | A,B,C | DR,DP,DQ |
| 化学结构 | 重链 45kDL(MHC)编码<br>轻链 12kDL(非 MHC)编码 | α 链 35kDL(MHC)编码<br>β 链 28kDL(MHC)编码 |
| 物种间的交叉反应 | 常见 | 少见 |

注：MLR 为混合淋巴细胞反应；GVHD 为移植物抗宿主反应；CML 为细胞介导的淋巴细胞溶解；Ir 基因（immune response gene，免疫应答基因）主要是响应免疫反应，和 T 细胞关系密切。

在生命进化过程中，机体内各个细胞必须共存与合作，同时又要防止被同一物种的其他个体吞并。MHC 的限制作用可看作为同一个体细胞之间自我识别的暗号。没有自我识别，每个细胞和每种组织会被隔离而无法维系生命。

在诱发免疫应答过程中，无论是 T 细胞和 B 细胞、T 细胞和巨噬细胞，还是 T 细胞之间的相互作用，或是 T 细胞对靶细胞的攻击，都涉及细胞间的识别。即 T 细胞对细胞表面抗原的反应时，不仅是对抗原识别，而且也必须识别细胞上的 MHC 分子。否则，反应就不会产生，这便是 MHC 的限制作用。其本质是 T 细胞识别抗原要有两种识别，一种是 T 细胞受体（T cell receptor，TcR）与 MHC 沟槽中的特异性多肽结合，而此多肽的基序只能与某一型号 MHC 分子结合，不是与所有 MHC 分子结合；另一种是 TcR 识别抗原槽两侧的同种异型部位的 α 螺旋结构。由此限制了 TcR 只能识别自身 MHC 分子递呈的抗原。

同种异体组织移植时，若供受体移植抗原不同，尤其是主要组织相容性抗原不匹配，将会诱发受体产生明显的移植排斥反应。虽然 MHC Ⅰ 类和 Ⅱ 类分子均是主要移植抗原，但这两类抗原在移植中所起的作用是不相同的。体外实验表明，供受体 Ⅱ 类分子不同时，供体 Ⅱ 类抗原能直接刺激受体 CD4$^+$ T 细胞增殖和淋巴因子分泌，即混合淋巴细胞反应（mixed lymphocyte reaction，MLR）。这一反应是免疫应答的中心，因为 B 细胞抗体的生成及 CD8$^+$ T 细胞发育和分化，都有赖于 CD4$^+$ T 细胞的活化以及淋巴因子的分泌。而 Ⅰ 类分子不同以及次要组织相容性抗原不同，就会诱发 CD8$^+$ T 细胞增殖和分化成熟，导致移植物的破坏。

总之，MHC Ⅱ 类抗原错配启动了免疫应答，而 Ⅰ 类抗原错配是导致免疫效应阶段被攻击的靶子。在临床上胰岛移植时，要考虑选择与受体 MHC Ⅱ 类和 Ⅰ 类抗原相配尽量多的供体，对于要取得长期的移植物功能来讲，Ⅱ类抗原的匹配和Ⅰ类抗原的匹配都很重要。

在新分离的组织相容性胰岛中用供体特有的 MHCⅡ抗体预处理 30min，可使胰岛组织在无任何免疫抑制的情况下在受体小鼠中存活。不仅如此，之前的移植前培养模型也证实，当重新引入大量供体淋巴细胞时，在接受移植后已经建立长期耐受的移植物可再次出现排斥现象。胰岛有 MHCⅠ表位，因而胰岛有可能出现免疫反应但不一定会引发免疫排斥，胰岛 MHCⅡ抗体预处理可以特异性地去除淋巴细胞。其他抗体预处理也被证实非常成功。树突状细胞是表面带各种大量 MHCⅡ的强大抗原呈递细胞。用抗树突状细胞抗体预处理同种异体胰岛移植物也证实在大多数小鼠受体中无须免疫抑制便能成功避免排斥反应。由于在胰岛中存在 MHCⅡ阳性细胞而不是树突状细胞，这样移植物用抗体针对树突状细胞的预处理，导致了在糖尿病受体小鼠中 85％的同种异体胰岛移植存活率，对应的采用抗 MHCⅡ抗体预处理的移植物存活率可达到 100％。

## 二、人白细胞抗原

人白细胞抗原（human leukocyte antigen，HLA）是由 Dausset 在 1958 年首先发现。HLA 是人类主要组织相容性复合物抗原。它们与同种异体移植中的排斥反应有密切关系。HLA 是由 HLA 基因复合体所编码的产物，HLA 复合体是人类中最复杂的基因复合体，其遗传主要特点是共显性复等位基因遗传，是调节人体免疫反应和异体移植排斥作用的一组基因，位于第六号染色体的短臂上。每个基因座位上的 HLA 基因均可编码一种特异性抗原，主要表达在细胞膜上或以游离状态存在于血液和体液中。

HLA 可根据不同基因位点的产物和它们的功能加以分类（表 6-2）。目前研究较充分的有 HLA-A、HLA-B、HLA-C、HLA-D、HLA-DR、HLA-DQ 和 HLA-DP 七个位点。每个位点上均有很多等位基因，为共显性复等位基因。目前已确定 HLA 复合体共有 1028 种等位基因。其中，HLA-A、HLA-B、HLA-C 座位上的基因编码的抗原成分称为Ⅰ类抗原。Ⅰ类抗原是一种膜糖蛋白，存在于所有有核细胞的膜上，以淋巴细胞上的密度最大。Ⅱ类抗原是由 HLA-D、HLA-DR、HLA-DQ、HLA-DP 座位基因所编码的抗原。它是由两条糖基化的跨膜多肽链构成，分别称为 α 链和 β 链，其抗原特异性主要与 β 链有关；主要表达在 B 细胞、巨噬细胞和其他抗原递呈细胞上。

表 6-2　HLA 分型

| 分类 | 成分 |
|---|---|
| Ⅰ类抗原 | HLA-A、HLA-B、HLA-C |
| Ⅱ类抗原 | HLA-D、HLA-DR、HLA-DQ、HLA-DP |
| Ⅲ类抗原 | C4A、C4B、C2、Bf 等补体成分 |

通过遗传，人每套染色体有两条，一条来自父亲，另一条来自母亲。每个位点含有两个等位基因，一个来自父亲，另一个来自母亲。两个等位基因是相互独立的，即一个基因不能抑制另一个基因的表达。某一个体，如果一个位点的两个基因是不同的，称为杂合子基因；如同一位点具有同样的等位基因，称为纯合子基因。HLA 位点具有众多的等位基因，造成 HLA 的极端多态性。

HLA 抗原与同种异体器官移植的排斥反应密切相关，故又被称为移植抗原。HLA 组织配型在 20 世纪 60 年代开始临床应用后，器官移植的存活率和器官移植的数目均明显增高。

目前，临床 HLA 配型常规检测的 HLA 抗原有 100 种左右。在这 100 种抗原中，供者与受者 HLA 抗原相同的概率很低。然而，许多 HLA 抗原在分子结构上具有相同部分，称为公共抗原决定簇。即某些抗原因为分子结构接近，而发生与某一抗体的交叉反应。这些抗原被称为交叉反应组（cross reactive group，CREG）。根据 CREG 的不同，可将目前常规检测的 100 种 HLA 抗原分为 10 个 CREG。

大量临床数据表明，在同一 CREG 中，即便供者和受者的抗原不同，其发生移植后免疫排斥的概率明显低于非同一 CREG 中的 HLA 抗原错配。而器官移植存活率也明显高于随机 HLA 抗原错配的患者。因此，有人称此为可接受错配。例如，供者的 HLA-A 位点的抗原为 A3，受者 HLA-A 位点的抗原为 A11。由于 A3 和 A11 均属于 CREG 分类中的 A01C，所以供者对受者无异体的 CREG。其移植存活率虽不如 A3 与 A3，或 A11 与 A11 的配型关系，但可明显高于非同一 CREG 的错配。

Blau 等报道了两例胰岛移植患者术后长达 13 年的观察，其中患者 A（42 岁，女性，具有 12 年的 T1DM 历史）从两个不同供体接收胰岛（两次输注），两者匹配 10 个 HLA 抗原中的 1 个（1/10 HLA 匹配）；患者 B（53 岁的女性，40 年 T1DM 历史）接受单个供体胰岛的移植，匹配 10 个 HLA 抗原中的 2 个（2/10 HLA 匹配）。根据 Edmonton 方案进行无类固醇免疫抑制治疗，结果显示，两个患者都成功脱离胰岛素 2 年，移植前，糖化血红蛋白（HbA1c）为 7.8% 和 8.8%，胰岛素需求为 0.47U/（kg·d）和 0.33U/（kg·d）。移植后，在免疫抑制给药下，可持续检测到 C-肽水平，但随时间减少。患者在移植后 2 年内重新开始使用胰岛素。但患者 A 的血糖和胰岛素需求接近移植前水平，免疫抑制在第 13 年因肾功能下降和胰岛素恢复至移植前水平而停止，导致 C-肽也在 2 个月后无法检测到。患者 B 继续免疫抑制，有更好的 HbA1c，胰岛素需求量为移植前的一半。两个患者无再次严重低血糖症发生。患者 A 在免疫抑制剂中止后，血清显示出很强的供体特异性抗 HLA-DQ6，HLA-DQ5 和 HLA-DQ9 的抗体和 PRA 显示 43% 的 HLA Ⅱ类抗原。此外，还检测到了供体特异性抗 HLA-B44 和 HLA-B62 的抗体（PRA 2% 的 HLA Ⅰ类抗原）。在停用免疫抑制剂前检测无 HLA 抗体，没有其他抗体有明显的变化证据。与患者 A 相反，患者 B 的血清中没发现有针对 HLA Ⅰ类或 Ⅱ类抗原的抗体产生（HLA Ⅰ类和 Ⅱ类抗原的 PRA 为 0%），无其他抗体有明显变化。

## 三、抗 HLA 抗体

移植物体内含有高水平循环抗 HLA 抗体称为致敏。群体反应性抗体（panel reactive antibody，PRA）为一组特定 HLA 反应抗体。根据抗体水平的高低，可分为未致敏（PRA 0~10%）、轻度致敏（PRA 10%～50%）、中度致敏（PRA 50%～80%）和高度致敏（PRA>80%）。

实质性器官移植受者的致敏性早在 20 世纪 70 年代初期（1971 年）就受到移植临床的广泛关注。早期的研究显示，致敏抗体与肾移植超急性排斥反应（HR）有关。随后的研究显示，致敏抗体还与移植物功能延迟、急性排斥反应和移植物存活降低有关。胰岛移植受体的致敏性问题在 2006 年的宾夕法尼亚大学胰岛中心有较好的总结。

目前，HLA 配型工作在中国的大中型肾移植中心已经列为常规检测项目。HLA 抗体的检测也于 1998 年开始在大的器官移植中心开展，尤其是一部分二次以上的器官移植患者、反复输血患者和有过妊娠史的女患者，PRA 检测能帮助临床医生系统地了解其体内的抗体水平并及时有效地选择器官和决定移植时机。对于降低术后超急性排斥和急性排斥的发生、提高器官移植的存活率，具有重要意义。

## （一）致敏因素分析

目前的研究结果显示，致敏的主要原因可归纳为术前输血、妊娠和移植史等。

### 1. 输血

20 世纪 80 年代的肾脏移植，术前输血几乎是每例肾脏移植的常规准备措施。将输血、环孢素和 HLA 配型并列为影响移植物存活的三大因素。如三大因素达到最佳水平，1 年移植肾存活率可达 89%，三者都差的 1 年移植肾存活率仅为 49%。

进入 20 世纪 90 年代，术前输血的利弊得失受到临床的广泛关注，尤其是输血导致的致敏性受到临床医师的高度重视。同时，促红细胞生成素（EPO）在临床的广泛应用，也使术前输血的患者明显减少。首次尸肾移植的致敏性与术前输血呈线性增加关系，尤其是 PRA 11%～50% 和 PRA 50%～100% 的致敏性，术前输血组和未输血组具有极显著性差异（$p < 0.0001$）。

目前，无特殊情况下，肾移植受者是不主张术前输血的。

### 2. 妊娠

1986 年美国器官共享网络（UNOS）的随访资料显示：术前输血的男性受者的致敏率大约是 15%，而女性受者如果有妊娠史和输血史，致敏率达 40%。妊娠，是女性受者致敏性显著高于男性受者的主要原因。因此，尤其对产妇，在移植前检测抗 HLA 抗体具有重要的临床意义。

### 3. 移植物失功

移植物失功产生致敏抗体的主要原因是供、受者的 HLA 相容性差异。

### 4. 原发病

导致慢性肾功能衰竭的原发病中，系统性红斑狼疮受者的致敏性最高，总体上有 31% 的受者 PRA 51%～100%，明显高于其他原发病（$p < 0.01$）。胰岛素依赖性糖尿病（IDDM）、高血压肾病（HTN）、慢性肾小球肾炎（CGN）和多囊肾（PKD）的致敏性均在 8%～10% 之间，致敏性大致相同。

胰岛移植中的 HLA 的敏化可能有两个方面的原因：一是在选择供体胰腺时不进行 HLA 匹配；二是在使用多次胰岛移植以增加移植胰岛量和实现胰岛素脱离时，使胰岛受体暴露于更多错配的 HLA 等位基因中。

## （二）致敏在临床器官移植中的问题

### 1. 致敏与超急性排斥反应

致敏受者最早引起临床重视的主要原因之一是认为高致敏受者是导致超急性排斥反应（HR）的主要原因。由于新的抗体检测技术和新的强力免疫抑制剂的应用，目前，HR 和不典型 HR 的发生率已明显下降。因此，HR 与致敏，尤其是高度致敏之间存在着一定的关系，但致敏并不是引起 HR 的唯一原因。

### 2. 致敏与急性排斥反应

PRA 大于 50% 的首次器官移植术后 6 个月内，46% 的受者至少发生一次以上急性排斥反应，再次移植者高达 53%；而非致敏者只有 38%。而且，这种急性排斥多出现在移植早期。对于致敏受者，过去通常采用抗淋巴细胞抗体作为诱导治疗，试图减少急性排斥反应的发生。目前有的文献认为，这种诱导治疗的措施并不能减少急性排斥反应的发生率。

### 3. 致敏与移植物功能延迟

致敏受者最常见的临床问题是移植物功能延迟，从而在总体上影响移植物存活率。虽然推荐应用抗淋巴细胞抗体诱导治疗，但 70% 的致敏患者并无显著效果。因此，致敏者发生原发性无功能肾（PNF）的比例明显升高。

### 4. 致敏与 HLA 配型

HLA-A、HLA-B、HLA-DR 无错配或者 HLA 氨基酸残基无错配的肾移植，不但能够显著提高移植物存活率和半寿期，而且在移植物失功后引起致敏的可能性也大大减少。对于致敏者，与其说采用抗淋巴细胞抗体诱导治疗，还不如寻找 HLA 抗原相配或氨基酸残基相配的供肾更为实用和有效。

## （三）移植后抗 HLA Ⅰ 类抗体的产生会使胰岛移植物失败的风险大大增加

早期已经报道了在肾脏，心脏和肺移植的受体中 HLA 敏化的不利影响。在胰腺移植受体中（胰肾同时移植），21% 产生了抗 HLA 抗体，并且抗 HLA 抗体的存在与胰腺移植物的存活质量较差相关。HLA 的敏化也是胰岛移植物功能损失的相关因素之一。

因为从供者体内分离的胰岛没有与受者 HLA 匹配，或使用多个供体以及因为临床单独胰岛移植失败的情况下可能需要停用免疫抑制剂，都会使胰岛移植受体处于 HLA 致敏性增加的风险。目前大多数移植受者面临着无法解释的胰岛移植物功能逐渐丧失的问题，而这可能部分由同种异体排斥反应导致，但是在移植物破坏的同时检测到抗 HLA 抗体仍然少见。Rickels 等进行了 17 例患者的胰岛移植（9 例为单纯胰岛移植，8 例肾移植后胰岛移植），所有的患者都经过 1～3 次经门静脉途径的胰岛输注以实现患者的胰岛素脱离，胰岛细胞团分离自 1～4 个供体胰腺（表 6-3）。根据 Edmonton 方案，免疫抑制方案包括达利珠单抗（赛尼哌，6mg/kg 超过 10 周），雷帕霉素（目标最低血浆药物浓度为 7～10μg/mL），低剂量他克莫司（目标最低血浆药物浓度为 2～5μg/mL）。选取其中 6 例病例（5 例为单独胰岛移植患者，1 例为肾移植后胰岛移植患者）都是输注从 1～4 个供体的胰腺中分离的胰岛，每个胰岛受体与供体有 2～10 种 Ⅰ 类 HLA 抗原错配和 3～5 种 Ⅱ 类 HLA 抗原错配（表 6-4）。所有供体与他们各自受体的主要血型相容。每次胰岛输注前，针对供体 T 和 B 淋巴细胞的所有血清交叉匹配均阴性。

#### 表 6-3　胰岛移植受者的基本情况

| 病例 | 胰岛输注日期 | 移植/IE | 胰岛素剂量/(U/d) | 停用日期 | PRA/% |
|------|------------|---------|----------------|---------|-------|
| 病例 1 | 输注前<br>2001-11-2<br>2002-1-10 | —<br>594750<br>585708 | 40<br>5<br>54 个月内用量 0 | 2006-4-14～<br>2006-10-5 | 80（多种特异性）<br>2006-10-16 |
| 病例 2 | 输注前<br>2002-3-24 | —<br>608541 | 48<br>28 | 2002-7-19 | 0（弱阳性）<br>2002-9-9 |

续表

| 病例 | 胰岛输注日期 | 移植/IE | 胰岛素剂量/(U/d) | 停用日期 | PRA/% |
|---|---|---|---|---|---|
| 病例 3 | 输注前<br>2002-6-25<br>2002-9-27 | —<br>751362<br>293667 | 36<br>27<br>3 个月内 | 2003-11-21～<br>2003-12-16 | 0(弱阳性)<br>2003-12-23 |
| 病例 4 | 输注前<br>2002-10-15<br>2003-7-18 | —<br>448708①<br>441208 | 22<br>9 个月内用量 0<br>11 个月内用量 0 | 2006-10-2～<br>2006-10-23 | 0(全阴性)<br>2006-10-25 |
| 病例 5 | 输注前<br>2002-11-1<br>2002-12-11<br>2003-6-22 | —<br>400000①<br>544651<br>546667 | 45<br>45<br>35<br><30 | 2004-10-28～<br>2005-1-26 | 78(多种特异性)<br>2004-12-23 |
| 病例 6 | 输注前<br>2003-10-11<br>2003-11-7 | —<br>569406<br>521292 | 30<br>10<br>11 个月内用量 0 | NA.② | 19(多种特异性)<br>2004-11-2 |

① 胰岛来自两位供体胰腺。

② 病例 6 是肾移植后胰岛移植。

### 表 6-4　胰岛受体和供体 HLA 类型和同种异体抗体特异性

| 病例 | 受体 HLA | 供体 1<br>HLA | 供体 2<br>HLA | 供体 3<br>HLA | 供体 4<br>HLA | PRA<br>I 类 | PRA<br>II 类 |
|---|---|---|---|---|---|---|---|
| 病例 1 | A1,2<br>B8,44<br>DR1,3<br>DQ2,5 | A2<br>B44,62<br>DR4<br>DQ<br>未知 | A2,3<br>B7,51<br>DR4,13<br>DQ3,6 | — | — | 80%(LSB)<br>A3<br>B51,B7 CREG | 69%(LSB)<br>DR4＋<br>DQ3 |
| 病例 2 | A2<br>B7,64<br>DR7,8<br>DQ2,4 | A2,32<br>B7,61<br>DR7,14<br>DQ3,5 | — | — | — | 弱阳性(FSA)<br>A32<br>B8,18,35,45 | 弱阳性(FPRA)<br>没有进行特异性测定 |
| 病例 3 | A2,26<br>B7,38<br>DR3,4<br>DQ2,3 | A2,26<br>B44,45<br>DR14,16<br>DQ5 | A2,24<br>B44,51<br>DR7,11<br>DQ2,3 | — | — | 弱阳性（FSA）<br>A24<br>B44,45,51 | 0%(FPRA) |
| 病例 4 | A2,24<br>B7,8<br>DR3,13<br>DQ2,6 | A1,68<br>B14,57<br>DR7,13<br>DQ9 | A2<br>B8,44<br>DR1,3<br>DQ2,5 | A1,28<br>B39,57<br>DR7,14<br>DQ5,9 | — | 0%(FPRA) | 0%(FPRA) |

续表

| 病例 | 受体 HLA | 供体 1<br>HLA | 供体 2<br>HLA | 供体 3<br>HLA | 供体 4<br>HLA | PRA<br>Ⅰ类 | PRA<br>Ⅱ类 |
|---|---|---|---|---|---|---|---|
| 病例 5 | A2,68<br>B62<br>DR4,13<br>DQ3,6 | A2<br>B44,62<br>DR3,4<br>DQ2,3 | A26,29<br>B7,44<br>DR7,11<br>DQ2,3 | A2,11<br>B51,57<br>DR4,7<br>DQ3 | A1,3<br>B8,44<br>DR3,11<br>DQ2,3 | 78%(LSB)<br>A1,3,11<br>B7,44,45 | 59%(LSB)<br>DR3,5,7<br>DQ2 |
| 病例 6[①] | A2,68<br>B39,65<br>DR1,8<br>DQ4,5 | A3,24<br>B7<br>DR15<br>Q6 | A3,25<br>B51,58<br>DR1,13<br>DQ3,5 | — | — | 19%(LSB)<br>A24,25,32 | 16%(LSB)<br>DR3 |

① 肾供体 HLA:A2;B8,39;DR3,8;DQ2,4。

注:1. LSB:Luminex specificity beads (One Lambda,Canoga Park,CA)。

2. FSB:flow specificity beads (One Lambda,Canoga Park,CA)。

3. FSA:flow single antigen (One Lambda,Canoga Park,CA)。

4. FPRA:flow PRA beads (One Lambda,Canoga Park,CA)。

摘自:Rickels MR,Kearns J,Markmann E,Palanjian M,Markmann JF,Naji A,Kamoun M. HLA sensitization in islet transplantation. Clin Transpl,2006:413-420。

在 5 例单独胰岛移植后涉及减少免疫抑制剂用量或停用免疫抑制剂的病例中，4 例与胰岛供体特异性 HLA 的敏化有关，尽管在这 4 个病例中仅仅有 2 例检测出弱阳性抗体。在所有的病例中，供体胰岛 HLA Ⅰ类和Ⅱ类抗原都错配，每个病例中都有针对 HLA Ⅰ类抗原的抗体，且在重复 HLA Ⅱ类抗原错配的情况下（表 6-4 中病例 1 和病例 5），有针对Ⅱ类 HLA 抗原。在 2 例高 PRA 的病例中，均有抗 HLA Ⅰ类和Ⅱ类供体特异性抗体，患者已经获得了重复的 HLA Ⅱ类错配，而在具有弱阳性 PRA 的 2 个病例中，仅检测到抗 HLA Ⅰ类供体特异性抗体，且没有重复的 HLA Ⅱ类错配（表 6-4）。在第 6 个肾移植后胰岛移植病例中，因为发生了相关的肠炎而停用雷帕霉素，胰岛供体特异性 HLA Ⅰ类抗体以及肾供体特异性 HLA Ⅱ类抗体在 6 个月后有短暂出现，与胰岛的临床恶化相关，但不影响移植肾的功能。这些数据表明，胰岛移植不使用免疫抑制剂的致敏率可能高于之前报道的数据，且 HLA 敏化可能与某些病例中临床移植物的恶化有关（表 6-4 中病例 1 和病例 6）。

停用免疫抑制剂后针对胰岛供体 HLA 抗原的致敏是临床胰岛移植中的一个重要问题。胰岛移植受者可能随着临床胰岛移植物的衰竭而需重复移植，或者 1 型糖尿病患者处于糖尿病肾病发展的风险中，因此将来可能需要肾移植。在 Edmonton 方案的多中心试验中，10 名患者因胰岛功能完全丧失而停用了免疫抑制剂，但其中 2 例患者出现新的抗供体 HLA 抗体。另一个中心报道了 3 例胰岛移植失败的案例，其中 2 例患者有 HLA 致敏。致敏与抗多种 HLA 抗原的抗体的发生有关，而这些抗原在每个供体胰岛上发现。此外，当在免疫抑制剂药物剂量、药物浓度和代谢控制变化之后立即采取敏感的抗体检测方法，可以在减少免疫抑制剂剂量和停用免疫抑制剂的大多数胰岛受体中发现 HLA 的敏化现象。

对于再次移植相同Ⅰ类 HLA 抗原错配的胰岛，会导致受体中同种反应性 T 淋巴细胞的产生和受体中胰岛移植功能的丧失。同时，针对相同和不同的Ⅰ类 HLA 抗原错配的胰岛的再次移植，可导致针对新的而非先前错配的抗原的同种异体反应性 T 淋巴细胞的产生，导致胰岛移植物丢失。

除了 HLA 的敏化对先前和未来移植的可能产生影响，抗胰岛供体抗体可能预示对现有胰岛移植物的同种异体免疫排斥。前期研究分别记录了 2 次 3 例移植受体胰岛移植物功能的快速下降，并同时检测到多个抗胰岛供体特异性 HLA Ⅰ 类抗体，2 次移植受体均接受来自多个供体培养的和冷冻保存的胰岛混合物，一次 HLA Ⅰ 类抗原不匹配≥9 种；另一次 HLA Ⅰ 类抗原不匹配≥14 种，并发生了快速同种异体移植物排斥。胰岛特异性免疫应答可通过检测抗胰岛供体 Ⅰ 类抗体和胰岛供体同种异体反应性 T 淋巴细胞的发育来证实。但在检测到 HLA 抗体的所有病例中，至少有一种针对来自各个胰岛供体的 Ⅰ 类抗原。一份关于移植前对供体胰岛 HLA 抗原敏化的影响的研究报告也显示了 HLA 敏化对临床胰岛移植的有害性。3 位移植前 PRA 阳性的患者，全部含 Ⅰ 类 HLA 抗原，在移植后 1 个月内失去了全部的移植物功能；回顾性交叉配型也都是阳性，表明了移植前预期的交叉配型的重要性，因为它可以避免这些胰岛排斥事件的发生。另据报道中对 56 例胰岛移植受体在移植一年后的研究显示，14 例受体存在 PRA 阳性，与移植物功能下降相关。

另一项从联合胰岛移植登记处（CITR）获取的自 1999 年 1 月至 2008 年 12 月期间，28 家北美医疗机构、3 家欧洲和 2 家澳大利亚移植中心提供的胰岛移植数据显示，截至 2009 年 4 月，该登记处有 905 个供体器官，对 412 个胰岛移植受体进行了 828 次胰岛移植。该报告对 303 个胰岛单独移植受者中 HLA Ⅰ 类敏化进行了分析，包括多次胰岛细胞团输注、HLA 错配和停用免疫抑制剂对 HLA Ⅰ 类敏化产生的影响，以及 HLA 敏化对胰岛移植失败的影响。报告显示，被分析的患者来自 27 个中心的 303 个受者，随访期为 6 个月，每年 1 次，最长 3 年。81 例接受 1 次胰岛细胞团输注，144 例接受 2 次胰岛细胞团输注，78 例接受 3 次或更多次输注。受者的平均年龄为（44±9.7）岁，包括 108 名男性和 195 名女性。303 例患者中有 14 例移植前 PRA≥20%，37 例患者 PRA 水平较低（1%～19%）。患者通常需患有 1 型糖尿病 5 年以上，年龄在 18～65 岁之间，并且血糖控制极端困难，表现有无意识低血糖并伴有严重低血糖发作，或标记的血糖不稳定以及 HbA1c 水平持续升高。在第一次胰岛输注时 Ⅰ 类（A 和 B）错配的中值数为 3，范围为 0～8.5。来自两个供体胰腺组合的胰岛输注有 5～8 个 Ⅰ 类抗原错配。第二次输注错配的中值数增加到 6（范围 2～12），第三次输注错配的中值数为 9.5（范围 6～15）。报告的所有组合 HLA 等位基因（HLA-A，HLA-B，HLA-DR，HLA-DQ）的错配中值数对于一次输注为 5，对于两次输注为 11，对于三次输注为 17。在第一次输注时，289 名患者对于 Ⅰ 类 PRA<20%。在单次胰岛输注后的随访期间，4/102 患者在 6 个月，4/70 名患者在一年，4/42 名患者在两年和 4/25 名患者在第三年 PRA≥20%。在第二次胰岛输注时，4/197 名患者的 PRA≥20%，随后 2/123 名患者在 6 个月时≥20%，在第一年时为 6/109 名患者，在第二年时为 9/81 名患者，在第三年时为 8/58 名患者。类似地，在输注时，接受第三次胰岛输注的 1/69 名患者的 Ⅰ 类 PRA≥20%，然后 1/40 名患者在 6 个月时≥20%，在第一年时为 0/38 名患者，在第二年时为 0/28 名患者，在第三年时为 4/23 名患者。

在免疫抑制剂治疗下的 161 名患者中的一次或两次或三次胰岛输注后，在最后一次输注后两年的 Ⅰ 类 PRA（≥20%）与移植前状态相比有发展。在移植前 Ⅰ 类 PRA<20% 并在最后胰岛输注后 2 年测定的 152 名患者中，15 名（9.9%）发展为 PRA≥20%。增加有显著性差异（$p<0.001$），一例在移植前显示 PRA≥20% 的患者被确定 PRA 降低至 0%。两次胰岛输注后，与一次输注（2/42）相比，PRA≥20%（13/83）的患者数量增加更多。令人惊

讶的是，在 27 例三次输注的患者中，没有 PRA 增加的证据。

在使用免疫抑制剂的 250 例胰岛移植患者中I类 PRA≥20％的累积发生率：在第一次输注 1 年后，3％的患者发展为I类 PRA≥20％，发生率在 2 年时增加至 9％、3 年为 13％、5 年为 26％、6 年为 33％。有胰岛功能的移植患者的中位 PRA 在所有四个随访期中均为 0；然而，4/180患者在 6 个月，4/152 在 1 年，6/102 在 2 年和5/75 在 3 年I类 PRA＞20％。在移植物功能完全丧失的患者中，移植后 6 个月，中位 PRA 为 5％，1 年时为 0％，2 年时为 4.5％，3 年时为 25％。PRA 作为分析初始移植物失败时间的预测因子时，升高的基线 PRA 不是风险因素，因为对于 PRA 为 0％、1％～19％和≥20％的那些患者，失败率分别为 100/252（39.7％）、20/37（54.1％）和 3/14（21.4％）。而在基线时 PRA 0％～19％的那些患者中，在随访期间 PRA 升高≥20％则是移植物失败的风险因素（HR＝3.6，$p$＝0.014）。

从基于基线到移植后 PRA≥20％的发展来看，在胰岛移植前 PRA 为 0％的 217 例患者中，13％（28/217）发展成 PRA≥20％，而在基线是 PRA 1％～19％的患者中 38％发展为 PRA≥20％。该数据显示，在第一次输注时存在低水平 PRA 将显著增加Ⅰ类 PRA 发展为≥20％的可能性（$p$＜0.001）。然而，与单次输注相比（15％对 20％；$p$＝0.26），多次输注并没有显著增加Ⅰ型 PRA≥20％的可能性。暴露于重复 HLA 供体错配的患者中 HLAⅠ类敏化率（PRA≥20％）（8％；$n$＝39）小于未重复暴露 HLA 供体错配的患者（20％；$n$＝35）。然而，该差异没有达到统计学显著性差异（$p$＝0.12）。

根据 HLA 配型，有限的供体器官库使得难以实现有效的胰岛移植分配。因此，多次输注将会使受体 HLA 错配的数量增加。因为 2 次胰岛细胞团输注的大多数胰岛受体至少会出现 6 种 HLAⅠ类错配。来自 Edmonton 组的数据显示，Ⅰ类错配的中值数为 3，范围为 0～7，并且对于Ⅰ类和Ⅱ类，其患者群体中的错配数目范围为 1～19，中位数为 8.5。但是错配的数量与 HLA 抗体的产生没有关系。对于单胰岛移植后实现胰岛素脱离的方法的开发，将使患者的 HLA 错配最小化，而这又可以降低同种异体敏化的风险。

另一个重要的问题是移植前敏化对随后的胰岛移植物功能和存活率的影响。对于已对 HLA 供体特异性敏化的受体的移植，将会导致胰岛移植物的快速失效，并且由于移植前Ⅰ类 PRA＞15％与胰岛移植物失败相关，这可以通过胰岛供体特异性抗体的存在来解释。大多数中心现在执行前瞻性交叉匹配，并且在移植前 PRA 阳性存在的情况下，通过排除与抗 HLA 抗体具有相同特异性的供体来避免不能接受的抗原，而不管交叉匹配的问题。

当与实体器官移植物相比时，胰岛移植物可能对体液免疫更敏感，并且可能在同种抗体的存在下，更快被破坏。在第一次报告中，胰岛移植物损失与错配的供体 HLA 的敏化相关，产生抗 HLA 抗体的患者与非致敏的患者相比，胰岛移植物功能有明显受损。尽管也有一些关于供体特异性抗 HLA 抗体的产生与胰岛移植物功能或其长期存活的任何恶化无关的病例报道，随后的报道也证明了胰岛供体特异性抗 HLA 抗体的产生与随之的胰岛移植物功能恶化及失败具有短暂的时间关系。尽管如此，基于来自更大的患者库的结果，Campell 等已经报道，在总共 98 例胰岛移植患者中，26 例（27％）维持免疫抑制剂的患者产生了新的供体特异性抗 HLA 抗体，与没有敏化的患者相比，其胰岛移植物功能显著恶化。该报道的数据进一步扩展了这些发现，表明移植后产生 PRA≥20％的患者，胰岛移植物失败的风险显著增加。

胰岛移植失败并停止免疫抑制剂治疗的患者 HLA 致敏性增加。这些患者中 HLA 敏化的产生仍然是一个问题，因为如果需要后续器官移植（例如胰腺或肾）的话，可能等待的时间需要延长。

值得考虑的是免疫抑制剂的种类可能对抗 HLA 抗体的产生具有主要影响。Edmonton 组显示，不使用糖皮质激素的免疫抑制剂治疗的患者中有 27％产生了新的抗 HLA 抗体，Geneva 组证实，0/27 患者接受低剂量糖皮质激素作为患者肾移植前或同时接受肾移植的免疫抑制剂治疗的一部分，产生了新的抗 HLA 抗体，而 2/8 接受 Edmonton 免疫抑制剂治疗的患者和 2/3 撤回使用免疫抑制剂的患者 HLA 发生了敏化。这些结果表明使用无糖皮质激素的免疫抑制剂治疗可能不足以控制胰岛移植同种异体免疫反应的发生。

该 CITR 数据的报告是迄今为止对胰岛移植受体中 HLA 敏化的最大分析。结果显示：①多次胰岛输注增加了移植受体 HLA 错配的数目。②多次胰岛输注与单次胰岛输注相比并没有增加敏化的风险。③即使在使用免疫抑制剂的情况下，伴随抗 HLA Ⅰ类抗体的患者比例会随时间增加。④移植后 PRA≥20％的发展与随后的胰岛移植物衰竭相关。

### （四）致敏受者的防治

致敏是器官移植面临的一个临床难题。第一，移植受者体内存在高水平的抗 HLA 抗体对移植临床效果的影响是多方面的。既可引发各种类型的排斥反应、延缓移植物功能恢复，还与早期移植物失功、降低移植物短期与长期存活有关。第二，移植前峰值 PRA（peak PRA）对移植物存活的影响比移植时 PRA 浓度更有预测性。也就是说，术前有高水平 PRA 史，即使移植当前的 PRA 水平正常，同样影响移植物存活。第三，致敏受者明显增加器官等待时间，不但增加经济负担，而且有可能在漫长的等待期间出现并发症，失去移植的机会。第四，致敏抗体与其他因素，如年龄、种族、性别等具有协同作用，影响受者的免疫反应性。

目前，对致敏受者的临床治疗与处理缺乏公认的理想措施，预防抗体的产生是第一位的。

#### 1. 预防策略

针对致敏的三大主要原因，采取相应的预防措施，最大限度地减少致敏的发生是最根本、最有效的途径。

① 术前输血，如无特殊需要，应避免移植前任何时间输全血或成分输血。采取 EPO 治疗纠正术前贫血。

② 避免反复妊娠、流产，尤其应避免多次分娩。

③ 尽最大努力减少首次移植物免疫原因的排斥反应和失功。

④ 再次移植，应避免 HLA 的重复错配，尤其是 HLA-DR 抗原的重复错配。

#### 2. 致敏受者的处理原则

（1）确定致敏抗体的类型，并确定抗 HLA-IgG（免疫球蛋白 G）抗体的特异性

临床研究结果显示，只有抗 HLA-IgG 抗体才是真正影响移植物存活的抗体。因此，筛选出抗 HLA-IgG 抗体并确定其特异性具有重要意义。

抗 HLA-IgG 抗体包括Ⅰ类抗体和Ⅱ类抗体。现有的临床研究显示，Ⅰ类抗体对移植物的影响是明确的，既影响早期、短期存活和排斥反应，也影响其长期存活。Ⅱ类抗体的作用尚有争论，有资料显示对移植物早期存活和排斥反应影响不明显，可能对长期存活不利。

（2）避免供体具有致敏抗体的靶抗原

确定抗 HLA-IgG 抗体特异性的另一个重要性在于挑选供体时，通过避免选择含有相应

靶抗原的供肾，使移植获得成功。如肾移植致敏受者的抗体特异性为 HLA-A11、HLA-DR7，在挑选供肾时，不要选择具有 HLA-A11、HLA-DR7 抗原的供肾。这样，特异性抗体就失去了靶细胞，避免了对移植物的攻击和破坏作用。

（3）规范交叉配型方法，选择交叉配型阴性的供体。高敏受者紧急救治方案（save our souls，SOS 方案）

SOS 方案简述：高敏受者血清送到英国器官移植服务部（United Kingdom Transplant Service，UKTS），分别与 100 份供者淋巴细胞制成的试剂板（panel tray）进行交叉试验，确定抗体的频率后进入 SOS 筛选程序。血清样本每 4 个月与两份 SOS 血清板试验，其中一份是已知的，另一份为混合的，均根据 ABO 血型分组。如果交叉配型阴性，再重复一次，以肯定阴性结果。交叉配型阴性＋缺乏前次失功胰岛重复 HLA 错配和缺乏其他不可接受的 HLA 错配，作为筛选标准。筛选到的供体胰岛和供者血清送到受者所在的移植中心，再与移植受者血清重复交叉配型。如交叉配型重复阴性，尽管存在 HLA 错配（可接受的错配），仍可进行移植。

随访结果与影响因素分析：

① 进入 SOS 方案的高敏受者，以女性首次移植多见，显示女性更容易成为高致敏者，可能与术前输血和妊娠史有关。

② 移植物存活率。目前胰岛移植物在高敏受者中的存活率结果尚未有较完整的总结；参考肾移植受体，高敏受者移植物存活率 6 个月 69％；1 年 65％；2 年 60％。

③ HLA 相容程度对 SOS 移植胰岛存活有重要影响，但 HLA-B＋DR、HLA-DR、HLA-B，HLA-A 的影响强度尚未明确。

④ 早期移植物丧失是 SOS 移植的主要问题（但无超急性排斥）。HLA 的相配可降低移植物丧失的概率。

⑤ DR1 在胰岛移植中的作用未知。参考肾移植结果，DR1 阳性受者的存活率好于 DR1 阴性受者，原因不清。可能与下列因素有关：a. DR1 与低免疫反应性有关。b. 高敏受者中 DR1 阳性频率 9.4％、供肾中 DR1 频率为 16.2％、未致敏人群中 DR1 阳性频率为 17.8％，显示 DR1 不易成为高敏者。

（4）在交叉配型阴性的前提下，寻找 HLA 相容的供体胰岛

此乃移植成功并长期存活的根本措施。高敏受者跨中心提供胰岛交换计划，可提高配型和移植的成功率。

（5）血浆置换与吸附

对高敏受者，术前可尝试采用血浆置换、碳棒吸附或免疫吸附等措施，降低 PRA 水平至允许范围，再行移植，在肾移植领域国内外均有成功的报道，但均属于个案报道或小样本经验，不能作为普遍经验，贸然应用于临床。

**（五）群体反应性抗体的检测方法**

移植前，检测 HLA 抗体的特异性及 PRA 百分比可有效地帮助医生选择器官和决定移植时机。移植后，监测血清 PRA 水平可帮助临床医生调整治疗方案。尤其是对免疫抑制剂的应用。目前，临床常用的 HLA 抗体的检测方法如下。

**1. 标准补体依赖性细胞毒实验（CDC）**

将已知抗原的淋巴细胞通过特殊处理，以固定的细胞含量事先点在微孔板上。应用时，

将患者血清点在细胞板上，经过一段时间的孵育（90min）及补体的参与，如患者血清中含有与淋巴细胞表面特异性结合的抗体，可发生细胞溶解作用，根据细胞的溶解程度判断患者的免疫状态及 HLA 抗体的特异性。

### 2. 酶联免疫法 PRA 检测

将事先纯化的具有 HLA 抗原性的 IgG 包被在酶免板上，利用酶联免疫的原理，将患者血清点在此种抗原板上。通过颜色的变化判断 PRA 水平和抗体的特异性。

### 3. 流式细胞仪 PRA（Flow-PRA）检测

流式细胞仪 PRA 检测是将纯化的 HLA I 类和 HLA II 类抗原分别包被在数十个微颗粒珠上，纯化的 HLA 抗原包括所有常见的 HLA 抗原及稀有 HLA 抗原。这些颗粒珠与待检血清孵育一段时间后与带有荧光标记的抗人 IgG 抗体结合，通过流式细胞仪可检测出血清标本中 HLA 抗体的特异性及强度（PRA%）。

## 四、过客淋巴细胞

过客淋巴细胞（passenger lymphocytes）指在同种异体移植的过程中，当移植器官与受者血管接通后，从移植物组织向受者淋巴结及肝迁移的供者抗原提呈细胞（APC）和淋巴细胞。过客淋巴细胞中的树突状细胞（DC）是介导同种异体移植排斥反应的重要 APC，其功能与分化成熟度有关。成熟 DC 可提呈抗原并表达共刺激分子，是激活初始 T 细胞最有效的 APC；不成熟 DC 不表达共刺激分子，可使 T 细胞失能，从而在诱导移植耐受中起重要作用。

由于淋巴细胞寿命有限，因此在初步试验中采用移植前培养去除移植物的过客淋巴细胞。根据 Opelz 和 Terasaki 的试验观察，22℃ 的低温培养会使淋巴细胞失去活性，进而减少刺激混合的淋巴细胞反应。Lacy 及其同事的试验也表明移植前大鼠胰岛的低温培养及受体短暂的免疫抑制也能延长胰岛的存活期。虽然不同组织最理想的移植前培养条件各不相同，例如甲状腺组织的高氧分压和胰岛的低温培养等，但大家公认培养会去除淋巴细胞或者令过客淋巴细胞失去活性，从而阻止受体对移植物的识别。

## 五、移植物细胞抗原直接引发排斥反应的机制

基础免疫学在触发 T 细胞毒性的机理上做了很多重要的研究。了解 T 细胞如何黏附在目标细胞上、如何触发 T 细胞受体，以及 T 细胞如何进而杀死目标细胞等知识对于预防移植物排斥反应至关重要。

T 细胞通过相互粘连的分子吸引并黏附到目标细胞上。这些最基本的相互作用包括宿主 T 细胞的 CD2 分子与目标受体的淋巴细胞功能相关分子（LFA）-3 表位的相互作用。其他相互黏附作用包括 T 细胞受体上 LFA-1 与目标受体的细胞间黏附分子（ICAM）-1 分子之间的相互作用。这些靶受体上的黏附分子和移植物之间的相互作用可能是后续程序 T 细胞触发和 T 细胞裂解所必需的。激活是继发于宿主的 T 细胞受体 CD3/TCR 和 CD8 直接黏附到目标受体的 HLA I 抗原上。在宿主 T 细胞上的受体与 CD3 复合物的参与下，T 细胞和目标细胞间发生黏附。CD4 阳性的淋巴细胞上的 TCR-CD3 配体选择性地与目标的主要组织相容性复合体（MHC）II 受体相结合；CD8 阳性淋巴细胞上的 TCR-CD3 配体与目标的 MHC I 受体相结合。这些反应都会导致 T 细胞发生记忆；分离两个相互作用的细胞也不会逆转已触发的 T 细胞记忆，虽然目标细胞有可能存活。最后，T 细胞受体触发反应后便是目标

T 细胞以一种目前还是知之甚少的方式裂解。

## 六、其他导致胰岛移植物功能损失的原因

其他可能在胰岛移植物损失中发挥作用的机制包括自身免疫的复发、肝内移植物位点有关的非免疫因素和长期暴露于高浓度的免疫抑制药物中。不过在 Blau 等报道的 2 例胰岛移植患者术后长达 13 年的观察中，患者 A 采用免疫抑制剂为他克莫司（血浆谷浓度范围3～6ng/mL）和雷帕霉素（血浆谷浓度范围 6～10ng/mL），患者 B 在 5 年的他克莫司和雷帕霉素维持剂量后，因肾功能下降，改用雷帕霉素和霉酚酸酯，两者高浓度的 GAD 抗体在移植后 5 年降到最低，浓度几乎保持在低于初始浓度的 1/10。患者 B 在免疫抑制剂治疗期间 GAD 抗体浓度始终很低或不可检测。

# 第二节　免疫抑制剂及相关不良反应

T 细胞接触同种异体抗原后会触发三个相连的环节，即黏附、TCR 介入和 T 细胞裂解，代表了免疫反应的主要问题。采用移植前抗体处理避免移植物排斥的一个可能的机制是抗体抑制宿主 T 细胞与目标受体的结合，可能可以改变移植物的排斥反应。这一点也已经受到了移植领域的重视，众多方法均基于干扰这些免疫环节，即 T 细胞的黏附、激活及后续目标细胞的破坏，来延长移植物存活期限。

为避免 T 细胞引发的目标细胞裂解，常采取以下干预策略，如对移植物受体的抗体治疗，包括 CD3 抗体、TCR 抗体、CD4 或 CD8 抗体、HLA Ⅱ 抗体或对特定 TCR 细胞阻断肽。虽然一些治疗方案获得成功，但这些治疗方案由于会直接破坏宿主整个免疫系统或使免疫系统失去活性，因此限制了治疗的范围和持续的时间。

目前常用的免疫抑制药物有如下几种。

## 一、诱导治疗药物

### 1. 达利珠单抗

**作用机理**　达利珠单抗（赛尼哌，zenapax，daclizumab）是一种人源化的单克隆抗体，通过阻断激活的淋巴细胞表面的干扰素 2（$CD25^+$）受体的 α 链起作用，抑制 T-细胞的增殖。已被广泛用于移植手术，可以减小排斥反应，而不增加感染发病率。该诱导治疗是单纯胰岛移植手术 Edmonton 方案的一个特点，其他中心也使用类似的诱导疗法，获得了相似的 1 年随访结果。

**剂量**　在移植之前 2h，赛尼哌按 1mg/kg 体重经静脉给药（IV）。移植后每隔 14d 1mg/kg 体重 IV 给药，从移植后算总计 5 次。如果移植超过 1 次，之后的胰岛移植重复该诱导治疗。由于周边血液 $CD25^+$ 细胞的再次出现会导致移植物失效，Miami 单纯胰岛移植方案规定在移植后第一年仍需要每月一次赛尼哌注射，第二年每两个月一次。这种长期注射赛尼哌的益处还不清楚。

**不良反应**　在使用赛尼哌阻止肾脏移植患者急性排斥反应试验中，未观察到与该药有关的任何急性不良反应。不良事件方面赛尼哌和安慰剂组也没有区别。在 Miami 方案的经验中，还未遇到过严重的不良反应。

## 2. 阿仑单抗

**作用机理**　阿仑单抗（alemtuzumab，Campath 1H）属单克隆抗体，可以与 B 淋巴细胞、T 淋巴细胞、单核细胞、巨噬细胞、NK 细胞和某一亚群粒细胞表面上的 CD52⁺ 部分连接，启动抗体依赖细胞介导的细胞毒效应和补体依赖的细胞毒效应，导致淋巴细胞裂解，使机体很快进入严重淋巴细胞减少状态。因此被认为是强效的淋巴细胞耗竭剂。一些胰岛移植中心目前正在使用基于该治疗药物的免疫抑制方案，以一种可选的方案来减少急性排斥反应发生率，提高移植物长期存活性。

**剂量**　阿仑单抗静脉注射给药，手术前一天，初始剂量为 20mg，给药时间 3h 以上，第二次静脉注射给药为移植手术当日，剂量为 20mg。在阿仑单抗第一次给药前 30min，给予药物苯海拉明（50mg，IV）、对乙酰氨基酚（650mg，口服）和甲基强的松龙（125mg，IV）治疗。第二次给药时，除了甲基强的松龙之外，治疗前药物方案与第一次相同。

**不良反应**　阿仑单抗最常见的不良反应包括输液相关副反应，表现为发热、发冷、寒战、恶心、呕吐、血压过低和皮疹。这些不良反应通常在初次给药时发生，可使用上述治疗前给药方案预防或减轻。与其他免疫抑制药物相比，31 例接受阿仑单抗诱导治疗的患者感染发生率未见明显增加。阿仑单抗用于治疗多发性硬化症时显示了较高的 Graves 病发病率。对于因其他适应证（淋巴恶性肿瘤，肾脏移植器官受体）接受阿仑单抗治疗的患者，未见有该并发症。每 6 个月进行一次甲状腺功能评估属于标准监测，一旦发现有 Graves 病症状也要进行甲状腺功能检查。高剂量阿仑单抗治疗多发性硬化症患者时，有 3 例特发性血小板减少性紫癜报道，1 例导致死亡。其他可能的副作用包括：外周性水肿，头痛，烦躁，眩晕，皮疹，荨麻疹，瘙痒症，神经性厌食症，腹泻，腹痛，口腔炎/黏膜炎，白细胞减少症，重度贫血，虚弱，肌肉痛，呼吸困难，咳嗽，支气管炎/局限性肺炎，咽喉炎，感染和多汗。

## 3. 巴利昔单抗

**作用机理**　巴利昔单抗（Basiliximab，Simulect，舒莱）是一种鼠/人嵌合的单克隆抗体（IgG1K），能定向拮抗白介素-2（IL-2）的受体 α 链（CD25 抗原），CD25 抗原在机体对外来抗原刺激的反应中，表达于 T 淋巴细胞表面。激活的 T 淋巴细胞对 IL-2 具极高的亲和力，巴利昔单抗则能特异地与活化 T 淋巴细胞上的 CD25 抗原高亲和性（$K_D$ 为 0.1nmol/L）地结合，从而阻断 IL-2 与受体结合，即阻断 T 细胞增殖信息的转导。当血清巴利昔单抗浓度维持在 0.2μg/mL〔ELISA（酶联免疫吸附测定）法〕以上时，就能完全并稳定地阻断血液循环中 T 淋巴细胞表面的 IL-2 受体。当血清巴利昔单抗浓度低于 0.2μg/mL 时，CD25 抗原的表达约在 1~2 周内回复到治疗前水平。该单抗不会造成骨髓抑制。

**剂量**　总剂量为 40mg，分 2 次给药，每次 20mg。首次 20mg 应于移植术前 2h 内给予，第 2 次 20mg 应于移植术后 4d 给予。如果术后出现对巴利昔单抗严重的高敏反应或移植物丢失，则应停止第 2 次给药。用法：经配制后的巴利昔单抗，可一次性静脉推注，亦可在 20~30min 内作静脉滴注。

**不良反应**　成人用药中常见的不良事件（大于 20%）为便秘、泌尿道感染、疼痛、恶心、外周性水肿、高血压、贫血、头痛、高钾血症、高胆固醇血症、术后创口并发症、体重增加、血肌酐增高、低磷血症、腹泻和上呼吸道感染。儿童用药中最常见的不良事件（大于 20%）为泌尿道感染、多毛症、鼻炎、发热、高血压、上呼吸道感染、病毒感染、败血症和便秘。罕见过敏反应，如皮疹、荨麻疹、喷嚏、喘息、支气管痉挛、肺水肿、心力衰竭、呼吸衰竭和毛细血管漏综合征。非常罕见细胞因子释放综合征。接受二联或三联免疫抑制剂治疗方案治疗的患者，总的感染发生率及类型相似，巴利昔单抗组为75.9%，安慰剂或ATG/ALG组为75.6%。严重感染的发生率，两组相似，巴利昔单抗组为26.1%，对照组为24.8%。接受二联或三联治疗的患者，巨细胞病毒感染（CMV）的发生率，两组相似，分别为14.6%和17.3%。

### 4.英夫利昔单抗

作用机理　英夫利昔单抗（infliximab，remicade，类克）为人-鼠嵌合性单克隆抗体，可与TNF-α（淋巴毒素α）的可溶形式和透膜形式以高亲和力结合，抑制TNF-α与受体结合，从而使TNF失去物活性。TNF-β（淋巴毒素β）是一种与TNF-α利用相同受体的细胞因子，但本品并不抑制TNF-β的活性。TNF-α的生物活性包括：致炎细胞因子，如白介素-1和白介素-6；增加内皮层通透性和内皮细胞及白细胞表达黏附分子以增强白细胞迁移；活化嗜中性粒细胞和嗜酸性粒细胞的功能活性；诱生急性期反应物和其他肝脏蛋白质以及诱导滑膜细胞和/或软骨细胞产生组织降解酶。在体外和体内试验中，表达透膜TNF-α的细胞与本品结合后可被溶解。在利用人体纤维母细胞、内皮细胞、嗜中性粒细胞、B淋巴细胞、T淋巴细胞和上皮细胞进行的多项体外生物检测中，本品均可抑制TNF-α的功能活性。抗TNF-α的抗体可降低小绢猴结肠炎模型的疾病活动性。在用鼠类胶原诱导性关节炎模型进行的试验中，抗TNF-α抗体还可减轻滑膜炎和关节侵蚀。对由人体TNF-α表达所致的多关节炎的转基因小鼠，本品可预防该疾病的发生，且对已患病的小鼠，在给药后可使被炎症侵蚀的关节恢复。在体内试验中，本品可与人体TNF-α迅速形成稳定复合物，从而使TNF-α失去生物活性。

剂量　类风湿关节炎：首次给予本品3mg/kg，然后在首次给药后的第2周和第6周及以后每隔8周各给予一次相同剂量。中重度活动性克罗恩病、瘘管性克罗恩病：首次给予本品5mg/kg，然后在首次给药后的第2周和第6周及以后每隔8周各给予一次相同剂量。对于疗效不佳的患者，可考虑将剂量调整至10mg/kg。胰岛移植中的应用需重新制定新的给药方案。

使用方法　应进行无菌操作，①计算剂量，确定本品的使用瓶数。本品每瓶含英夫利西单抗100mg，计算所需配制的本品溶液总量。②使用配有21号（0.8mm）或更小针头的注射器，将每瓶药品用10mL无菌注射用水溶解。除去药瓶的翻盖，用医用酒精棉签擦拭药瓶顶部，将注射器针头插入药瓶胶盖，注入无菌注射用水。如药瓶内的真空状态已被破坏，则该瓶药品不能使用。轻轻旋转药瓶，使药粉溶解。避免长时间或用力摇晃，严禁振荡。溶药过程中可能出现泡沫，放置5min后，溶液应为无色或淡黄色，泛乳白色光。由于英夫利西单抗是一种蛋白质，溶液中可能会有一些半透明微粒。如果溶液中出现不透明颗粒、变色或其他物质，则不能继续使用。③用0.9%氯化钠注射液将本品的无菌注射用水溶液稀释至250mL。从250mL 0.9%氯化钠注射液瓶或袋中抽出与本品的无菌注射用水溶液相同的液体量，将本品的无菌注射用水溶液全部注入该输液瓶或袋中，轻轻混合。④输液时间不得少于2h。输液装置上应配有一个内置的、无菌、无热原、低蛋白结合率的滤膜（孔径≤1.2μm）。未用完的输液不应再贮存使用。⑤未进行本品与其他药物合用的物理生化兼容性研究，本品不应与其他药物同时进行输液。

不良反应　皮肤及附属物：皮疹、瘙痒、荨麻疹、出汗增加、皮肤干燥、真菌性皮炎、甲真菌病、湿疹、脂溢性皮炎、脱发。中枢及外周神经系统：头痛、眩晕。胃肠道系统：恶心、腹泻、腹痛、消化不良、肠梗阻、呕吐、便秘。呼吸系统：上呼吸道感染、下呼吸道感染（包括肺炎）、呼吸困难、鼻窦炎、胸膜炎、肺水肿。全身性：乏力、胸痛、水肿、潮热、寒战。机体防御系统：病毒性感染、发热、脓肿、蜂窝组织炎、念珠菌病。肌肉骨骼系统：肌肉痛、关节痛。外周血管：面部潮红、血栓性静脉炎、瘀斑、血肿。心血管系统：高血压、低血压心悸、心动过缓。血液：贫血、白细胞减少、淋巴结病、中性粒细胞减少症、血小板减少。精神系统：失眠、嗜睡。肝胆系统：转氨酶升高、肝功能异常。泌尿系统：泌尿道感染。眼部及视力：结膜炎。给药部位：输注部位反应。胶原：自身抗体。

#### 5. 家兔抗胸腺细胞球蛋白

**作用机理**　家兔抗胸腺细胞球蛋白（ATG）属于抗-胸腺细胞多克隆抗体，属于最强效的免疫抑制药物之列，在器官移植术方面已经使用多年。家兔抗胸腺细胞球蛋白抗体含有直接针对人 T 淋巴细胞表达的抗原，并具有细胞毒性，可快速彻底地减少淋巴细胞，但机制尚未完全清楚。抗胸腺细胞球蛋白能够导致体内免疫抑制的可能机制包括：循环系统 T-细胞清除和 T-细胞活化、归巢和细胞毒性的调节，通过删除自体反应记忆细胞阻止移植胰岛自体免疫反应发生，预防胰岛同种异体排斥反应，避免移植后马上使用钙调神经磷酸酶抑制剂，以及减弱针对移植胰岛的非特异性炎症反应，进而使植入胰岛量和功能存活最大化。使用该药物治疗的患者中，T-细胞的耗竭通常在抗胸腺细胞球蛋白开始治疗的一天内就可以观察到。它被用于肾脏和胰腺移植器官受体的诱导剂来阻止急性排斥反应。近年来，它与赛尼哌联合在单一供体边际数量胰岛移植应用上取得了成功。

**剂量**　ATG 6mg/kg，静脉注射给药，总计 5 次，分别在手术前 2 天、前 1 天及手术当日和手术后第 1 天、第 2 天。剂量按如下逐渐增加：手术前 2 天 0.5mg/kg、前 1 天 1.0mg/kg，手术当日和手术后第 1 天、第 2 天均为 1.5mg/kg。首次给药时长要超过 12h，随后剂量给药要超过 6h。患者提前使用苯海拉明、对乙酰氨基酚和甲基强的松龙治疗，以减少围手术期副作用。ATG 最好通过中心静脉给药。如果无中心静脉途径可用，亦可通过外周静脉给药，使用含有肝素和氢化可的松的生理盐水稀释。

**不良反应**　家兔抗胸腺细胞球蛋白抗体安全性良好，大部分不良事件都可治疗和逆转；最常见的不良事件为发热、寒战和白细胞减少症。其他不良反应包括高血压、外周性水肿、心动过速、头痛、疼痛、萎靡、皮疹、血钾过高、腹痛、腹泻、恶心、血小板减少、虚弱、呼吸困难，和全身性感染。较罕见和严重的不良反应包括过敏或过敏样反应、血清疾病。如所有免疫抑制一样，家兔抗-胸腺细胞球蛋白给药也会增加相关的感染和恶性肿瘤发展的风险（尤其是皮肤和淋巴系统）。

## 二、维持免疫抑制药物

#### 1. 雷帕霉素

**作用机理**　雷帕霉素（rapamune，sirolimus，rapamycin，雷帕鸣，西罗莫司），是在复活节岛叫作拉帕努伊岛的岛上收集的土壤样品中发现的，属大环内酯类，分离自吸水链霉菌，特点是具有强效的免疫抑制活性，通过细胞因子阻断 T 细胞、B 细胞激活。进入胞质后，雷帕霉素与 FK 结合蛋白（FKBP）结合，调节哺乳动物类雷帕霉素靶蛋白（mTOR）的激活，抑制白介素-2 介导的信号转导，导致细胞周期停滞在 G1-S 阶段。同抑制细胞因子产生的他克莫司和环孢霉素（CyA）相比，雷帕霉素通过细胞因子阻止了 T 细胞、B 细胞激活，阻滞细胞周期进程和增殖。除了免疫抑制效果外，雷帕霉素在恶性肿瘤（抗肿瘤）、血管生成（抗血管化）

和细胞增殖（抗再生）方面还表现出抑制效果，后两者对胰岛移植物具有潜在的影响。此外，雷帕霉素可以抑制组织修复所需的成纤维细胞生长因子的活性，从而影响伤口愈合。

剂量　在移植前一天或移植当天使用雷帕霉素，口服单次剂量 0.2mg/kg，之后减至每天 0.1～0.15mg/kg。每日剂量调整是为了调整至前 3 个月保持 24h 整体血药最低浓度目标范围为 10～15ng/mL，再之后如果耐受的话为 8～12ng/mL。如果患者出现严重的嗜中性白细胞减少症（嗜中性细胞绝对计数＜500 细胞/mm³），基于嗜中性白细胞减少症管理方案减少雷帕霉素剂量。雷帕霉素剂量调整考虑的血药波动期目标水平可按下列方程式进行计算：

$$预测的 SRL 浓度＝旧的 SRL 浓度×［新的 SRL 剂量/旧的 SRL 剂量］$$

不良反应　与雷帕霉素有关的主要不良反应包括黏膜溃疡（口腔和胃肠道）、血脂异常、高血压、皮疹、痤疮，以及颜面部和下肢水肿。此外，在同时接受雷帕霉素和他克莫司的移植患者中观察到肾脏功能损伤。在接受雷帕霉素治疗的部分患者中可患有间质性肺炎，有些是致命的，在这些病例中，随着药物停止使用或减量肺炎情况得到缓解。在胰岛移植器官受体中有一例雷帕霉素诱导的局部肺炎报道。

还有增加感染和淋巴癌发展的风险。其他可能的不良反应包括胸痛、发热、头痛、失眠、低血磷症、低钾血症、腹痛、恶心、呕吐、腹泻、便秘、消化不良、体重增加、泌尿系统感染、贫血、血小板减少、白细胞减少症、关节疼痛、虚弱、背部疼痛、血清肌酸酐增高、呼吸困难、上呼吸道感染和咽喉炎。雷帕霉素可抑制 β 细胞再生，导致治疗糖尿病小鼠时血糖不稳定。体外实验证实雷帕霉素可减少胰岛素的合成和分泌、抑制导管细胞再生和血管生成。不过 Johnson 等已经证明，这些不良作用可在一定程度上被依泽那肽（exenatide，胰高血糖素样肽-1 降糖药物）抵消。

### 2. 他克莫司

作用机理　他克莫司（tacrolimus，prograf，FK506）是从链霉菌属（*streptomyces tsukubaensis*）中分离出的发酵产物，其化学结构属 23 元大环内酯类抗生素，为一种强效的免疫抑制剂，属钙调神经磷酸酶抑制剂家族。在分子水平，他克莫司与细胞性蛋白质（FKBP12）相结合，在胞内蓄积产生效用。FKBP12-他克莫司复合物（FK：FKBP）会特异地结合并抑制钙调磷酸酶，抑制 T 细胞中钙离子依赖型细胞信号转导，主要通过抑制白介素-2、白介素-3 及 γ-干扰素等淋巴因子的生成与白介素-2 受体的表达，全面抑制 T 细胞的活化以及 T 辅助细胞依赖 B 细胞的增生，较环孢素（CsA）强 100 倍，防止不连续性淋巴因子基因的转录，抑制淋巴细胞的生成。此蛋白质也会造成该化合物在细胞间累积。近年来，作为肝脏、心脏、肾脏及骨髓移植患者的首选免疫抑制药物，对传统免疫抑制方案耐药者也可选用该药物，还可用于治疗自身免疫性疾病。

剂量　他克莫司初始剂量为 1mg 口服，每日 2 次，12h 血药浓度维持在 4～6ng/mL。

不良反应　类似于其他钙调磷酸酶抑制剂，他克莫司与肾毒性、神经毒性和糖尿病有关。可导致感染风险增加，存在致淋巴癌的可能性。移植手术后接受他克莫司和其他形式免疫力抑制治疗的患者出现淋巴癌进展，虽然尚未有明确的因果关系。与他克莫司有关的其他副作用包括手脚灼烧感、手部震颤、失眠、头痛、轻度恶心、腹部肌肉抽筋和腹泻。其他副作用比如胸痛、高血压、眩晕、瘙痒症、皮疹、高血糖症、高钾血症、高血脂、低镁血症、血磷酸盐过少、便秘、消化不良、贫血、白细胞减少症、血小板减少、关节疼痛、背部疼痛、虚弱、感觉异常、肾功能异常、UTI（泌尿系统感染）、氮质血症（BUN）、肺不张和咳嗽。

他克莫司可导致糖代谢紊乱，该不良反应在不同的动物中报道也不尽相同，在啮齿类动物身上表现出空腹血糖升高，而在狒狒身上则表现出胰岛素依赖型糖尿病。在狗自体胰岛移植研究中，FK506给药1个月后停药，尽管糖代谢回归正常，但药物对胰岛分泌功能造成不可逆损伤。目前在临床胰岛移植中，FK506作为主要的维持免疫抑制剂，会抑制β细胞再生，导致治疗糖尿病小鼠时血糖不稳定。他克莫司也抑制胰岛素基因转录、降低胰岛素mRNA稳定性、减少体外胰岛素合成和线粒体密度，从而抑制体内胰岛素的分泌。Johnson等也已经证明，这些不良作用可在一定程度上被依泽那肽（exenatide，胰高血糖素样肽-1降糖药物）抵消。

### 3. 环孢菌素

**作用机理** 环孢菌素（cyclosporine/cyclosporin A，CyA）也称为"环孢素"或"环孢霉素"，1969年由挪威Sandoz制药公司科学家于土壤样本中的真菌——多孔木霉（*tolypocladium inflatum*）中首次分离出来。环孢菌素能与淋巴（尤其是T细胞）细胞中的蛋白质——亲环蛋白结合，抑制钙调磷酸酶（calcinurin，正常情况下该酶活化白介素-2的转录）。它的主要作用为特异、可逆性地阻滞T细胞停留在细胞周期的$G_0$和$G_1$期。辅助性T细胞是主要靶标，此外还可以抑制抑制性T细胞。该药物能抑制淋巴激活素以及白细胞介素-2的产生和释放。环孢菌素可阻止线粒体膜通透性转换孔（mitochondrial permeability transition pore，MPTP）的开启，而抑制细胞色素C（一种强力促使细胞死亡因子）的释放。

环孢菌素已经用于肾移植后胰岛移植和肾-胰岛共移植的器官受体免疫抑制维持治疗。当前没有单纯胰岛移植使用该药物作为维持免疫抑制治疗的研究，但是由于其类似的作用机理，如果临床有要求，它可以替代他克莫司。

**剂量** 环孢菌素口服给药，初始剂量$6mg/(kg \cdot d)$分成2次给药。在Edmonton方案公布后，还没有单纯胰岛移植以雷帕霉素和环孢菌素为基础的免疫抑制维持方案的药物浓度波动范围结果的报道。

**不良反应** 最常见的不良反应为肾脏功能障碍、震颤、女性多毛症、高血压和牙龈增生。其他包括头痛、水肿、多毛症、高甘油三酯血症、女性生殖紊乱、恶心、腹泻、消化不良、感染、过敏。

环孢菌素是实验和临床胰腺移植中公认的最有效的免疫抑制剂之一。然而，有报道指出，在接受环孢菌素A治疗的胰腺和肾脏同种异体移植患者中，胰岛β细胞的功能有降低；在接受同种异体胰岛移植而使得自发产生或者胰腺切除的糖尿病犬中，环孢菌素产生的免疫抑制在一段时间内与葡萄糖刺激的胰岛素释放量的降低显著相关。在犬自体胰岛移植研究中，环孢菌素给药4周后停药，4个月后，葡萄糖曲线下面积和浓度保持正常，单胰岛素曲线下面积和浓度仍显著性降低。尽管葡萄糖代谢回归正常，但这些药物对胰岛的分泌反应造成不可逆的损伤。

### 4. 霉酚酸酯

**作用机理** 霉酚酸酯（mycophenolate mofetil，MMF）通过抑制次黄嘌呤单核苷酸脱氢酶干扰嘌呤的全合成过程，抑制T细胞和B细胞增殖。因其较低的肾毒性，已用作他克莫司或雷帕霉素的替代治疗药物。

**剂量** MMF口服，剂量$500 \sim 1500mg$每日2次，作为对他克莫司或雷帕霉素的替代药物。由于该药在患者内和患者之间有很高的变化性，因此MMF是根据患者的耐受性，以固定剂量给药，而不是目标浓度。

不良反应 与 MMF 给药有关的主要不良反应包括腹泻、白细胞减少症、败血症和呕吐。还有高频率的感染迹象。肾脏、心脏和肝脏移植患者使用 MMF（2g/d 或 3g/d）和其他免疫抑制药物控制临床试验中，经至少 1 年随访，淋巴组织增生疾病和/或淋巴癌发展发生率为 0.4%～1%。非黑色素瘤皮肤癌发生率为 1.6%～4.2%；其他类型恶性肿瘤发生率为 0.7%～2.1%。

在一些由于严重的腹泻或白细胞减少症导致不耐受 MMF 剂量增加的患者中，剂量要以更缓慢的速度增加，或者保持在一个较低、更耐受的剂量。如果患者完全不耐治疗药物（严重的胃肠道副作用，如恶心或腹泻），患者可以改用肠溶包衣形式的药物（Myfortic®；Novartis Pharmaceuticals 公司），减轻或缓解胃肠道症状。严重的嗜中性白细胞减少症是使用 MMF 患者中最常见的副作用之一；如果嗜中性细胞绝对计数<500 细胞/mm³，MMF 剂量可以减少，患者需要按照嗜中性白细胞减少症管理方案治疗。霉酚酸酯是一种有效的导管新生抑制剂，会损害葡萄糖刺激的胰岛素释放作用。Johnson 等也已经证明，这些不良作用可在一定程度上被依泽那肽（exenatide，胰高血糖素样肽-1 降糖药物）抵消。

### 5. 霉酚酸钠

霉酚酸钠（myfortic）可以用作 MMF 的替代药物。霉酚酸钠给药剂量为 360～720mg 口服，每日 2 次（180mg 霉酚酸钠相当于 250mg MMF）。在一些患者中，与 MMF 相比，霉酚酸钠具有较轻的胃肠道副作用。

### 6. 贝拉西普

作用机理 T 细胞活化的共刺激信号是一个多层次序贯表达的网络系统，T 细胞表面分子 CD28 与其相应配体 B7 分子结合所提供的共刺激信号最为重要，其最具有特征的途径包括 CD28、CTLA4（细胞毒 T 淋巴细胞相关抗原 4）及它们的配位子 CD80 和 CD86。贝拉西普（belatacept）是一种选择性 T 细胞共刺激阻断剂，是对 CTLA4-Ig 的 2 个氨基酸进行置换后合成的 CTLA4-Ig 高度相关的变异体，2 个氨基酸置换后与 CD86 和 CD80 的离解速率变慢，效能较 CTLA4-Ig 提高了 10 倍。能够有效阻断 CD28 与 B7 分子的结合，从而抑制 T 细胞的活化，保护移植器官免遭排斥，但不会抑制对其他病毒或病原体的免疫应答。贝拉西普于 2011 年 6 月 15 日由美国食品药品管理局批准用于预防成年肾移植患者的急性排异反应，其可作为免疫抑制（IS）治疗方案钙调磷酸酶抑制剂（CNI）的替代药物。

剂量 用于预防成年肾移植患者的急性排异反应。初始剂量 10mg/kg，维持剂量 5mg/kg。推荐用法：第 1 天（移植的当天，植入前）、第 5 天（第 1 天给药后大约 96h）、第 2 周和第 4 周给药 1 次，然后移植后每 4 周给药 1 次，共 12 周，给予初始剂量。移植后 16 周开始，采用每 4 周（前后 3 天）给予维持剂量的给药方法。静脉输注给药，至少 30min。

不良反应 贝拉西普的常见不良反应（≥20%）包括贫血、腹泻、泌尿系统感染、外周性水肿、便秘、高血压、发热、移植物功能障碍、咳嗽、恶心、呕吐、头痛、低钾血症、高钾血症和白细胞减少。严重不良反应包括器官移植后淋巴增殖紊乱性疾病（PTLD，主要发生在中枢神经系统，说明书加框警告）和其他恶性肿瘤，以及严重感染，包括 JC 病毒相关的渐进性多灶性脑白质病（PML）和多瘤病毒肾病。EBV 抗体检测阴性或未进行过 EBV 抗体检测的患者禁用；不推荐高于推荐剂量或频次给药，合并使用的免疫抑制药物也应不高于推荐剂量。因为患皮肤癌的风险增加，需要通过穿防护衣和使用高防护因子的防晒霜减少阳光和紫外线的辐射。治疗期间应避免使用活疫苗接种。贝拉西普不推荐用于肝移植患者。

## 三、联合用药

### （一）抗炎治疗

**依那西普**

作用机理　依那西普（etanercept）是一个二聚体融合蛋白，是一种可溶的肿瘤细胞坏死因子 α（TNF-α）受体，有连接到人 IgG1Fc 部分的人 75000Da（p75）TNF 受体的细胞外配体键合部分，阻止这些位点与细胞表面 TNF-α 受体的相互作用，抑制 TNF-α 和 TNF-β 细胞表面上的 TNF 受体，致使 TNF 失活，阻止了 TNF-α 介导的细胞反应。由于其抗炎和免疫调节特性，该药现应用于风湿性关节炎、强直性脊柱炎和牛皮癣的治疗。TNF-α 是一种自然存在的细胞因子，参与正常炎症和免疫反应。依那西普的治疗原理是围移植手术期的给药将会干扰移植后早期作为先天性免疫反应一部分的 TNF-α 释放的生物活性。移植后早期的 TNF-α 阻断预期可以减少早期胰岛的损失。TNF-α 对人胰岛 β-细胞具有细胞毒性，因此，对其的封闭作用是当前诱导疗法的一重要补充，能够改善胰岛移植物早期和随后的结果。在小鼠动物模型中，围移植手术期 TNF-α 的选择性抑制促进了同基因边际数量胰岛移植后的糖尿病逆转。

剂量　依那西普静脉注射给药，剂量 50mg，移植前 1h 给药；之后一周两次皮下注射给药（移植后第 3 天、第 7 天和第 10 天），剂量 25mg，连续 2 周。依那西普在移植后早期阶段，它可以阻止 TNF-α 介导的细胞因子释放。迄今，在 Miami 试验中，静脉注射途径给药尚未观察到严重的不良反应。

不良反应　依那西普治疗患者最常见不良反应为头痛、局部反应、呼吸道感染、鼻炎、感染及阳性 ANA（抗核抗体）和 DNA ds（双链 DNA）抗体。其他发生率较低的不良反应包括眩晕、皮疹、腹痛、消化不良、恶心、呕吐、虚弱、咽喉炎、呼吸障碍、鼻窦炎，和咳嗽。其他重要少见但是潜在的严重的不良反应包括过敏、血管性水肿、再生障碍性贫血、嗜中性白细胞减少症、全血细胞减少症、血小板减少、大脑局部缺血、心肌缺血和梗死、心力衰竭、凝血障碍、脱髓鞘性疾病、抑郁、发烧、脸红、感染（严重的）、肠穿孔、白细胞减少症、红斑狼疮类似症状、淋巴结病、恶性肿瘤（包括淋巴癌）、膜性肾小球疾病、血压过低/过高、胰腺炎、多发性肌炎、肺部疾病，和体重增加。

### （二）抗凝作用

为了降低门静脉血栓形成发生率，可以通过静脉注射肝素或皮下注射低分子量肝素起到抗凝作用。

### （三）预防治疗

#### 1. 卡氏肺孢子虫预防治疗

① 复方新诺明。复方新诺明（Bactrim® SS；Hoffman-LaRoche 公司）是最有效的抗免疫抑制患者卡氏肺孢子虫肺炎（PCP）的预防治疗药物。口服给药，剂量 80mg/400mg，每日 4 次，从移植当日开始至免疫抑制全程。

但是，对于磺胺类过敏或嗜中性粒细胞减少患者，可以使用其他预防药物替代 PCP。这些药物包括：

② 氨苯砜。100mg 口服，每周 2 次。值得注意的是氨苯砜能导致溶血反应，并可导致与血糖控制无关的假的 A1c 浓度下降。

③ 阿托伐醌（Mepron®）。1500mg 口服，一日一次。

④ 羟乙基磺酸盐（Pentam®）。吸入法给药，剂量 300mg 药物加 6mL 无菌水，每周 4 次。

**2. 巨细胞病毒预防治疗**

由于移植后早期巨细胞病毒（CMV）感染的阴性（R⁻）或再激活（R⁺）风险（当患者被高度免疫抑制时），更昔洛韦 1000mg 每日 3 次或缬更昔洛韦 900mg 每日 4 次，口服，从移植手术前一天开始，至移植后 90d，不考虑器官供体和/或器官受体的 CMV 状态。两种药物在阻止实体器官移植时的 CMV 有相似的效果。

### （四）佐药疗法

一些已知的抗氧剂和其他维生素被用于改善移植胰岛的成活率。己酮可可碱是一种抗氧化剂，常用于移植后早期阶段。可以口服给药，剂量 400mg，每日 3 次，持续 1 周和直到移植后 3 个月。副作用比较温和，大部分患者对该药物有很好的耐受性。其他用的比较频繁的抗氧化剂和维生素包括：维生素 C 1000mg 片剂，口服每日 1 次；维生素 E 800 IU，口服每日 1 次＊；维生素 A 25000IU 口服，每日 1 次＊＊；维生素 B₆ 100mg，口服每日 1 次［＊：由于长期使用维生素 E 可能会有增加总死亡率的风险，作者不再推荐 800IU（国际单位）的口服日常剂量，400IU 的剂量（口服）每日可能更合适；＊＊：由于长期、大剂量的维生素 A 摄入量可能增加肝毒性和骨折的风险，作者不再推荐 25000IU 口服日常剂量，4000～5000IU 的每日口服剂量可能更适合。］。依泽那肽（exenatide）刺激胰岛素分泌和提高移植物功能方面有积极作用，有助于血糖控制。

## 四、药物新陈代谢和相互作用

药物相互作用在随访和胰岛移植后患者治疗中起着重要作用。胰岛移植术中使用的大部分维持免疫抑制药品是通过细胞色素 P450 酶代谢。它们被认为是内源性化合物比如类固醇、血脂和维生素生物合成和降解以及饮食和环境中的出现的很多化学物质以及治疗药物新陈代谢的重要因素。因此，可与这些免疫力抑制药品相互作用的药品和/或化合物数量很广（表 6-5）。

**表 6-5　能够改变雷帕霉素和他克莫司药物代谢的最常见药物列表**

| 药物 | 增加浓度 | 药物 | 降低浓度 |
| --- | --- | --- | --- |
| 抗感染药物 | 氟喹诺酮、加替沙星、莫西沙星；克拉霉素、红霉素；克霉唑、氟康唑、伊曲康唑、酮康唑、伏立康唑；地拉韦啶、奈非那韦、利托那韦 | 抗感染药物 | 萘夫西林、利福布汀、利福平、利福喷汀；依法韦仑、奈韦拉平 |
| 抗抑郁药 | 奈法唑酮 | 抗惊厥剂 | 卡马西平、苯巴比妥、苯妥英 |
| 钙离子通道阻滞剂 | 地尔硫䓬、尼卡地平、维拉帕米 | 其他 | St.John's 麦芽汁 |
| H₂ 抑制剂 | 甲氰咪胍 | | |
| 免疫抑制剂 | 环孢菌素 | | |
| 类固醇 | 甲基强的松龙（>250mg/dL） | | |
| 其他 | 溴隐亭、西沙比利、达那唑、葡萄柚汁、胃复安 | | |

摘自：A M James Shapiro, James A M Shaw. Islet Transplantation and Beta Cell Replacement Therapy. Informa Healthcare USA Inc, 2007。

在所有的药物代谢酶中，CYP3A 可能是最重要的，占了细胞色素 P450 酶近 50％的比例。此外，免疫抑制药物是 p-糖蛋白的底物，会影响药物吸收的速率，尤其是雷帕霉素和他克莫司联合给药时，它们通过来自位于肝脏和小肠肠细胞的 P450 酶系的 CYP3A4 同工酶代谢。可以降低肠壁内 CYP3A4 介导的新陈代谢的化合物，比如葡萄柚汁，可以增高雷帕霉素和他克莫司水平，因此应避免。大环内酯类药物，除了阿奇霉素之外，也会增高雷帕霉素和他克莫司水平。对于显示有强抑制剂或 CYP3A4 诱导物的患者，要考虑使用具有较低的 CYP3A4 抑制或诱导的替代药物。当引入一种新的可能会产生相互作用的药物时，强烈建议密切监控药物，包括免疫抑制剂血药浓度波动。在任何新的药物引入之前，涉及胰岛移植器官受体护理的所有专业人员都要与移植小组进行商洽。

## 五、免疫抑制治疗相关的并发症

免疫抑制治疗一开始，患者和移植小组就面临着风险，比如原已存在的疾病恶化，新并发症的出现，如高血脂、高血压、机会性感染、癌症和其他继发于免疫抑制的全身性疾病。考虑到胰岛移植后该领域的免疫抑制剂相关并发症的全部程度还没有完全清楚，因此它的成功还处于相对的初期阶段。本节中，对最近超过 5 年的胰岛移植器官受体中观察到的最常见的免疫抑制相关的并发症进行了总结（表 6-6）。大部分都与 Edmonton 方案的免疫抑制的经验有关。严重程度上，常见并发症一般属于轻微至中等，比如腹泻和雷帕霉素导致的口腔溃疡（77％～89％）。偶尔的、不常见的、严重的或威胁生命的情况也会出现，比如肺炎、脑膜炎或脑炎。

### （一）肝功能异常

肝功能出现异常，丙氨酸氨基转移酶（ALT）和天冬氨酸氨基转移酶（AST）增高，峰值出现在胰岛移植后的第 1 周，30～40d 后大部分受试者恢复正常。该变化认为是经门静脉胰岛输注的并发症，不属于免疫抑制相关的并发症。使用西罗莫司和他克莫司也可以观察到肝功能异常。

### （二）血液异常

#### 1. 贫血

贫血是胰岛移植手术（96％～100％的患者）后比较常见的症状，可以是正常红细胞性、正常色素性和/或缺铁性贫血。导致胰岛移植后患者贫血的主要因素是雷帕霉素和他克莫司骨髓抑制，加之出于研究和监控目的，在围移植手术期间抽取较多的血液量。建议移植前进行铁基准线研究（铁、铁蛋白、总铁结合力），如果出现贫血再重复进行这些指标的测定。大部分患者需要补铁。少数患者（8％）需要使用红细胞生成素-α 对贫血进行治疗。

#### 2. 白细胞减少症

取决于时间选择和免疫抑制药物的使用，白细胞减少症的严重性及类型也会不同。使用埃德蒙顿的免疫抑制方案，迈阿密组观察到 100％的患者出现白细胞减少症，62％的患者属于美国国家癌症研究所（NCI）标准的 2 级（2000～3000/μL），38％的属于 3 级（1000～2000/μL）。大部分患者未经治疗 3 个月后恢复。患者中有 23％（6/26）观察到 4 级嗜中性白细胞减少症（<500/μL）。免疫抑制药物雷帕霉素和 MMF 是嗜中性白细胞减少症的常见原因。预防性的抗菌药物，复方新诺明和缬更昔洛韦是常见的与嗜中性白细胞减少症有关的元凶。通过降低两种药品剂量都将有助于嗜中性白细胞减少症的康复。虽然如此，作为另一

个导致白细胞减少症的可能潜在的原因，CMV 疾病应该排除。如果发热患者嗜中性粒细胞绝对计数（ANC）低于 1000/μL，或发热或不发热患者的嗜中性粒细胞绝对计数低于 500/μL 时，就需要进行粒细胞集落刺激因子（5μg/kg 体重，皮下注射）治疗，直至中性粒细胞计数达到 1000/μL。这样可以解决嗜中性粒细胞减少症。如果出现发烧并且 ANC 低于 500/μL，患者就需要住院诊疗，关注中性粒细胞的减少情况，并使用静脉注射抗菌药物治疗。在迈阿密经验中，只出现过一例这样的病例（1/26）。

使用以阿仑单抗和抗-胸腺球蛋白为基础的诱导方案中观察到可预测的 4 级淋巴细胞减少症，并持续了 6～12 个月。

### 3. 血小板减少症

雷帕霉素可导致血小板减少。在移植后头三个月，大部分 Miami 方案患者（62%）出现短暂且温和的血小板减少症。阿仑单抗使用患者可以看到血小板减少，并且如上一节描述的，它可以以免疫血小板减少性紫癜形式出现（ITP）。使用 ATG 的患者也能观察到血小板减少。

### （三）口腔溃疡

雷帕霉素会干扰伤口愈合，出现口腔黏膜溃疡的形成。在胰岛移植受体中，口腔溃疡是最常见的不良反应。一般较小，白色，片状或斑状，具有微红的轮廓，深度不一（图 6-1）。在移植后最初的三个月当雷帕霉素剂量处于最高峰时，它们最为常见。通过简单的抗菌措施（抗菌漱口水）和口腔去炎松（1%牙膏）治疗往往就可以成功。

CMV、EB 病毒和单纯疱疹病毒（HSV）培养通常为阴性，除非临床高度怀疑（多处溃疡且有发热和水疱），不推荐常规检查。溃疡引起的不适和疼痛导致进食受限，但很少严重到需外科清创和/或住院治疗。少数情况下，需减少雷帕霉素剂量或者将雷帕霉素替换为 MMF。

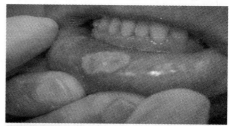
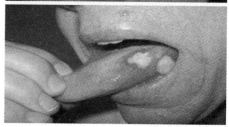

图 6-1　两个不同胰岛移植器官受体
注：口疮溃疡分别位于下唇和舌部。治疗后都得到满意解决。

### （四）胃肠道功能紊乱

恶心、呕吐和腹泻是胰岛移植患者常见并发症（大约 50%），也是雷帕霉素、他克莫司和 MMF 的常见不良反应。上述症状，如果与已有的植物性神经病变（胃轻瘫和胃下垂）相关，会影响抗排斥药物浓度。腹泻应排除感染因素。粪便要进行粪便白细胞、粪便潜血、细菌培养（包括大肠埃希杆菌）、卵细胞和寄生虫（包括隐孢子虫、孢子球虫、微孢子虫和环孢子虫）检查。对于长期使用复方新诺明做 PCP 预防治疗的患者，还有监测难辨梭菌毒素。若为阳性，则进行对症治疗或减少免疫抑制药物。如果持续腹泻，或者与失血有关，患者需要进行结肠镜检查，因为元凶可能是局部缺血性或 CMV 结肠炎（图 6-2）。

### （五）神经系统疾病

他克莫司有关的神经异常报道具有很大的变化性。Edmonton 小组报道体检时有轻微的震颤，以及检查时不明显的主观发抖，这是胰岛移植受体常见的不良反应。两例患者出现与步态

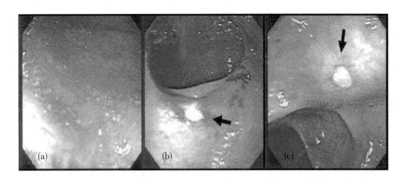

图 6-2　胰岛移植器官受体结肠镜检查照片显示与巨细胞病毒结肠炎相对应的损伤

注：末端回肠显示有轻微红斑，水肿并伴有数个微小的黏膜糜烂（a）。结肠炎和横向（b）和上升（c）结肠溃疡显示分散的糜烂，红疹和黏膜水肿。箭头表示溃疡性损伤。

障碍有关的中等程度的良性原发性震颤，在更换免疫抑制治疗药物后得到改善。在 Miami 小组的经验中，失眠（54%）、头痛（46%）、震颤（27%）、焦虑（12%）和短期记忆损伤（12%）比较常见；两例患者出现严重的他克莫司神经毒性，转为 MMF 治疗症状方解决。

### （六）血脂异常

雷帕霉素会导致血脂水平增高。大部分患者有 LDL（低密度脂蛋白）水平增高（>100mg/dL/3mmol/L），约 60% 的病例需要进行降血脂药物治疗，现已存在治疗的 LDL 水平约 70mg/dL/2.1mmol/L 或更低的患者有约 20% 出现增高。他汀类药物是血脂异常治疗的首选药物，偶有他汀相关肌炎报道，也可使用依泽替米贝（Zetia®）。由于血脂水平一般在移植后每月检查 1 次，因此不会延误治疗。与实体器官移植对照，这可能也是胰岛移植术中高甘油三酯血症发病率低的原因。其他的解释与胰岛移植受体的性质有关，比如无胰岛素抵抗的低体重指数（BMI），无事先已存在的肾功能障碍，或避免使用环孢菌素和/或类固醇。

### （七）肾脏病症

#### 1. 高血压

钙调磷酸酶抑制剂-诱导的高血压潜在的病理生理机制包括增强的交感神经系统活性、肾脏血管收缩、水钠潴留。据报道这些症状在使用环孢菌素治疗的患者中比使用他克莫司治疗的患者出现频率更高。在 Miami 小组经验中，2 例正在进行抗高血压治疗的患者继续他们的治疗，1 例患者出现需要治疗的移植后高血压。在 Edmonton 小组经验中，36% 的患者移植前无抗高血压药物治疗，6% 使用一种以上药物治疗。移植后，第 5 年各自百分比分别为 15% 和 42%。

#### 2. 水肿

间歇性的外周性水肿是胰岛移植器官受体常见症状（约 40%）。通常比较轻微，无须治疗。在中度水肿病例中，使用医用弹性袜和利尿剂可缓解症状。出现眶周、颜面部、上肢或单侧水肿，可将雷帕霉素替换为 MMF 来治疗重度水肿。

#### 3. 肾功能下降

Edmonton 小组显示移植后第 5 年血清肌酸酐与移植前（$p<0.001$）和移植 1 年后（$p<0.01$）相比有显著增加；且肌酸酐清除随时间没有显著的降低趋势。在 Miami 小组，随时

间增加血清肌酸酐有一个不明显的增加趋势。有报道一例他克莫司所致肾毒性，血清肌酸酐增高至 2mg/dL（180$\mu$mol/L），肌酸酐清除率从 81.5mL/min 降至（48.0±4.0）mL/min（$n$＝3）。将他克莫司转为 MMF 后，患者血清肌酸酐（1.1mg/dL，100$\mu$mol/L）明显降低，肌酐清除率（70mL/min）得到改善。

#### 4. 电解质紊乱

低镁血症和血磷酸盐过少是钙调神经磷酸酶抑制剂常见的不良反应，并且在胰岛移植术中有被观察到。这些不正常的骨密度的意义还不清楚。如果血清电解质检测显示严重缺乏，就需要口服补充剂替代。

#### 5. 蛋白尿

在 Miami 和 Edmonton 的经验中，分别有 12 例中的 2 例（17％）和 30 例中的 3 例（10％）观察到从正常尿白蛋白（＜30mg/24h）进展到大量清蛋白尿（＞300mg/24h）；4 例中有 3 例（75％，Miami）和 11 例中有 5 例（45％，Edmonton）从微量白蛋白尿（30～300mg/24h）进展到大量清蛋白尿的报道。Froud 等报道了所有胰岛移植器官受体（$n$＝16）在移植后平均（15±10）个月蛋白尿在 150mg/24h～1g/24h 之间。Senior 等也报道了 3 例蛋白尿（2～3g/24h），将雷帕霉素转为 MMF 治疗后问题得到了解决。雷帕霉素诱导的蛋白尿看起来是由于肾小球滤过率增加和肾小管机制紊乱的继发症状。该蛋白尿对肾脏功能和糖尿病肾病的长期影响还不清楚。在这种情况下建议使用血管紧张素转换酶抑制剂（ACEI）和血管紧张素Ⅱ受体拮抗剂（ARB）。

### （八）皮肤临床表现

大部分患者出现皮肤症状，包括痤疮（50％～54％）、毛囊炎（23％）、湿疹（12％）、荨麻疹（8％）和斑秃（8％）。痤疮是雷帕霉素常见副作用，湿疹最可能是继发于他克莫司。曾有一例鳞状细胞癌报道。

### （九）感染疾病

由全身免疫抑制，病原体暴露和微生物毒性决定的受体移植后感染的风险仍处在讨论中。在最初 3 个月，免疫抑制最强的时候，会增加实体器官受体院内细菌和真菌感染风险（图 6-3）。由于胰岛移植器官受体在医院的时间很短，至今还未有院内细菌感染显著增加的报道。在 Miami 经验中，在移植后头 3 个月有 1 例细小病毒感染和 1 例吸入性肺炎。机会性感染风险，如 PCP、分枝杆菌、机会性致病真菌、巨细胞病毒和其他病毒，通常在移植后前 4 个月高发。使用复方新诺明作为免疫抑制期间 PCP 预防治疗，至今胰岛移植器官受体未有 PCP 报道。缬更昔洛韦或更昔洛韦用于移植后头 3 个月的巨细胞病毒预防治疗。在实体器官受体中，移植 4 个月之后感染风险与正常人类似。在胰岛移植术中，免疫抑制浓度保持比实体器官移植术还高。但仍没有足够的数据，且随访太短，不能确定胰岛移植受体感染的风险是否会高于未进行移植术的 1 型糖尿病患者。考虑到免疫抑制患者的感染风险高，对作为不良事件感染的监督和报道非常重要。

#### 1. 巨细胞病毒

巨细胞病毒（CMV）是实体器官移植术后最常见的病毒感染。它可以在移植后早期阶段由 CMV 阳性器官供体传播或者现已存在疾病的再激活（CMV 阳性器官受体）而出现。CMV 也可以在移植后期由于先前提到的原因或者由于社区获得性感染而出现（超过 6 个

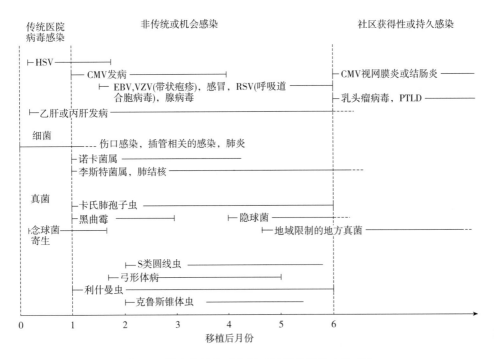

图 6-3　器官移植术后按照时间最常见发生的感染

摘自：Fishman JA，Rubin RH. Infection in organ-transplant recipients. N Engl J Med，1998，338（24）：1741-1751。

月），表现为 CMV 综合征、感染或疾病（结肠炎或视网膜炎）。在胰岛移植术中来自器官供体组织的传播的可能性很低，尽管 CMV 阳性器官供体与阴性 1 型糖尿病器官受体比例较高。CMV 综合征可表现为无法解释的轻度发热、乏力和实验室检查项目异常，如白细胞减少症，非典型的淋巴球增多，血小板减少和轻微肝炎。聚合酶链式反应的 CMV DNA 评价是确定疑是 CMV 患者病毒出现的主要测试方法。胰岛移植后要进行预防性治疗（见 CMV 预防性的治疗一节）。CMV 疾病的治疗是基于静脉注射高免疫球蛋白和/或缬更昔洛韦或更昔洛韦。

在 Edmonton 组中，有 2 例 CMV 血清转化报道，无明显疾病。在 Miami 经验中，观察到有 1 例血清转化（CMV 阳性器官供体胰岛输注 6.4 个月后）和 1 例 CMV 结肠炎（CMV 阳性器官供体最后一次胰岛输注 15 个月后）（图 6-3），推断后者是由于社区获得性疾病所致。

**2. 其他感染**

在 Miami 小组中，在一平均随访的（22±11）个月内，26 名患者参与的研究中，上呼吸道感染是发生频率最高的不良事件（占患者个体数的 69%）。其他感染包括支气管炎（23%）、皮肤细菌性感染（23%）、尿路感染（19%）、牙龈感染（12%）、真菌皮肤感染（12%）和肺炎（12%）。其他比较少见的感染包括 1 例吸入性肺炎，1 例细小病毒和 1 例疑是腺病毒大脑炎。在这 3 个病例中，需要停止使用免疫抑制剂，因此导致了移植物的排斥。这 3 例均获得了完全恢复，无后遗症。还有 1 例推断为真菌肺炎要求中断雷帕霉素的报道。

**（十）女性生殖系统变化**

Cure 等报道了胰岛移植器官受体出现月经周期改变和卵巢囊肿。所有以往月经正常女性（n=6）移植术后变得不规律，43% 的女性在移植后 1~21 个月之间出现临床显著的卵巢囊肿。口服孕酮或口服避孕药制剂在治疗月经改变和卵巢囊肿方面取得部分成功。少数囊肿病例（$n=2$）需要外科治疗。考虑到这些变化的高频率性，建议移植前和移植后至少一年要进行一次盆腔超声波检查和妇科评价。

### （十一）体重减少

胰岛移植术后体重减少比较常见。最可能的原因是低血糖事件的消失，导致对零食频繁摄入的需求减少。其他原因可能包括与免疫力抑制方案有关的恶心、呕吐和腹泻。

### （十二）恶性肿瘤

鳞状细胞癌是器官移植受体最常见的皮肤癌。它们主要与日光暴露有关，随着免疫抑制而风险增加。在 Miami 经验，只有 1 例鳞状细胞癌报道。在 Edmonton 经验中，胰岛单独移植有 1 例甲状腺乳头状癌报道。3 例胰岛移植器官受体淋巴癌发展风险增加。迄今，无移植后淋巴增生性障碍报道。

### （十三）视网膜病

Edmonton 小组报道了移植后五个月内眼部疾病恶化，发生率为 4/62（6％）的受试者，需要施行光凝术或玻璃体切除。Hafiz 等报道了稳定的增殖视网膜病发展，发生率 3/26（12％），这些患者出现前视网膜出血（$n=2$）和牵引性视网膜脱落（$n=1$）。视网膜病早期增加认为是胰岛移植术后血糖控制急性改善的继发症状。这有点类似于在糖尿病控制和并发症试验中强化治疗组第一年期间，以及在肾脏-胰腺移植器官受体中观察到的那样。移植前要使用视网膜造影评价视网膜疾病稳定性。移植后随访 3 个月，此后建议定期检查疾病进展，必要时施行早期激光光凝术。

### （十四）免疫抑制药物相关的不良反应事件发生率

表 6-6 总结了与免疫抑制药物有关的不良反应发生率，表 6-7 总结了 2000 年 4 月至 2004 年 6 月 Miami 小组进行的 26 例胰岛移植患者的不良反应发生率。

表 6-6　与免疫抑制药物有关的不良反应发生率

| 频率 | 不良反应 | 治疗药物 |
|---|---|---|
| 高频率（61％或更高） | 类似口腔溃疡,但是通常比唇疱疹要大 | 雷帕霉素（Rapamune®） |
| | 发烧 | ATG（Thymoglobulin®） |
| | 感染 | 依那西普（Enbrel®） |
| 中等频率（11％~60％） | 胃肠道问题如腹痛,腹泻,恶心、呕吐 | MMF（Cellcept®）,他克莫司（Prograf®） |
| | 支气管炎和肺炎 | MMF（Cellcept） |
| | 手脚烧灼感,震颤,失眠,头痛,心脏肥大,高血糖症,血钾过高,高血压,感染风险增加,心动过速和焦虑。 | 他克莫司（Prograf®） |
| | 感染风险增加,血胆脂醇升高,高三酸甘油酯血症,高血压,伤口愈合延时 | 雷帕霉素（Rapamune®） |
| | 注射部位局部皮疹,腹痛,胃食管反流,消化不良,腹胀,四肢水肿,震颤,头痛,眩晕,少尿,排尿困难,肾脏损害,胸部疼痛,发热,疼痛,疲乏,高血压,血压过低,呼吸急促,咳嗽,胸膜积液,伤口愈合不良,痤疮,失眠,心动过速,血液高凝,出血,水肿,高血糖症,严重过敏反应 | 赛尼哌（Zenapax®） |

续表

| 频率 | 不良反应 | 治疗药物 |
|---|---|---|
| 中等频率<br>（11%～60%） | 注射部位反应，如发红、疼痛或肿胀，上呼吸道感染，鼻窦炎，头痛和恶心 | 依那西普（Enbrel®） |
| | 该分类中未知的不良事件 | ATG（Thymoglobulin®） |
| 低频率<br>（10%或更低） | 癌症发展，尤其是淋巴癌和皮肤癌，白细胞减少症和非常少见的致命肺部疾病 | MMF（Cellcept®） |
| | 癌症发展，尤其是淋巴癌，肾脏损害，糖尿病 | 他克莫司（Prograf®） |
| | 癌症风险增加（淋巴癌），肾脏损害，肺部问题 | 雷帕霉素（Rapamune®） |
| | 便秘，恶心，腹泻，呕吐 | 赛尼哌（Zenapax®） |
| | 神经损害导致腿部灼烧、瘙痒、刺痛或酸麻，肌肉震颤，视力模糊，膀胱和/或直肠控制丧失和局部或全身麻痹（中断药物后通常神经问题部分或全部解决），极少病例发生严重感染和死亡，癌症，免疫系统介导的多器官损害，贫血 | 依那西普（Enbrel®） |
| | 眩晕，发冷，白细胞减少症，头痛，腹痛，腹泻，高血压，恶心，血小板减少，上下肢水肿，呼吸急促，虚弱，血钾过高，心动过速，疲乏和感染 | ATG（Thymoglobulin®） |

注：1. ATG：抗胸腺细胞球蛋白；MMF：霉酚酸酯。

2. RyanEA，PatyBW，SeniorPA，BigamD，AlfadhliE，KnetemanNM，LakeyJR，ShapiroAM. Five-year follow-up after clinical islet transplantation. Diabetes，2005，54（7）：2060-2069。

表6-7　2000 年 4 月至 2004 年 6 月 Miami 小组 26 例胰岛移植患者不良反应发生率

| 频率 | 不良反应 | 级别 1～3 级 | | 级别 4 级 | |
|---|---|---|---|---|---|
| | | 例数 | 比例/% | 例数 | 比例/% |
| 高频率<br>（61%或更高） | ALT 增高 | 26 | 100 | — | — |
| | AST 增高 | 26 | 100 | — | — |
| | 白细胞减少症 | 26 | 100 | — | — |
| | 月经不规则① | 15 | 100 | — | — |
| | 贫血 | 25 | 96 | — | — |
| | 血磷酸盐过少 | 25 | 96 | — | — |
| | LDL 增加 | 20 | 77 | — | — |
| | 口腔溃疡 | 20 | 77 | — | — |
| | 腹泻 | 18 | 69 | — | — |
| | 低镁血症 | 18 | 69 | — | — |
| | 上呼吸道感染 | 18 | 69 | — | — |
| | 血小板减少 | 16 | 62 | — | — |

| 频率 | 不良反应 | 级别1~3级 | | 级别4级 | |
|---|---|---|---|---|---|
| | | 例数 | 比例/% | 例数 | 比例/% |
| 中等频率<br>(11%~60%) | 卵巢囊肿 | 9 | 60 | — | — |
| | 失眠 | 14 | 54 | — | — |
| | 痤疮 | 14 | 54 | — | — |
| | 功能失调性子宫出血 | 8 | 53 | — | — |
| | 阴道感染 | 7 | 47 | — | — |
| | 水肿 | 12 | 46 | — | — |
| | 头痛 | 12 | 46 | — | — |
| | 碱性磷酸酶增高 | 12 | 46 | — | — |
| | 胆红素增高 | 12 | 46 | — | — |
| | 呕吐 | 12 | 46 | — | — |
| | 恶心 | 11 | 42 | — | — |
| | 血清肌酸酐增高 | 10 | 38 | — | — |
| | 疲乏 | 8 | 31 | — | — |
| | 震颤 | 7 | 27 | — | — |
| | 嗜中性粒细胞减少症 | — | — | 6 | 23 |
| | 支气管炎 | 6 | 23 | — | — |
| | 细菌性皮肤感染 | 6 | 23 | — | — |
| | 毛囊炎 | 6 | 23 | — | — |
| | 抑郁 | 5 | 19 | — | — |
| | 尿路感染 | 5 | 19 | — | — |
| | 湿疹 | 4 | 15 | — | — |
| | 肌肉痛 | 4 | 15 | — | — |
| | 肌腱炎 | 4 | 15 | — | — |
| | 焦虑 | 3 | 12 | — | — |
| | 关节疼痛 | 3 | 12 | — | — |
| | 牙科感染 | 3 | 12 | — | — |
| | 真菌性皮肤感染 | 3 | 12 | — | — |
| | 记忆力损失 | 3 | 12 | — | — |
| | 肺炎 | 3 | 12 | — | — |
| 低频率<br>(10%或少) | 斑秃 | 2 | 8 | — | — |
| | 眩晕 | 2 | 8 | — | — |
| | 高血压 | 2 | 8 | — | — |
| | Urticariform 皮疹 | 2 | 8 | — | — |
| | 手术相关的出血 | 2 | 8 | 1 | 4 |

续表

| 频率 | 不良反应 | 级别1~3级 | | 级别4级 | |
|---|---|---|---|---|---|
| | | 例数 | 比例/% | 例数 | 比例/% |
| 低频率<br>（10%或少） | 手术相关的腹壁疝 | 1 | 4 | — | — |
| | 手术相关的亚急性胆囊炎 | 1 | 4 | — | — |
| | 无菌性脑膜炎 | 1 | 4 | — | — |
| | 吸入性肺炎 | 1 | 4 | — | — |
| | CMV疾病 | 1 | 4 | — | — |
| | 发热性嗜中性粒细胞减少症 | 1 | 4 | — | — |
| | 嗜酸性粒细胞增多症 | 1 | 4 | — | — |
| | 上呼吸道感染 | 1 | 4 | — | — |
| | 细小病毒B19感染 | — | — | 1 | 4 |
| | 视网膜中央静脉阻塞 | — | — | 1 | 4 |
| | 牵引性视网膜脱离 | 1 | 4 | — | — |
| | 皮肤鳞状细胞癌 | 1 | 4 | — | — |

① 女性总数目的百分比（$n=15$）。

注：ALT：丙氨酸氨基转移酶；AST：天冬氨酸氨基转移酶；CMV：巨细胞病毒；LDL：低密度脂蛋白。

摘自：HafizMM，FaradjiRN，FroudT，PileggiA，BaidalDA，CureP，PonteG，PoggioliR，CornejoA，MessingerS，RicordiC，AlejandroR. Immunosuppression and procedure-related complications in 26 patients with type 1 diabetes mellitus receiving allogeneic islet cell transplantation. Transplantation，2005，80(12)：1718-1728.

## 第三节　免疫抑制方案

2000年以前，1型糖尿病患者同种异体胰岛移植后只有不到10%的患者能够获得胰岛素脱离超过1年，移植物长期存活还不是普遍情况。随着分离技术的改进、新诱导治疗的使用以及更强的维持免疫抑制方案，使得同种异体移植物的存活时间延长，长期代谢控制得更好，无严重的低血糖症状，整体生活质量得到改善。

长期的免疫抑制有助于防止移植物丢失，但也与现有疾病的恶化或新发疾病有关。对抗排斥药物浓度进行紧密监控是让胰岛移植物得以保护的关键因素。为了降低毒副作用，调整免疫抑制药物剂量也是必要的。

目前单纯胰岛移植的免疫抑制方案是基于无糖皮质激素药物的治疗，包括抗白介素-2受体的单克隆抗体（达克珠单抗）的诱导治疗、雷帕霉素维持免疫抑制和Edmonton方案中的他克莫司。在某些情况下，由于药物的毒性，引入霉酚酸酯或霉酚酸钠替代他克莫司或雷帕霉素做维持治疗。维持免疫抑制药品的管理（雷帕霉素和他克莫司）是阻止移植物排斥反应和最小化药物毒副作用最重要的因素。之后，包括免疫抑制剂浓度波动、全血细胞计数和基础新陈代谢参数（电解质类、肝脏功能测试、镁离子、钙离子和磷），在第1个月要每周检查2次，第2个月每周1次，第3~4个月2周1次；如果不是基于临床诊断需要增加血液检查次数，则此后每月 1 次。这样做主要是为了识别和监控副作用，如与不同治疗方法有关的嗜中性白细胞减少症、贫血、水电解质失衡等等（表 6-6）。每月进行毒性评价，目的是进一步识别更多的会干扰患者日常功能，影响到他们生活质量的主观副作用（如记忆力损失、震颤）。

在过去数年中，临床上已有更新、更有力的替代 Edmonton 标准方案的诱导治疗方案被提出来（表 6-8，表 6-9，图 6-4）。主要目的是阻止急性排斥反应、优化早期移植成活率和改善胰岛长期存活率。当前的替代方案，比如使用人源的单克隆抗体阿仑单抗的诱导治疗，这是一种强效的淋巴细胞耗竭剂，正在被用于胰岛移植，在早期随访中显示与 Edmonton 方案有相似的结果。其他近期 Minnesota 小组使用的基于家兔抗-胸腺细胞球蛋白的诱导治疗方案，对一系列受体进行单供体胰岛移植显示出了非凡的结果。

## 一、胰岛移植受体当前常用的免疫抑制方案

表 6-8 胰岛移植受体当前常用的免疫抑制方案

| 试验 | 诱导赛尼哌 | | 抗-炎症性 ATG | | 阿仑单抗-H1 | | TNF-α 阻滞剂 | |
|---|---|---|---|---|---|---|---|---|
| | 初始剂量 | 其他剂量 | 初始剂量 | 其他剂量 | 初始剂量 | 其他剂量 | 初始剂量 | 其他剂量 |
| Miami | 移植前 2h 静脉注射 1mg/kg | 1mg/kg 静脉注射 4 倍剂量，然后每月一剂，持续 1 年 | NA | NA | NA | NA | 依那西普静脉注射 50mg | 25mg 皮下注，每周 2 次，持续两周 |
| Miami 2（阿仑单抗） | NA | NA | NA | NA | 术前一天 20mg 静脉注射① | 20mg 静脉注射 IT 当日② | 依那西普静脉注射 50mg | 25mg 皮下注射，每周 2 次，持续两周 |
| Edmonton（标准） | 移植当日静脉注射 1mg/kg | 1mg/kg 静脉注射 4 倍剂量 | NA | NA | NA | NA | 移植当日④ 英夫利昔单抗 10 mg/kg | 无 |
| Minnesota（标准） | 移植当日静脉注射 1mg/kg | 1mg/kg 静脉注射每 2 周 4 倍剂量 | 手术前 2 天 0.5mg/kg 静脉注射 | 1.5mg/kg 静脉注射手术后 0～2 天③ | 依那西普 50mg 静脉注射 | 25mg 皮下注射，第 3 天、6 天和 10 天 | NA | NA |

① 用药前要求：对乙酰氨基酚，苯海拉明和甲基强的松龙。

② 用药前要求：对乙酰氨基酚，苯海拉明。

③ 用药前要求：对乙酰氨基酚，苯海拉明和己酮可可碱。

④ 仅 10 名受试者使用。

表 6-9　胰岛移植受体当前常用免疫抑制方案（维持治疗）

| 雷帕霉素 | | | | 他克莫司 | | | | MMF |
|---|---|---|---|---|---|---|---|---|
| 初始剂量 | 随后 | 浓度/(ng/mL) | | 初始剂量 | 随后 | 水平/(ng/mL) | | 初始/随后 |
| | | 前 3 个月 | 3 个月之后 | | | 前 3 个月 | 3 个月之后 | |
| 0.2mg/kg 术前一天口服 | 口服 0.1mg/kg | 12~15 | 8~12 | 每日两次口服 1mg | 每日两次口服 2~4mg | 4~6 | 4~6 | 每日两次[1] 口服 750~1000mg |
| 0.2mg/kg 口服 | 口服 0.1mg/kg | 10~12 | 8~10 | 每日两次口服 1mg | 每日两次口服 2~4mg | 4~6 | 4~6 | 每日两次[2] 口服 750~1000mg |
| 口服 0.2 mg/kg | 口服 0.1mg/kg | 12~15 | 7~10 | 每日两次口服 2~4mg | 每日两次口服 2~4mg | 3~6 | 3~6 | 每日两次口服 750~1000mg |
| 手术前 2 天 0.2mg/kg | 口服 0.1mg/kg | 5~15 | 5~15 | 每日两次口服 2~4mg | 每日两次口服 2~4mg | 3~6 | 3~6 | 每日两次[3] 口服 750~1000mg |

[1] 在移植 3 个月后引入 MMF 替换他克莫司。

[2] 在移植 1 个月后引入 MMF 替换他克莫司。

[3] 只在基于临床判断需要和来自其他免疫抑制剂药品副作用情况下才引入 MMF。

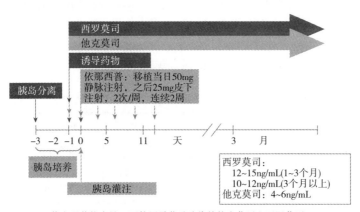

若出现药物毒性，可使用霉芬酸酯代替他克莫司和西罗莫司

图 6-4　当前胰岛移植免疫抑制方案流程

摘自：A M James Shapiro，James A M Shaw. Islet Transplantation and Beta Cell Replacement Therapy. Informa Healthcare USA，Inc. 2007。

## 二、免疫疗法的改进

### 1. 强效抑制 TNF-α 的诱导免疫可促进胰岛移植后的长期胰岛素脱离

研究显示，大部分接受 IL-2 受体抗体（IL-2RAb；达利珠单抗和巴利昔单抗）诱导治疗的胰岛移植受体中，1 年后胰岛素脱离率明显下降。另一个诱导治疗的方法涉及给予强效的免疫抑制（PII）方案，包括 FcR 非限制的抗 CD3 单克隆抗体或新组合抗胸腺细胞球蛋白（ATG）或阿仑单抗联合肿瘤坏死因子-α 抑制剂（TNF-α-i，依那西普）。这些 PII 方案靶向 T 细胞，同时保持或扩大调节性 T 细胞和它们的功能，并尽量减少对移植胰岛的细胞因子毒性。明尼苏达大学小组分析了 4 组不同诱导免疫治疗方案的单纯胰岛移植（ITA）患者（表 6-10），在最后一次胰岛输注后的胰岛素脱离患者的比例：第 1 组受体只给予 FcR 非限制的抗 CD3 抗体（teplizumab）或 T 细胞耗竭抗体（TCDAb，ATG）和 TNF-α-i（TNF-α 抑制剂，依那西普）（组 1；$n=29$）；第 2 组受体联合胰岛移植登记处（CITR），方案为 TCDAb＋TNF-α-i（组 2；$n=20$）；第 3 组 CITR 受体给予 TCDAb，但无 TNF-α-i（组 3；$n=43$）；第 4 组 CITR 受体仅给予 IL-2 受体的抗体（IL-2RAb）（组 4；$n=177$）。结果与单纯胰腺移植（PTA）受体的结果比较，PTA 结果在移植受体的科研登记处（SRTR，组 5；$n=677$）。术后 5 年，组 1 和组 2 的胰岛素脱离率（50%）与 PTA 结果（组 5；52%；$p \gg 0.05$）具有可比性，但显著高于组 3（0%；$p=0.001$）和 4 组（20%；$p=0.02$），不考虑维持免疫抑制或其他因素，诱导免疫抑制治疗与 5 年的胰岛素脱离率显著相关（$p=0.03$），这些研究结果支持 ITA 后使用抗 CD3 抗体或 TCDAb＋TNF-α-i 强效诱导治疗后有潜在的长期胰岛素脱离。

这些诱导免疫抑制方案可能产生双倍的好处。首先，PII 可使胰岛移植后获得更好的保护，免受早期的先天免疫和同种异体免疫的损害，从而增加移植的 β 细胞数量；其次，这些方案可能可以减轻针对移植胰岛的自身免疫的复发。通过临床前期试验也观察到，T 细胞耗竭疗法可逆转 NOD（非肥胖糖尿病）小鼠的糖尿病；临床研究也证明，短期的抗 CD3 单药治疗可延长 1 型糖尿病患者的 C-肽生产期。UMN（明尼苏达大学）患者接收 PII 后在胰岛素脱离率为第 1 年 74%，第 3 年 50% 和第 5 年 50%。40% 的患者在第 10 年时依然胰岛素脱离，虽然到达 10 年时间点时患者例数较少（$n=2/5$）。在胰岛素脱离的患者平均糖化血红蛋白水平为正常或接近正常［第 3 年（5.5±0.4）%，第 5 年（5.6±0.5）%］。

受体基本情况，联合免疫抑制和移植特性见表 6-10。

表 6-10　受体基本情况，联合免疫抑制和移植特性

| 项目 | 组 1：<br>UMN<br>N/% 或平均数±标准误 | 组 2：<br>TCD＋TNF-α-i<br>N/% 或平均数±标准误 | 组 3：<br>TCD-TNF-α-i<br>N/% 或平均数±标准误 | 组 4：<br>IL2RAb<br>N/% 或平均数±标准误 | PTA<br><br>N/% 或平均数±标准误 | p 值 |
|---|---|---|---|---|---|---|
| 年份\数量 | 29 | 22 | 41 | 177 | 1140 | |
| 1999～2003 | 16(55%) | 3(14%) | 3(7%) | 86(46%) | 3413 | ＜0.01 |
| 2004～2006 | 4(14%) | 11(50%) | 10(24%) | 78(44%) | 555 | |
| 2007～2009 | 9(31%) | 8(36%) | 28(68%) | 18(10%) | 208 | |
| 患者特征 | | | | | | |
| 患者手术时年龄/周岁 | 40.6±1.4 | 45.2±1.5 | 44.3±1.6 | 44.1±0.8 | 33.3±7.1 | NS |
| BMI/(kg/m²) | 23.6±0.5 | 23.6±0.5 | 23.2±0.5 | 23.0±0.2 | — | NS |
| 体重/kg | 64.2±1.7 | 63.6±1.6 | 65.0±1.6 | 64.9±0.8 | — | NS |
| 胰岛素（女性）/[U/(kg·d)] | 0.5±0.01 | 0.6±0.01 | 0.5±0.01 | 0.5±0.01 | — | NS |
| | 23(79%) | 14(64%) | 28(68%) | 104(59%) | 670(60.7%) | NS |

续表

| 项目 | 组1：UMN | 组2：TCD＋TNF-α-i | 组3：TCD-TNF-α-i | 组4：IL2RAb | PTA | p 值 |
|---|---|---|---|---|---|---|
| | N/%或平均数±标准误 | N/%或平均数±标准误 | N/%或平均数±标准误 | N/%或平均数±标准误 | N/%或平均数±标准误 | |
| SHE 发生率 | 29(100%) | 17(77%) | 31(76%) | 137(77%) | — | NS |
| **免疫抑制诱导** | | | | | | |
| 抗胸腺细胞球蛋白 | 18(62%) | 4(64%) | 36(88%) | — | 537(48.6%) | 1 |
| 阿仑单抗 | — | 6(27%) | 5(12%) | | 267(24.2%) | |
| 抗 CD3 单抗 | 11(38%) | 2(9%) | | | 36(0.3%) | |
| IL-2 受体拮抗剂 | 14(48%) | 10(46%) | 7(17%) | 177(100%) | 164(14.9%) | |
| TNF-α-i | 15(51%) | 22(100%) | — | 29(16%-i | ⊥ | |
| **移植后第一个月的其他免疫抑制药物** | | | | | | |
| IMDPH(霉酚酸) | 3(10%) | 14(64%) | 34(83%) | 28(16%) | (58.6%) | ＜0.01 |
| m-TOR 抑制剂 | 28(97%) | 17(77%) | 26(63%) | 173(98%) | (16.5%) | 0.03 |
| 钙调神经磷酸酶抑制剂 | 25(86%) | 22(100%) | 21(51%) | 176(99%) | (91.6%) | 0.04 |
| 伊发单抗 | 3(10%) | | 5(12%) | 12(7%) | | NS |
| **胰岛输注次数** | | | | | | |
| 1 | 21(72%) | 8(36%) | 14(34%) | 36(20%) | | ＜0.01 |
| 2 | 7(24%) | 8(36%) | 18(44%) | 81(46%) | | |
| 3 | 1(3%) | 4(18%) | 8(20%) | 59(33%) | | |
| ≥4 | | 2(9%) | 1(2%) | 1(0.6%) | | |
| 累积 IEQs(①10 000) | 614±46 | 889±88 | 908±87 | 906±32 | | 0.01 |
| **供体/移植物特征** | | | | | | |
| 供体 BMI 指数 | 34±1.5 | 31.1±1.1 | 29.7±0.9 | 29.0±0.4 | — | 0.003 |
| 供体年龄 | 32±3 | 45.1±2.1 | 45±3 | 43±1 | | ＜0.001 |
| 冷缺血时间/h | 6.0±0.5 | 6.8±0.4 | 6.8±0.4 | 7.5±0.2 | 12.2±3.5 | NS |
| 离心后细胞体积/mL | 5.0±0.8 | 7.7±0.9 | 7.7±0.9 | 8.4±0.4 | | 0.02 |

① 2009 UNOS/SRTR 报告没有包括 2009 年做的任何移植。

注：1. SHE—严重低血糖发作；IMDPH—肌苷单磷酸脱氢酶，包括霉酚酸和酚酸酯；m-TOR—哺乳动物雷帕霉素靶标，包括西罗莫司和依维莫司；TNF-α—肿瘤坏死因子α。TNF-α-i 包括依那普和英利昔单抗。钙调神经磷酸酶抑制剂包括他克莫司和环孢素 A。T 细胞耗竭剂包括抗 CD3 单克隆抗体、抗胸腺细胞球蛋白、阿仑单抗。

2. NS 为无显著性差异。

摘自：Bellin MD，Barton FB，Heitman A，Harmon JV，Kandaswamy R，Balamurugan N，et al. Potent induction immunotherapy promotes long-term insulin independence after islet transplantation in type 1 diabetes. Am J Transplant，2012，12（6）：1576-1583。

患者接受强力的免疫抑制诱导，FcR 非约束性抗 CD3，或 ATG 或阿仑单抗与 TNF-α 抑制剂，相比那些接受 IL-2 受体拮抗剂的患者，在移植≥5 年后保持长期胰岛素脱离率可能在 2 倍以上，而且组 1 中超过 70% 的受体采用单一供体胰腺。这样的方案可以通过提高移植胰岛的数量和减少自身免疫的复发，有利于胰岛移植的长期效果。

其他中心临床试验也证实，当采用联合抗-CD3 或 TCDAb 和 TNF-α-i 诱导，可使用更少的胰岛就可实现胰岛素的脱离，并且是持续胰岛素脱离。葡萄糖增强精氨酸刺激（β 细胞数量的替代标志）的胰岛素分泌能力中，TCDAb＋TNF-α-i 的患者优于 IL-2RAb 诱导免疫抑制的患者。

**2. 保护胰岛免受自身免疫性疾病复发的影响，有助于获得最佳的移植效果**

1 型糖尿病（T1DM）是 T 细胞介导的自身免疫性疾病，涉及了胰腺 β 细胞的进行性破坏，导致胰岛素分泌完全丧失。该疾病的发生和发展是遗传倾向和自身免疫性病变的共同结果，其中炎症介质和先天性免疫，对免疫攻击的诱导和扩增及维持胰岛炎起着关键作用。基于自身免疫性糖尿病动物模型，如生物育种（BB）大鼠和非肥胖糖尿病（NOD）小鼠，已发现 β 细胞自身抗原、巨噬细胞、树突状细胞（DC）及 T、B 淋巴细胞均参与了 T1DM 的发展。抗原提呈细胞（APC），如巨噬细胞和 DC 首先渗入胰岛，其后是 CD4+ 和 CD8+ T 淋巴细胞、自然杀伤（NK）细胞和 B 淋巴细胞。巨噬细胞对细胞毒性 CD8+ T 细胞的发育和活化发挥关键的作用，后者是 β 细胞破坏的最终效应器。研究表明，巨噬细胞分泌的 IL-12 可激活 Th1 型 CD4+ T 细胞，后者随后释放 IL-2 及其他促炎性细胞因子［如干扰素-γ（IFN-γ），TNF-α 和 TNF-β］，导致细胞毒性 CD8+ T 细胞的活性最大化。活化的 CD4+ 和 CD8+ T 细胞共同激活 β 细胞凋亡。此外，CD4+ T 细胞释放的 IFN-γ 又反过来促进巨噬细胞释放促炎性细胞因子和活性氧成分［ROS（活性氧簇），如超氧化物、过氧化氢、NO 等］。最终，通过受体介导的相互作用（如 Fas-Fas 配体、CD40 配体、TNF-TNF 受体）、促炎性细胞因子的分泌和活性氧及效应、细胞毒性 T 细胞释放的颗粒酶和穿孔素来实现 T-细胞介导的 β 细胞破坏作用。此外，β 细胞的 DNA 损伤激活了多聚 ADP 核糖聚合酶，后者迅速耗尽 NAD，后者可保护细胞对抗自由基诱导的坏死。有趣的是，细胞凋亡的调节者中，核因子 kappa B（NF-κB）已成为诱导的 β 细胞功能障碍和死亡的细胞因子的总开关。配体的识别通过 β 细胞上的模式识别受体（PRR，如 Toll 样受体 TLR3/4、RigI、MDA5），导致关键转录因子如 NF-κB 信号转导和转录激活子 1（STAT-1）的激活，诱导释放细胞趋化因子和细胞因子，招募并激活免疫细胞，增加 MHC-Ⅰ类抗原表达，并激活导致 β 细胞破坏的促凋亡信号。促炎性细胞因子进一步诱导 β 细胞的 STAT-1、NF-κB 和干扰素调节因子-3（IRF-3），参与胰腺 β 细胞渐进性和选择性破坏的持续与放大。

一些研究指出，细胞因子具有潜在的调节细胞毒性效应 T 细胞或抑制细胞主导地位的免疫反应作用。T1DM 被认为是 Th1 主导的疾病，涉及 1 型细胞因子，如 IFN-γ、TNF-α、IL-2、IL-12 及 IL-18，都积极参与了 β 细胞破坏。在另一方面，细胞因子如 IL-4、IL-5、IL-10 及由 Th2/Th3 细胞分泌的 TGF-β，被认为能抑制 β 细胞破坏。最近一个更有趣的发现是 Th17 细胞可有效诱导组织炎症和自身免疫疾病，在 NOD 小鼠研究中也证明了它对Ⅰ型糖尿病的作用。一个人源化 T1DM 模型已在 NOD-SCID IL2Ry$^{null}$ 小鼠成功建立，用于研究由人 T 细胞介导的免疫反应选择性破坏小鼠胰岛 β 细胞，成为了 T1DM 转化医学的有效研究工具。

对 1 型糖尿病，防止自身免疫反应复发已成为关注的焦点。在新发 T1DM 糖尿病的临床试验中，短期单用抗 CD3 单克隆抗体治疗也产生了持续良好的 C-肽分泌和降低胰岛素需求的效果。相反，在新发 T1DM 患者接受 IL-2RAb 达利珠单抗加霉酚酸酯没有观察到这样的效果。在胰腺移植受者，虽然达利珠单抗抑制 β 细胞的自身免疫反应而保留了记忆性 T 细胞对细菌和病毒抗原的反应，效果是短暂的，药物作用的持续时间有限；与此相反，ATG 会导致细胞自身反应性的长期改变，此影响可持续至给药 1 年后。

自身免疫机制长期废除的机制可能涉及这些药物潜在的增强调节性 T 细胞（Treg）和改变调节性 T 细胞与记忆效应 T 细胞向一个更耐受的表型的平衡。在 NOD 小鼠用抗 CD3 单克隆抗体或抗淋巴细胞血清治疗恢复 β 细胞抗原自我耐受，结果可导致糖尿病反转的时间延长。这两种药物可以诱导 FoxP3$^+$、CD4$^+$、CD25$^+$ 的扩增，并且在抗 CD3 的情况下，CD8$^+$、CD25$^+$ 调节性 T 细胞的扩增。ATG 的效果在他克莫司的存在下可得到保留甚至增强。用阿仑单抗治疗的胰岛移植受体 CD4$^+$、FoxP3$^+$、Treg 增加，但在达利珠单抗治疗中未发现。

在诱导时合用 TNF-α-i，在多个模型中都得到了更易形成胰岛素脱离率的结果，特别是当 ATG 或阿仑单抗用于诱导。TNF-α-i 可能通过 2 种机制来介导这种优势。首先，TNF-α-i 可以阻止在胰岛输注时因暴露于细胞因子而产生的不利影响（在人胰岛培养中暴露于 TNF-α 是对细胞有毒性），在移植围手术期，固有的免疫（包括细胞毒性）是导致胰岛损失的一个重要因素。与一些药物如 ATG 相比，TNF-α-i 的保护作用可能更重要，虽然 ATG 也是众所周知的在受体中诱导细胞因子释放综合征。其次，TNF-α-i 可能对自身免疫性会产生持续的影响。TNF-α-i 暴露的时间是关键，TNF-α-i 增加 Treg 并且完全阻止 NOD 小鼠自身免疫性糖尿病的发病，只有在发病初期服药时有效，后期几乎无效。同样，TNF-α-i 可能在围移植期给药特别有效（即在抗原暴露初期）。

### 三、肾移植后胰岛移植的免疫抑制方案

肾移植后胰岛移植（IAK）特别适合成功的肾移植后的 1 型糖尿病患者，因为他们已经需要终身慢性免疫抑制。因此，与带有糖尿病未接受其他移植手术，需开启新的免疫抑制的非尿毒症患者风险相比，胰岛移植手术操作本身的风险是最低的。还有与之相关的来自无对照的初步研究证据显示，已经接受肾脏移植的患者体内植入的胰岛可能会对血管和肾脏产生有益的影响。

IAK 移植的筛选与 ITA 筛选有显著区别，主要表现在以下几个方面。第一，成功的肾脏移植，正按规定接受不同于 Edmonton 小组描述的无皮质类固醇的免疫抑制方案治疗的患者，在进行胰岛移植之前要转为 Edmonton 免疫抑制方案治疗。至少会有两种情况，肾脏移植免疫抑制所使用的方法会对随后的 IAK 移植准备方面产生影响。一种情况包括接受肾脏移植的 1 型糖尿病患者在考虑 IAK 手术之前正在使用"常规"的免疫抑制方案，包括皮质类固醇。另一种典型的免疫抑制方案可能要有环孢菌素、咪唑硫嘌呤（或霉酚酸酯）和强的松。该情形下免疫抑制初始仅仅考虑了肾脏移植，属于"偶尔方法"。在该情况下在进行 IAK 移植之前患者需要将免疫方案转成含他克莫司和雷帕霉素且不含皮质类固醇的 Edmonton 方案类似的抑制方法。

环孢菌素为主的维持治疗的患者转为他克莫司治疗相对比较简单，就像从抗代谢物（咪唑硫嘌呤或霉酚酸酯）向雷帕霉素转换的情形那样。一种典型的免疫疗法方案转换从环孢菌素到他克莫司的转换开始，他克莫司 12h 谷浓度目标为 4～6ng/mL。在经过为期 3 个月的期限后，如果肾功能稳定，那么抗代谢物（咪唑硫嘌呤或 MMF）转为雷帕霉素，雷帕霉素 24h 谷浓度目标为 6～8ng/mL。在经过另一个为期 3 个月的期限后，观察皮质类固醇被缓慢

替换掉。通常，患者每天只需要 2.5～7.5mg 强的松。如果剂量为 7.5mg，当开始他克莫司时，要立即减至 5mg/d。最后的 5mg 在成功转成他克莫司和雷帕霉素后用 3 个月的时间逐渐将其停用。在转换之前直至确定的整个转换过程中，要对肾脏移植物基础功能（比如，肌酐清除率、24h 尿蛋白总量）以及肾脏移植物功能的任何细微的变化进行仔细监测。

向患者明确告知皮质类固醇药物的撤出可能会导致急性排斥反应和同种异体移植肾脏损失的风险增加也很重要。几乎所有皮质类固醇撤出失败的报道均是那些继续在使用环孢菌素和咪唑硫嘌呤或 MMF 其中之一的患者。这并不是说环孢菌素和 MMF 的肾移植患者没有成功的替换类固醇的报道。近期的环孢菌素（neoral）和雷帕霉素联合使用的报道也显示了良好的前景。此外还有接受他克莫司为主的免疫抑制患者类固醇被替换的经验报道，但是相对有限的。总之，随后 IAK 移植的好处必须要能超过皮质类固醇替换和诱发同种异体肾脏移植物急性排斥反应发作的风险。

其他情形包括正在接受免疫抑制的 1 型糖尿病肾脏移植器官受体，应避免使用皮质类固醇，或者肾脏移植术后由于预期的随后胰岛移植，皮质类固醇需被迅速地清除。该方法称作"预期免疫抑制"。快速地去除皮质类固醇看起来与上述描述的较慢的替换相比，来自移植物排斥反应的损失风险更低。先前有报道他克莫司和 MMF 联合一种 IL-2 受体拮抗剂使用，可以在肾脏移植术 3 天内将皮质类固醇撤出。肾脏同种异体移植排斥反应发作风险大约为 13%（85%～90% 的发作都是在移植后 3 周以内），并且全阶段的排斥经适当的抗排斥治疗后都可逆转。与传统的慢性皮质类固醇治疗方法相比，未见移植物损失风险增加。还有其他肾脏移植术快速清除皮质类固醇方案的报道。Matas 等描述了一种类固醇快速清除方案，使用的是环孢菌素（neoral）、MMF 和兔抗-胸腺细胞球蛋白。Cole 等报道的有效的无类固醇方案是使用环孢菌素、MMF 和赛尼哌。在这 2 个研究中，与历史对照组相比，无临床移植物显著损失或增加继发排斥反应的风险。避免使用类固醇方案的一个争议是其长期预后尚不明确。避免类固醇的长期预后问题已经由 Birkeland 进行了阐述。他对 100 例肾脏移植器官受体进行 5 年随访后显示肾脏同种异体移植存活率没有因为去除了慢性类固醇暴露而受到影响。

第一，对 IAK 器官受体应用这些免疫抑制的选择是明智的，这样能在肾脏移植中成功建立起无类固醇的方案。一个肾脏移植免疫疗法的方案调整，包括可能的为胰岛移植做准备的皮质类固醇替换，需要将肾脏和胰岛移植项目联合起来。一个有效、完整的方案可以考虑对已进行肾脏移植的患者进行全胰腺移植。肾脏移植后再行全胰腺移植不需要皮质类固醇的替换。维持药物通常转换为他克莫司/MMF 方案，尽管这也不是强制性的要求。

第二，IAK 候选人已经进行肾脏移植，并且维持最佳肾脏移植物功能是最重要的任务。这时为了保持最佳的肾脏移植物功能，胰岛移植应在次要位置考虑。冲突在于当使用对胰岛移植适合的他克莫司和雷帕霉素免疫抑制时由于其肾脏毒性会对肾脏功能产生影响。比如，一个具有好的稳定的移植肾脏功能多年的患者其一直接受的环孢菌素、咪唑硫嘌呤和强的松免疫抑制治疗，被转换成适合于随后的胰岛移植术的他克莫司和雷帕霉素治疗，患者开始显现出肾脏功能的恶化。这种情况下，要获得 Edmonton 方案中确立的他克莫司和雷帕霉素浓度水平是不可能的。在随后的胰岛移植时将面临"亚治疗状态"免疫抑制，并可能导致不佳的结果和肾功能恶化风险。

第三，IAK 移植器官受体在胰岛移植术之前将进入免疫抑制前状态。可能会导致更加有效的胰岛植入，以至于在显著地低于 8000～10000IEQ/kg 体重阈值的情况下获得胰岛素脱离，而通常情况下往往需要 2 个或多个器官供体。Edmonton 小组和其他机构已经观察到通常在第二次胰岛移植之后胰岛素可立即停用。至少存在 2 个潜在的影响因素与第一次移植不同——更大量的胰岛数量和已有的免疫抑制状态。由于这两个因素可能同时作用，这增加了以下情况的理论可能性，即前面免疫抑制状态导致了更加有效的早期胰岛存活，以至于使用显著少于 8000～10000IEQ/kg 体重阈值数量的胰岛就获得胰岛素脱离，增加了单器官供体移植成功的可能性。需要说明的是，对于 IAK 移植受体选择标准不是很必要与 ITA 候选人使用的那些完全相同。体重指数（通常＜25kg/m²）和胰岛素需求（通常＜0.7U/kg 体重）属于客观的评价，可以进行标准化。但是，胰岛素敏感性，通常没有被正式评价，可能，在已建立免疫抑制的肾脏移植受体中被降低了。血糖过低发作频率和严重程度可以用作足够胰岛素敏感性的替代标记，或者作为那些有或没有进行肾脏移植患者胰岛移植评价的一个重要指标。因为 IAK 移植候选人已经接受了免疫抑制风险，更松的低血糖症标准对于继续 IAK 的必要性是有关的。这可能是一个合理正当的方法，但是基础状态和临床指针潜在的差异对结果的影响也必须要仔细考虑。

# 第四节  讨论

用于防止移植物排斥的多种新方法，已通过建立胰岛移植的各种动物模型来进行了验证。肝内胰岛输注后激活巨噬细胞和内皮细胞，产生的促炎介质对胰岛存活和功能是有害的，从而导致早期胰岛损失或原发性无功能（primary nonfunction，PNF），并扩大了对移植物的特异性免疫应答。因此，用实验手段预防排斥反应必须要针对早期胰岛损失、排斥反应和自身免疫反应的复发，还要确定药物对胰岛功能无伤害。

随着单克隆抗体研究的进展，我们对免疫系统的理解增长迅速。抗体、重组 DNA 技术和更新的通用免疫抑制剂（如他克莫司和雷帕霉素）的使用，使得用于预防细胞和组织移植免疫应答的试剂得到了显著扩展。由于胰岛分离和移植技术稳步提高，临床效果亦不断提高。实验研究主要针对寻找可有效防止排斥且无广泛免疫抑制毒性的免疫介入药物。最终目标是达到胰岛素生成组织的永久性植入，且不需要受者终身服用免疫抑制剂（耐受）。目前，由于必须持续服用强效全身免疫抑制剂，只有晚期糖尿病或终末期并发症患者才有资格获得胰岛移植。

## 一、胰岛移植免疫学的基础研究

用于预防排斥反应的实验最初是在大鼠和小鼠模型中进行的，化学手段诱导糖尿病［如STZ（链脲佐菌素）］后进行肝内或肾包膜下胰岛移植。在肾包膜下移植模型中因为切除了移植胰岛的肾后受体会恢复高血糖，所以证明胰岛移植物可成功恢复受体的正常血糖。在同种异体和异种胰岛移植模型中成功地延长或诱导免疫耐受，揭示出导致移植物免疫排斥应答的几个关键环节。此外，免疫介导的糖尿病啮齿动物模型［BioBreeding（BB）大鼠、非肥胖糖尿病（NOD）小鼠等］允许研究者评估各种治疗方案对排斥和复发性自体免疫疾病的疗效。事实上，来自不同物种的胰岛结构成像表明，啮齿动物胰岛与人和 NHP（非人灵长类动物）胰岛有明显不同，这些物种间的结构性差异对胰岛生理有显著影响，因为胰岛对刺激的生理反应有着明显差异。由于这些实验方法还没能转换到大动物，临床前期模型更倾向于研究免疫系统更复杂的大动物。

已经证实，对比特殊饲养的、无特定病原体的啮齿动物，非人灵长类动物（NHP）的异源免疫以及导致的交叉免疫应答，成为下调大型动物同种异体特异性免疫更大的挑战。此外，无限量供应的近交啮齿动物胰腺供体允许研究者重复地分离和移植确切数目的活性胰岛。临床前期的大动物模型（如狗、猪、NHP）必须遵循使用多供体来源，或使用大供体小受体的原则，以获得足够的功能性胰岛数量从而保证扭转高血糖的可重复性。供体-受体的远交性质进一步增加了实验的复杂性，但这种模式的优点在于，它们模拟了临床上所遇到的生物差异性。据观察，NHP 对胰岛移植的免疫应答（排斥反应的时间进程、各种免疫抑制剂对胰岛功能的效应、代谢参数等）与人类是相同的。此外，NHP 和人类基因组有 95% 同源性，而且多数特异于人类抗原的试剂可与 NHP 抗原起相当的反应。但由于缺乏一个自发的、与人 1 型糖尿病生理上相似的糖尿病临床前模型，最终对机理只能从临床研究验证。

先前成功的胰岛移植面临的挑战包括：①由于非特异性炎症反应及预先存在的和/或移植诱导的、自身免疫介导的胰岛破坏和同种异体免疫排斥导致的功能性胰岛数量的损失；②新移植的胰岛血运重建失败，导致移植物失效及大部分胰岛功能障碍。在此，已有各种临床前和临床研究，来保护胰岛移植物免受非特异性、特异性异体和特异性自体免疫反应的有害影响，以促进血管生成，从而提高移植物的存活和功能。这些策略包括免疫调节疗法和免疫抑制疗法。

免疫调节疗法（如单克隆抗体治疗、共刺激信号阻断、IL-1 受体拮抗剂治疗、细胞疗法等）的机制包括：①提供免疫调节细胞因子，如 IL-4、IL-10 或 TGF-β。②抑制促炎细胞因子。③调节 Th1 和 Th2 细胞间的平衡。④通过包囊技术保护胰岛免受免疫破坏等。另一方面，免疫抑制疗法的机制包括：①通过多种策略抑制内在的和适应性的免疫反应，包括结合特异性胞质蛋白，从而抑制 IL-2 分泌及后续的 T 细胞扩增（CNI 环孢霉素和他克莫司）。②通过抑制 IL-2R 信号转导灭活 T 细胞（西罗莫司）。③通过抑制淋巴细胞分化（硫唑嘌呤）。目前的组合疗法可促进胰岛的血管新生/胰岛血管重建及胰岛再生/β 细胞扩增，及可靶向特异性/非特异性抗原、抗体特异性免疫调控，可重新调节潜在的免疫失衡，来阻止/扭转 β 细胞特异性的免疫破坏，同时联用限用类固醇或无类固醇免疫抑制剂以维持免疫耐受，可避免肾毒性或致糖尿病毒性。这些免疫方案对保证胰岛移植成功有巨大的价值。

同种异体胰岛移植预防免疫排斥反应的一些临床前研究进展如下。

**1. 立即经血液介导的炎症反应的发生及防治方法**

（1）发生机制

经肝门静脉移植的胰岛与 ABO 相容血液接触后首先遇到的炎症攻击之一是立即经血液介导的炎症反应（instant blood-mediated inflammatory reaction，IBMIR）。IBMIR 激活非特异性炎症、补体和凝血途径，导致胰岛形态和功能受损，是胰岛成功植入的严重障碍（肝内输注后估计有 50%～60% 的胰岛损失，这在早期胰岛丢失或原发性无功能移植物中可观察到）。

IBMIR 的证据在猪门静脉内胰岛移植以及人同种异体临床胰岛移植中均有报道。IBMIR 反应包括补体激活、过敏毒素 C3a 和 C5a 的产生引发多分叶核（PMN）白细胞集聚、内皮和血小板的黏附分子上调、产生活性氧，并诱导细胞因子释放。胰岛本身可分泌组织因子（TF），该因子大量存在血管床细胞的周围，可活化凝血途径，激活胞内信号，如趋化因子，包括单核细胞趋化蛋白 1（MCP-1）、趋化因子 CXC 基配体 8（CXCL8）和趋化因子 C-C 基配体 2（CCL2），可能参与招募中性粒细胞和单核细胞/巨噬细胞至植入位点，导致细胞增殖、血细胞渗出和炎症。实际上，患者胰岛移植后胰岛释放的 TF 组织因子和 CCL2 与凝血生化指标有显著的关联性，这表明减轻胰岛促炎状态可能是减少早期移植后并发症和改善胰岛功能的一种方法。

（2）药物预防

使用灭活因子Ⅶa或TF抗体特异性阻断TF活性，可体外制止IBMIR。在NHP使用人源化抗TF特异性单克隆抗体可促进胰岛植入及长期存活。另外根据几种试图限制胰岛输注入肝的后续炎症和/或凝结反应试剂的研究，方法包括$α_1$抗胰蛋白酶、lysofylline、特异性凝血和补体阻滞剂以及靶向炎症通路的其他药物。因为围移植期的炎症可导致同种异体性免疫应答的发展，防止IBMIR对增加胰岛植入数量和预防排斥是至关重要的。

在小鼠门静脉胰岛移植研究中，Satomi小组证实了C5a抑制肽（C5aIP）可显著抑制凝血酶-抗凝血酶复合物的形成，同时可改善治愈率和糖耐量，以及显著抑制受者肝脏粒细胞TF的表达。抑制TF表达可减弱补体和凝血级联交叉反应以及它们间的相互干扰，从而改善胰岛植入，这提示C5aIP结合常规抗凝剂治疗代表着一种临床胰岛移植的有效干预措施。类似地，一个体外循环模型证明，可通过在培养基中加入烟酰胺减少人胰岛中TF和MCP-1表达。用重组的叠氮基凝血调节蛋白（azido thrombomodulin）重组胰腺胰岛表面也可显著减少胰岛介导的血栓形成。Nilsson的研究小组还显示，用特异性凝血酶抑制剂美拉加群（melagatran）可在体外显著降低IBMIR，并呈剂量依赖性，效果正如猪胰岛经门静脉移植至狒猴后的可溶性补体受体1（sCR1）/肝素治疗，或TP10/免疫抑制药物治疗。其他应用抗凝血剂或补体抑制剂阻断IBMIR的临床前研究包括N-乙酰L-半胱氨酸在相应临床浓度下能有效抑制人胰岛制备物内人重组TF的促凝活性，并且无细胞毒性。

（3）胰岛分离的改进

为改善β细胞的移植存活，人胰岛纯化过程选用碘克沙醇为主要密度梯度介质，纯化后的胰岛经48h培养显示，此介质可显著减少细胞因子/趋化因子的生成，包括IL-1β、TNF-α、IFN-γ、IL-6、IL-8、MIP-1β、MCP-1和RANTES（趋化因子），从而提高了移植前β细胞的存活。类似地，把小鼠胰岛植入重组基底膜提取物（BME），24h或48h后可部分地防止胰岛凋亡，因为降低了caspase 3水平并增加了α3整合素、FAK（黏着斑激酶）蛋白水平，以及FAK活性，提示其对分离后的胰岛活性和功能有保护作用。此外，转录因子胰十二指肠同源1（PDX-1）的表达可持续48h，表明BME对细胞活性的积极意义。

（4）微囊化技术

已有若干血管内及血管外包囊技术和装置，通过隔离免疫细胞和大抗体来克服移植物被破坏的报道。血管内大包囊可与血管相吻合，如动静脉（AV）分流；血管外大包囊大多是移植在不同部位的扩散室；血管外微包囊则通常被移植于腹腔。血管内装置的主要优点是与血流直接接触，确保充足氧气和营养供应，提高移植物存活和功能。使用血管化的人工生物装置用于全胰腺切除的犬，是目前为数不多的取得长期同种异体及异种胰岛移植存活的情况之一；然而，血栓的形成仍是重大挑战，需要强劲的抗凝治疗。另外，血管外装置的手术风险最小，移植在肝外位点，可避免血栓形成，且如果万一发生囊周纤维化过度生长也易于从受体取回。但是这两种装置均易受小分子如细胞因子/趋化因子、一氧化氮及低氧应激影响。把胰岛与各种试剂共微囊化：如红细胞和Sertoli细胞可释放免疫抑制因子，或强化血管再生因子如血管内皮生长因子（VEGF），光合氧气生成藻类等，或类似生物工程后的胰岛素样生长因子-Ⅱ（IGF-Ⅱ），可促进胰腺β细胞存活，并已证实可改善移植后胰岛的胰岛素分泌和血糖控制。

天然产物海藻酸盐凝胶是胰岛移植中使用最广泛的包囊材料，海藻酸钡胰岛胶珠移植显示可使同种异体和异种移植物获得长期免疫保护。例如，把SD大鼠胰岛与新型硫酸化葡甘露聚糖海藻酸钡（sulfated glucomannan barium alginate，SGA）微胶囊化后进行腹膜内同种异体移植到糖尿病 Lewis 大鼠，可观察到 MCP-1 分泌的显著下降和胰岛活性的改善。类似的免疫保护可见于胰岛与血管生成蛋白共同包封于选择性渗透的多层藻酸盐-聚-L-鸟氨酸-藻酸盐微胶囊内，后行网膜囊移植。另一种血管外（皮下）移植大囊（macrochambers）又称"βAir"装置，包括把胰岛固定于海藻酸盐的亲水聚四氟乙烯膜内，同时每日供氧，通过给予氧气-二氧化碳混合物提供免疫防护和持续的胰岛活力和功能，采用同种异体皮下移植至健康的小型猪。把猪的胰岛包封于高度纯化海藻酸钡微囊后移植给链脲霉素（STZ）诱导的糖尿病 Wistar 大鼠，可保持长期血糖正常且无须免疫抑制。因此，通过使用包囊装置的移植解决了免疫排斥和感染猪病原体风险的临床异种胰岛移植，为避免同种异体人供体器官的不足提供了一种解决方法。藻酸盐大囊包被的猪胰岛也显示可纠正 STZ 诱导的灵长类糖尿病长达 6 个月，且不使用免疫抑制剂。在一个探索性临床试验，将微型包囊的人胰岛经腹中央区移植到无免疫抑制的 T1DM 患者中，尽管患者仍需胰岛素治疗，但可观察到糖化血红蛋白的改善和低血糖症的消失。Elliot 等在一新近临床研究证实，持续使用微包封技术可维持短暂的胰岛素脱离达数月。有趣的是，治疗可显著减少严重低血糖发作，即使在胰岛素依赖的情况下也可降低/消除低血糖无意识发作。同时，反复检验显示，在这些异种移植受体内也没有发现异源性感染的证据。

（5）异种移植

胎猪和新生猪胰岛表达一种细胞表面抗原，包含表位-Gal α 1-3Gal β 1-4GlcNAc-R（"α-gal"），人对其有补体结合性抗体，导致了移植胰岛的急性排斥反应。此反应可能可以通过以下方法预防：① 通过敲除或敲入包含人 α（1，2）-岩藻糖转移酶，或 N-乙酰葡糖转移酶Ⅲ基因表达，抑制功能性"α-gal"活性。② 通过耗尽血清中抗猪抗体或补体。③ 使用 GT敲除猪 α（1，3）-半乳糖转移酶基因（GTKO）作为胰岛来源。血栓调节蛋白的表达、TF途径抑制剂、CD39 内皮外生核苷三磷酸二磷酸水解酶和血红素加氧酶也表现出了潜在的控制猪到人异种移植凝血的价值。凝血功能障碍的预防或人补体调节蛋白的表达，如 CD46（膜辅助因子蛋白）、人衰变加速因子（DAF，CD55）、CD59 或上述三种共用；或移植物内抗凝和抗血小板分子的表达，均可提供一定保护。又如，腺病毒介导表达的人类补体调节蛋白 DAF（CD55）或 CD59 可保护成年猪胰岛免受人血清的补体介导的细胞裂解，正如低分子量Ⅶa 因子（FⅦa）抑制剂一样，在体外可同时间接阻断 TF 的膜结合及可变剪接形式。重组抗凝血酶Ⅲ还可改善猪到人异种移植后早期移植物损坏和系统性凝血功能障碍的发展。上述方法与物理手段联用，如包囊，可显著减少猪胰岛异种移植物的血栓形成。

（6）其他研究

Nilsson 和 Korsgren 为研究适用于临床的移植方案作出了先驱性的工作，他们通过抑制凝血和补体系统的活化，抑制白细胞浸入胰岛，这些正是 IBMIR 的主要特征。例如，他们在非人灵长类动物的胰岛移植模型中发现低分子量硫酸葡聚糖（LMW-dextran sulphate）可有效抑制 IBMIR，此结果为避免猪-人临床胰岛异种移植中的 IBMIR 提供了基础。他们还开发了生物素/抗生物素蛋白技术，偶联预制肝素复合物到胰岛表面，以防止门静脉内血栓形成，并抑制 IBMIR 而不增加出血风险或诱导急性或慢性胰岛毒性。类似地，他们证明了人主动脉内皮细胞（EC）包被的胰岛可减少血液中凝血和补体的活化、血小板/白细胞消耗及CD11b$^+$细胞的浸润。而且，添加充质干细胞（MSC）到这种复合体后显示增强了内皮细胞增殖和幼芽形成；向胰岛内生长的内皮细胞证明了该 EC-MSC 胰岛复合体在提高胰岛的血管生成、血管重建和免疫调节方面的临床应用潜力。优化 EC-胰岛共培养方法可实现用人

EC 包被猪胰岛，将为改善异种胰岛移植结果提供新的策略。最近，通过聚（乙二醇）-铰链磷脂（PEG-脂质）把人可溶性补体受体 1（sCR1）固定于胰岛表面，证明可有效抑制补体活化并保护胰岛免受异种反应性抗体和补体的攻击，且不损害胰岛活性或胰岛素分泌能力，是控制临床胰岛移植早期胰岛损失的有效手段。以 PEG-脂质包被胰岛表面并用纤溶酶尿激酶修饰，可进一步增加该过程的效力。这些报告强调了组织靶向化学物质对减少供体细胞介导的促凝和促炎症反应的重要作用。另外，过敏毒素 C5a 可引起广泛促炎效应，很有可能是引起 IBMIR 的重要因素。

### 2. 其他炎性环境对胰岛的影响及阻断策略

脑死亡、器官复苏、冷缺血时间和胰岛分离可共同造成胰岛的细胞应激反应并激活凋亡，同时也使胰腺腺泡组织和胰岛产生促炎分子。胰岛分离后残留的外分泌组织亦可以释放有害细胞因子，会进一步造成 β 细胞损害。此炎症环境下的保护细胞的应激反应可能对 β 细胞不利，因为有低浓度的内源性抗氧化剂以及由此导致的氧化还原失衡状态和反应性活性氧成分（ROS）的产生，可进一步触发 β 细胞功能障碍与死亡。胰岛分离和培养时使用的试剂被内毒素污染也可能对胰岛功能产生有害的影响，这是通过刺激各种常驻细胞，包括巨噬细胞（MØ）、内皮细胞和内分泌细胞，并诱导表达白细胞介素（IL）-1α、IL-1β、肿瘤坏死因子 α（TNF-α）和 IL-6。因此在移植时，胰岛可能已被损坏，并表达有助于形成炎性反应微环境的免疫刺激分子。

（1）靶向非抗原特异性免疫应答的免疫治疗策略

同基因胰岛移植的实验模型显示约 60％移植的胰岛组织在移植后最初几天内经历凋亡。胰岛移植后多形核白细胞（PMN）和组织巨噬细胞对移植物的浸润以及促炎性细胞因子水平的升高，强烈暗示了有非特异性固有的炎症反应介导的细胞损伤。其他一些参与胰腺胰岛内细胞早期损失的介质因子包括 NO、前列腺素（PG）和活性氧中间体（ROI）。一些研究表明，抑制非特异性炎症可改善胰岛移植物的功能和存活率。如 Yasunami 小组证明，V-alpha 14 NKT 细胞触发的由 Gr-1＋ CD11b⁺ 细胞产生 IFN-γ，介导了同基因胰岛移植物的早期移植物损失。腺苷的使用可抑制受体小鼠 NKT 细胞介导的由肝嗜中性粒细胞产生的 IFN-γ，从而预防同基因和同种异体胰岛移植物的早期损失。类似结果在最近的研究中也有报道，同基因胰岛移植的受体接受 ATL（一种抗炎成分）治疗（ATL146e 或 ATL313）后比未治疗者更迅速达正常血糖水平，表明植入的临界治疗量胰岛的存活和功能均有提高。经激动剂治疗的动物，其移植物组织学检验提示细胞坏死、纤维化和淋巴细胞浸润的减少。注射腺苷 A（2A）受体激动剂，通过作用于白细胞，也改善了体外葡萄糖刺激胰岛素分泌（GSIS），这暗示了一个潜在的有显著效果的介入治疗策略可减少临床移植中的炎症性胰岛损失。与之类似的是，通过给予 diannexin 后，也可观察到炎症细胞浸润的减少和 β 细胞因凋亡而死亡的减少。连续给予 C-Jun 氨基末端激酶（JNK）抑制剂 SP600125 和烟酰胺，联用辛伐他汀，也可避免围移植期的细胞凋亡和炎症反应。此组合疗法增加了 β 细胞活力指标、猪胰岛过夜培养的活性，以及显著增加了体内胰岛存活率。JNK 抑制剂的导管内给药可显著抑制体内 IL-1β、IFN-γ、TNF-α、IL-6、IL-8 和 MCP-1 的 mRNA 的表达水平，同时在体外培养时降低了上清液的 IL-1β 和 IL-8 的浓度，这可能代表了一个抑制猪胰岛炎症的可替代靶点。最近的研究显示，给予胆红素也可减少炎性介质的血清水平，包括 IL-1β、TNF-α、可溶性细胞间黏附分子 1（ICAM1）、MCP-1 和 NO，可抑制 Kupffer 细胞浸润胰岛移植物，恢复胰岛移植物产生胰岛素的能力并增强糖尿病小鼠受体的糖耐量。IL-1β 在导致胰岛功能障碍和细胞凋亡中起关键的作用。通过细胞内级联反应，中性粒细胞和巨噬细胞分泌的IL-1β 被证明可下调 GLUT2（葡萄糖转运蛋白2），上调可诱导的一氧化氮合酶（iNOS）和环氧合酶2，并活化 NF-κB，后者反过来可介导多种基因的转录，包括 IL-1、IL-6、TNF-α、ICAM-1、VCAM-1（血管细胞黏附分子-1）、ELAM-1（内皮性白细胞黏附分子-1）、iNOS、PGE2、COX-2（环氧酶-2）和 EP3。通过水杨酸钠抑制 IL-1β 诱导 COX-2 和 EP3 基因表达以及抑制 iNOS 和 COX-2 酪氨酸激酶，均显示可增强胰岛 β 细胞的功能。此外，NOX2（NADPH 氧化酶的一个亚型）的缺乏可降低 ROI/促炎性细胞因子的产生及 β 细胞的凋亡，从而防止 STZ 诱导的小鼠 β 细胞的破坏和糖尿病的进展。

（2）抑制 Toll 样受体（TLR）信号转导

TLRs 家族有 10 个成员，它们是人类固有的、具功能性、免疫信号转导受体，对宿主固有防御和获得性免疫均起重要作用。识别保守的病原体相关微生物模式（PRR）从而刺激 APC 和 T 淋巴细胞上特异的 TLR，并诱导促炎性细胞因子、趋化因子和干扰素。内源性 TLR 配体包括肽聚糖、纤连蛋白外配体 A、脂多糖、硫酸乙酰肝素、透明质酸、高迁移率族蛋白 1（HMGB1）、热休克蛋白 60（Hsp60）、外源性产物〔如细菌脂蛋白、CpG（双核苷酸）DNA、鞭毛蛋白和双链病毒 RNA〕。小鼠胰岛表达 TLR2 和 TLR4，而 TLR 激活后可上调胰岛内细胞因子和趋化因子的产生。最近一项研究表明，TLR2 和 TLR4 信号转导能引发胰岛移植失败，而 HMGB1 正是一个早期介质。STZ 诱导的糖尿病同基因小鼠接受移植后，胰岛暴露于 LPS（血清脂肪酯）或肽聚糖可引起主要移植物由受体 CD8+ T 细胞及胰岛内和胰岛周围单核细胞炎症造成的失败。应激状态的胰岛的 NF-κB 活化可因为 TLR2 和 TLR4 的同时缺失而阻止。移植 TLR2/4（−/−）的胰岛因此可减少促炎性细胞因子产生并改善了胰岛存活。另一研究表明，小鼠早期门静脉内胰岛移植的失败与增加的促炎性细胞因子、HMGB1 表达、NF-κB 活化、caspase 3 和 TUNEL（转移酶介导的三磷酸脱氧鸟苷-生物素刻痕末端标记）阳性细胞相关。供体 TLR4 不足，而非受者，可抑制 NF-κB 活化、减少促炎性细胞因子并增加胰岛移植物活力。用抗 HMGB1 单克隆抗体（mAb）阻断 HMGB1 能抑制炎症反应，因其减少了 TNF-α 和 IL-1ss 产物并改善了胰岛的活力。这些结果表明，抑制 TLR4 活化代表了一种新的策略，可减轻门静脉内胰岛移植的早期移植物失败。Matsuoka 等证实小鼠 HMGB1 受体 TLR2 或晚期糖化终产物（RAGE）受体，但非 TLR4，未能显示出早期胰岛移植物损失。从机理上讲，HMGB1 可在体内和体外刺激肝单核细胞（MNC），上调 CD40 表达并促进 DC 生产 IL-12，导致 NKT 细胞活化及随后的 NKT 细胞依赖性 Gr-1 +CD11b+ 细胞的 IFN-γ 产物上调。采用 IL-12 或 CD 40 L 特异性的抗体处理，可防止胰岛移植物的早期损失。此外，用 HMGB1 特异性抗体处理，也可抑制门静脉内胰岛移植后 NKT 细胞和 Gr-1 +CD11b+ 细胞产生的 IFN-γ，表明 HMGB1 介导的通路是提高胰岛移植效果潜在的介入靶点。

（3）细胞因子信号转导抑制因子（SOCS）的保护作用

细胞信号转导因子-3（SOCS-3）抑制剂受细胞因子刺激后在小鼠和大鼠胰岛中的保护作用已有 Rønn 等进行了描述。用 SOCS3 编码的腺病毒构建表达 β 细胞特异性 SOCS3 的小鼠，通过转基因的胰岛可显著抗细胞因子诱导的细胞凋亡和胰岛素释放的受损。而 GSIS、胰岛素含量或葡萄糖氧化未受 SOCS3 的影响。SOCS3 腺病毒转染的大鼠胰岛培养后显示细胞因子诱导的 NO 和凋亡下降了，这与抑制了 IL-1 诱导的 NF-κB 和丝裂原活化蛋白激酶（MAPK）通路有关。虽然移植 SOCS3 转基因胰岛在糖尿病 NOD 小鼠内并未发现保护作用，但当移植到同种异体的糖尿病 BALB/c 小鼠时，的确显示出了延长移植物的存活，这显示 SOCS3 可能是药理学或基因工程学上用于胰岛移植治疗 1 型糖尿病的靶位之一。一新近研究使用嵌合型腺病毒载体（Ad5F35- SOCS1）以增强 SOCS1 在分离的 SD 大鼠胰岛中的表达，在体外给予 TNF-α 和环己酰胺处理后显示活化型 caspase 3 水平和核内凋亡诱导因子（AIF）水平的减少。caspase 3 是 caspase 家族主要的杀伤性成分，在 caspase-依赖的细胞凋亡通路被上游级联反应激活，而 AIF 是一个关键的线粒体蛋白质，在 caspase-非依赖的细胞凋亡通路中转移到细胞核。移植 Ad5F35-SOCS1 转染的胰岛于 STZ-诱导的糖尿病受体能显著延长移植物功能存活。此外，下降的 caspase 3 活化及 AIF 核转移可在 Ad5F35-SOCS1 转染胰岛的早期移植物中观察到，证明 SOCS1 通过 caspase 3 依赖的和 AIF-caspase 非依赖的通路，保护胰岛移植物免于凋亡。这些结果亦得到了另一研究的支持，即转基因表达 SOCS-1 使胰岛在经单独 TNF-α 和联用 IFN-γ 处理后，可更明显地对抗细胞因子诱导的细胞死亡。此外，这种抵抗力可能与转录因子干扰调节因子-1（IRF-1）被明显抑制相关，反映了增强的细胞存活信号以及受损的 IFN-γ 诱导的 I 型 MHC 上调。重要的是，SOCS1-Tg 胰岛可显著逆转 STZ 诱导的糖尿病，表明移植物内表达 SOCS1 使胰岛对细胞因子的有害影响不敏感；这一发现对同种移植物急性排斥反应的治疗进展有潜在的意义。

（4）X 染色体链接的凋亡蛋白（XIAP）抑制剂的保护作用

由腺病毒转染，X 染色体链接的凋亡蛋白（XIAP）抑制剂在生长可调控的 β 细胞系（βTC-Tet）短暂的高表达显示，在体外，不管是缺血再灌注损伤模型中或是后续暴露于细胞因子中，表达 XIAP 的 βTC- Tet 细胞可显著抗凋亡。皮下移植这些腺病毒转染-XIAP（Ad-XIAP）的 βTC-Tet 细胞于免疫缺陷的小鼠可观察到 3d 内糖尿病得到逆转，相比之下 Ad-βGal 转导的对照组需 21d。有研究把该结果总结为 XIAP 的过度表达抑制了同基因胰岛移植的 β 细胞凋亡，减少了胰岛数目及恢复正常血糖所需天数。因此增加移植前离体 XIAP 基因转移到胰岛的可能性，有希望增加移植供体的胰岛数量，从而更有效地利用有限的人类胰岛供体，并提高移植物功能和长期移植成功率。相比腺病毒传递的基因转移方法，"非病毒"的方法是新近提出的，涉及 IDO（吲哚胺 2，3-双加氧酶）cDNA-含质粒用脂质体转染入大鼠胰岛。吲哚胺 2，3-双加氧酶（IDO）是抑制 T 细胞应答、诱导胎母耐受起关键作用的酶。在 STZ 诱导糖尿病的 Lewis 大鼠行同种异体移植表达 IDO 的胰岛，结果显示逆转的糖尿病和可维持的糖代谢控制。另外，在未使用任何免疫抑制剂的情况下，行 IDO 转染的胰岛移植糖尿病大鼠组的存活情况优于未转染胰岛组。

（5）血红素加氧酶-1 的保护作用

细胞保护蛋白血红素加氧酶-1（HO-1，HMOX1）的过度表达已被证实可降低胰岛移植物内细胞因子诱导的细胞凋亡和氧化应激反应的有害影响。例如在鼠胰岛素瘤 β-TC3 细胞系以及新鲜分离的小鼠胰岛均显示原卟啉（CoPP，FePP）可上调 HO-1，HO-1 的强烈诱导剂，在体外可保护炎性细胞因子凋亡的诱导或 FAS 参与的凋亡；而在体内，啮齿类同基因模型内，HO-1 的上调可改善临界治疗量移植后的胰岛功能。还有类似报道，在胰岛分离前一天用 CoPP 处理供体小鼠诱导产生 HO-1，外加移植后 9d 的疗程，结果显示同基因胰岛植入增强和改善的血糖水平及血糖控制。围移植期 CoPP 短疗程给药也有助 DBA/2 胰岛移植物在 C57BL/6 小鼠受体里有可观比例的长期存活。此外，用 FePP 单独预处理胰岛可提高未治疗受体的移植物存活，并进一步增加 CoPP 治疗后受体移植物的长期存活的比例。预处理还可减少 II 类 MHC 表达。围移植期以原卟啉治疗受体亦可发现短暂的强大的免疫抑制作用及淋巴细胞增殖反应的减少、调节性 T 细胞（CD4$^+$、CD25$^+$）比例的增加和单核细胞移植物浸润的降低，并平行伴有 HO-1 表达的系统性上调，可能导致了在一部分经原卟啉处理的动物体内诱导的供体特异性反应降低。NOD 小鼠胰腺 β 细胞内转基因表达血红素加氧酶-1，可延长移植物存活且免受自身免疫性损伤。还可观察到胰岛内促炎细胞因子/趋化因子水平、促凋亡基因表达和胰岛 ROS/RNS 含量的降低，且胰岛对 TNFα-和 IFNγ-诱导的细胞凋亡更耐受，这为发展临床胰岛移植治疗 T1DM 提供了宝贵参考。

（6）干扰素调节因子 1 的保护调节作用

IRF-1 对免疫介导的 β 细胞破坏起关键作用。干扰素调节因子 1（IRF-1）是 IFN-β/信号转导的下游靶位及 STAT-1 的活化剂。胰岛 IRF-1 的缺失与较高的原发性功能丧失发生率、胰岛素分泌减少和功能性移植物存活缩短相关。细胞因子暴露下的 IRF-1（-/-）胰岛与对照组相比和用 IRF-1 siRNA 转染 INS1E（胰岛素 1E）细胞与对照组相比，显示出 MCP-1（CCL2）、Ip10（CXCL10）、Mip3α（CCL20）和 INOS（NOS2）mRNA 的表达增加以及 MCP-1 和亚硝酸盐产物的升高。在体内，IRF-1（-/-）胰岛更容易吸引免疫细胞，在胰岛移植物中更容易被免疫浸润。在体外，IL-1 受体拮抗剂可部分恢复细胞因子诱导的分泌缺陷，在体内可完全防止原发性功能丧失。这些数据表明 IRF-1 对胰岛素调节的重要功能，及对炎症攻击下胰岛分泌趋化因子的关键调节作用。

（7）氧化还原调节策略

因抗氧化防御能力减弱，β 细胞特别容易受自由基和炎症反应损害。最近一项研究为使用催化抗氧化剂（CA）FBC-007 确定氧化还原调制策略提高胰岛保存的效果和益处。结果显示，把 FBC-007 与人胰岛在同基因、次优同基因或异种胰岛移植前共同培养，可保护胰岛免受 STZ 诱导的损伤并显著提高其功能。把经催化抗氧化处理过的同种异体胰岛移植给糖尿病小鼠，发现受体移植后血糖控制改善并且同种异体移植物排斥也延迟了。系统性地给予受体催化抗氧化全身给药进一步推延了同种异体移植物排斥，这表明增加氧化还原调节策略对胰岛在同系、同种和异种移植中的保护将是一个有效的临床方法。

**3. 应用抗体或重组分子预防排斥反应**

已有通过各种常规的全身免疫抑制药物联合多克隆或单克隆抗体以及靶向免疫系统关键部件的嵌合分子，通过供体抗原给药以及与其他类型细胞共移植，包括造血细胞以诱导嵌合体，尝试进行操纵受体免疫应答预防排斥的研究。现已有多种方法有可能防止啮齿动物、狗、猴及人的同种异体胰岛排斥的可能，但在大动物和人的供体特异性耐受报告仍罕见。

（1）抗原提呈细胞在胰岛移植物免疫应答中的作用

抗原提呈细胞（APC）是产生先天性和特异性免疫应答的关键中间体，APC 或过客白细胞分布于原位及分离的胰岛。多个啮齿动物移植研究表明，同种异体排斥很大程度上取决于受体 T 淋巴细胞与供体细胞的直接抗原提呈反应，来源于驻留在胰岛表面 APC 的供体抗原。APC 对移植物急性排斥反应也很重要。在许多移植模型中，包括同种异体胰岛移植物，排斥反应与树突状细胞（DC）的活化状态和数目相关，DC 含量越高移植排斥率也更高。有研究也已识别出了胰岛同种异体移植物排斥反应长时间后，受体小鼠脾脏上有供体 APC，表明存活的延长以及这些共同 APC 对刺激组织排斥的潜在作用。

同种异体抗原提呈与 APC 释放的协同刺激分子混合，激活了信号转导通路，包括钙-钙调磷酸酶通路，引发 T 细胞反应。随后在其他分子间释放的 IL-2，激活 mTOR 途径引发细胞增殖和效应 T 细胞数量巨大膨胀。激活的 B 淋巴细胞也产生同种异体抗体对抗供体 HLA 抗原。

为了启动排斥反应，CD4$^+$ T 细胞必须经由 T 细胞受体（TCR）复合物（包括供体特异性 TCR 本身和相关 CD3 复合物）首先遇到供体的 II 类抗原。供体抗原必须由 APC 提呈，在主要组织相容性（MHC）分子的背景下，使 T 细胞可识别它。如果一个供体 APC 提供了信号，供体的 II 类分子则直接相互作用于 TCR（直接通路）；如果受体 APC 有刺激作用，被处理的供体抗原被再次提呈作为在受体 II 类分子的裂口中被表达的肽段（间接通路）。这样看来，抗原提呈直接通路主要参与急性排斥反应，而间接通路主要介导慢性排斥反应。TCR 复合物与抗原/APC 表面 MHC 的相互作用提供给了 T 细胞的第一个激活信号（信号 1）。CD3 复合体完整地参与了 T 细胞的活化过程。T 细胞表面的其他分子亦与信号 1 有关，包括白细胞共同抗原（CD45）。然而信号 1 本身不会导致免疫应答的产生，还必须接受第二信号，又称协同刺激，由 T 细胞的其他分子和 APC 表面相互作用产生。阻断协同刺激可导致反应性 T 细胞功能性失活或无反应性，以及细胞凋亡。免疫细胞上的附加辅助分子已被识别，包括 CD2 和细胞黏附分子（CAM），是 T 细胞活化必需的，活化细胞所产生的细胞因子又是进一步免疫应答所必需的。

（2）基于阻断 T 细胞和抗原提呈细胞间相互作用的抗免疫排斥设计

阻断 T 细胞和 APC 间众多相互作用中的一个或多个作用，可作为预防排斥反应的一个设计思路。阻断这个免疫应答传入可防止传出反应的产生，正如细胞毒性 T 细胞和抗体的产生，从而提高移植物存活。仅针对免疫反应传出神经（效应器）参与分子的方法对预防排斥反应或诱导耐受效果一般不理想。然而此类试剂若结合其他药物或生物制剂，通过靶向早期逃脱阻滞的细胞而作用于早期免疫级联反应，是有效的。目前已采用了多种阻断受体-配体相互作用的策略，来抑制或改变 T 细胞信号转导与激活，并导致 T 细胞克隆缺失、无反应性或调整。多克隆和单克隆抗体、重组分子、全身免疫抑制剂并结合供体抗原给药策略已用于实现这样的效果，并可达到延长移植物存活的预期效果，且最终目标是诱导耐受。

① 共刺激信号阻滞。一些研究显示，在移植实验模型中用细胞毒性 T 淋巴细胞抗原 4 免疫球蛋白（CTLA4-Ig）或 CD40L Ig 阻滞共刺激信号转导通路可增强胰岛移植物的存活。例如，感染了 AdCTLA4-Ig-IRES2-CD40L Ig 的人胰岛同时表达 CTLA4-Ig 和 CD40L Ig 蛋白，可显著延长小鼠异种异体胰岛移植后移植物的存活率，下调 Th1 型细胞相关因子的表达，并抑制炎性细胞浸润。caspase 抑制剂（EP1013）联用共刺激阻滞剂（CTLA4-Ig）的治疗亦可防止植入期胰岛损失及显著减少逆转糖尿病而需要的胰岛数量。此外，EP1013/CLTA4-Ig 的联合治疗可通过减少同种异体反应性 IFN-γ 分泌 T 细胞的比例，以及增加移植物内 FoxP3$^+$ Treg 细胞的比例，显著提高移植物存活。这些研究结果表明，通过减少免疫刺激和降低长期免疫抑制治疗的需求，这些组合疗法在改善临床移植有巨大的潜力。

聚焦于阻断信号 2（协同刺激）的抗排斥方法也有大量的研究。阐明协同刺激的 CD28-CD80/86 途径及其在免疫应答的关键作用，引起了探索通过免疫干扰药物影响这些分子对潜在促进移植物效果作用的大量研究。用 CTLA4 免疫球蛋白（CTLA4-Ig）治疗，可成功防止移植排斥，以及移植物抗宿主病（GVHD），同时发现通过输注供体造血细胞对诱导免疫耐受有特别重要的作用。CTLA4-Ig 与供体脾细胞联合给药可中断预致敏宿主的慢性同种异体排斥反应进展。根据条件和试剂（CTLA4-Ig 与特异性 CD80 和/或 CD86 抗体比较）的使用，阻断该通路对啮齿动物模型的自身免疫有不同的影响。用抗 CD86 或 CTLA4-Ig 处理 NOD 小鼠，在胰岛炎发作时（2~4 周）未见进展成糖尿病，虽然治疗未能改变胰岛的严重程度，且治疗大于 10 周龄后并不能阻止糖尿病的发作。相反，用抗 CD80 处理确实可加速疾病进程。对于胰岛，用抗 CD86 而不是抗 CD80 处理小鼠，可延长鼠胰岛同种异体移植物存活，而联用两种单克隆抗体更进一步延长存活时间。于移植前给予 CTLA4-Ig 并结合供体特异性输血（DST），与对照组相比，可轻微地延迟胰岛移植排斥反应但无显著延长存活。CTLA4-Ig 单一疗法对延长 NHP 胰岛同种异体移植物存活效果不明显，五只食蟹猴中有三只与对照组同时发生排斥，另外两只 30d 和 50d 内表现出部分移植物功能。然而当与其他免疫介入剂组合使用时，CTLA4-Ig 可有效延长 NHP 胰岛同种异体移植物存活时间。

另一种防止排斥的方法是继发现 CD40-CD154 通路后，进行的供体特异性的免疫干预。在 CD28-CD80/CD86 通路的协同刺激前，一般操作 CD40-CD154 通路。当 T 细胞激活后，最早的效应之一就是在活化的 T 细胞上表达和上调 CD154，随后与 APC 上的 CD40 抗原相互作用。接着，CD40-CD154 介导的反应导致 T 细胞的 CD28 与 APCs 的 B7 分子相互作用。不同于其他试剂会对整个细胞（如 CD2，CD3）或细胞亚群（如 CD4，CD8）产生影响，干预 CD40-CD154 可引起抗供体反应的特异性改变，是由于遇到了移植组织形式出现的供体抗原，T 细胞的 CD154 特异性上调的结果。虽然有争论提到，当宿主经历移植伴发的感染，活化的病原体特异性应答也可以被改变，已发表的数据表明，例如病毒感染会绕过 CD40-CD154 的相互作用的要求。操纵 CD40-CD154 协同刺激通路已显示在非自身免疫的啮齿动物模型内可延长同种异体胰岛移植物的存活。移植前 DST 联合用抗 CD154 特异性单克隆抗体治疗可使供体特异性耐受和长期的胰岛移植物存活；在此耐受模型，还可观察到负信号通过 CTLA4 分子转导。在 NOD 小鼠，抗 CD154 治疗可以防止或停止自身免疫性糖尿病的进程，在同基因胰岛受体中延缓糖尿病的复发，并显著延长胰岛同种异体移植物存活。同样，胰岛同种异体移植的 BB 大鼠经抗 CD154 治疗可阻止糖尿病的复发。除了对胰岛同种异体移植物存活和自身免疫性糖尿病有效的报告，还证实了干预此关键通路可预防非特异性炎症介质的产生，如一氧化氮和细胞因子，从而提示抗 CD154 可防止早期胰岛损失（肝内胰岛移植后由非特异性炎性事件介导的）。其他单一疗法虽在啮齿类动物胰岛移植模型得到成功，却无大动物和临床前模型，然而抗 CD154 单一疗法可显著延长 NHP 胰岛移植物存活期（超过 1 年）；同样重要的是，移植后第一年可观察到增强的胰岛功能，此结果在任何其他 NHP 或人治疗方案都没能观察到。联用抗 CD154 治疗疑似排斥反应可逆转高血糖，从而拯救部分移植物功能或恢复胰岛素不依赖。各种适应证下使用抗 CD154 治疗发生的血管栓塞导致了临床试验的暂停；而在 NHP 的研究表明，抗血栓形成剂可避免血栓形成，一些研究者仍在继续探索对该途径的阻滞。

同时阻止 CD40/CD154 和 ICAM/淋巴细胞功能相关抗原（LFA）-1 也可延长同种异体移植物存活。Larsen 小组靶向黏附分子 LFA-1，它优先表达于供体特异性记忆 T（TM）细胞，并与共刺激阻滞的抗移植物排斥有关。给予 LFA-1-特异性抗体 TS-1/22，联合巴利昔单抗（一种 IL-2Rα 特异性单抗）与西罗莫司或是贝拉西普（CD28 共刺激信号阻滞剂 CTLA4-Ig 的高亲和性变体）的短期诱导治疗，均可通过掩蔽 TM 细胞上的 LFA-1 而延长在非人灵长类动物的同种异体胰岛移植物存活。在体外也可观察到，同种异体增殖和表达高水平的 LFA-1 细胞因子生产的效应 T 细胞生成的抑制作用。用 LFA-1 特异性诱导治疗共刺激阻滞，抵抗 T 细胞种群的中和，对移植应用有巨大潜力。抗 T、B 淋巴细胞共抑制受体弱化体单克隆抗体［抗 BTLA（T 淋巴细胞衰减因子），PJ196］被报道可延长完全 MHC 错配的心脏同种异体移植物的存活。一些研究还测试了抗 BTLA 单克隆抗体 PJ196 和 CTLA4-Ig 共刺激阻滞在胰岛同种异体移植的协同效应，发现淋巴细胞表面 BTLA 下调与在移植位点调节表型细胞的累积同步，并促进了胰岛同种异体移植物被接受，该结果表明此组合治疗可能是一种有效的辅助策略，用于诱导长期移植物存活。类似地，共刺激信号阻滞剂贝拉西普在灵长类移植研究中已经显示出很有希望的数据。在 CIT 的胰岛移植临床试验 CIT-04，即是研究用贝拉西普维持治疗 1 型糖尿病的胰岛移植（阿尔伯塔大学、埃默里大学）。另一正在进行的二期干预试验是使用贝拉西普预防 1 型糖尿胰岛移植后的自身免疫性破坏和排斥反应。除了共刺激阻滞 CD28/CD80/CD86 和 CD40/CD154 通路作为诱导外周耐受的手段，许多新的共刺激分子已在最近几年被认识，包括 OX40，属于 TNF 受体家族，可表达于活化的 T 细胞 。OX40 与 OX40L 连接可增强细胞因子产生、增殖和存活。机制研究表明，抗OX40L 治疗可保留 Treg 细胞数，在自发的自身免疫 NOD 模型中 OX40 阻滞相比 CTLA4-Ig 可提供更好异种胰岛移植物存活，这为异种胰岛移植的 1 型糖尿病治疗提供了一种新的靶点。最近，在同种异体抗原致敏的小鼠模型中发现一组合疗法包括抗 CD40L、抗 OX40L和抗 CD122 mAb（单克隆抗体）可延长胰岛同种异体移植物存活。在异种抗原致敏的小鼠细胞中，这种 mAb 组合也可通过抑制细胞和体液免疫反应而抑制由供体反应性记忆性 T 细胞（已知该细胞会加速同种异体移植物的排斥）介导的加速排斥。

② 单克隆抗体。在同种异体移植中，抗 CD3 抗体可诱导耐受，在 NOD 小鼠中可逆转自身免疫性疾病，在新发糖尿病患者可减慢变成永久性糖尿病的进程。在雌性 NOD 小鼠，口服抗 CD3 单克隆抗体能有效逆转糖尿病，允许怀孕且延长寿命。用 Otelixizumab（一种抗人 CD3 抗体）治疗表达人类 CD3 复合体 ε 链的转糖尿病基因小鼠（NOD 背景），结果基于可转移 T 细胞介导的耐受得到了持久的疾病缓解。在单一供体的胰岛移植研究中，抗CD3 单克隆抗体［hOKT3c1（丙氨酸-丙氨酸）］治疗结果理想。另一刚刚完成的临床试验研究了 hOKT3y1（丙氨酸-丙氨酸）结合西罗莫司和推迟他克莫司给药，可促进胰岛同种异体移植物存活。在一个过继性转移模型中，用抗 CD134L 单抗可有效防止 $CD4^+$ 记忆 T 细胞活化并显著延长胰岛存活，类似地，抗 CD122 单克隆抗体阻止 $CD8^+$ 记忆 T 细胞活化。短期联用抗 LFA-1 和抗 CD154 单克隆抗体也可诱导小鼠耐受新生猪的异种胰岛移植。除了利用抗 CD154，抗 LFA-1 进行共同刺激阻滞外，用抗 CD134L 和抗 CD122 的单克隆抗体可在同种异体抗原致敏模型延长第二次移植时同种异体移植物存活时间，显著减少记忆性 T 细胞比例。这也同时增加了调节性 T 细胞（Treg）在脾中的比例，限制了淋巴细胞在移植物的浸润，并抑制受体脾 T 细胞的同种异体反应，表明这四种单克隆抗体联合治疗能显著抑制记忆 T 细胞的功能，并延长同种异体移植物在同种异体抗原致敏动物中的存活。同一研究小组在异种抗原致敏小鼠中联合使用 CTLA4-Ig、抗 CD40L、抗 LFA-1 和抗 OX40L，而一项研究中联合使用抗 CD40L、抗 OX40L 和抗 CD122 单克隆抗体，来抑制由记忆 T 细胞介导的加速排斥反应，得到了相似的结果。

有几个针对 T 细胞和 T 细胞亚群的特异性单克隆抗体在胰岛移植模型中得到了测试。对于泛 T 细胞特异性（pan-T-cell-specific）试剂，抗 CD2 和 CD3 特异性单克隆抗体已在动物模型中得到测试。已有报道围移植期给予抗 CD2 药物可延长小鼠胰岛同种异体移植物生存时间和大鼠胰岛在小鼠受体的存活时间。给予抗 CD3 药物可延长同种异体移植物在小鼠受体的存活，某些可达到永久性植入 ，虽然未能实现免疫耐受，注入供体株白细胞可导致受体排斥反应下的移植物长期存活。抗 CD3 治疗新发糖尿病的 NOD 小鼠胰岛移植模型可达到糖尿病的永久缓解，以及新发 1 型糖尿病患者可持续胰岛素产生，这些数据均说明抗 CD3治疗用于接受胰岛移植的 1 型糖尿病患者有很大的潜力。在围移植期采用抗 CD3 免疫缀合物治疗 NHP，联合短期的 CSA 和甲泼尼龙给药，可达到异种移植模型和谐的长期胰岛存活，这进一步支持了抗 CD3 定向疗法的关键作用。

对于 T 细胞亚群，在小鼠模型采用单一的抗 CD4 单克隆抗体治疗被证明可导致胰岛同种异体移植物无限期存活。另一项研究表明，在抗 CD4 或抗 CD4 加 CD8 处理的小鼠，同种异体移植的小鼠胰岛被永久接受了，相反，在仅抗 CD8 处理或泛 T 细胞试剂、抗 Thy 1.2 处理的小鼠同种异体移植的胰岛未被接受。用抗供体 I 类单克隆抗体处理的小鼠仅表现出适度延长的同种异体移植物存活；而小鼠 β2 微球蛋白表达缺陷（即 CD8 细胞缺陷）被证明可延长移植物存活。CD45，白细胞共同抗原，属于跨膜蛋白酪氨酸磷酸酶家族，参与 T 细胞活化和功能。这些分子参与向 T 细胞递送信号，而 CD45 抗原的各种异构体似乎在功能上与 $CD4^+$ T 细胞群有区分。用 CD45R 亚型特异性抗体治疗小鼠已证明可达到长期的同种异体胰岛移植物存活以及供体特异性耐受。CD45 亚型表达的转变，可观察到从 $CD45RB^{hi}$、$CD45RO^{lo}$ 到 $CD45RB^{lo}$、$CD45RO^{hi}$，与移植物内 IL-4 和 IL-10 mRNA 表达的增加相关，与免疫调节细胞群的诱导一致。

③ IL-21 的靶向治疗。最近的研究探索使用 IL-21 靶向治疗（IL-21R/Fc，一种 IL-21 中和性嵌合蛋白）预防 NOD 小鼠糖尿病的疗效，同时行同基因胰岛移植。结果表明，由 $CD8^+$ T 细胞的 IL-21 响应性足以介导同种异体胰岛移植排斥反应，胰岛移植结合 IL-21 的中和，可恢复血糖稳态，并使自身免疫性糖尿病得到恢复。因缺乏 IL-21 信号转导可阻止胰岛移植的排斥反应，可见 IL-21 对移植物免疫应答起到强劲影响，这些发现暗示，治疗性处理 IL-21 可作为治疗 1 型糖尿病的合理的治疗方法。

④ DNA 疫苗接种策略。一种适用于自身免疫性疾病和移植反应治疗性 DNA 疫苗接种策略在近期也已经有报道，此法是在皮内注射质粒 DNA 编码的谷氨酸脱羧酶（GAD）多肽（该成分在胰腺胰岛和皮肤组织内都有合成），在 BALB/c-C57BL/6 模型系统以供体特异性的方式，可改善 NOD 小鼠新发的 1 型糖尿病并增强皮肤同种异体移植物的存活。此外，受体免疫接种后，为显著增加皮肤同种异体移植物存活，仅需编码 GAD 的 DNA 质粒的 CpG 甲基化；联合促凋亡 BAX 蛋白——曾被证明通过 $FoxP3^+$ 调节性 T 细胞诱导是成功治疗自身免疫性糖尿病 NOD 小鼠必不可少的 cDNA 编码共同传递——现已不是必须了。因此，本研究显示了自身免疫靶向 DNA 疫苗未来用于临床移植的潜力。

⑤ 使用糖皮质激素微球的局部免疫抑制治疗。把软皮质类固醇氯替泼诺（LE）的聚-D，L-乳酸（PLA）和聚-D，L-乳酸乙醇酸共聚物（PLGA）微球放入一个生物合成的装置中，以达到局部免疫抑制作用，并在较长时间内减轻全身性副作用，该结果已得到了糖尿病大鼠胰岛移植的早期探索性实验的验证。尽管微球的持续低浓度释放在体外对 MIN-6（小鼠胰岛素瘤细胞株）的活性无细胞毒性，经生物合成装置包载微球治疗的动物与以溶液形式配合渗透性微型泵给药治疗相比，结果有提高。给予持续局部释放糖皮质激素地塞米松磷酸盐和使用 LE-PLA 微球制剂的大鼠组，体内与对照组相比，显示在全身免疫抑制的减少治疗后延长同种异体移植物存活方面有很好的前景。此外，全身治疗所需剂量通常比局部释放所需的约大上百倍。

（3）对其他细胞分子的干扰作用

对其他辅助分子干扰，如抗相互黏附作用的分子，也已经被作为一种提高同种异体胰岛移植物存活的方法进行了研究。经抗淋巴细胞功能相关抗原-1（anti-LFA-1）单克隆抗体治疗后，某些组织不相容的小鼠株组合可获得同种异体胰岛移植物的供体特异性耐受；克隆删除和无反应性均无法解释此致耐受性的作用 。

　　涉及细胞因子定向和细胞因子受体定向疗法的研究已经得到了鼠同种异体胰岛移植物存活延长的结果，例如用 IL-2 白喉毒素融合蛋白或抗 γc 特异性单克隆抗体（结合 IL-2、IL-4、IL-7、IL-9 和 IL-15 的共同 γ 链）治疗后。

　　（4）免疫调节干细胞在促进移植物存活的作用

　　一些研究表明，无免疫原性多能干细胞（MSC）不仅在 β 细胞替代疗法中起重要作用，由于它们的多功能分化和在体外扩增的潜力，并且它们还是细胞保护的免疫调节剂，在胰岛移植中，通过加强移植物保护、组织血管重建和 β 细胞存活发挥治疗效果。骨髓来源的 MSC（BM-MSC）可增强修复和再生，不仅通过重新填充受损组织，还通过减轻炎症反应。另外，它们允许跨 MHC 屏障的移植，因为它们不具有细胞表面的人白细胞抗原（HLA）或 MHC II 类分子。Kim 等通过同种异体大鼠胰岛移植评价自体 MSC 预防移植排斥的治疗潜力，实验表明当联合环孢素 A 治疗，33％的自体 MSC＋CsA 治疗受体移植物存活率达 100 天以上。自体 MSC＋CsA 治疗的大鼠脾细胞对供体刺激表现出减少的 MLR（混合淋巴细胞反应）增殖反应和增加的 IL-10 释放。有趣的是，在大鼠胰岛同种异体移植物内，CD11b$^+$ 细胞诱导的 IL-10 和 IL-10 活化的 Treg 在 MSC 介导的免疫调控中起了重要作用。作者证明，在移植后早期，自体 MSC＋CsA 可通过减少促炎性细胞因子的生成并诱导抗炎细胞因子的生成，特别是 IL-10 的产生，下调免疫应答反应并诱导供体特异性的 T 细胞低反应性。调节性 T 细胞的贡献主要在移植后期阶段。因此，联合使用自体 MSC 和低剂量 CsA 在胰岛同种异体移植物模型中起着协同免疫抑制效果。这些结果在门静脉内临界胰岛数量移植的糖尿病大鼠模型也得到了证实，给予三倍剂量同基因或同种异体 MSC 能防止急性排斥反应并改善血糖控制。移植后 15d 内可观察到降低的促炎细胞因子和血糖水平以及低排斥反应，显示 MSC 可通过防止急性排斥来延长移植物功能。另外 MSC 的疗效与给药途径无关，可与免疫抑制治疗媲美，表明 MSC 对门静脉胰岛移植后预防急性排斥反应和改善移植物功能起着重要作用。还值得注意的是，把在特殊诱导条件下形成的子宫内膜间质干细胞样细胞（SB-EMSC）三维球形体（three-dimensional spheroid bodies，SB），异种移植到免疫功能低下、STZ 诱导的糖尿病小鼠，可恢复血胰岛素至对照组水平，并大大延长移植细胞存活。这些结果提示，EMSC 不仅在胰祖细胞分化中发挥了新的作用，还可在功能上增强胰岛素产生来恢复血糖的调节。在体内移植模型继续探索这些细胞在免疫调节和血管再生的作用将是很有意义的。

　　Goodrich 等最近证明了 hESC（人类胚胎干细胞）衍生的 CD34$^+$ 细胞具胰腺内分泌的可能性，他们在胚胎免疫系统开始发育前，在子宫内绵羊的腹腔注射移植了这些细胞，所以胚胎对外源性抗原的耐受在妊娠期已获得，并可持续至成年。给动物移植分化的细胞群，并术后随访 55 个月，可探测到羊胰腺内有人 DNA 和胰岛素信使 RNA，且血清内有人 C-肽。仅需 23500 个细胞即能实现长期可持续的 β 细胞样活性。这些结果加上无畸胎瘤报道，再结合该细胞的造血潜能，说明 hESC 衍生的 CD34$^+$ 细胞不仅潜在具有体内长期内分泌细胞活性，还可用于诱导免疫耐受及在糖尿病细胞治疗前的骨髓嵌合。迈阿密大学目前正在进行一项 II 期临床胰岛移植试验，使用单克隆抗体 campath-1H 诱导免疫抑制，并同时输注富含供体 CD34$^+$ 骨髓细胞的胰岛来逆转高血糖，并诱导供体特异性免疫耐受状态，消除了持续的免疫抑制治疗。一项研究探索了动员的自体造血干细胞（HSC）的免疫调节作用，通过 CXCR4-CXL12 轴在同种异体胰岛移植后促进胰岛植入的拮抗作用，证实加入雷帕霉素来增强抗 CXCR4 治疗，可进一步增强 HSC 动员和延长胰岛移植存活，可诱导强大的、可转移的宿主低反应性应答。被动员的 HSC 表达高水平负共刺激分子程序性死亡配体 1（PDL1）并抑制体外同种免疫反应。因此，靶向 CXCR4-CXCL12 轴可动员自体 HSCs，并通过 PDL1 介导机制促进胰岛移植物的长期存活。通过 ACK2（抗 CD117）单克隆抗体给药，制止 CX-CR4 拮抗剂介导的 HSC 释放，可以恢复移植物排斥反应。

人羊膜上皮细胞（AEC）有固有抗炎和免疫抑制能力，在体外胰岛培养系统可创建局部免疫特惠区，从而替代免疫抑制药物的治疗。生物工程技术转导胰岛使其细胞结构包含人类胰岛和 AEC（胰岛：AEC），显示能持续地、根据生理适量地分泌胰岛素，并减少分裂素诱导的外周血淋巴细胞（PBL 细胞）增殖，提示移植的胰岛可从免疫赦免状态受益，归因于它们很接近人 AEC，且这种方法可减少慢性全身免疫抑制剂的用量。

## 二、临床胰岛移植术免疫抑制方案的发展历程

胰岛移植的免疫抑制和实体器官移植存在很多类似之处。但是，也存在着一些区别需要予以考虑。首先，在阻止各种细胞破坏性宿主免疫反应方面，抗-排斥反应的有效性必须尽量完美。因为最终植入的边际数量的胰岛，没有足够的能力来耐受 β-细胞损伤，会引起代谢功能紊乱。如果损伤了，胰岛也基本上没有再生能力。因为胰岛移植物很早期的排斥反应血清替代标记物不存在，现在无法及时提醒医生就抗-排斥反应治疗方面做出决断，以便达到精确地阻断免疫破坏过程。临床胰岛移植免疫抑制方案的形成经历了一个漫长而曲折的发展历程，而且还在不断地改进中。

（1）早期临床胰岛移植的免疫抑制研究

2000 年以前，胰岛移植术成功率相对较低。从免疫学原因来识别移植失败的技术比较困难。那时分离质量良好胰岛的方法很烦琐，但也在发展。移植前培养还未用于实践，也没有有效的测量移植前胰岛功能并将其定量化，并进而找出临床成功或失败对应关系的方法。尽管存在这些缺点，有相对较高成功率的自体胰岛移植术已经实现，并且表明胰岛分离技术方面将不再成为该领域前进的绊脚石。因此，胰岛同种异体移植的失败看起来主要是由于免疫抑制方法不足导致。

当时的免疫抑制方法强烈地受到肾脏实体器官移植方面的影响。20 世纪 90 年代胰岛移植主要是侧重于有肾脏疾病的 1 型糖尿病患者，与肾脏的移植同时进行或者先进行肾脏移植，再行胰岛移植。免疫抑制的全套方案与肾移植所使用的药物完全相同。但这其中很多药物具有 β-细胞毒性，效果也不足以减少宿主免疫反应对移植物的破坏。比如，慢性皮质类固醇维持治疗就是免疫抑制方案的一个重要部分。并且，他克莫司和雷帕霉素联合的效果还不清楚。对这两种药物存在相互排斥的担心也阻碍了该领域的进展。因此，那时很多胰岛移植手术的失败是由于移植操作规程，比如不足的胰岛数量以及使用有毒的和最低限度有效的免疫抑制治疗方案。

一些重要的大型动物临床前模型研究为进行人探索性研究的重大突破奠定了基础。诱导治疗的好处在大型动物胰岛移植试验中已经显现出来了。关于维持免疫疗法，慢性皮质类固醇治疗显示出致糖尿病的副作用，尤其是在边际水平的胰岛量移植时。甚至移植后立即用低剂量的强的松进行短期治疗，也能显著缩短全胰腺切除术后自体胰岛移植的犬胰岛功能的维持时间。

自 1983 年以来，钙调磷酸酶抑制剂治疗成了几乎所有免疫抑制方案的支柱。还发现环孢菌素单药治疗对胰岛移植新陈代谢功能无明显有害作用。但是，类固醇和钙调神经磷酸酶抑制剂联合用药对胰岛功能是尤其有害的，正如有长期稳定功能的自体胰岛移植的犬所表现

出的那样。直到 1996 年，一项重要的报告报道了雷帕霉素对自体胰岛移植犬的新陈代谢的有利影响。雷帕霉素与葡萄糖清除率的增加有关，增加了总的和葡萄糖刺激后的胰岛素释放反应，并增加了空腹血浆胰岛素水平，降低了胰岛素清除率。临床前猪胰岛同种异体移植模型研究强烈展示了雷帕霉素与低剂量钙调神经磷酸酶抑制剂联合使用在阻止胰岛同种异体移植排斥反应方面的效果。总体上，大型动物模型表明，联合了雷帕霉素为基础维持药物的诱导治疗是有利的，而采用皮质类固醇的免疫抑制药物是有害的。

在临床方面，McAlister 等报道了一个新的成功的免疫抑制维持方案，即从 1998 年 4 月至 1999 年 5 月，32 例肾脏、胰腺和肝脏器官移植受体中使用低剂量的他克莫司（谷浓度 3~7ng/mL）和雷帕霉素（谷浓度 6~12ng/mL）联合免疫抑制治疗。

（2）Edmonton 免疫抑制方案

2000 年，来自艾伯塔大学的研究者开发了该无类固醇抑制剂的方案，用于人胰岛移植效果显著，Edmonton 方案由此诞生。它包括了 IL-2 受体拮抗剂赛尼哌诱导治疗，高剂量雷帕霉素联合相对低剂量他克莫司作为维持治疗，任何时候都不使用糖皮质激素。静脉内给药赛尼哌诱导治疗剂量 1mg/kg，每 14 天一次，总计 5 次，持续时间 10 周，并考虑可延长时间到再次胰岛移植手术。如果第二次胰岛移植手术距离第一次胰岛移植时间超过 10 周，和第一次注射一样，需重复赛尼哌方案。雷帕霉素给药在头三个月需获得和保持在 12~15ng/mL 的低谷水平，之后在 7~10ng/mL 的低谷水平。他克莫司给药初始剂量 1mg 一日两次，然后调整保持 12h 低谷浓度在 3~6ng/mL。在移植了足够数量的来自 2~4 个器官供体器官的胰岛后，1 型糖尿病器官受体同种异体胰岛移植获得并保持了可靠的胰岛素脱离，表明 Shapiro 等的方案保护了受体免遭同种异体免疫和自体免疫性反应。

对于任何类型的免疫抑制剂，功效和毒性都要进行平衡。在 Edmonton 方案最初治疗的 31 例胰岛移植器官受体中，应用赛尼哌、雷帕霉素和减量的他克莫司治疗（随访达 3 年），观察到的不良事件包括血脂异常发生率占 62%，口腔溃疡发生率占 81%。只有两例移植前就有增高的肌酸酐水平的器官受体观察到血清肌酸酐显著增加。在长达 3 年的随访中，所有病例均未记录有机会性感染和恶性肿瘤。

其他研究机构也报道得到了艾伯塔大学小组一致的成功研究结果。赛尼哌、雷帕霉素和低剂量他克莫司免疫抑制成了 1 型糖尿病胰岛移植器官受体的金标准。一些小的修改包括 T-细胞耗竭剂、抗-胸腺细胞球蛋白（家兔）的使用，以及联合 TNF-α 阻滞剂，都显示出了有前景的结果。

（3）Edmonton 方案的改进——诱导和抗细胞因子药物

家兔抗胸腺细胞球蛋白是人胸腺细胞免疫家兔产生的多克隆 IgG 抗体，1999 年经 FDA 批准用于急性肾脏移植排斥反应治疗。家兔抗胸腺细胞球蛋白抗体的免疫抑制剂机理详见第二节。

公开报道的临床和试验性胰岛移植术中使用抗-胸腺细胞球蛋白的结果相对较少。Hirshberg 等描述了家兔抗胸腺细胞球蛋白和雷帕霉素在降低灵长类胰岛同种异体移植排斥反应中的成功应用。Hering 等报道了连续 8 例患者使用家兔抗胸腺细胞球蛋白诱导（6mg/kg），从单一器官供体胰腺获得平均为（7271±1035）IEQ/kg 的胰岛，患者全部获得胰岛素脱离，且无血糖过低反复发作的风险。

依那西普被 FDA 核准用于严重的风湿性关节炎，青少年关节炎，强直性脊柱炎和银屑病性关节炎。在移植后早期的 TNF-α 阻断预期可以减少早期胰岛的损失。临床胰岛移植中抗 TNF-α 疗法的经验还有限。在明尼苏达大学、加利福尼亚大学旧金山分校（UCSF）和迈阿密大学，19 例胰岛移植器官受体在围移植手术期接受依那西普治疗，目的是增强植入的人胰岛的功能活性。依那西普按以下方案给药：移植前 1h，50mg 静脉注射，移植后第 3 天、第 7 天和第 10 天 25mg 皮下注射。在明尼苏达大学移植患者中，依那西普联合抗-胸腺细胞球蛋白给药，在 UCSF 有两例患者，依那西普联合 hOKT3（Ala-Ala）给药进行诱导免疫。在迈阿密大学，依那西普联合赛尼哌（$n=4$）或阿仑单抗（$n=3$）给药进行免疫诱导。19 例患者均无依那西普相关的不良事件。

明尼苏达大学/UCSF 探索性试验研究中，所有 4 名患者每人接受单一器官供体胰腺的胰岛，并获得了良好的结果。一例患者获得胰岛素脱离，其他三例的血糖控制也获得显著改善，且外源性胰岛素剂量显著减少。在迈阿密大学，获得阿仑单抗和依那西普的三例患者中有一例在单一器官供体胰岛移植后获得胰岛素脱离。明尼苏达大学最初的 8 个患者随访资料比较完整，所有从单一胰腺获得胰岛的患者均获得胰岛素脱离。

（4）临床胰岛移植现代免疫抑制方案

图 6-5 给出了一个胰岛移植现代免疫抑制方案的规则系统。该方案下，输注胰岛之前 2 天，要确定分离的胰岛能满足移植的初步质量标准。然后进行培养，培养期间器官受体接受抗-胸腺细胞球蛋白治疗。在胰岛输注之前，48h 的前置期是考虑消除可能的抗体诱导的细胞激素释放。以他克莫司为主的维持免疫疗法（通常与雷帕霉素联合用药）也是在输注之前48h 开始。不使用慢性皮质类固醇药物。

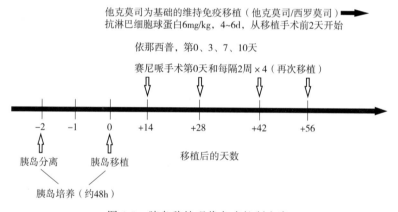

图 6-5　胰岛移植现代免疫抑制方案

摘自：A M James Shapiro，James A M Shaw. Islet Transplantation and Beta Cell Replacement Therapy. Informa Healthcare USA Inc，2007。

现代免疫抑制药物治疗指导方针概述如下：

① 对于初始胰岛输注，在胰岛输注之前 2 天进行 ATG 诱导治疗，总剂量为 6mg/kg，剂量为移植前第 2 天 0.5mg/kg，前第 1 天 1.0mg/kg，第 0 天、第 1 天和第 2 天为 1.5mg/kg。

② 前期药物治疗包括：

a. 对乙酰氨基酚（扑热息痛）650mg，在 ATG 输注之前 0.5h 和输注中间时间点。

b. 口服苯海拉明 50mg，在 ATG 输注之前 0.5h 和输注中间时间点。

c. 静脉注射甲基强的松龙 1mg/kg，只在第一次 ATG 输注之前 1h 和输注中间时间点（即在移植前第 2 天）。

d. 口服己酮可可碱 400mg，在第一次 ATG 输注前 1h 开始，每日给药三次，并持续至术后第 7 天。

③ 对于抗炎症性治疗，依那西普可以在第 0 天（移植前 1h）按剂量 50mg 静脉注射给药，移植后第 3 天、第 7 天和第 10 天按剂量 25mg 皮下注射。

④ 对于维持治疗，在胰岛移植前第 2 天口服雷帕霉素，初始给药剂量为 0.2mg/kg，之后按 0.1mg/kg 每日 4 次。每日剂量进行调整以便在头三个月使得整体血液 24h 谷浓度 10～15ng/mL 和之后 8～12ng/mL。他克莫司给药初始剂量 0.015mg/kg 口服每日两次，从移植后第 1 天开始，获得全血液 12h 谷浓度 3～6ng/mL。

⑤ 如果后续需要再次胰岛输注，一般免疫抑制方案与初次胰岛移植时的方案相同，但也有一些例外，如对于随后的胰岛移植使用赛尼哌替代家兔抗胸腺细胞球蛋白。第一次剂量为 2mg/kg，在胰岛移植之前 2h 内给药。第 2～5 次给药为在移植后第 14 天开始，每两周一次，剂量为 1mg/kg。如果认为还有必要进行第三次移植，则应该在第二次移植之后 30～70d 进行，赛尼哌剂量不需要额外增加。如果第三次胰岛移植发生在第二次移植 70d 之后，则需重复赛尼哌所有 5 次剂量。

（5）北美胰岛移植免疫抑制经验

联合胰岛移植登记处（CITR）收集了 203 例单纯胰岛移植（ITA）器官受体的数据。所使用的免疫抑制方案见表 6-11 和表 6-12。最常使用的诱导类药物为 IL-2 受体拮抗剂。几乎所有病例都使用了赛尼哌，T-细胞耗竭药物不常用。但是，在 Hering 等报道的单一器官供体胰岛输注成功获得胰岛素脱离中，家兔抗-胸腺细胞球蛋白的使用更为常见。最常使用的维持药物是他克莫司和雷帕霉素，占了近 90％ 的病例。皮质类固醇很少用。大约有 25％ 的病例，在移植后早期使用了抑制细胞因子（通常为 TNF）的抗炎症性药物（表 6-13）。

**表 6-11　单纯胰岛移植器官受体首次胰岛输注时诱导免疫抑制药物**

| 总计 | 例数（194） | 百分比/％ | 总计 | 例数（194） | 百分比/％ |
|---|---|---|---|---|---|
| 单独赛尼哌 | 150 | 77.3 | 单独抗-胸腺细胞球蛋白 | 8 | 4.1 |
| 抗-胸腺细胞球蛋白＋赛尼哌 | 11 | 5.7 | 单独 hOKT3-1（Ala-Ala） | 3 | 1.5 |
| 阿仑单抗＋赛尼哌 | 9 | 4.6 | 阿仑单抗单独 | 3 | 1.5 |
| 单独巴利昔单抗 | 9 | 4.6 | 无 | 1 | 0.5 |

摘自：联合胰岛移植登记处，2006 年度报告：86。

**表 6-12　单纯胰岛移植器官受体首次胰岛输注时维持免疫抑制药物**

| 总计 | N（203） | 百分比/％ |
|---|---|---|
| 雷帕霉素＋他克莫司 | 176 | 86.7 |
| 雷帕霉素＋他克莫司＋MMF | 3 | 1.5 |
| 雷帕霉素＋MMF | 1 | 0.5 |
| 雷帕霉素＋他克莫司＋MMF＋甲基强的松龙 | 7 | 2.5 |
| 雷帕霉素＋MMF＋甲基强的松龙 | 1 | 0.5 |
| 新山地明环孢菌素＋依维莫司 | 1 | 0.5 |
| 新山地明环孢菌素＋甲基强的松龙 | 1 | 0.5 |
| 新山地明环孢菌素＋甲基强的松龙＋依维莫司 | 4 | 2.0 |
| 免疫抑制资料遗失 | 9 | 4.4 |

摘自：联合胰岛移植登记处，2006 年度报告：85。

表 6-13　单纯胰岛移植器官受体首次胰岛输注时抗炎症性药物

| 总计 | N（203） | 百分比/% | 总计 | N（203） | 百分比/% |
|---|---|---|---|---|---|
| 英夫利昔单抗 | 17 | 8.4 | 英夫利昔单抗＋依那西普 | 2 | 1.0 |
| 依那西普 | 24 | 11.8 | 无 | 146 | 71.9 |
| 15-脱氧精胍菌素 | 5 | 2.5 | 免疫抑制资料缺失 | 9 | 4.4 |

摘自：联合胰岛移植登记处，2006 年度报告：85。

（6）临床胰岛移植组合治疗的应用策略

现今胰岛移植是遵循 ATG/阿仑单抗（campath-1H，单克隆）治疗的。抗 CD52 抗体/hOKT3γ/抗 CD25（达利珠单抗）诱导治疗，并联用基于雷帕霉素、无强的松的维持方案，联合 MMF 和低剂量他克莫司。其强大免疫抑制作用/抗炎效力药物且无肾毒性和糖尿病倾向的治疗仍在研究中。其他处于 Ⅱ 期或 Ⅲ 期临床试验的药物包括奥替利珠单抗（otelixizumab，抗 CD3）、替勃利珠单抗（teplizumab，抗 CD3）、利妥昔单抗（rituximab，抗 CD20）、阿巴西普（abatacept，CTLA4-Ig）、DiapPep277（热休克蛋白）、GAD 及口服胰岛素等。GLP-1（胰高血糖素样肽-1）激动剂如 exendin-4（艾塞那肽-4，降糖药，刺激GLP-1 受体从而释放更多胰岛素。）刺激 β 细胞增殖和新生并抑制 β 细胞凋亡，而 DPPⅣ（二肽酶Ⅳ）抑制剂可增加细胞胰岛素含量，因此上述组合疗法用于保存和扩大移植后 β 细胞数量有极大益处。TNFα 的强效促炎性活性可被依那西普抑制。使用依那西普作为单一供体胰岛移植的诱导治疗，结合泼尼松、达利珠单抗和兔 ATG 可获得很高的胰岛素脱离成功率。用依那西普和艾塞那肽（降糖药，刺激 GLP-1 受体从而释放更多胰岛素，适用于 Ⅱ 型糖尿病。）联合治疗加上 Edmonton 的免疫抑制方案显示，达到胰岛素脱离需要的胰岛量更少，并可改善因渐进性移植物功能障碍而需进行二次移植患者的血糖控制和移植物存活。

其他组合治疗策略还包括如使用纳米纤维支架或生物基质或选择性通透的海藻酸盐微囊胰岛包裹技术，可释放免疫抑制药物或刺激血管生成/血管生成药物，从而提高肝外移植位点的移植效果。

## 三、胰岛移植的免疫耐受研究

虽然胰岛移植提供了生理性治疗 T1DM 的方法，且手术微创，然而其导致对同种异体胰岛移植物的免疫应答，以及胰岛抗原的自身反应性 T 细胞的潜在性活化和/或扩增，仍然严重阻碍着该治疗形式的广泛应用。新型免疫抑制疗法对改善短期临床结果已经相当成功，但慢性免疫排斥仍阻碍了移植物存活的延长。多中心临床试验也证实了原 Edmonton 的报告结果，效果是短期的：胰岛素脱离不能持续，大部分受者移植后 5 年内失去胰岛功能。此外，慢性免疫抑制明显增加了患者发展为恶性肿瘤和严重感染的风险。解决该问题的一种方法，可以说是理想的解决方案，将是诱导受体对同种异体胰岛移植物的耐受，这是移植医学"最高的目标"之一。

免疫耐受（immunologic tolerance）是指免疫活性细胞接触抗原性物质时所表现的一种特异性的无应答状态。此方法的优势有两个：第一，成功诱导供体-特异性免疫耐受可避免长期免疫抑制的需要；第二，可潜在缓解同种异体移植物慢性排斥的难题。尽管有日益发展的复杂的免疫抑制方案，但该现象在胰岛移植上还没有很大的突破。对耐受的追求，一直是科学家和临床医生关注的焦点，在他们一致的努力下该理念成为临床移植的共识。此处讨论了一些免疫排斥、耐受的基础概念和当前用以实现它的策略。

**1. 常规器官移植中同种抗原的免疫应答**

同种异体移植物排斥是由对同种异体抗原的识别引发以及后续效应细胞的发展，能对移植物产生破坏。T 细胞是驱动成人同种异体移植物排斥反应必需的。此结论的依据是裸鼠（缺乏 T 细胞）无法完成针对同种异体皮肤移植物的排斥反应。然而对皮肤移植物的排斥能力可通过 T 细胞过继转移而恢复。因为供体和受体在多态位点的等位基因差异使组织相容性抗原增加引起排斥反应。移植物排斥的主要决定因素是主要组织相容性复合物（MHC），在人体被称为人白细胞抗原（HLA）。遗憾的是，尽管 HLA 配型起着重要的作用，在临床上它并不能单独实现移植物接受。造成此现象最可能的解释是次要组织相容性抗原的存在。多态性自身蛋白个体间氨基酸序列的相异引起了供体和受体间次要的组织相容性抗原差异的升高。这些差异也可以被受体细胞免疫系统识别和排斥，尽管在某些情况下比全不匹配 MHC 更慢。

（1）免疫突触和 T 细胞活化

免疫突触（IS）指 T 细胞和抗原递呈细胞（APC）间的接触点。IS 的主要组成包括 T 细胞受体（TCR）：肽-MHC（pMHC）复合物，但它也包括各种额外的分子，起到黏附和信号转导的作用，对于 T 细胞的活化有重要的作用。通常情况下，一个成熟的 IS 会成为中枢和外周超分子激活集群（分别称为 cSMAC 和 pSMAC）。cSMAC 包括 TCR 微簇、共受体 CD4 和 CD8，以及共刺激分子如 CD28，而 pSMAC 主要富集白细胞功能相关抗原-1（LFA-1）和踝蛋白。这些事件会发生于同种异体抗原以及自身抗原反应性 T 细胞的激活过程。

（2）T 细胞受体信号转导

在 IS，TCR 与其同源 pMHC 复合物的连接反应作为初始激发因素导致 T 细胞的激活。在相互反应的 30s 内开始进一步的下游反应。首先，Src 家族的蛋白酪氨酸激酶（PTKs）如 Lck 和 Fyn 被激活，并使磷酸化免疫受体进行酪氨酸化激活（immunoreceptor tyrosine-based activation motifs，ITAM）。该事件导致了 PTK 的 Zeta 链相关蛋白 70kDa（ZAP-70）的聚集和活化。其次，ZAP-70 继而磷酸化 T 细胞活化连接因子（LAT）和 SRC-同源 2（SH2）-结构域 SLP-76（含白细胞蛋白 76kDa），导致磷脂成分 C-γ（PLC-γ）和 RAS 的激活。再后续的下游事件包括钙离子-钙调磷酸酶、蛋白激酶 C（PKC）-细胞外信号调节激酶（ERK）和丝裂原活化蛋白（MAP）激酶级联反应的诱导。最终，转录因子，激活 T 细胞的核因子（NFAT）、核因子κB（NF-κB）和激活蛋白 1（AP1）被激活，易位进入细胞核，促进特定基因表达、T 细胞增殖和分化。

（3）主要组织相容性复合物和抗原加工

MHC 是一组同时位于小鼠 17 号染色体和人 6 号染色体上的基因，具有高度多基因性和多形性，并编码不同范围的具专门免疫功能的产物。这些产物是Ⅰ类和Ⅱ类细胞表面分子，参与抗原提呈。在小鼠，经典 MHCⅠ类分子是 H2K、H2D 和 H2L，而在人类是 HLA-A、HLA-B 和 HLA-C。小鼠经典 MHCⅡ类分子是 H2A、H2E 和 H2P，在人类是 HLA-DR、HLA-DQ 和 HLA-DP。每个 MHCⅠ类分子是一个异二聚体，由α-或重链多肽和β2 微球蛋白组成，α链非共价相连，在 MHC 区域外编码组成。Ⅱ类分子也由两个多肽α链和 B 链组成，但在Ⅱ类分子，两条链横跨质膜且两条链是由位于 MHC 内的基因编码。还存在很多具不同免疫功能的非经典 MHC 分子。

Ⅰ类和Ⅱ类 MHC 分子把不同的肽段结合到它们的肽结合槽内，以呈现给具有相应

TCR 特异性的 T 细胞。由Ⅰ类和Ⅱ类 MHC 分子提呈所需的肽段的处理，是通过不同的胞内途径发生的。在 MHCⅠ类分子中的抗原提呈给 $CD8^+$ T 细胞是通过直接途径发生的，这导致了内源性衍生肽的提呈，或通过外源性衍生的肽段的呈现实现交叉提呈。在直接路径，细胞质蛋白被泛素化，然后靶向大蛋白水解复合物即蛋白酶。这些被靶向的蛋白质后被降解，所得的肽段通过抗原处理蛋白（TAP1 和 TAP2）相关的转运体转运进入内质网（ER）。ER 内对 pMHCⅠ类复合体的组装是通过一系列 ER 内伴侣蛋白辅助的。首先，合成后不久，MHCⅠ类重链结合到凝集素样分子伴侣钙连接蛋白和免疫球蛋白结合蛋白（BiP）。这些分子伴侣的结合使未成熟的 MHC 分子转成了利于与 β2 微球蛋白相连的构象。当 MHCⅠ类重链与 β2 微球蛋白联合，钙连接蛋白大部分被同源分子伴侣钙网蛋白替换，同时肽加载复合体聚集。该复合体中的关键蛋白是 TAP 结合蛋白，在肽段装载到 MHC 前，该蛋白在 ER 内起稳定空的 MHCⅠ类分子的作用。肽装载到 MHCⅠ类分子结合槽后诱导构象改变，离解由肽装载复合体新形成的 pMHCⅠ类复合物。此后，pMHC 复合物移经高尔基复合体，并表达在细胞表面。从外源性抗原衍生得到的多肽还可通过 MHCⅠ类分子提呈，该过程称为交叉提呈。该过程中内吞产物如何使 MHCⅠ类的提呈机制仍未清楚，但似乎也依赖于蛋白酶降解和 TAP 易位。

类似地，内源性和外源性抗原均可被 MHCⅡ类分子提呈给 $CD4^+$ T 细胞。在内质网，MHCⅡ类 α/β-异二聚体与伴侣蛋白恒定链（Ii）相关。Ii 靶向 MHCⅡ类分子进入内涵体，紧接着被降解成小片段，称为Ⅱ类相关恒定链肽（class Ⅱ-associated invariant chain peptide，CLIP）。抗原装载前 CLIP 都结合在 MHCⅡ类肽槽。被内吞或吞噬的外源性蛋白也存在于内涵体，并被降解成肽段装载到 MHCⅡ类分子。在 CLIP 被取代和肽加载的过程中，pMHCⅡ类复合体移动到细胞表面。内源性抗原可能被 MHCⅡ类分子提呈的一种途径是通过自噬过程。一方面，在大自噬过程中，细胞质和细胞器被自噬体吞没，从而使内源性衍生蛋白进入内涵体途径参与 MHCⅡ类分子的加载和提呈。另一方面，伴侣介导的自噬包括分子伴侣如 hsp40 和 hsp90，靶向内涵体室内的特异性胞浆蛋白质及肽，因此它们可以参与 MHCⅡ类的提呈。

（4）TCR：pMHC 连接

随着 TCR 连接反应的初始阶段，TCR：pMHC 微簇被活跃地并动态地输送进入 cSMAC，并在那里参与形成成熟的 IS。T 细胞抗原识别触发了细胞骨架朝 TCR：pMHC 连接极化，随后全细胞内进行细胞表面分子再分配，包括脂质成分间的重新共定位，并最终组装成 cSMAC 和 pSMAC。受体激动剂和内源性 pMHC 复合物均定位在 cSMAC，通过 TCR 进行潜在的信号转导。共同受体 CD4 和 CD8 的胞质域本质上与淋巴细胞特异性蛋白酪氨酸激酶（LCK）关联，在 TCR 连接反应期间这些共同受体迁移进入 cSMAC，可通过促进下游 TCR 通过 LCK 的信号转导增加 T 细胞对抗原的敏感性。辅助 T 细胞和细胞毒性 T 细胞均可检测到单一外源性抗原，虽然稳定成熟的 IS 形成及后续的完全钙激活需要约 10 个 pMHC 复合物。全细胞极化使 IS 形成也导致了可溶性介质的定向分泌，一些如白介素-2（IL-2）和干扰素-γ（IFN-γ）被单向分泌至 APC，而其他诸如肿瘤坏死因子 α（TNF-α）为多向分泌模式。

在 IS 传递的协同刺激信号组合对分泌性 T 细胞应答的产生起到了关键的作用。协同刺激分子可被分成两个超家族——CD28：B7 超家族；TNF：TNFR（肿瘤坏死因子受体）超家族。CD28 是表达于 T 细胞的最有效的阳性共刺激分子。表达于专职 APC 的 CD28 和

CD80/86 的连接反应导致了 PI3K 信号转导和 NFκB 的诱导，后者介导了 IL-2 mRNA 转录的上调和稳定。相反，共刺激分子细胞毒性 T 淋巴细胞抗原 4（CTLA4）结合 CD80/86 并传递介导 T 细胞应答下调的负信号，维持免疫稳态。程序性死亡-1（PD-1）是共刺激分子 CD28：B7 超家族的另一成员，向淋巴细胞传递负信号。在共刺激分子 TNF：TNFR 超家族，CD154 表达于 T 细胞上，其在 APC 上的 CD40 受体是最重要的。有趣的是，CD154：CD40 信号转导的主要作用似乎是激活 APC 而不是 T 细胞（反向共刺激），然后间接促进 T 细胞活化。其他重要的 TNF：TNFR 超家族协同刺激途径，向 T 细胞传递正信号，包括由 4-1BB、CD27 和 OX-40 介导的刺激途径。离开了协同刺激，IS 则形成受损。

（5）同种识别途径

通过两个主要途径进行同种识别。直接通路中受体 T 细胞识别供体细胞表面完整的同种异体 MHC 分子。间接通路中，受体 T 细胞识别被处理后表达于受体 APC 的同种异体 MHC 分子衍生肽。直接通路主要介导急性排斥反应，而间接通路似乎对后续事件更加重要，如慢性排斥反应。第三种通路由 Lechler 和同事提出。在该同种识别模型，即半直接同种识别，受体 APC 获取供体细胞或组织的完整 MHC 分子，激发直接的抗供体同种免疫反应。

① 直接通路。直接通路只存在于移植，源于自体 MHC 限制性 T 细胞与同种 MHC-肽复合物（分子模拟）的交叉反应。在此设定下，受体 TCR 识别表达于供体细胞的完整 MHC 分子。一般情况下，同种 MHC I 类抗原被 CD8+ T 细胞识别，而同种 MHC II 类抗原被 CD4+ T 细胞识别。随之而来的剧烈免疫反应是由于 TCR 特别高的前体频率，可与外来 MHC 直接反应。相对高百分比的 T 细胞可识别单个 MHC 错配，据估计约 10% 的 T 细胞对同种异体抗原有应答，与之相比，只有万分之一的细胞对普通肽抗原有反应。有两种假设被提出以解释该独特的高频率反应。在高决定因素-密度模型中，同种异体反应性 TCR 识别外来 MHC 分子本身的多态性，与肽段无关。因此，每一个外来 MHC 分子作为同种异体反应性 TCR 的一个配体，增加相互作用活性，并招募具有低、中、高亲和力的 TCR。其结果是增加的 TCR 反应性前体频率。多重二元复合物模型表明，同种异体反应性 T 细胞对正常细胞或血清抗原是特异的。个体间 MHC 肽结合槽的多态性可产生一不同组的被提呈肽，后者将触发同种异体反应。在此模型中，任何一个 MHC 错配可激发大量不同 T 细胞对不同肽抗原的反应。供体来源的，或"过客"APC 随同种异体移植物一并移植，对同种识别直接通路起到重要作用。肾和胰腺胰岛移植的开创性研究表明，器官移植物的免疫原性可因过客 APC 耗尽后大幅度降低。完全排斥反应可在加入供体树突状细胞后被恢复。

② 间接通路。早在 20 多年前基于大鼠肾二次移植的实验结果就已提出间接通路的概念。在此设定下，供体 MHC 同种异体抗原在被处理之前首先被受体 APC 吞噬，在受体 MHC II 类分子中，以 MHC 衍生肽向 CD4+ T 细胞提呈。间接提呈的发生可通过许多不同机制。第一，供体移植物 DC 迁移到受体次级淋巴器官后可被受体 APC 被内吞，使得供体源性肽被表达于受体 APC 表面，并结合到受体 MHC 分子。第二，可溶性供体 MHC 分子从移植物脱落，可通过血液循环和淋巴管灌注到受体的次级淋巴器官，在那里它们被加工处理并被受体 APC 细胞提呈。第三，受体单核细胞和巨噬细胞进入供体移植物，可内吞供体抗原，把它呈现于受体 MHC 上，然后迁移到受体次级淋巴器官，装填受体 T 细胞。很多提呈给受体 T 细胞的抗原肽是通过间接通路，从供体 MHC 分子多态性区域衍生，但间接填装也可发生于对其他供体蛋白衍生肽的反应，包括次要抗原，如 H-Y。

③ 同种异体移植排斥反应的相关因素　虽然这两个途径与排斥反应相关，直接通路被认为是急性同种异体移植物排斥反应的关键。酶联免疫斑点（ELISPOT）测定法结果表明，90％同种异体反应性 T 细胞通过直接通路应答排斥小鼠皮肤移植物，10％通过间接通路。然而，介导直接同种异体识别的供体衍生 APC 在移植后会随时间自然消除，且直接同种异体反应性 T 细胞的频率也会降低。因此，后续事件如慢性排斥反应表现出随间接同种异体识别而增加。在一个慢性肾移植物功能不全的研究中，研究者用供者外周血单核细胞（PBMC）挑战患者的 $CD4^+$ T 细胞，发现供体特异性反应低下。然而，当用脉冲同种异体肽挑战受者的 PBMC，所有患者的 $CD4^+$ T 细胞表现出体外增殖增强。此外，在经历活跃的慢性排斥反应发作的患者可看到反应更高。因此同种异体识别的间接途径似乎对提高移植器官长期存活有至关重要的作用。

**2. 免疫耐受**

移植免疫学的"理想状态"是诱导强劲、持久、自我永存的供体特异性可行的器官移植物耐受。从理论上讲，该方法可能为同种异体移植物排斥问题提供一种更自然的解决方案，可消除或减少终生免疫抑制剂的不良反应，并提高移植物长期存活的可能性。人类已自然地形成了一个被精细调节的免疫稳态系统，通过所谓的"中枢"和"外周"机制维持自身耐受。经过对这些机制的仔细评估，科学家和临床医师已开始利用它们的力量，并将其应用于器官移植。

（1）中枢耐受

中枢耐受是指在中枢免疫器官（胸腺和骨髓）内，T 淋巴细胞和 B 淋巴细胞在发育中，尚未成熟前，能识别自身抗原的细胞克隆被清除或处于无反应性状态而形成的自身耐受。如 T 细胞在胸腺内发育过程中，经过阳性选择和阴性选择，识别自身抗原的未成熟 T 细胞凋亡。B 细胞在骨髓内发育到表达 mIgM（膜结合型免疫球蛋白）的未成熟 B 细胞，经过阴性选择自身反应性细胞克隆消除或处于无反应性状态。T 细胞前体出现在骨髓并迁移到胸腺。一旦进入胸腺，这些祖细胞开始重新排列 TCRβ 链基因，并表达 TCRβ 链且结合一个前 Tα 链。信号通过该前体 TCR 诱导 CD4 和 CD8 的共表达。这些双阳性胸腺细胞克隆扩大，进一步地 TCR 基因重排暂时暂停，因为不断扩增导致的重排活化基因 2（Rag2）降解。当这种扩张阶段停止，生产性重排 TCRα 链导致细胞表面表达完整 TCR。这些表达完整 TCR 的双阳性胸腺细胞然后在迁移入外周血成为成熟 T 细胞之前在胸腺内经历阳性和阴性选择。在胸腺中，只有那些带有与自体 pMHC 复合物足够高亲和力 TCR 的细胞才能在阳性选择中得到存活的信号；剩下与自体 pMHC 复合物亲和力太低的细胞则进入凋亡和被清除。另外，那些带 TCR 并与自体 pMHC 有过高亲和力的细胞也将会在负选择过程中被删除。以这种方式，保证了自体 MHC 的限制性，同时也保证了大部分危险的自身反应性 T 细胞的消除。

胸腺由皮质和髓质组成，每个区域都有不同的胸腺上皮细胞，双阳性 $CD4^+$，$CD8^+$ 胸腺细胞的阳性和阴性选择始于胸腺皮质上皮细胞，单阳性 $CD4^+$ 和 $CD8^+$ 胸腺细胞然后朝髓质迁移，在有胸腺髓质上皮细胞的存在下完成对自身反应性 T 细胞的清除。一小群这样的髓质胸腺上皮细胞表达自身免疫调节因子 Aire，这对诱导 T 细胞对组织特异性抗原的耐受有至关重要的作用。Aire 的表达允许髓质胸腺上皮细胞提呈组织特异性肽给单阳性胸腺细胞，从而可以删除任意有响应的胸腺细胞。这些细胞被认为是来自表达 claudin 的一个独特谱系。Aire 在髓质胸腺上皮细胞的激活要通过肿瘤坏死因子家族受体激活剂 NF-κB

（RANK）与其在胸腺内的淋巴组织诱导细胞衍生的配体结合。近来的研究显示，在表达Aire 的胸腺髓质上皮细胞与 FoxP3$^+$ 自然发生调节性 T 细胞（nTreg）有相关性。

自体反应性 T 细胞的中枢清除是一个自然过程，其促进了自身耐受的维持，但该现象也已在诱导移植耐受可行性上进行了实验探索。例如，通过胸腺内传递同种异体抗原可实现同种异体反应性 T 细胞的中央清除。Jones 等把 C57BL/10 小鼠脾细胞注射到 BM3 小鼠的胸腺，能诱导对后续 C57BL/10 小鼠同种异体心脏移植物的供体特异性耐受。同样，Turvey等胸腺内输注供体来源胰岛可对胰岛移植物诱导供体特异性耐受。这些研究证明中央耐受的机制可被用于促进移植耐受。另一个途径亦基于中央机制，涉及通过混合造血嵌合体诱导耐受。

（2）几种通过中枢机制诱导胰岛移植物免疫耐受的方法

① 胸腺内移植。致移植耐受性策略可针对中央清除机制，T 细胞从骨髓产生迁移至胸腺，涉及自身抗原耐受的产生。如果遇到了自身抗原，这些细胞迁移到外周血前会被清除。通过清除成熟 T 细胞的治疗，并联合使用能在胸腺表达供体同种异体抗原的治疗，可通过自然发生机制诱导供体特异性耐受，因为新产生的 T 淋巴细胞迁移到胸腺，遇到供体抗原后被清除。例如在大鼠行胸腺内移植同种异体胰岛可达到永久性的移植物接受。用亚致死剂量、全身照射（TBI）的受体，胸腺内接种紫外线 B 辐射后的供体脾细胞，可在低应答大鼠受体达到同种异体胰岛移植物的无限期存活。在高应答大鼠，在受体胸腺内注射供体脾细胞株，再经亚致死剂量的 TBI 或抗淋巴细胞血清（ALS）治疗，达到了无限期同种异体胰岛移植物存活，且 50% 受体达到供体特异性耐受，相比之下，胸腺内注射紫外线 B（UVB）辐射的供体脾细胞的受体可达到 80%～100% 耐受。

与此相反，皮下、睾丸内或静脉内接种 UVB-辐照的供体脾细胞在任何组合株均未见促进移植物的效果。进一步研究表明，胸腺内移植供体骨髓细胞、脾细胞细胞膜抗原或供体 I类脉冲式宿主树突状细胞，并联合 ALS 治疗，可达到 100% 供体-特异性的永久同种异体胰岛移植物存活。胸腺内途径似乎对延长异种（从大鼠到小鼠）胰岛存活不那么有效，即使做了进一步的 T 细胞耗竭。此路径似乎有利于预防 BB 大鼠模型的自身免疫反应。

② 造血嵌合体。骨髓移植到细胞消融的受体是许多物种诱导供体特异性耐受的一个有效的方法。完全同种异体嵌合体，其免疫细胞完全是供体来源的，是有问题的，比如移植前使用耗竭骨髓中 T 细胞方案来阻止致命 GVHD 发生，这样的方法很难达到植入。即使植入确实发生了，由于缺乏宿主 APC 为供体 T 细胞提呈抗原（该功能是在宿主胸腺成熟的），动物处于相对无免疫能力。这些问题可通过产生混合同种异体嵌合体来避免，这样不会产生致死 GVHD、有免疫活性，且可耐受后续的细胞或实体器官移植物，而且是来自骨髓供体相同种属的动物。此法用于人移植领域受者需要受到肿瘤细胞减灭治疗的阻碍，此疗法对于非恶性肿瘤患者无益处。最近发现骨髓植入可发生在非细胞消融的动物，通过多次大量供体骨髓细胞的输注，促进了用该方法诱导移植器官或胰岛耐受的研究。移植时输注造血细胞（骨髓、血液、脾细胞等）早已成为诱导动物和人移植组织耐受的研究方向，而该方案的成功可能是由于嵌合体的建立。

在犬的同种异体胰岛移植研究中，受体的高剂量供体骨髓输注并用高剂量 CSA（700～1000ng/mL 谷浓度）治疗确实增加了胰岛排斥。加入特异性抗 thyl（anti-thyl）单克隆抗体可使 CSA 治疗期间移植物存活，但未能诱导耐受。使用亚免疫抑制性的 CSA（100～300ng/mL 谷浓度，移植前 5 天开始，移植后持续 29d），犬于移植后 7～10d 排斥了同种异体胰岛移植物。联合供体骨髓输注（手术后第 0、5、10、15 天和第 20 天，第 0 天为胰岛移植当天），在 CSA 治疗期间可达到大多数移植物存活，平均存活时间 28 天。虽然未实现耐受，输注前消除骨髓Ⅱ类亮细胞（class Ⅱ bright cells）可显著延长 CSA 停药后同种异体胰岛移植物存活时间，平均存活达 72d。同种异体胰岛移植物功能与受体血液循环中能检测到的供体来源造血细胞相关。一个胰岛/骨髓移植临床试验，运用常规免疫抑制和 CD34 选择性供体骨髓细胞未获得耐受。

继续研究通过建立嵌合体达到移植耐受的另一动力是其可预防糖尿病复发的可能性。对 NOD 小鼠的研究已证明，预防自身免疫性糖尿病可通过移植耐糖尿病供体的骨髓到经放射照射的 NOD 小鼠。已发表的数据表明，通过亚致死剂量照射实现混合的同种异体嵌合体，亦可防止 NOD 小鼠糖尿病的复发。Mathieu 和 Waer 发表的数据提示，在含糖尿病易发骨髓的造血系统中，少至 5% 多至 25% 的嵌合体可基本防止糖尿病的发展。

阻断 CD40-CD154 和 CD28/B7 协同刺激通路，在经亚致死剂量 TBI 处理的鼠受体中可实现供体骨髓植入，嵌合状态和供体特异性免疫耐受。还可观察到外围清除供体特异性宿主 T 细胞，以及新出现的供体特异性 T 细胞的重点清除。这些结果是通过一次注射抗 CD154 特异性单克隆抗体（MR1）和 CTLA4-Ig，再加上 3Gy 的 TBI 联合照射；用 CTLA4-Ig 单独治疗未能建立嵌合体。虽然 MRI 单独治疗可在亚致死剂量照射的小鼠上形成嵌合体，但形成的嵌合体与联合用药物处理的小鼠建立的嵌合体不一致，而且不稳定。嵌合体小鼠可接受供体，但拒绝第三方皮肤移植物。后续的实验显示，协同刺激阻断由抗 CD154 和 CTLA4-Ig 组成，联合高剂量供体骨髓输注，可导致多谱系多种类型嵌合和供体特异性皮肤接受，而不需要对受者行细胞减灭治疗。类似的结果还可通过抗 CD154 和单独输注高剂量骨髓来获得。通过致死和非致死调理建立的混合同种异体嵌合体，可对同时移植的同种异体胰岛移植物诱导供体特异性的耐受。同样，致死剂量照射的 NOD 小鼠在供体骨髓输注后 24h 内进行肾包膜下胰岛移植，可导致永久的同种异体胰岛移植物接受和阻止糖尿病的复发。在小鼠同种异体胰岛移植受体，骨靶向放射性同位素也被用于建立嵌合体和耐受。这些令人鼓舞的结果尚未被复制到大动物模型。

③ 联合移植。胰岛移植领域的新兴热点包括细胞共移植，可潜在的调节移植的胰岛自体和同种异体的免疫反应。调节性 T 细胞有可能成为 1 型糖尿病治疗的重要手段。小鼠同种异体胰岛移植受者经协同刺激阻滞处理后，通过干扰可诱导的 T 细胞协同刺激分子（ICOS）和 CD40L 通路对胰岛移植物耐受，并产生含有调节性 T 细胞的炎性浸润；当浸润了调节性 T 细胞的移植物与胰岛移植入新宿主，胰岛即可被接受。间充质干细胞（MSC）属基质细胞，具抗炎性并显示出增强血管形成的能力，在胰岛从胰腺分离后移植到肝脏时是需要的。MSC 有研究显示具有治疗 1 型糖尿病的潜力，且初步报告提示，可增强啮齿动物模型边际量胰岛移植以及预防同种异体胰岛移植排斥。MSC 疗效的机制之一是通过调节性 T 细胞的诱导。

④ 免疫调节。直接和间接抗原提呈途径均可导致同种异体移植排斥反应。受体 T 淋巴细胞直接识别移植物的 APC 对早期排斥反应起了一定作用。供体 MHC 抗原引起受体 APC 的间接提呈需要对供体抗原的加工和提呈，比直接提呈途径出现的晚。胰岛移植的细胞性特质为改变胰岛直接刺激免疫应答的能力提供了机会。已有几种方法可实现此目标（表 6-14）。

表 6-14　改变移植胰岛免疫原性的途径

| 改变胰岛免疫原性的方面 | 具体方法 |
| --- | --- |
| 胰岛 APC 的改变 | 高氧(95％)培养<br>低温(22℃)培养<br>冷冻保存<br>紫外线(UVB)照射<br>抗 MHCⅡ＋补体<br>抗树突状细胞＋补体<br>CTLA4-Ig<br>载氯磷酸盐红细胞<br>氯化钆<br>光卟啉(photoporphyrins) |
| 胰岛Ⅰ类或黏附分子的改变 | 用抗 MHCⅠ遮蔽<br>抗 ICAM |
| 转染胰岛以产生免疫调节因子 | CTLA4-Ig<br>可溶性 FasL(凋亡相关因子配体)<br>OX40-Ig<br>表达 FasL<br>过度表达 A20、Bcl-2、Bcl-xl 或 XIAP |
| 胰岛与具有免疫调节性质的细胞联合移植 | FasL 转染的成肌细胞<br>睾丸移植物/睾丸支持细胞<br>间充质干细胞<br>调节性 T 细胞 |

摘自：HakimNS，StrattaRJ，GrayD. pancrease，islet and stem cell transplantation for diabetes. Oxford University Press Inc，New Tork，2010。

由表 6-14 可知，可通过移植前用紫外线光照射处理胰岛、抗Ⅱ类或抗树突状细胞特异性单克隆抗体以及补体、冷冻保存或通过低温或高氧浓度培养，使移植物内的 APC 消除或功能失活。移植前免疫调节胰岛可延长同种异体移植物存活；在啮齿动物模型，联合短期免疫抑制和移植调节后的胰岛还可获得供体特异性耐受。在 Faustman 的研究中，用抗Ⅱ类或抗树突状细胞特异单克隆抗体的胰岛免疫调节后的同种异体胰岛的无反应，可通过注射供体脾细胞或树突状细胞终止。在大动物模型，经 UVB 照射或抗Ⅱ类处理的同种异体胰岛，用经亚免疫抑制剂量 CSA 治疗的犬，可显著延长移植物存活但未见移植耐受。在 NHP 也进行了经紫外线照射胰岛的移植，然而该对促进移植物效果的分析研究因 CSA 对胰岛功能有副作用而停止了。Ⅱ类抗原在胰岛 APC 和内皮细胞表达的物种差异可能在改变 APC 功能的实验结果上有重要的意义。此外，已经证明，如果胰岛 β 细胞表达 B7-1，APC 耗尽的小鼠胰岛移植物会被排斥。为支持 B7 通路在胰岛同种异体移植物排斥反应中的作用，体外包被了鼠 CTLA4-Ig 的胰岛被 42％的小鼠受体接受。移植物存活超过 150d 的小鼠中，50％被证明对供体组织特异性耐受。

虽然在犬体未能实现免疫耐受，但它已在啮齿动物内实现，在犬模型观察到的同种异体移植物存活延长表明，清除或 APC 的功能失活显著影响了抗原提呈的直接通路，从而提高早期移植阶段的存活。把免疫调节策略与靶向间接通路的方案结合可能会达到移植物存活增强或耐受的效果。

⑤ 掩蔽、基因修饰和共移植的方法。其他改变被胰岛刺激的免疫系统能力的方法，包括掩蔽技术和与具有免疫调节特性细胞共移植技术。Faustman 和同事的研究证明，用带供体 I 类抗原特异性 $F(ab)'2$ 片段的单克隆抗体掩蔽人胰岛可使无免疫抑制治疗小鼠的移植物存活延长，其原理是抗体片段阻止了供体特异性 $CD8^+$ 细胞与胰岛 I 类分子的相互作用。

一个 CTLA4-Ig 和/或 OX40-Ig 转染的胰岛瘤细胞系，具有 NOD 基因型并表达免疫原性 SV40T 细胞抗原，对比非转染对照组，可更好地在年轻 NOD 小鼠中存活。CTLA4-Ig 转染的肌细胞已被证明，当肌细胞与宿主同基因可提高胰岛移植物存活，且加用短疗程抗 LFA1 特异性单克隆抗体可延长移植物存活。

在小鼠模型中，同种异体胰岛与表达 FasL 的同基因成肌细胞共移植，能延长移植物存活。另外一项研究发现，表达 FasL 的成肌细胞系与同基因胰岛共移植可诱导强烈的中性粒细胞介导的炎症反应导致胰岛破坏。共移植表达 FasL 的 Sertoli 细胞（细胞剂量为 100 万～400 万细胞），在 NOD 小鼠表现出了剂量依赖性的同基因胰岛的存活增强。与之相反，800 万的 Sertoli 细胞剂量使保护作用丧失，在较高的细胞剂量下，免疫组化鉴定显示中性粒细胞浸润和移植物破坏。联合移植同种异体胰岛和表达 FasL 的同种异体睾丸组织，但不是 FasL 阴性睾丸组织，可延长胰岛生存。用 FasL 特异性单克隆抗体治疗的受体将阻断睾丸组织的保护作用。用人 CTLA4-Ig 或人可溶性 FasL 转染小鼠胰岛可延长某些动物的同种异体移植物存活。对这些可变结果的一个可能解释是在这些研究中，FasL 的体内表达水平不正常，从而导致在一些模型（过度表达）中移植物被破坏，而在另一些模型移植物存活延长。

⑥ 混合嵌合体　诱导混合造血嵌合是一种达到耐受的方法，该方法基于对供体特异性同种耐受的自身耐受机制的延展。实验上，嵌合体的概念可追溯到 1953 年，当时研究者发现，对皮肤移植物的耐受可通过成年小鼠全身照射（TBI）后用供体骨髓细胞完全重建来实现。这种方法实现了完全嵌合状态，其中宿主造血系统完全被供体的造血系统取代。混合嵌合体涉及供体和受体细胞共存于同一宿主，由于可降低移植物抗宿主病（GVHD）的风险，现在成为更好的治疗选择。通过加强胸腺内的选择能力，混合嵌合在动物器官移植模型中已被证明能够诱导强劲、持久的供体特异性耐受，甚至是免疫原性最强的器官移植。

实现混合造血嵌合体状态的第一步是使供体骨髓移植成活。如果没有适当的诱导期，供体骨髓细胞会在嵌合状态建立之前被受者免疫系统排斥。最初，完全受者骨髓消融术被用于促进供体细胞植入；但由于显著相关的毒性作用，其他途径如使用 T 细胞消耗抗体联合限制性胸腺照射变得更为常用。

目前，利用共刺激阻断的概念进行混合造血嵌合诱导。单独共刺激阻断不足以诱导一个长期可行的耐受状态。虽然联合了骨髓移植，但由于嵌合体的产生才得到了成功的结果。迄今为止，在混合嵌合体小鼠模型，CD28 和 CD40 阻滞已成为有效的诱导方案。

临床前研究中，大型动物和非人灵长类动物的混合嵌合体模型也证明了此疗法的耐受能力；而且很有希望初步在临床上尝试。例如，在混合嵌合体被诱导的小型猪模型，在 T 细胞消耗抗体的全覆盖下无须照射也达到了同种异体肾移植物耐受。然而照射治疗在类似的食蟹猴实验探索上仍无法避免。该实验用了复杂的组合治疗：非清髓性 TBI、抗胸腺细胞球蛋白（ATG）、胸腺照射、脾切除和同时供体骨髓、肾移植，术后必须给予 4 周环孢霉素，以实现混合嵌合现象和对不匹配的肾移植物耐受。随后为已经耐受供体肾的猴子行同一供体的胰岛移植，导致无须免疫抑制的长期胰岛移植物功能正常。通过混合嵌合诱导耐受在实验上的成功是显著的，持续的努力使该方法向临床应用更靠近了一步。目前，前瞻性的试点研究涉及多发性骨髓瘤和终末期肾功能衰竭患者，在临床上耐受可通过嵌合体实现，虽然在某些情况下是短暂的。当前广泛临床应用的障碍包括诱导记忆 T 细胞群耐受的困难、共刺激阻断造成病毒再激活复发的风险，以及当前嵌合体诱导方案的显著毒性。

（3）外周耐受

外周耐受是指在外周免疫器官，成熟的 T 淋巴细胞和 B 淋巴细胞遇到自身或外源性抗原形成的耐受。虽然高度自身反应性 T 细胞在胸腺通过中央耐受机制被清除，以这种方式编辑 TCR 库是有缺陷的。有相当一部分胸腺内抗自身 pMHC 逃逸的 T 细胞属于阴性筛选。因不被控制，这些 T 细胞具有潜在的介导自身免疫反应破坏宿主组织的可能性。外周耐受机制在防止自身免疫上至关重要。这些机制包括 T 细胞固有途径如免疫忽视、无反应性和外围清除；T 细胞的外在因素涉及树突状细胞和调节性 T 细胞。尽管这些机制已发展到可控制潜在的自身免疫性疾病，很多也已在实验中用于控制同种异体移植物的应答。

（4）几种通过外周机制诱导胰岛移植物免疫耐受的方法

① 免疫忽视。T 细胞克隆的 TCR 对组织特异自身抗原的亲和力低，或这类自身抗原浓度很低，经 APC 提呈，不足以活化相应初始 T 细胞，这种自身应答 T 细胞克隆与相应组织并存，不引发自身免疫病的现象，称为免疫忽视。T 细胞对自身抗原的免疫忽视是维持外周耐受最简单的机制。在这种情况下，自身反应性 T 细胞逃避胸腺内的阴性选择，但它们或是被禁止进入表达其同源肽的位点，或是它们不能遇到足够的肽超过它们的激活阈值点。这个机制在维持神经组织自身耐受起到了作用，这通常存在于循环免疫细胞非渗透性屏障后，缺乏淋巴引流，并缺乏局部 APC。

② 无反应性。克隆无反应性（clonal anergy，又称克隆麻痹），是指在某些情况下，T 细胞、B 细胞虽然仍有与抗原反应的 TCR 或 mIg 表达，但对该抗原提呈功能上无应答或低应答状态。如成熟 T 细胞活化需要两种（或两种以上）信号之一缺乏，T 细胞不能被活化，处于无反应状态；成熟 B 细胞缺少刺激信号（如缺乏 Th 细胞辅助作用），不能活化，处于无反应状态。无反应性通常用于描述淋巴细胞功能失活。T 细胞无反应性是 TCR：pMHC 连接反应时额外信号传递的产物。这代表了可以通过控制自身反应性 T 细胞在外周得到维持的更深层次的机制。在体外，TCR 在缺乏适当共刺激下与同源 pMHC 的连接反应被证明可诱导无反应性。在体内，诱导 T 细胞无反应性也依赖于 CTLA4 的连接反应。此外，共刺激分子程序性死亡-1（PD-1）在无能 T 细胞中高表达，而且最近的证据已经凸显出 B7-PD-1 相互反应在诱导 T 细胞无反应性的作用。此外，PD-1 信号转导对小鼠预防自身免疫作用起关键作用。因此，虽然自身反应性 T 细胞逃避了胸腺选择，若没有正确的附加信号存在，TCR 的连接反应可减弱免疫应答，并且控制活化。

③ 外周清除。通过激活诱导细胞死亡（AICD）的自身反应性 T 细胞凋亡是控制潜在的自身免疫反应的另一方法。AICD 过程是活化 TCR-二次刺激 T 细胞进入细胞死亡，发生在特异性受体如 CD95（FAS）参与后，或当暴露于活性氧物质上。当缺乏 CD4$^+$ T 细胞帮助时 CD8$^+$ T 细胞被激活，AICD 可通过 CD95、TNFR1（肿瘤坏死因子受体 1）和 TRAILR（肿瘤坏死因子相关凋亡诱导配体受体）进行信号转导。这些通路的缺陷可导致小鼠的自身免疫反应和人的自身免疫性淋巴组织增生综合征（ALPS）。AICD 的诱导包括一系列复杂的

信号转导事件，最终导致 caspase 活化、DNA 断裂、细胞骨架降解和细胞死亡。例如，CD95 和 CD95L 的连接反应诱导了 CD95 死亡诱导信号复合物（CD95 DISC）的形成，其中 caspase 8 和 caspase 10 被激活。这些 caspase 或直接激活 caspase 3、caspase 6 和 caspase 7，或裂解 B 细胞淋巴瘤-2（BCL-2）家族蛋白 BID 成为截短的 BID（tBid）。tBid 介导细胞色素 C 从线粒体的释放，这反过来触发凋亡体的形成。这导致了 caspase 9 的激活，随后裂解并激活下游 caspase 效应器。有趣的是，尽管干扰 CD95 信号转导通路可导致自身免疫性淋巴组织增生，CD95 在 T 细胞的完全消融可导致显著的淋巴细胞减少和肺纤维化。这是由于 CD95 亦可通过 NF-$\kappa$B 和 Akt（蛋白激酶 B）活化通路传递存活信号。

尽管细胞内维持自身耐受的机制众多，仍需要附加细胞外的或主导通路防止灾难性自身免疫反应。这些途径有可能被应用于临床器官移植，以产生对供体移植物的耐受。特别是共刺激阻断的应用和调节性 T 细胞主要免疫调节功能的利用，已被深入地研究用于发展器官移植排斥免疫治疗策略和自身免疫病理学。

④ 共刺激阻断。如上所述，T 淋巴细胞需要两个信号进行完全的活化、增殖和效应功能的分化。第一个信号来自 TCR 与其同源 pMHC 复合物的相互作用。第二个信号，或被称为"共刺激"信号，源于 APC 和 T 细胞在 TCR 连接反应时相互作用产生的细胞表面分子衍生物。共刺激分子被分为两个家族，TNF：TNF 受体家族，包括 CD40 和 CD154；B7 家族包括 CD28 和 CD80/CD86。如果 T 细胞没有收到一个共刺激信号，就变成无反应性并经历凋亡。这些途径的靶向治疗为免疫调节和耐受诱导提供了潜在的方法。

a. CD28 通路。CD28 通路信号转导有利于 CD4$^+$ T 细胞的效应分化，提高之前被激活的 CD8$^+$ T 细胞的增殖，并促进 B 细胞产生抗体。T 细胞表面上的 CD28 分子本身具有两个配位体，并由专职 APC 表达——CD80 和 CD86。后者被结构性表达，并在 TCR 与 MHC 的连接反应时迅速被 APCs 上调；另外，CD80 只在静止的 APCs 表面被少量发现，经更长时间的刺激才可被诱导。T 细胞活化后，APC 细胞上调细胞毒性 T 淋巴细胞相关抗原 4（CTLA4）。比起 CD28 对 CD80 和 CD86，CTLA4 具有更高结合亲和力，但对 T 细胞传递负调节信号，而不是正信号。CTLA4 以这种方式抑制了 T 细胞活化从而优于 CD28。一种新的超激动剂抗 CD28 单克隆抗体曾用于 I 期临床试验，一方面，由于严重细胞因子反应的迅速发展，这种途径已被禁止使用；另一方面，研究 CTLA4 信号转导的治疗潜力变得更有前景。

b. CTLA4 免疫球蛋白。T 细胞活化过程中 CTLA4 的负调节作用已通过一种可溶性 CTLA4 免疫球蛋白（CTLA4-Ig）的开发被应用于实验和临床研究。第一代 CTLA4-Ig 称为阿贝西普（abatacept），最初显示出可在体外和体内抑制免疫反应，并且其治疗效果最早在啮齿动物的移植模型中被证实。不幸的是，阿贝西普的移植物保护作用在更可靠的非人灵长类动物（NHP）肾移植模型中不能得到确认。尽管如此，阿贝西普继续表现出治疗自身免疫性疾病的功效，并于 2005 年被食品药品监督管理局（FDA）批准用于治疗类风湿性关节炎。

另一方面，第二代 CTLA4-Ig，贝拉西普（belatacept）设计的目的是要实现对 CD80 和 CD86 更优的结合能力，因为相信这样的效力对移植更为有利。虽然 CD80 和 CD86 均充当 CD28 和 CTLA4 的配体，这两种分子不同的结合动力学和表达谱可差异性控制免疫反应。特别的，胰岛移植的动物研究表明，抗 CD86 抗体（而不是抗 CD80 抗体）可防止排斥反应，尽管这两个抗体的组合更优于任何单一治疗。根据这些研究结果，贝拉西普被设计为比其前体对 CD86 有更高亲和力，希望这种修改有益于临床移植。

贝拉西普的临床前研究和早期临床试验初步数据是令人鼓舞的。贝拉西普与阿贝西普在 NHP 肾移植面对面的研究结果证实，前者可更有效地防止急性排斥反应。这些研究结果用于设计比较贝拉西普和环孢素的Ⅱ期临床试验。该试验有 3 个治疗组：两组用不同强度的贝拉西普剂量，一组接受环孢素。6 个月时三组未观测到急性排斥反应差异。此外，12 个月时贝拉西普组与环孢素组比较肾功能有所改进。组织学分析显示，在贝拉西普组，患者肾小管萎缩、间质纤维化、慢性移植物肾病标志均显著较低。贝拉西普于 2011 年 6 月 15 日由美国食品药品管理局批准用于预防成年肾移植患者的急性排异反应，其可作为免疫抑制（IS）治疗方案钙调磷酸酶抑制剂（CNI）的替代药物。2014 年 11 月，发表在《Am J Transplant》的一篇文章报告了 2 例胰腺移植病例，患者均将他克莫司（TAC）替换为贝拉西普，并维持了肾功能和胰腺功能的稳定。

⑤ 调节性 T 细胞。调节性 T 细胞（Treg）首次出现在免疫学领域是 30 多年前 Gershon 和同事的功劳。在这些实验中，从对特定外来抗原耐受的动物 T 细胞过继转移可介导受体动物对特定抗原的抗体反应的抑制。不幸的是，因分子免疫学技术还有很多没有开发，研究者在那时仍缺乏进一步阐明调节性 T 细胞现象所必需的工具，因此该领域陷入了停顿。直到 20 世纪 90 年代，有说服力的数据重新出现，详述了一个 Treg 子集阵列的存在和功能。这些子集包括 $CD8^+$ Qa-1 限制性 Treg、$CD8^+$ $CD28^-$ Treg、自然和诱导 $CD4^+$ Treg 和自然杀伤 T（NKT）细胞。

a. $CD8^+$ Qa-1 限制性 Treg。Treg 的 $CD8^+$ 亚群存在的有力证据产生于实验性自身免疫性脑脊髓炎（EAE）的研究：人类多发性硬化症的小鼠模型。通常情况下，EAE 可通过用髓鞘碱性蛋白（MBP）的免疫敏感菌株诱导，可驱动致病的 $CD4^+$ TH1 应答。然而在这个原发性自身免疫的解决方法之外，当二次 MBP 诱导老鼠可抵抗疾病复发。此抵抗力可在用单克隆抗体耗尽 $CD8^+$ T 细胞后被消除。另外，与 CD8 野生型动物相比，$CD8^{-/-}$ 小鼠饲养到一个 EAE 易感环境显示更高的复发率。进一步研究表明，这些 $CD8^+$ Treg 可优先抑制潜在的致病性 MBP 反应性 $CD4^+$ 克隆，从而"编辑"整个 MBP 反应性 $CD4^+$ TCR 库。免疫抑制的废除并没有因经典 MHC Ⅰa 类分子阻滞被介导，而是通过非经典的 MHC Ⅰb 类 Qa-1 分子的阻滞来介导。Qa-1 缺陷的小鼠表现出更严重的 EAE，且即使遵照原来的自身免疫的解决方法仍不会产生抵抗性。慢病毒转导的 Qa-1 进入疾病介导的 $CD4^+$ T 细胞可恢复对二次 MBP 免疫的抵抗，这是因为 Qa-1 限制性 $CD8^+$ Treg 恢复了对致病菌效应细胞的抑制。

b. $CD8^+$ $CD28$ 调节性 T 细胞。除了 Qa-1 限制性 $CD8^+$ T 细胞，非 Qa-1 限制性 $CD8^+$ $CD28^-$ T 细胞在各种实验中也显示出了调节能力。此亚群在炎性肠病（IBD）模型中被描述，其中 T 细胞与肠上皮细胞共培养。所得种群 $CD8^+$ $CD28^-$ 显示在体外有抑制能力。此外，在移植中，同种异体抗原特异性 $CD8^+$ $CD28^-$ Treg 通过诱导致耐受性 DC 履行功能，其特点是降低共刺激分子表达和上调免疫球蛋白样转录物 3 和 4（ILT3 和 ILT4）。$CD8^{-/-}$ $CD28^{-/-}$ 双敲除小鼠有更严重的 EAE，且这可通过 $CD8^+$ $CD28^-$ T 细胞而非通过 $CD8^+$ $CD28^+$ T 细胞的过继转移进行逆转。当试图体外产生 $CD8^+$ Treg，Filaci 等发现调节性细胞只能源于 $CD28^-$ 部分，而且这些细胞通过 IL-10 介导它们的抑制效果。有趣的是，幼年、新鲜分离的人 $CD8^+$ $CD28^-$ T 细胞不具有调节活性；但在致敏时，这些细胞变得有调节性并上调分子标记物如糖皮质激素诱导的 TNF 受体家族相关蛋白（GITR）、FoxP3（叉头框蛋白

P3）、CTLA4、CD62L 和 CD25，这些分子通常与 CD4$^+$调节性 T 细胞亚群相关。CD8$^+$ CD28$^-$调节性 T 细胞为基础的治疗已应用于风湿性关节炎和 GVHD 的实验研究。最近，自然发生的、新鲜分离的小鼠 CD8$^+$ CD28$^-$ T 细胞被证明可削弱由转移 CD4$^+$ CD45RB$^{hi}$至同源 Rag-2$^{-/-}$小鼠所诱发的 IBD。该 IBD 的衰减是依赖于调节性 T 细胞分泌的 IL-10 并依赖于效应细胞对转化生长因子 β（TGF-β）的回应能力。

c. CD4$^+$ CD25$^+$ FoxP3$^+$自然发生调节性 T 细胞。Sakaguchi 等于 1995 年发表了一个具里程碑意义的报告，该工作是建立在他们十年的前期工作上，预示将针对阐明 CD25$^+$ CD4$^+$ nTreg 的起源、性质和作用会有爆发性的研究。以下是作者目前对该调节性 T 细胞亚群的主要认识的简短概要。

CD25$^+$ CD4$^+$ nTreg 对维持自身耐受是不可或缺的。对正常动物消除该亚组可导致多器官自身免疫性病理生理改变，包括甲状腺炎、1 型糖尿病和 IBD，而重建这些细胞可防止自身免疫发生。nTreg 作为一个独特的 T 细胞谱系出现在胸腺，在那里比起其他阳性选择 CD4$^+$T 细胞，nTreg 阳性选择的 TCR 对 MHC Ⅱ类：自身肽复合物有更高亲和性。它们是无反应性的，并且在抗原刺激时不产生促炎性细胞因子，尽管它们可能由于其天然的自身反应性处于活化的慢性更高的状态。

细胞因子 IL-2 对 nTreg 在胸腺的生产和随后在外周血的维持起了关键作用。IL-2 维持免疫学上自身耐受的作用可在 IL-2、CD25（IL-2Rα 链）和 CD122（IL-2Rβ 链）缺陷小鼠观察到，它们均发展成了致命的淋巴增生障碍。解决的方法已被证明可通过过继转移野生型供体的 nTreg。当 IL-2、CD25 和 CD122 缺陷小鼠的 CD4$^+$T 细胞过继转移，对自身免疫的保护无法实现。后来发现，IL-2 缺陷小鼠在胸腺和外周血中 nTreg 数目显著减少。此外，IL-2 阻断既防止了 nTreg 在新生淋巴结的扩张，又导致了自身免疫性疾病在 Balb/c 和 NOD 小鼠的发展。当 CD122 以胸腺特异性方式被转基因表达在 CD122 缺陷小鼠，CD4$^+$ FoxP3$^+$T 细胞再次从胸腺移出，重新填充外周淋巴隔室，并防止自身免疫疾病。有趣的是，共同 γ-链的缺乏导致 nTreg 的完全消除，表明其他细胞因子如 IL-4、IL-7、IL-9 和 IL-15 对其生存也发挥了作用。这些数据表明，IL-2 信号转导对 nTreg 的胸腺内发育起一定的作用，并且在其外周血分布的维持中有大量的贡献。

这之后的研究重兴了 CD4$^+$ Treg 领域，另一个革命性的发现是叉头状（forkhead）/翼状螺旋（winged-helix）转录调控因子 FoxP3。第一条线索把 FoxP3 与免疫调节相关联，来源于基因变异小鼠导致这种蛋白缺陷，发展成了致命的淋巴增生性疾病。这一结果迅速地关联于人类似的免疫失调疾病。最终的链接是在 2003 年，三个独立的小组发表了研究结果，即 FoxP3 对 nTreg 在胸腺的发育是必需的，nTreg 特异性表达 FoxP3（而不是 CD4$^+$ CD25$^-$T 细胞），而且在非调节性 T 细胞的强制性表达 FoxP3 可被转换为调节表型。nTreg 的发育始于表达 FoxP3 在一个 αβ$^+$胸腺细胞亚群，对自体 pMHC 复合物有略高的亲和力。近来，Rudensky 等使用一种通用-侧面化（loxp-flanked）条件化的 FoxP3 基因敲除来证明当成熟循环中的 nTreg 失去表达 FoxP3，他们同时失去了调节功能，而转变为产生 IL-2 的 TH1 表型。该结果明确地断言在 nTreg 的功能中持续表达 FoxP3 的重要作用。在另一个实验设计，FoxP3 的表达与白喉毒素受体（DTR）表达相关。因此，为这些 FoxP3-DTR 小鼠注射白喉毒素允许所有 FoxP3＋细胞消融。此设计用于证明持续地 FoxP3 表达，并因此持续地由 nTreg 主导调控，对抑制野生型小鼠终身灾难性自身免疫的发生是必要的。FoxP3 功能的分子机制已被部分地揭晓。正常情况下，TCR 触发导致钙调磷酸酶的诱导，然后通过激活的 T 细胞的核因子（NFAT）触发信号转导。当 FoxP3 不存在，效应 T 细胞分化可被促进；但如果 FoxP3 存在，它能够与 NFAT 结合来协调介导 nTreg 发展。此外，FoxP3 也能通过染色质重塑机制发挥作用，如组蛋白乙酰化（histone acetylation）修饰基因表达。维甲酸寡受体（retinoic acid orphan receptor，ROR-γT），被认为主管转录调节促炎性 TH17 T 细胞的发展，与 FoxP3 相互调节。micro-RNA 和 FoxP3 间的可能性联系也被报道，通过条件性敲除 DICER 的发现，一种微 RNA 的产生所必需的蛋白质复合物，可导致 nTreg 产生深层次的损害。此外，Rudensky 等进行了全基因组分析，发现 Mi-155 的 FoxP3 结合区域，是一个 micro-RNA，后来发现对正常免疫功能起重要作用。总之，FoxP3 定义了 nTreg 谱系的特异性，对其胸腺内发育十分关键，并且对其在外周持续功能发挥是必不可少的。

越来越多的证据表明，表观遗传机制结合转录因子在调节细胞分化中起了关键作用。组蛋白的翻译后修饰，即甲基化状态，已被证明对调节基因表达发挥了作用，是通过其对许多细胞类型，包括对 T 细胞，控制染色质结构和 DNA 易达性。表观遗传信息，虽然未在基因组序列编码，仍被保留在细胞内及其后代，因此，有助于维持或改变细胞表型。在小鼠和人类的 nTreg，Foxp3 的基因座均是去甲基化的。因此细胞表达转录因子 FoxP3 的功能特性将影响表观遗传机制帽子控制（hat control）转录因子的甲基化状态。

d. 诱导的 CD4+ Treg。诱导的 CD4+ 调节性 T 细胞（iTreg）统指幼稚 T 细胞在外周获得调节能力。iTreg 的两个亚群是产生 IL-10 的 Trl 细胞和产生 TGF-β 的 Th3 细胞。Trl 细胞首先被定义为一套被 IL-10 刺激驱动的慢性抗原。它们显示出表达高水平 IL-10、低水平 IL-4 和 IL-2，并且在体外和体内大肠炎模型均有抑制能力。Trl 细胞需要抗原刺激来发展其调节能力，但一旦被激活可以一个旁观者的方式（bystander manner）产生抑制。与 nTreg 相反，Trl 细胞无结构性表达 FoxP3。不幸的是，至今尚未发现特异分子标志物来可靠地标识此细胞群。另一方面，Th3 细胞依靠 TGF-β 介导其抑制效果，而且似乎主要对经口途径摄入的外来抗原。

e. 人 Treg 体外扩张。利用 Treg 的免疫调节能力治疗器官同种异体移植排斥和自身免疫疾病有着很大吸引力。为达到这个目的，三大障碍必首先解决：准确识别并分离人 Treg；有效体外扩增人 Treg 从而产生足够数量供临床应用；评估这些体外扩展的人 Treg 与同种移植排斥反应和自身免疫性疾病的体内模型的相关性。

如上所述，转录因子 FoxP3 已被证实是主要调节基因，在小鼠和人中负责 nTreg 的发育、功能和维持。然而，由于它在细胞内表达，FoxP3 被限制用于为临床应用而分离 nTreg 的实际应用中。因此，许多细胞表面分子在一次分离 CD4+ nTreg 作为一个独特的 T 细胞群的尝试中已被识别。研究最充分的分子是 IL-2R α 链 CD25。实验上用于鉴定 nTreg 的另一个重要的细胞表面分子是糖皮质激素诱导的 TNF 受体家族相关蛋白（GITR）。此外，nTreg 被发现结构性表达负共刺激分子 CTLA4。Duggleby 等发现，细胞表面分子 CD27 的表达可区别分离的和从人外周血扩展的调节性和非调节性 CD4+ T 细胞。归巢分子参与 T 细胞转运到淋巴结，也可用于 nTreg 的识别。Ermann 等发现只有 CD62L+ nTreg 可控制小鼠的致死性急性 GVHD。Schneider 和同事的数据显示 CCR7 对 nTreg 体内功能是必需的。Lehmann 等报告说，CD103，αEβ7 整合素参与识别上皮钙黏蛋白，也可用于识别独特的 CD4+ 调节性 T 细胞群。此外，Liu 等和 Seddiki 等均发现 IL-7Rα 链 CD127 的低表达可用于有效地从人外周血分离的一群高度抑制性的 nTreg。最近，独立的研究发现，共表达的外生核酸 CD39 和 CD73 也能帮助识别 nTreg，并通过腺苷介导的淋巴细胞抑制作用完成其调控功能。虽然许多表面分子已被鉴定与 CD4$^+$ nTreg 群的分离相关，大多数（如果不是全部）都包括了转录因子 FoxP3，也在活化的 T 细胞被发现。当考虑到使用基于这些标记物分离的调节性 T 细胞用于免疫治疗时，这一警告是非常重要的。

体外扩增分离的人类调节性 T 细胞可以通过多种技术来实现。Levings 等培养分离自人外周血的 CD25$^+$ CD4$^+$ T 细胞在外源性 IL-2 和同种异体饲养细胞的存在下进行。分离和扩增的 Treg 在无 IL-2 时是无反应性的；产生 TGF-β 和 IL-10，但不是 IFN-γ、IL-2 或 IL-4；并表达高浓度的 CTLA4。其他，Godfrey 等通过培养时使用抗 CD3 和抗 CD28 单克隆抗体包被的 Dynabeads、CD4$^+$ 饲养细胞和外源 IL-2，诱导人外周血 Treg 扩增达 100 倍。Hoffman 等遵循了类似的方法，但使用了大剂量外源性 IL-2，使在体外扩增高抑制性调节 T 细胞达到惊人的 40000 倍，并保留了淋巴结归巢受体 CD62L 和 CCR7 的表达。近来，免疫抑制药物雷帕霉素显示出对体外扩增 Treg 的积极影响。雷帕霉素允许 CD25$^+$ CD4$^+$ FoxP3$^+$ Treg 细胞生长，同时抑制 T 效应器细胞增殖。雷帕霉素治疗体外扩增中的 Treg，有可能消除分离后效应器细胞群的污染。使用节约 Treg 的免疫抑制药物联合 Treg 免疫治疗是对器官排斥反应和自身免疫性疾病治疗的一个有前景的方向。下一个挑战是在相关的临床前模型和临床试验中测试体外扩增的人 Treg。

f. 通过调节性 T 细胞诱导耐受。供体同种异体抗原特异性的 CD4$^+$ 和 CD25$^+$ 调节性 T 细胞对体内诱导和维持供体同种抗原耐受起着重要作用。通过积极调节或抑制有害的 CD4$^+$ 和 CD8$^+$ T 细胞介导的对供体同种异体抗原的免疫反应，调节性 T 细胞可能防止排斥反应并介导相连的无应答。在体内，这些细胞的功能活性依赖于白细胞介素 IL-10 和 CTLA4。作为临床耐受性策略的一部分，外周血 T 细胞消耗剂，如抗 CD52 单克隆抗体阿仑单抗（campath-1H）和抗胸腺细胞球蛋白（ATG）的免疫抑制作用已在人自身免疫性疾病和移植的病例中得到验证。Lopez 等首次报告，是 ATG 而不是阿仑单抗或 IL-2R 拮抗剂，当与人外周血淋巴细胞共同培养时，可引起 CD4$^+$ CD25$^+$ T 细胞的快速和持续的扩张，并显示调控标志物糖皮质激素诱导的 TNF 受体、CTLA4 和 FoxP3 的增强表达，并且可有效抑制初始应答淋巴细胞的直接同种异体免疫反应。调节性 T 细胞的诱导依赖于传代培养中 Th2 细胞因子的产生。此研究表明，ATG 有促进调节性 T 细胞增值的治疗潜力，有助于自身免疫性疾病和临床移植的细胞治疗。最近，一临床基于用鼠球蛋白（mATG）和 CTLA4-Ig 治疗 NOD 小鼠，以防止同种异体和自体免疫激活相关的免疫调节方案，在一个严格的胰岛移植模型中，对糖尿病的逆转情况进行了研究。结果表明，治疗后移植受体完全消除自身免疫反应及显著下调了同种异体的免疫反应。而且，此显著的效果是由新发高血糖 NOD 小鼠 100％的糖尿病得到逆转以及同基因胰岛移植（NODscid 移植到 NOD 小鼠）后 100％无限期移植物存活来证实的。一种诱导免疫抑制治疗方案，包括兔 ATG 和 CD20 单克隆抗体利妥昔单抗（rituxan），并维持雷帕霉素单药治疗的食蟹猴可促进胰岛同种异体移植物长期存活。有几个已完成或正在进行的临床试验旨在研究胰岛移植各种免疫抑制方案的安全性和有效性，包括 ATG 治疗 1 型糖尿病患者伴无意识低血糖和严重低血糖发作。其中包括用 ATG 和依那西普治疗肾移植后胰岛移植；ATG、依维莫司（everolimus）和环孢素治疗胰岛移植；用利妥昔单抗，ATG，达利珠单抗和雷帕霉素；用 Lisofylline，ATG，巴利昔单抗，雷帕霉素和他克莫司；用与 Raptiva，ATG 和雷帕霉素。最近一课题显示，门静脉内同种异体胰岛移植的患者接受 ATG 诱导的免疫抑制并持续联用雷帕霉素或霉酚酸酯（MMF）和共刺激阻断剂贝拉西普（belatacept）或抗 LFA-1 抗体依法利珠单抗（efalizumab）可维持胰岛同种异体移植物长期存活。结果表明，两种方案均有效且耐受性良好，与神经钙蛋白抑制剂/无类固醇胰岛方案导致长期胰岛素脱离，且贝拉西普被证明可改善移植物功能和寿命，同时减少肾和 β 细胞毒性，是一种有效的替代药物。因为调节性 T 细胞可强烈抑制同基因胰岛移植的免疫反应，并提高移植物存活和功能，现研究出多种方法以诱导/提高宿主 Treg 在移植环境下的活性，包括其他全身 TGF-β1 疗法。最近一研究表明，通过在 TGF-β 存在的情况下活化 T 细胞，从 BDC-6.9 TCR（致糖尿病性淋巴细胞株-6.9 表达人 T 细胞受体）转基因小鼠诱导的胰岛特异性 Treg，可抑制自发性糖尿病，并抑制 NODscid 小鼠被糖尿病 NOD 脾细胞或活化的 BDC-2.5 TCR 转基因 Th1 效应 T 细胞转变为糖尿病。对于后者的转化模型，作者证明了 Treg 渗入胰腺可引起效应 Th1 T 细胞和巨噬细胞数量减少，且可抑制效应 T 细胞产生细胞因子和趋化因子的产生。用显性失活 TGF-β 受体转染效应 T 细胞显示，在体内由 TGF-β 诱导的调节性 T 细胞抑制糖尿病是 TGF-β 依赖的。

　　⑥ 雷帕霉素。雷帕霉素是临床胰岛移植免疫抑制治疗的一个主要组成部分。雷帕霉素对人胰岛植入及功能的影响已在 10 例 1 型糖尿病患者胰岛移植后做了评估。结果表明，用雷帕霉素预处理与移植前趋化因子 CCL2 和 CCL3 的减少和移植后阻止趋化因子的应答相关，通过其抗炎机制可潜在地改善临床胰岛植入效果。在大鼠到小鼠异种胰岛移植，给予抗 CD154 单克隆抗体和雷帕霉素可诱导 Treg 介导的耐受性。雷帕霉素显示可允许鼠和人自然发生的 CD4$^+$ CD25$^+$ FoxP3$^+$ 调节性 T 细胞（nTreg）的扩散、增值和调节功能，这对诱导和维持外周耐受起着关键作用。Pothoven 等证明，雷帕霉素给药的 Balb/c 供体骨髓来源的 DC（BMDC），相比未修饰的 BMDC，在体外适合 Treg 的条件下，有显著增强的诱导受体源性〔C57BL/6（B6）〕的 CD4$^+$ CD25$^+$ FoxP3$^+$ iTreg 的能力。这些体外诱导的 CD4$^+$ CD25$^+$ FoxP3$^+$ iTreg 在体外有供体特异性抑制性，且可在 RAG（−/−）宿主通过 T-效应细胞过继转移延长同种异体胰岛移植物在体内存活。CD4$^+$ CD25$^+$ FoxP3$^+$ iTreg 也可在移植物引流的淋巴结内扩张和优先维持 FoxP3 的表达，并能诱导内源性幼稚 T 细胞转化为 CD4$^+$ CD25$^+$ FoxP3$^+$ T 细胞。因此，雷帕霉素给药下的供体 BMDCs 可被用于体外分化成供体抗原特异性 CD4$^+$ CD25$^+$ FoxP3$^+$ iTreg，使有效控制同种异体胰岛移植排斥反应。Strom 的小组验证了三联疗法，即用雷帕霉素、IL-2 激动剂和 IL-15 相关的细胞毒性融合蛋白拮抗剂。该治疗通过限制活化 T 细胞的早期扩张，保存、甚至扩大其后续凋亡清除，并通过抗体依赖性机制进一步扩大这些活化 T 细胞的耗竭，并同时保存 CD4$^+$ CD25$^+$ T 细胞依赖性免疫调节系统，可促进同种异体胰岛无论在自发性糖尿病 NOD 小鼠还是 IL-2 缺陷型受体中均能超长期植入/耐受。在 T1DM，已被证实胰腺淋巴结有调节性 T 细胞的活性，但体内免疫抑制过程中 Treg 在胰腺内的活性仍不清楚。一项对特定组 1 型糖尿病患者（均于胰岛移植前接受雷帕霉素单药治疗）的 nTreg 数量和功能进行检查的临床研究，结果显示虽然雷帕霉素单药治疗并没有改变细胞量和功能，如未见增殖和循环 nTregs 产生的细胞因子，该治疗增加了他们抑制 CD4$^+$ CD25$^-$ 效应 T 细胞增殖的能力。这些结果表明，雷帕霉素在体内直接影响人 nTreg 的功能，通过重置他们的免疫抑制活性，并且不直接改变效应 T 细胞功能。

　　⑦ 通过抑制 Toll 样受体（TLR）诱导耐受。TLR2 诱导 APCs 分泌的 IL-6 已显示可扭转 Treg 的抑制功能，与 TGF β 诱导的 Th17 细胞联合可增强炎症反应及阻止移植耐受。最近一课题研究了个不同炎症信号对移植耐受和免疫影响的机制，发现 TLR2 配体肽聚糖可抑制 FoxP3 在天然 Treg（nTreg）和 TGF β 驱动的适应 Treg（aTreg）的表达，独立于旁分

泌 Th1、Th2 和 Th17 细胞因子。而 TLR2 诱导的 FoxP3 的抑制是独立于 STAT（信号转导及转录激活因子）1、STAT3、STAT4 和 STAT6，它依赖于 Myd88（髓样分化因子）和 IRF。诱导的 IRF-1 结合于 FoxP3 启动子和内含子增强子的 IRF-1 应答元件（IRF-E）可负调控 FoxP3 表达来抑制调节性 T 细胞功能。此外，在一个胰岛移植模型中，通过诱导发散染色质在 FoxP3 基因座的变化，炎性 IL-6 和 TLR2 信号可调节 Treg 的抑制器功能，并减短移植物存活时间。Schroppel 研究小组发现，胰岛移植受体 TLR4 的不足可延长胰岛移植物存活。低剂量雷帕霉素治疗的 TLR4（-/-）受者可诱导 45% 胰岛移植物永久和长期植入，这依赖于 CD4$^+$ CD25$^+$ FoxP3$^+$ 调节性 T 细胞的存在。幼稚的 CD4$^+$ CD25$^-$ T 细胞与 TLR4 配体脂多糖共培养可表现出增强的 IL-4、IL-6、IL-17 和 IFN-γ 的分泌并抑制 TGFβ 诱导的 FoxP3$^+$ 调节性 T 细胞产生。这些结果表明，在移植中抑制受体的 TLR4 活化可减少促炎信号并有助 Treg 产生。治疗方法诸如生成 TLR 激动剂/拮抗剂、产生 TLR 的单克隆抗体、阻断信号转导通路的关键分子和下调 TLR 信号转导，此可能在治疗 T1DM 和胰岛移植中会带来巨大的益处。

⑧ 其他耐受诱导治疗

a. 胆红素治疗促进移植物耐受。接受胆红素治疗的胰岛移植受者可观察到延长的胰岛同种异体移植物存活，是调节性 T 细胞依赖的，其中 CD4$^+$ CD25$^+$ 调节性 T 细胞对诱导耐受和移植物的接受是必要的。胆红素治疗也促进了调节性 T 细胞新生，这亦可能与所观察到的保护作用有关。HMOX1 诱导、一氧化碳和胆红素组合治疗可观察到胰岛同种异体移植物的长期生存和耐受，主要通过促进受者 FoxP3$^+$ 调节性 T 细胞并诱导和维持了耐受。VAG539（一种免疫抑制剂）是 VAF347{4-（3-氯苯基）-N-[4-（三氟甲基苯基）] 嘧啶-2-胺} 的水溶性衍生物，是一种低分子量化合物，可激活芳香烃受体（AhR）。在 Balb/c 小鼠模型进行 MHC 不匹配的胰岛移植时，口服 VAG539 可促进移植物长期接受和有效耐受，并使在体内脾脏 CD4$^+$ CD25$^+$ FoxP3$^+$ T 细胞数量的增加，和体外 CD4$^+$ CD25$^+$ FoxP3$^+$ T 细胞存活率提高。有趣的是，从 VAG539 处理的长期耐受的宿主转移 CD11c$^+$ DCs 而不是 CD4$^+$ T 或 CD19$^+$ B 细胞，到新近接受移植的小鼠体内，可得到供体（C57BL/6）特异的移植物接受，以及脾脏 CD4$^+$ CD25$^+$ FoxP3$^+$ Treg 细胞显著增多。此外，把这些 CD4$^+$ CD25$^+$ 调节性 T 细胞转移到新近移植的小鼠可促进胰岛移植物接受。此外，用体外 VAF347 处理的骨髓源性成熟 DCs 进行的细胞治疗，可防止胰岛移植物排斥，在 OVA（兔抗鸡卵白蛋白）-免疫的小鼠可降低 OVA 特异性 T 细胞应答。总之，这些数据表明，AhR 的活化可直接以及通过 DC-介导的对调节性 T 细胞存活和功能的影响，诱导胰岛同种异体移植物特异性耐受。给予更昔洛韦 14 天短暂耗尽分裂 T 细胞，在同种异体胰岛移植到糖尿病转基因小鼠 [其 T 细胞表达胸苷激酶（TK）条件自杀基因] 时诱导，亦可使 63% 的治疗小鼠到达同种异体移植物耐受，伴随 3 周内 2～3 倍持续增加的 CD4$^+$ CD25$^+$ FoxP3$^+$ 调节性 T 细胞比例（仅在接受同种异体移植物的小鼠）。此外，耐受小鼠的淋巴细胞可把耐受性转移给幼稚的同种异体移植物受体。类似结果又在给予细胞抑制羟基脲处理的正常小鼠得到，表明短暂耗尽分裂 T 细胞代表了一种基于扰乱 T 细胞稳态和其后增加 Treg 比例的新型免疫干预手段。

b. 体内和体外扩增调节性 T 细胞。Nagahama 等创立了一个方案，用于体内和体外同种异体抗原特异性扩增，可自然增加 CD4$^+$ CD25$^+$ 调节性 T 细胞（Treg），建立抗原特异性支配的同种异体移植物耐受。他们发现，在体内正常幼稚小鼠的 CD4$^+$ CD25$^+$ T 细胞，暴露于 T 细胞缺陷环境的同种抗原，可引起同种异体抗原特异性 $CD4^+ CD25^+$ nTreg 的自发扩张，在随后转移的幼稚 T 细胞介导下，可抑制同种异体移植物排斥，导致移植物长期耐受。类似地，在体外，他们在高剂量 IL-2 的存在下，用同种异体抗原刺激正常动物的 $CD4^+$ $CD25^+$ T 细胞，证明了可得到 nTreg 的抗原特异性扩张。扩增的 Treg 在体外甚至能够抑制下一步混合的白细胞反应，经过过继转移，还能够建立抗原特异性移植物长期耐受。Francis 等证明，在体内有既源于自然发生的 $FoxP3^+ CD4^+$ 调节性 T 细胞，亦有源于非调节性 $FoxP3^- CD4^+$ 细胞的移植物保护作用的 Treg 增加。有趣的是，耐受的诱导也可抑制耐受小鼠的 $CD4^+$ 效应细胞启动 T 细胞，显示在体外受损的效应器功能。因此，通过转换潜在的效应器细胞成为有移植物保护作用的 Treg，并扩大同种异体反应性的自然发生 Treg，可诱导适应性耐受。利用患者特异性的 $CD4^+ CD25^+$ 调节性 T 细胞作为个体化用药的过继细胞治疗，对于促进临床移植耐受有非常大的前景。若这一治疗应用于临床耐受诱导，需针对潜在的效应细胞继续研究，为保证成功同种异体反应性 Treg 的生成，这对不使用慢性免疫抑制剂下的长期移植物存活是至关重要的。

c. 耐受诱导的树突状细胞治疗在 Treg 细胞和 Th17 细胞互转中的作用。活化的 $CD4^+$ T 细胞根据其产生的细胞因子及不同效应器功能发展为 Th1、Th2 或 Th17 细胞亚群。Th17 细胞产生 IL-17A、IL-17F、IL-10、IL-22 和 IL-21，在宿主中发挥预防抗感染的作用，及在自身免疫性疾病中诱导组织炎症反应。广泛分布的 IL-17 和 IL-22 受体保证了大量组织反应的诱导。最近发现分化因子（TGF-β 加上 IL-6 或 IL-21）、生长和稳定因子（IL-23）和转录因子（STAT3、RORγ 和 RORα）也参与了 Th17 细胞的发展和稳定。Th17 源性的 IL-21 对 Th17 细胞扩增起到重要作用。基于有免疫抑制作用的 TGF-β 参与了 Th17 细胞分化的事实，Th17 细胞谱系与 $CD4^+ CD25^+ FoxP3^+$ Treg 细胞有着密切关系。Th17 细胞被证明参与了胰岛移植排斥，且 IL-23R 的阻滞与 IL-17 表达的减少正相关，呈剂量依赖性。然而联用抗 CD154 单克隆抗体和 IL-23R 抗体显示在一定程度上可防止急性排斥反应；与抗 CD154 mAb 单独使用相比无显著差异。RelB（IO）DCs（网状内皮组织增生癌相关基因 B 沉默的树突状细胞）生成需 NF-κB 抑制剂的存在，诱导调节性 T 细胞并抑制炎症。近期一个非常重要的研究表明，4 周龄 NOD 小鼠给予耐受的 RelB（IO）DCs 可显著抑制糖尿病进展，针对胰岛自身抗原产生的 IL-1β 减弱了 Treg 细胞的免疫抑制能力，并促使其转化为 Th17 细胞。RelB（LO）DCs 加剧了 IL-1 依赖的 Treg 功能下调，并促进了 Th17 的转换。此研究强调了当使用耐受 DC 疗法调节胰岛自身抗原致敏及预防糖尿病时需谨慎，当进程越过了 IL-1β/IL-17 检查点是需要改变其他耐受策略的信号。

d. 同基因胚胎细胞系的出现是促进器官同种异体移植物耐受的另一个潜在的方法。在这个过程中，体细胞核移植（SCNT）被用来从核转移的克隆胚泡产生患者特异性胚胎干（ES）细胞。因此，从这样的胚胎干细胞来源的替代组织将与指定受者是等基因的，因此在理论上将完全避免免疫排斥。该技术已在小鼠和牛上有成功的报道，但人治疗性克隆相关的技术困难仍有待解决。

### 3. 宾夕法尼亚大学小组靶向 B 淋巴细胞免疫疗法促进胰岛移植物耐受的经验

（1）由 T 淋巴细胞和 B 淋巴细胞特异性抗体组成的联合免疫诱导

尽管最近的临床胰岛移植比较成功，但 1 型糖尿病患者的长期移植物存活结果仍不稳定。用于胰岛移植的免疫抑制的主流是"靶向 T 细胞"：即用针对 T 细胞的抗体诱导和抗体药物维持，尤其是钙调神经磷酸酶抑制剂。B 淋巴细胞也是理论上免疫调节的目标，因为其能产生供体特异性同种异体抗体，具有抗原提呈及启动同种异体反应性 T 细胞的能力。此外，因为不成熟和过渡的 B 细胞不易被抗原驱动，在同种异体移植物存在下重建 B 细胞成分预计将用同种异体反应性特异性药物清除原 B 细胞的细胞库。因此，宾夕法尼亚大学胰岛小组评估了由 T 和 B 淋巴细胞特异性的抗体（分别为兔抗胸腺细胞球蛋白和抗 CD20 单克隆抗体利妥昔单抗）组成的联合免疫诱导治疗方案在促进食蟹猴同种异体移植中的胰岛存活效果。

五组糖尿病食蟹猴接受门静脉胰岛移植：组 1，未治疗；组 2，仅用兔抗胸腺细胞球蛋白诱导和雷帕霉素单药维持治疗；组 3，联合利妥昔单抗和抗胸腺细胞球蛋白诱导，无免疫抑制剂维持；组 4，联合应用利妥昔单抗和抗胸腺细胞球蛋白的诱导，并维持雷帕霉素单药治疗 200天；组 5，联合应用利妥昔单抗和抗胸腺细胞球蛋白诱导，并连续雷帕霉素维持（表 6-15）。

组 1 和组 2 受体尽管有抗胸腺细胞球蛋白和后者雷帕霉素治疗剂量的治疗，但在胰岛移植后 6～35d 均产生了同种异体移植物排斥［表 6-15，图 6-6（a）、（b）］。组 3 移植受体在移植后 17～370d 有糖尿病复发（表 6-15）。在本组长期同种异体胰岛移植物存活的受体（01C0266）进行了肝组织活检显示，尽管在移植后 370d 复发了糖尿病，但肝内仍有存活的胰岛。值得注意的是，在组 3 中前两个受体有胰岛移植物功能的损失（在 17d 和 104d），这与利妥昔单抗治疗后 B 细胞耗竭效率低下是一致的，这一现象在一些利妥昔单抗治疗的患者上也有大量的案例发现。

组 4 受体的胰岛移植物存活范围介于移植后 48d 和超过 1500d（表 6-15）。本组 5 例受体术后超过 200d 血糖仍正常，并在那时终止了雷帕霉素单药维持治疗。这 5 例受体的持续胰岛素脱离直到移植后第 213 天、266 天、444 天、839 天和＞第 1500 天。一个猕猴（CR14）在雷帕霉素停药后维持血糖正常＞1300d［图 6-6（c）］。作者从这个获得了"操作性耐受"的移植后长期存活的受体分别在 430d 和 1429d 时进行两次肝活检，两次都发现有丰富的产生胰岛素的胰岛细胞团，在门静脉窦没有 $CD3^+$ 和 $CD20^+$ 的淋巴细胞［图 6-6（d）］。值得注意的是，在移植后 1429d 活检的自体胰腺中，显示受体完全没有胰岛 β 细胞。最后，受体 CR14 的静脉葡萄糖耐受和 β 细胞分泌能力与未经处理的对照组猴子相当。这些代谢分析表明，在无免疫反应的情况下，移植的胰岛 β 细胞团依然保持稳定，提供最佳的血糖稳态。

组 5 受体是采用 ABO 血型不相容的胰岛移植，来判断联合应用诱导抗胸腺细胞球蛋白和利妥昔单抗治疗在同种异体和 H 抗原不一致之间是否仍然有效（表 6-15）。组 5 的免疫治疗方案为与组 4 相同，除了不中止雷帕霉素维持治疗。这些受体的移植物在移植后存活128d 甚至＞600d 不等。从长期存活受体（T4536）在移植后 566d 得到肝活检显示，有较多的能产生胰岛素的胰岛团，并且无 $CD3^+$ 和 $CD20^+$ 细胞。

表 6-15  食蟹猴胰岛移植物的存活时间

| 组别 | 诱导方案 | 维持治疗方案 | 受体 ID | 存活时间/d |
|---|---|---|---|---|
| 1 | 无 | 无 | 7766 | 6 |
| | | | 7805 | 8 |
| 2[①] | 抗胸腺细胞球蛋白 | 雷帕霉素 | 01C0020 | 7 |
| | | | T3973 | 14 |
| | | | 01C0008 | 18 |
| | | | 00C0759 | 22 |
| | | | 00C0087 | 35 |

续表

| 组别 | 诱导方案 | 维持治疗方案 | 受体 ID | 存活时间/d |
|---|---|---|---|---|
| 3 | 抗胸腺细胞球蛋白＋利妥昔单抗 | 无 | 01C0298 | 17 |
| | | | T3967 | 104 |
| | | | 01C0266 | 370 |
| 4[①] | 抗胸腺细胞球蛋白＋利妥昔单抗 | 雷帕霉素（200d） | 7F54[②] | 48 |
| | | | 01C0246b | 48c |
| | | | 3974 | 60 |
| | | | 93-100 | 213 |
| | | | CR13 | 266 |
| | | | 7057 | 444 |
| | | | 3845 | 839 |
| | | | CR14 | >1500 |
| 5 | 抗胸腺细胞球蛋白＋利妥昔单抗（ABO 血型不匹配） | 雷帕霉素 | T4531 | 128 |
| | | | 211050 | 4134[③] |
| | | | T4536 | 4600 |

① 采用 Log-rank 检验比较组间胰岛移植的存活率（Mantel Haenszel 法），统计学上相比组 4 优于与组 2（P¼0.0001）。

② 动物不给予更昔洛韦。

③ 死亡时血糖正常。

摘自：Liu C,Noorchashm H,Sutter JA,Naji M,Prak EL,Boyer J,Green T,Rickels MR,Tomaszewski JE,Koeberlein B,Wang Z,Paessler ME,Velidedeoglu E,Rostami SY,Yu M,Barker CF,Naji A. B lymphocyte - directed immunotherapy promotes long-term islet allograft survival in nonhuman primates. NatureMedicine,2007,13(11):1295-1298。

利妥昔单抗可从外周血和次级淋巴器官有效清除人和非人灵长类动物的 B 淋巴细胞。用过流式细胞仪、免疫组化分析确定，采用利妥昔单抗治疗的大部分患者表现为 B 细胞长达 90～100d 的耗竭。到移植后 100d，$CD20^+$ B 淋巴细胞开始在外周血中出现。这些受体的 T 细胞成分在移植后 3～4 周内重建到其处理前的组成。作者通过流式细胞仪分析利妥昔单抗治疗后猴子重新出现的 B 细胞成分，可定量分析非-同型转换的不成熟或过渡 B 细胞（$CD19^+ CD27^- CD38^+ IgM^+$）和同型转换的成熟活化的 B 细胞（$CD19^+ CD27^+ CD34^+ CD38^+ IgM^-$）出现的频率。图 6-6（e）、（f）呈现的是组 4（CR14）和组 5（T4536）移植物长期存活患者以及组 4（7057）和 5（T4531）同种异体胰岛排斥受体的 B 淋巴细胞表型的交叉部分图。移植物长期存活的猴子循环不成熟和过渡的 B 细胞有较大的比例，而排斥受体成熟 B 细胞亚群有较大比例。作者对循环 B 淋巴细胞亚群组成与胰岛移植的相关性进行了纵向分析［图 6-6（g）］。在此分析中，以 CD20 的表达作为 B 细胞成熟性的替代指标，$CD20^+$ 细胞为成熟型和 $CD20^-$ 细胞为不成熟型。在移植物长期存活的受体中，大部分 B 淋巴细胞的是不成熟的，并且这种表型仍然占主导地位［图 6-6（g）］。在胰岛移植物排斥的受体中，早期未成熟细胞为主，但成熟 B 细胞频率的增加似乎与移植物失效在短时间内相关。

作者监测的每组都有几个受体用流式交叉匹配时一开始都会产生供体特异性同种异体抗体［图 6-6（g）］。服用雷帕霉素的受体同种异体抗体会停止发展，而继续维持雷帕霉素的受体其供体特异性同种抗体反应会消失。在本研究中，作者选取了雷帕霉素作为一种维持药物，因为其与钙调神经磷酸酶抑制剂不同，它不直接引起胰岛 β 细胞的毒性。外周 B 细胞的某些亚群，包括边缘区、B-1 和浆细胞，是已知的抗利妥昔单抗介导的枯竭。这些残余的 B 细胞可能与一开始停止雷帕霉素后观察到的同种抗体反应有关。然而，同种异体抗体的出现是否是一个可靠的预测胰岛即将排斥的标志物尚不清楚。作者还评估了肝内胰岛移植物补体蛋白 C4d 的沉积。C4d 沉积与血清同种抗体的存在有关，对维持雷帕霉素治疗的同种抗体阴性患者，胰岛上没有 C4d 检出（组 5）。

作者使用 T 细胞和 B 细胞功能的体外分析，以评估在胰岛移植物长期存活患者的免疫能力状态。2 只停用雷帕霉素（CR14 和 7057）的猴子在有丝分裂原刺激后显示出的体外 T 细胞和 B 细胞反应相当。作者也评估了他们在体内对破伤风类毒素接种的抗体反应。在维持雷帕霉素治疗所有移植物长期存活的猴子中停止雷帕霉素治疗时，会产生强大的抗体应答。在继续维持雷帕霉素治疗的猴子对破伤风无较大的反应。因此，尽管不成熟和过渡性 B 细胞在操作性耐受受体上有优势，足够数量的 B 细胞可使受体对破伤风产生强大的抗体反应，作者还评估了在耐受受体 T 细胞同种异体反应活性的程度。此受体在混合淋巴细胞培养时显示出供体特异性低反应性；然而，在这个移植物长期存活的患者的供体特

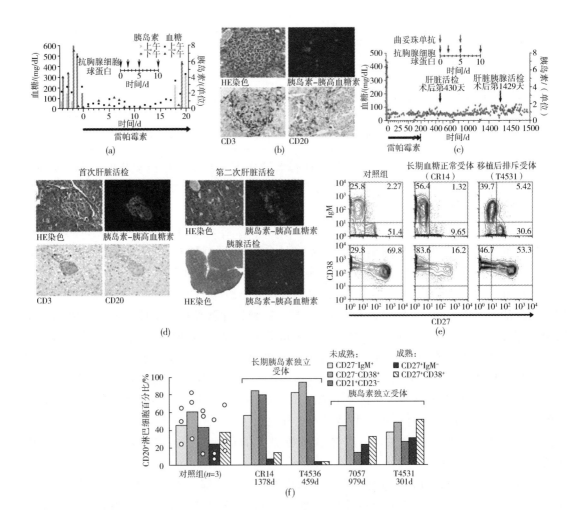

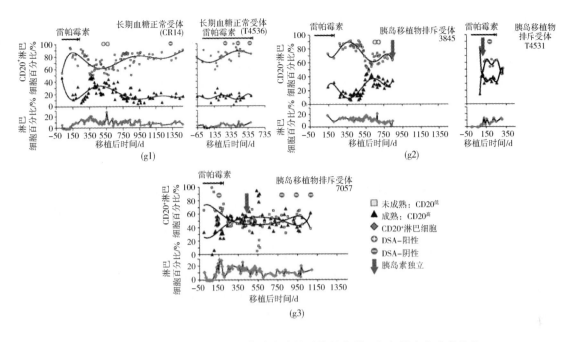

图 6-6　典型的食蟹猴同种异体胰岛移植受体的代谢、组织学和免疫学特性

（a）组 2 进行的抗胸腺细胞球蛋白诱导和雷帕霉素维持治疗的典型受体猴（01C0008）的非空腹血糖和胰岛素需求；（b）受体肝活检的组织切片并进行了 H&E 和胰岛素免疫组织化学染色和胰高血糖素染色，CD3[+] T 细胞和 CD20 [+]B 细胞；（c）组 4 采用联合抗胸腺细胞球蛋白和利妥昔单抗诱导和术后维持雷帕霉素治疗 200 d（POD，术后天数）典型受体猴（CR14）的非空腹血糖和胰岛素需求；（d）受体（CR14）肝组织活检切片和自身胰腺组织切片，用 H&E 和胰岛素免疫组化和胰高血糖素，CD3[+] T 细胞和 CD20[+]B 细胞染色；（e）从血糖长期正常的组 4（CR14）与移植物被排斥的组 5 受体（T4531）的外周血 CD20[+] 淋巴细胞（B 细胞）流式细胞的横断面分析，使用 CD27、CD38、IgM 来划定对照动物（无免疫抑制或移植）中未成熟和成熟 B 细胞；（f）对照动物（$n=3$）中成熟和不成熟的外周血 B 淋巴细胞（CD20[+]）亚群的比较，两个长期血糖正常的受体和两个在移植后即将显示移植物失败的胰岛素依赖型受体，在对照组图中，每个点代表一个单独的猴子；（g）分别从组 4 和组 5 受体中进行的未成熟与成熟 B 细胞亚群的纵向分析。对于每个受体，顶部面板昏暗或明亮的点显示的是 CD20[+] 淋巴细胞的百分比，底部面板显示 CD20[+] 淋巴细胞总的百分比。在每一个图片，圆圈中描绘了每个受体的在指定的时间点（沿 $x$ 轴）同种抗体的状态；箭头显示糖尿病复发的时间，显示同种异体移植物排斥；黑色箭头描绘的是雷帕霉素单药治疗的持续时间。

摘自：Liu C，Noorchashm H，Sutter JA，Naji M，Prak EL，Boyer J，Green T，Rickels MR，Tomaszewski JE，Koeberlein B，Wang Z，Paessler ME，Velidedeoglu E，Rostami SY，Yu M，Barker CF，Naji A. B lymphocyte-directed immunotherapy promotes long-term islet allograft survival in nonhuman primates. NatureMedicine，2007，13（11）：1295-1298.

异性低反应性状态与调节性 T 细胞的膨胀不相关。总的来说，联合利妥昔单抗和抗胸腺细胞球蛋白治疗，这似乎能够诱导胰岛移植物长期存活，且不会造成持久的食蟹猴免疫缺陷状态。

　　在利妥昔单抗治疗的胰岛移植受者的 B 细胞重建动力学分析表明，不成熟和过渡 B 细胞亚群在初始占主导地位，这是已知的容易受到阴性选择。可观察到有两种外周 B 细胞重建的模式：① 一个初始的不成熟或过渡 B 细胞占主导，然后由成熟的 B 细胞的最终积聚；② 一个不成熟和过渡 B 细胞持续占主导地位。在这个初步的探索中，第二个模式与胰岛移植物的长期生存有关，而第一个模式与胰岛移植物失败有关。虽然胰岛移植物长期生存的机制在本研究中没有阐明，作者推测未成熟和过渡性 B 细胞在重组 B 细胞室占有优势可能会导致免疫耐受的效果。不管怎样，这项研究表明，用利妥昔单抗进行 B 细胞耗竭是不足以持续防止体液同种免疫。在本研究中的同种异体抗体的出现可能是由于利妥昔单抗很难耗竭边缘 B 细胞亚群或者在 B 淋巴细胞减少的受体（也就是说利妥昔单抗治疗的猴子）在 B 淋巴细胞刺激因子（BLyS，也被称为 BAFF）富集的环境中同种异体反应性不成熟或过渡性 B 细胞克隆重新出现中阴性选择的低效率。确实，已知过渡 B 细胞对阴性选择的易感性是由 B 细胞存活因子 BLyS 在体内控制的。因此，在 B 细胞重建过程 BLyS 的中和可能会增加在不成熟和过渡 B 细胞的亚群的阴性选择的尺度，从而增加达到体液移植耐受的可能性。

（2）2012 年费城免疫学研讨会上对靶向 B 淋巴细胞免疫抑制的研究总结

在移植领域的未来，B 淋巴细胞被公认为在肾移植中起着至关重要的作用。由 Kissmeyer Nielsen 和 Williams 确认的报告证实了受体中的抗体对肾移植物的供体细胞有超急性排斥反应。这种临床观察对肾移植的实际应用有深远的影响，导致需进行常规血清学供体受体配对试验来检测预制的抗 HLA 抗体。此外，移植后新产生的供体特异性抗体是导致移植物继续损伤的成分（抗体介导排斥反应），也预示着移植后长期生存预后不良。的确，抗体介导排斥反应性与大部分晚期肾移植失败有关。抗 HLA 抗体的后果对移植等待名单上的患者是一个巨大的负担，这会减少他们找到兼容供体的可能性，从而提高发病率和死亡率。

近年来，有越来越多的关注是，除了生产同种抗体，B 细胞具有有力的抗原提呈能力，有助于体内免疫反应中 CD4 T 细胞启动和记忆性 T 细胞的发展。这些现象已经促进了 B 细胞的耗竭疗法去废除像 T-B 相互作用。而且，越来越多的证据表明，B 细胞不仅可以作为效应器，而且可以在 T 细胞介导的免疫反应中产生直接和间接的负调节作用。

在免疫学这个问题的研讨会上，有来自多个学科的研究者针对 B 细胞在免疫反应和移植免疫耐受上的作用做了深入的交流。有两篇文章（一篇来自 Zarkhin 和 Sarwal，第二篇来自 Chong 和他的同事）强调 B 细胞在排斥与耐受中的多种作用，并提出了调节这些确定的 B 细胞群的机会。按照这个线索，Newell 和 Adams 讨论了令人兴奋的观察，揭示了在肾移植受者的不成熟 B 细胞抑制表型的增加频率和耐受性之间的关联。

根据对 B 细胞的稳态、选择性和活化过程如何相互交叉的关系，Kwun 和他的同事利用动物模型来评估稳态增殖对 B 细胞激活的阈值和同种抗体的外观/发展的作用。在概念上相关的工作中，Parsons 和同事检测了免疫系统中 B 淋巴细胞致敏的预防作用，作为防止供者特异性同种抗体产生的有效手段，并且在实验移植模型中提供证明 B 淋巴细胞自然的发展倾向，获得自身抗原的耐受性，可以概括为达到体液移植耐受。

Smith 和 Colvin 突出了在肾脏移植相关的慢性同种抗体介导排斥反应的诊断的病理因素，强调补体和 Fc 效应细胞功能的作用。Baldwin 和他的同事们提供了 B 细胞和浆细胞在心脏移植浸润的活组织切片检查到的一个有趣的病理图片。David Wilkes 提出的自身抗体在肺移植功能不全和闭塞性细支气管炎的发病机制中的作用的证据，可能这是导致肺移植术后死亡的主要原因。

Levine 和 Abt 提供了抗体介导排斥的生物学简介，回顾现有的药物来处理这种排斥反应的方法，并强调对这一棘手的临床问题的未来研究的重点领域。最后，Everly 和 Terasaki 回顾了在用蛋白酶体抑制剂 Bortezomib 靶向长期存活的浆细胞的证据，可用来减少致敏的移植受者的抗 HLA 抗体浓度。

总的来说，该期研讨会中结果和想法都有所发展，沿着宾夕法尼亚大学胰岛中心在过去的十年中对于 B 淋巴细胞发育及获得的耐受性认识的发展，表明 B 淋巴细胞定向的免疫疗法是诱导移植免疫耐受难题的关键成分。

# 第五节　总结

胰岛移植可以有效地治愈 1 型糖尿病，并让患者恢复不依赖胰岛素的生活方式，但有许多障碍有待克服，其中免疫排斥反应是最艰巨的障碍。在目前的免疫抑制方案保护下，同种异体胰岛移植短期结果是令人鼓舞的，但是慢性免疫排斥反应的抑制仍有进一步提升的空间。

为实现胰岛素脱离，通常需要从多个而且 HLA 错配的供体中分离胰岛给受体。随后在减少或中止免疫抑制药物后，又常见有 HLA 敏化现象，这可能是胰岛移植物功能恶化的原因。基于现有的受体中 HLA 致敏的证据，建议将来的胰岛移植需考虑以下几点：①通过输注具有足够产量和高质量的单供体胰岛产品来最小化胰岛供体的数量，而不是从多个供体汇集胰岛产品输注，因为供体数量的增加与 HLA Ⅰ 类错配和致敏的风险增加相关；②在胰岛输注前进行检测，确保供体淋巴细胞和受体血清的交叉配型阴性，最小化胰岛受体和供体之间 HLA Ⅰ 型错配的程度，降低致敏的风险；③当在移植前存在可识别的同种抗体时（即在移植前 PRA 为阳性的情况下），但排除高度致敏的潜在受体（例如，PRA ≥ 20%），避免供体-受体抗原错配；④在任何时候，当免疫抑制剂药物水平降低或代谢控制恶化时，使用灵敏的流式细胞术方法进行同种异体抗体检测，进行 HLA 致敏的评估。

Edmonton 免疫抑制方案下治疗的患者均出现不良事件，虽然它们大部分是轻微的，能自愈和容易治疗的。但是，有一些需要紧急的医疗救助。患者的教育和频繁的监控对于及时发现和治疗这些事件极为重要。那些起因于药品使用的药物中毒和不良事件会影响移植器官受体的健康和生活质量，成为它们应用的主要限制。密切监控维持免疫抑制药品的波动水平，并且每月进行毒性评价是当前移植器官受体随访和护理的一个重要部分。为了治疗最常见的副作用，有时进行剂量调整和药物治疗也是必需的。此外，与过去相比，当临床需要的话（皮肤毒性、神经毒性、肾毒性），移植手术后免疫抑制疗法的改变也开始变成了一个更加标准的做法。

随着研究的深入，医学和科研人员预防临床胰岛移植排斥反应的能力在不断提高。开发有靶向和限定作用机理的副作用更小的免疫抑制药物、移植后快速炎症反应的抑制、建立有效耐受的方法、寻找胰岛输注的最佳解剖部位以及包囊后胰岛的移植等是目前胰岛移植的几个研究领域。胰岛移植的主要目标之一是获得耐受性，即可以最终达到不使用免疫力抑制药物，不良反应也可以减少。几十年来富有成效的基础免疫学研究已经通过中枢和外周机制揭示了许多诱导和维持自身耐受的重要细节，这些概念现在已经被利用在临床前研究和临床试验。组建一个精通免疫抑制和相关并发症管理的多学科综合治疗小组，来实现胰岛移植器官受体最佳的治疗也是有必要的。

虽然 Edmonton 免疫抑制方案在 2000 年就已经建立，但诱导和维持免疫抑制方案还在继续演变和提升，直至达到最终目标，即 ITA 和 IAK 器官移植受体在接受来自单一器官供体的胰岛后能够获得长期的可重复的胰岛素脱离。从目前干细胞疗法、免疫调节和基因治疗等分支的快速发展来看，促进功能性胰岛移植物长期存活的前景看起来已经触手可及。

## 参考文献

[1] Shapiro AM，Lakey JR，Ryan EA，Korbutt GS，Toth E，Warnock GL，Kneteman NM，Rajotte RV. Islet transplantation in seven patients with type 1 diabetes mellitus using a glucocorticoid-free immunosuppressive regimen. N Engl J Med，2000，43（4）：230-238.

[2] Markmann JF，Deng S，Huang X，Desai NM，Velidedeoglu EH，Lui C，Frank A，Markmann E，Palanjian M，Brayman K，Wolf B，Bell E，Vitamaniuk M，Doliba N，Matschinsky F，Barker CF，Naji A. Insulin independence following isolated islet transplantation and single islet infusions. Ann Surg，2003，37（6）：741-749.

[3] Shapiro AM，Ricordi C，Hering BJ，Auchincloss H，Lindblad R，Robertson RP，Secchi A，Brendel MD，Berney T，Brennan DC，Cagliero E，Alejandro R，Ryan EA，DiMercurio B，Morel P，Polonsky KS，Reems JA，Bretzel RG，Bertuzzi F，Froud T，Kandaswamy R，Sutherland DE，Eisenbarth G，Segal M，Preiksaitis J，Korbutt GS，Barton FB，Viviano L，Seyfert-Margolis V，Bluestone J，Lakey JR. International trial of the Edmonton protocol for islet transplantation. N Engl J Med，2006，55（13）：1318-1330.

[4] Ryan EA，Paty BW，Senior PA，Bigam D，Alfadhli E，Kneteman NM，Lakey JR，Shapiro AM. Five-year follow-up after clinical islet transplantation. Diabetes，2005，54（7）：2060-2069.

[5] Johansson H，Lukinius A，Moberg L，Lundgren T，Berne C，Foss A，Felldin M，Källen R，Salmela K，Tibell A，Tufveson G，Ekdahl KN，Elgue G，Korsgren O，Nilsson B. Tissue factor produced by the endocrine cells of the islets of Langerhans is associated with a negative outcome of clinical islet transplantation. Diabetes，2005，54（6）：1755-1762.

[6] Shapiro AM，Gallant HL，Hao EG，Lakey JR，McCready T，Rajotte RV，Yatscoff RW，Kneteman NM. The portal immunosuppressive storm：relevance to islet transplantation？. Ther Drug Monit，2005，27（1）：35-37.

[7] Stegall MD，Lafferty KJ，Kam I，Gill RG. Evidence of recurrent autoimmunity in human allogeneic islet transplantation. Transplantation，1996，61（8）：1272-1274

[8] Worcester Human Islet Transplantation Group，Sharma V，Andersen D，Thompson M，Woda BA，Stoff JS，Hartigan C，Rastellini C，Phillips D，Mordes JP，Rossini AA. Autoimmunity after islet-cell allotransplantation. N Engl J Med，2006，355（13）：1397-1399.

[9] Rickels MR，Collins HW，Naji A. Amyloid and transplanted islets. N Engl J Med. 2008，359（25）：2729-2731.

[10] Westermark GT，Westermark P，Berne C，Korsgren O，Nordic Network for Clinical Islet Transplantation. Widespread amyloid deposition in transplanted human pancreatic islets. N Engl J Med，2008，359（9）：977-979.

[11] Bellin MD，Kandaswamy R，Parkey J，Zhang HJ，Liu B，Ihm SH，Ansite JD，Witson J，Bansal-Pakala P，Balamurugan AN，Papas KK，Sutherland DE，Moran A，Hering BJ. Prolonged insulin independence after islet allotransplants in recipients with type 1 diabetes. Am J Transplant，2008，8（11）：2463-2470.

[12] Cardani R，Pileggi A，Ricordi C，Gomez C，Baidal DA，Ponte GG，Mineo D，Faradji RN，Froud T，Ciancio G，Esquenazi V，Burke GW 3rd，Selvaggi G，Miller J，Kenyon NS，Alejandro R. Allosensitization of islet allograft recipients. Transplantation，2007，84（11）：1413-1427.

[13] Lobo PI，Spencer C，Simmons WD，Hagspiel KD，Angle JF，Deng S，Markmann J，Naji A，Kirk SE，Pruett T，Brayman KL. Development of anti-human leukocyte antigen class 1 antibodies following allogeneic islet cell transplantation. Transplant Proc，2005，37（8）：3438-3440.

[14] Olack BJ，Swanson CJ，Flavin KS，Phelan D，Brennan DC，White NH，Lacy PE，Scharp DW，Poindexter N，Mohanakumar T. Sensitization to HLA antigens in islet recipients with failing transplants. Transplant Proc，1997，29（4）：2268-2269.

[15] Rickels MR，Kamoun M，Kearns J，Markmann JF，Naji A. Evidence for allograft rejection in an islet transplant recipient and effect on beta-cell secretory capacity. J Clin Endocrinol Metab，2007，92（7）：2410-2414.

[16] Campbell PM，Senior PA，Salam A，Labranche K，Bigam DL，Kneteman NM，Imes S，Halpin A，Ryan EA，Shapiro AM. High risk of sensitization after failed islet transplantation. Am J Transplant，2007，7（10）：2311-2317.

[17] Ferrari-Lacraz S，Berney T，Morel P，Marangon N，Hadaya K，Demuylder-Mischler S，Pongratz G，Pernin N，Villard J. Low risk of anti-human leukocyte antigen antibody sensitization after combined kidney and islet transplanta-

tion. Transplantation, 2008, 86 (2): 357-359.

[18] Rickels MR, Kearns J, Markmann E, Palanjian M, Markmann JF, Naji A, Kamoun M. HLA sensitization in islet transplantation. Clin Transpl, 2006: 413-420.

[19] Ono M, Shimizu J, Miyachi Y, Sakaguchi S. Control of autoimmune myocarditis and multiorgan inflammation by glucocorticoid-induced TNF receptor family-related protein (high), Foxp3-expressing CD25$^+$ and CD25$^-$ regulatory T cells. J Immunol, 2006, 176 (8): 4748-4756.

[20] Faustman D, Hauptfeld V, Lacy P, Davie J. Prolongation of murine islet allograft survival by pretreatment of islets with antibody directed to Ia determinants. Proc Natl Acad Sci U S A, 1981 , 78 (8): 5156-5159.

[21] Faustman D, Kraus P, Lacy PE, Finke EH, Davie JM. Survival of heart allografts in nonimmunosuppressed murine recipients by pretreatment of the donor tissue with anti-Ia antibodies. Transplantation, 1982, 34 (5): 302-305.

[22] Faustman DL, Steinman RM, Gebel HM, Hauptfeld V, Davie JM, Lacy PE. Prevention of rejection of murine islet allografts by pretreatment with anti-dendritic cell antibody. Proc Natl Acad Sci U S A, 1984, 81 (12): 3864-3868.

[23] Blau JE, Abegg MR, Flegel WA, Zhao X, Harlan DM, Rother KI. Long-term immunosuppression after solitary islet transplantation is associated with preserved C-peptide secretion for more than a decade. Am J Transplant, 2015, 15 (11): 2995-3001.

[24] House AA, Chang PC, Luke PP, Leckie SH, Howson WT, Ball EJ, Tan AK, Rehman F, Muirhead N, Hollomby DJ, McAlister VC, Hodsman AB, Jevnikar AM. Re-exposure to mismatched HLA class I is a significant risk factor for graft loss: multivariable analysis of 259 kidney retransplants. Transplantation, 2007, 84 (6): 722-728.

[25] Kerman RH, Orosz CG, Lorber MI. Clinical relevance of anti-HLA antibodies pre and post transplant. Am J Med Sci, 1997, 313 (5): 275-278.

[26] Bishay ES, Cook DJ, El Fettouh H, Starling RC, Young JB, Smedira NG, McCarthy PM. The impact of HLA sensitization and donor cause of death in heart transplantation. Transplantation, 2000, 70 (1): 220-222.

[27] Scornik JC, Zander DS, Baz MA, Donnelly WH, Staples ED. Susceptibility of lung transplants to preformed donor-specific HLA antibodies as detected by flow cytometry. Transplantation, 1999, 68 (10): 1542-1546.

[28] Cantarovich D, Vistoli F, Bignon JD. Anti-human leukocyte antigen antibodies after islet transplantation: what do they really mean? Transplantation, 2008 Jul 27, 86 (2): 204-205.

[29] Hering BJ1, Kandaswamy R, Ansite JD, Eckman PM, Nakano M, Sawada T, Matsumoto I, Ihm SH, Zhang HJ, Parkey J, Hunter DW, Sutherland DE. Single-donor, marginal-dose islet transplantation in patients with type 1 diabetes. JAMA, 2005, 293 (7): 830-835.

[30] van Kampen CA, van de Linde P, Duinkerken G, van Schip JJ, Roelen DL, Keymeulen B, Pipeleers DG, Claas FH, Roep BO. Alloreactivity against repeated HLA mismatches of sequential islet grafts transplanted in non-uremic type 1 diabetes patients. Transplantation, 2005, 80 (1): 118-126.

[31] Roep BO, Stobbe I, Duinkerken G, van Rood JJ, Lernmark A, Keymeulen B, Pipeleers D, Claas FH, de Vries RR. Auto- and alloimmune reactivity to human islet allografts transplanted into type 1 diabetic patients. Diabetes, 1999, 48 (3): 484-490.

[32] Mohanakumar T, Narayanan K, Desai N, Ramachandran S, Shenoy S, Jendrisak M, Susskind BM, Olack B, Benshoff N, Phelan DL, Brennan DC, Fernandez LA, Odorico JS, Polonsky KS. A significant role for histocompatibility in human islet transplantation. Transplantation, 2006, 82 (2): 180-187.

[33] Naziruddin B, Wease S, Stablein D, Barton FB, Berney T, Rickels MR, Alejandro R. HLA class I sensitization in islet transplant recipients: report from the Collaborative Islet Transplant Registry. Cell Transplant, 2012, 21 (5): 901-908.

[34] Faradji RN, Froud T, Messinger S, Monroy K, Pileggi A, Mineo D, Tharavanij T, Mendez AJ, Ricordi C, Alejandro R. Long-term meta-bolic and hormonal effects of exenatide on islet transplant recipients with allograft dysfunction. Cell Transplantation, 2009, 18 (10): 1247-1259.

[35] Alejandro R, Barton FB, Hering BJ, Wease S, Collaborative Islet Transplant Registry Investigators. 2008 Update from the Collaborative Islet Transplant Registry. Transplantation, 2008 Dec 27, 86 (12): 1783-1788.

[36] Campbell PM, Salam A, Ryan EA, Senior P, Paty BW, Bigam D, McCready T, Halpin A, Imes S, Al Saif F,

Lakey JR，Shapiro AM. Pretransplant HLA antibodies are associated with reduced graft survival after clinical islet transplantation. Am J Transplant，2007，7 (5)：1242-1248.

［37］ Naji A，Barker CF，Silvers WK. Relative vulnerability of isolated pancreatic islets，parathyroid，and skin allografts to cellular and humoral immunity. Transplant Proc，1979，11 (1)：560-562.

［38］ Lacy PE，Davie JM，Finke EH. Prolongation of islet allograft survival following in vitro culture (24 degrees C) and a single injection of ALS. Science，1979，204 (4390)：312-313.

［39］ Opelz G，Kiuchi M，Takasugi M，Terasaki PI. Autologous stimulation of human lymphocyte subpopulation. J Exp Med，1975，142 (5)：1327-1333.

［40］ Spits H，van Schooten W，Keizer H，van Seventer G，van de Rijn M，Terhorst C，de Vries JE. Alloantigen recognition is preceded by nonspecific adhesion of cytotoxic T cells and target cells. Science，1986，232 (4748)：403-405.

［41］ Bosi E，Braghi S，Maffi P，Scirpoli M，Bertuzzi F，Pozza G，Secchi A，Bonifacio E. Autoantibody response to islet transplantation in type 1 diabetes. Diabetes，2001，50 (11)：2464-2471.

［42］ Jaeger C1，Brendel MD，Hering BJ，Eckhard M，Bretzel RG. Progressive islet graft failure occurs significantly earlier in autoantibody-positive than in autoantibody-negative IDDM recipients of intrahepatic islet allografts. Diabetes，1997，46 (11)：1907-1910.

［43］ Hiller WF1，Klempnauer J，Lück R，Steiniger B. Progressive deterioration of endocrine function after intraportal but not kidney subcapsular rat islet transplantation. Diabetes，1991，40 (1)：134-140.

［44］ Mattsson G1，Jansson L，Nordin A，Andersson A，Carlsson PO. Evidence of functional impairment of syngeneically transplanted mouse pancreatic islets retrieved from the liver. Diabetes，2004，53 (4)：948-954.

［45］ Desai NM1，Goss JA，Deng S，Wolf BA，Markmann E，Palanjian M，Shock AP，Feliciano S，Brunicardi FC，Barker CF，Naji A，Markmann JF. Elevated portal vein drug levels of sirolimus and tacrolimus in islet transplant recipients：local immunosuppression or islet toxicity? Transplantation，2003，76 (11)：1623-1625.

［46］ Acha-Orbea H，Mitchell DJ，Timmermann L，Wraith DC，Tausch GS，Waldor MK，Zamvil SS，McDevitt HO，Steinman L. Limited heterogeneity of T cell receptors from lymphocytes mediating autoimmune encephalomyelitis allows specific immune intervention. Cell，1988，54 (2)：263-273.

［47］ Duggleby RC，Shaw TN，Jarvis LB，Kaur G，Gaston JS. CD27 expression discriminates between regulatory and non-regulatory cells after expansion of human peripheral blood CD4$^+$ CD25$^+$ cells. Immunology，2007，121 (1)：129-139.

［48］ Takahashi T，Tagami T，Yamazaki S，Uede T，Shimizu J，Sakaguchi N，Mak TW，Sakaguchi S. Immunologic self-tolerance maintained by CD25 (＋) CD4 (＋) regulatory T cells constitutively expressing cytotoxic T lymphocyte-associated antigen 4. J Exp Med，2000，192 (2)：303-310.

［49］ Lider O，Reshef T，Beraud E，Ben-Nun A，Cohen IR. Anti-idiotypic network induced by T cell vaccination against experimental autoimmune encephalomyelitis. Science，1988，239 (4836)：181-183.

［50］ Maron R，Zerubavel R，Friedman A，Cohen IR. T lymphocyte line specific for thyroglobulin produces or vaccinates against autoimmune thyroiditis in mice. J Immunol，1983，131 (5)：2316-2322.

［51］ Owhashi M，Heber-Katz E. Protection from experimental allergic encephalomyelitis conferred by a monoclonal antibody directed against a shared idiotype on rat T cell receptors specific for myelin basic protein. J Exp Med，1988，168 (6)：2153-2164.

［52］ Steinman L，Waldor MK，Zamvil SS，Lim M，Herzenberg L，Herzenberg L，McDevitt HO，Mitchell D，Sriram S. Therapy of autoimmune diseases with antibody to immune response gene products or to T-cell surface markers. Ann N Y Acad Sci，1986，475：274-284.

［53］ Hershberger RE，Starling RC，Eisen HJ，Bergh CH，Kormos RL，Love RB，Van Bakel A，Gordon RD，Popat R，Cockey L，Mamelok RD. Daclizumab to prevent rejection after cardiac transplantation. N Engl J Med，2005，352 (26)：2705-2713.

［54］ Froud T，Ricordi C，Baidal DA，Hafiz MM，Ponte G，Cure P，Pileggi A，Poggioli R，Ichii H，Khan A，Ferreira JV，Pugliese A，Esquenazi VV，Kenyon NS，Alejandro R. Islet transplantation in type 1 diabetes mellitus using cultured islets and steroid-free immunosuppression：Miami experience. Am J Transplant，2005，5 (8)：2037-2046.

［55］ Calne R，Moffatt SD，Friend PJ，Jamieson NV，Bradley JA，Hale G，Firth J，Bradley J，Smith KG，Waldmann H. Campath IH allows low-dose cyclosporine monotherapy in 31 cadaveric renal allograft recipients. Transplantation，1999，68（10）：1613-1616.

［56］ Coles AJ，Wing M，Smith S，Coraddu F，Greer S，Taylor C，Weetman A，Hale G，Chatterjee VK，Waldmann H，Compston A. Pulsed monoclonal antibody treatment and autoimmune thyroid disease in multiple sclerosis. Lancet，1999，354（9191）：1691-1695.

［57］ Faradji RN，Tharavanij T，Messinger S，Froud T，Pileggi A，Monroy K，Mineo D，Baidal DA，Cure P，Ponte G，Mendez AJ，Selvaggi G，Ricordi C，Alejandro R. Long-term insulin independence and improvement in insulin secretion after supplemental islet infusion under exenatide and etanercept. Transplantation，2008，86（12）：1658-1665.

［58］ Gangemi A，Salehi P，Hatipoglu B，Martellotto J，Barbaro B，Kuechle JB，Qi M，Wang Y，Pallan P，Owens C，Bui J，West D，Kaplan B，Benedetti E，Oberholzer J. Islet transplantation for brittle type 1 diabetes：the UIC protocol. American Journal of Transplantation，2008，8（6）：1250-1261.

［59］ Bonnefoy-Berard N，Revillard JP. Mechanisms of immunosuppression induced by antithymocyte globulins and OKT3. J Heart Lung Transplant，1996，15（5）：435-442.

［60］ C Genzyme：Thymoglobulin Package Insert. 2005.

［61］ Gaber AO，First MR，Tesi RJ，Gaston RS，Mendez R，Mulloy LL，Light JA，Gaber LW，Squiers E，Taylor RJ，Neylan JF，Steiner RW，Knechtle S，Norman DJ，Shihab F，Basadonna G，Brennan DC，Hodge EE，Kahan BD，Kahan L，Steinberg S，Woodle ES，Chan L，Ham JM，Schroeder TJ，et al. Results of the double-blind，randomized，multicenter，phase III clinical trial of Thymoglobulin versus Atgam in the treatment of acute graft rejection episodes after renal transplantation. Transplantation，1998，66（1）：29-37.

［62］ Uslu A，Nart A，Coker I，Köse S，Aykas A，Kahya MC，Yüzbaşioğlu MF，Doğan M. Two-day induction with thymoglobulin in kidney transplantation：risks and benefits. Transplant Proc，2004，36（1）：76-79.

［63］ Eason JD1，Blazek J，Mason A，Nair S，Loss GE. Steroid-free immunosuppression through thymoglobulin induction in liver transplantation. Transplant Proc，2001，33（1-2）：1470-1471.

［64］ Marvin MR1，Droogan C，Sawinski D，Cohen DJ，Hardy MA. Administration of rabbit antithymocyte globulin（thymoglobulin）in ambulatory renal-transplant patients. Transplantation，2003，75（4）：488-489.

［65］ Vézina C，Kudelski A，Sehgal SN. Rapamycin（AY-22，989），a new antifungal antibiotic. I. Taxonomy of the producing streptomycete and isolation of the active principle. J Antibiot（Tokyo），1975，28（10）：721-726.

［66］ Sehgal SN，Baker H，Vézina C. Rapamycin（AY-22，989），a new antifungal antibiotic. II. Fermentation，isolation and characterization. J Antibiot（Tokyo），1975，28（10）：727-732.

［67］ Hardinger KL1，Koch MJ，Brennan DC. Current and future immunosuppressive strategies in renal transplantation. Pharmacotherapy，2004，24（9）：1159-1176.

［68］ Ermann J，Hoffmann P，Edinger M，Dutt S，Blankenberg FG，Higgins JP，Negrin RS，Fathman CG，Strober S. Only the CD62L$^+$ subpopulation of CD4$^+$CD25$^+$ regulatory T cells protects from lethal acute GVHD. Blood，2005，105（5）：2220-2226.

［69］ Taylor AL，Watson CJ，Bradley JA. Immunosuppressive agents in solid organ transplantation：Mechanisms of action and therapeutic efficacy. Crit Rev Oncol Hematol，2005，56（1）：23-46.

［70］ Cattaneo D，Merlini S，Pellegrino M，Carrara F，Zenoni S，Murgia S，Baldelli S，Gaspari F，Remuzzi G，Perico N. Therapeutic drug monitoring of sirolimus：effect of concomitant immunosuppressive therapy and optimization of drug dosing. Am J Transplant，2004，4（8）：1345-1351.

［71］ Molinari M，Al-Saif F，Ryan EA，Lakey JR，Senior PA，Paty BW，Bigam DL，Kneteman NM，Shapiro AM. Sirolimus-induced ulceration of the small bowel in islet transplant recipients：report of two cases. Am J Transplant，2005，5（11）：2799-2804.

［72］ Senior PA，Paty BW，Cockfield SM，Ryan EA，Shapiro AM. Proteinuria developing after clinical islet transplantation resolves with sirolimus withdrawal and increased tacrolimus dosing. Am J Transplant，2005，5（9）：2318-2323.

［73］ Morelon E，Stern M，Israël-Biet D，Correas JM，Danel C，Mamzer-Bruneel MF，Peraldi MN，Kreis

H. Characteristics of sirolimus-associated interstitial pneumonitis in renal transplant patients. Transplantation，2001，72（5）：787-790.

［74］Digon BJ 3rd，Rother KI，Hirshberg B，Harlan DM. Sirolimus-induced interstitial pneumonitis in an islet transplant recipient. Diabetes Care，2003，26（11）：3191.

［75］Starzl TE，Todo S，Fung J，Demetris AJ，Venkataramman R，Jain A. FK 506 for liver，kidney，and pancreas transplantation. Lancet，1989，2（8670）：1000-1004.

［76］Todo S，Fung JJ，Starzl TE，Tzakis A，Demetris AJ，Kormos R，Jain A，Alessiani M，Takaya S，Shapiro R. Liver，kidney，and thoracic organ transplantation under FK 506. Ann Surg，1990，212（3）：295-305.

［77］Starzl TE，Fung J，Jordan M，Shapiro R，Tzakis A，McCauley J，Johnston J，Iwaki Y，Jain A，Alessiani M，et al. Kidney transplantation under FK 506. JAMA，1990，264（1）：63-67.

［78］Gruessner RW. Tacrolimus in pancreas transplantation：a multicenter analysis. Tacrolimus Pancreas Transplant Study Group. Clin Transplant，1997，11（4）：299-312.

［79］Nalesnik MA，Todo S，Murase N，Gryzan S，Lee PH，Makowka L，Starzl TE. Toxicology of FK506 in the Lewis rat. Transplant Proc，1987，19（5 Suppl 6）：89-92.

［80］Alejandro R，Latif Z，Polonsky KS，Shienvold FL，Civantos F，Mint DH. Natural history of multiple intrahepatic canine islet allografts during and following administration of cyclosporine. Transplantation，1988，45（6）：1036-1044.

［81］Todo S，Ueda Y，Demetris JA，Imventarza O，Nalesnik M，Venkataramanan R，Makowka L，Starzl TE. Immunosuppression of canine，monkey，and baboon allografts by FK 506：with special reference to synergism with other drugs and to tolerance induction. Surger，1988，104（2）：239-249.

［82］Tzakis AG，Ricordi C，Alejandro R，Zeng Y，Fung JJ，Todo S，Demetris AJ，Mintz DH，Starzl TE. Pancreatic islet transplantation after upper abdominal exenteration and liver replacemen. Lancet，1990，336（8712）：402-405.

［83］Warnock GL，Kneteman NM，Ryan EA，Evans MG，Seelis RE，Halloran PF，Rabinovitch A，Rajotte RV. Continued function of pancreatic islets after transplantation in type I diabetes. Lancet，1989，2（8662）：570-572.

［84］Warnock GL，Kneteman NM，Ryan EA，Rabinovitch A，Rajotte RV. Long-term follow-up after transplantation of insulin-producing pancreatic islets into patients with type 1（insulin-dependent）diabetes mellitus. Diabetologia，1992，35（1）：89-95.

［85］Alejandro R，Lehmann R，Ricordi C，Kenyon NS，Angelico MC，Burke G，Esquenazi V，Nery J，Betancourt AE，Kong SS，Miller J，Mintz DH. Long-term function（6 years）of islet allografts in type 1 diabetes. Diabetes，1997，46（12）：1983-1989.

［86］Cohen DJ，Loertscher R，Rubin MF，Tilney NL，Carpenter CB，Strom TB. Cyclosporine：a new immunosuppressive agent for organ transplantation. Ann Intern Med，1984，101（5）：667-682.

［87］Green CJ. Experimental transplantation. Prog Allergy，1986，38：123-158.

［88］Liu C，Noorchashm H，Sutter JA，Naji M，Prak EL，Boyer J，Green T，Rickels MR，Tomaszewski JE，Koeberlein B，Wang Z，Paessler ME，Velidedeoglu E，Rostami SY，Yu M，Barker CF，Naji A. B lymphocyte-directed immunotherapy promotes long-term islet allograft survival in nonhuman primates. Nat Med，2007，13（11）：1295-1298.

［89］Gunnarsson R，Klintmalm G，Lundgren G，Tydén G，Wilczek H，Ostman J，Groth CG. Deterioration in glucose metabolism in pancreatic transplant recipients after conversion from azathioprine to cyclosporine. Transplant Proc，1984，16（3）：709-712.

［90］Liu W，Putnam AL，Xu-Yu Z，Szot GL，Lee MR，Zhu S，Gottlieb PA，Kapranov P，Gingeras TR，Fazekas de St Groth B，Clayberger C，Soper DM，Ziegler SF，Bluestone JA. CD127 expression inversely correlates with FoxP3 and suppressive function of human CD4[+] T reg cells. J Exp Med，2006，203（7）：1701-1711.

［91］Nakai I，Omori Y，Aikawa I，Yasumura T，Suzuki S，Yoshimura N，Arakawa K，Matsui S，Oka T. Effect of cyclosporine on glucose metabolism in kidney transplant recipients. Transplant Proc，1988，20（3 Suppl 3）：969-978.

［92］Seddiki N，Santner-Nanan B，Martinson J，Zaunders J，Sasson S，Landay A，Solomon M，Selby W，Alexander

SI，Nanan R，Kelleher A，Fazekas de St Groth B. Expression of interleukin（IL）-2 and IL-7 receptors discriminates between human regulatory and activated T cells. J Exp Med，2006，203（7）：1693-1700.

［93］ van Schilfgaarde R，van der Burg MP，van Suylichem PT，Frölich M，Gooszen HG，Moolenaar AJ. Interference by cyclosporine with the endocrine function of the canine pancreas. Transplantation，1987，44（1）：13-16.

［94］ Jacobson PA，Green KG，Hering BJ. Mycophenolate mofetil in islet cell transplant：variable pharmacokinetics but good correlation between total and unbound concentrations. J Clin Pharmacol，2005 Aug，45（8）：901-909.

［95］ Eason JD，Wee S，Kawai T，Hong HZ，Powelson JA，Widmer MB，Cosimi AB. Inhibition of the effects of TNF in renal allograft recipients using recombinant human dimeric tumor necrosis factor receptors. Transplantation，1995，59（2）：300-305.

［96］ Wee S，Pascual M，Eason JD，Schoenfeld DA，Phelan J，Boskovic S，Blosch C，Mohler K，Cosimi AB. Biological effects and fate of a soluble，dimeric，80-kDa tumor necrosis factor receptor in renal transplant recipients who receive OKT3 therapy. Transplantation，1997，63（4）：570-577.

［97］ Tyring S，Gottlieb A，Papp K，Gordon K，Leonardi C，Wang A，Lalla D，Woolley M，Jahreis A，Zitnik R，Cella D，Krishnan R. Etanercept and clinical outcomes，fatigue，and depression in psoriasis：double-blind placebo-controlled randomised phase III trial. Lancet，2006，367（9504）：29-35.

［98］ Rabinovitch A，Sumoski W，Rajotte RV，Warnock GL. Cytotoxic effects of cytokines on human pancreatic islet cells in monolayer culture. J Clin Endocrinol Metab，1990，71（1）：152-156.

［99］ Schneider MA，Meingassner JG，Lipp M，Moore HD，Rot A. CCR7 is required for the in vivo function of CD4+ CD25+ regulatory T cells. J Exp Med，2007，204（4）：735-745.

［100］ Kovacs JA，Masur H. Prophylaxis against opportunistic infections in patients with human immunodeficiency virus infection. N Engl J Med，2000，342（19）：1416-1429.

［101］ Serratrice J，Granel B，Swiader L，Disdier P，De Roux-Serratrice C，Raccah D，Weiller PJ. Interference of dapsone in HbA1c monitoring of a diabetic patient with polychondritis. Diabetes Metab，2002，28（6 Pt 1）：508-509.

［102］ Park JM，Lake KD，Arenas JD，Fontana RJ. Efficacy and safety of low-dose valganciclovir in the prevention of cytomegalovirus disease in adult liver transplant recipients. Liver Transpl，2006，12（1）：112-116.

［103］ Lehmann J，Huehn J，de la Rosa M，Maszyna F，Kretschmer U，Krenn V，Brunner M，Scheffold A，Hamann A. Expression of the integrin alpha Ebeta 7 identifies unique subsets of CD25+ as well as CD25− regulatory T cells. Proc Natl Acad Sci U S A，2002，99（20）：13031-13036.

［104］ Geubel AP，De Galocsy C，Alves N，Rahier J，Dive C. Liver damage caused by therapeutic vitamin A administration：estimate of dose-related toxicity in 41 cases. Gastroenterology，1991，100（6）：1701-1709.

［105］ Feskanich D，Singh V，Willett WC，Colditz GA. Vitamin A intake and hip fractures among postmenopausal women. JAMA，2002，287（1）：47-54.

［106］ Nebert DW，Russell DW. Clinical importance of the cytochromes P450. Lancet，2002，360（9340）：1155-1162.

［107］ Wilkinson GR. Drug metabolism and variability among patients in drug response. N Engl J Med，2005，352（21）：2211-2221.

［108］ Benet LZ，Izumi T，Zhang Y，Silverman JA，Wacher VJ. Intestinal MDR transport proteins and P-450 enzymes as barriers to oral drug delivery. J Control Release，1999，62（1-2）：25-31.

［109］ Salifu MO，Tedla F，Markell MS. Management of the well renal transplant recipient：outpatient surveillance and treatment recommendations. Semin Dial，2005，18（6）：520-528.

［110］ Ricordi C. Islet transplantation：a brave new world. Diabetes，2003，52（7）：1595-1603.

［111］ Hafiz MM，Faradji RN，Froud T，Pileggi A，Baidal DA，Cure P，Ponte G，Poggioli R，Cornejo A，Messinger S，Ricordi C，Alejandro R. Immunosuppression and procedure-related complications in 26 patients with type 1 diabetes mellitus receiving allogeneic islet cell transplantation. Transplantation，2005，80（12）：1718-1728.

［112］ Ryan EA，Paty BW，Senior PA，Shapiro AM. Risks and side effects of islet transplantation. Curr Diab Rep，2004，4（4）：304-309.

［113］ Hirshberg B，Rother KI，Digon BJ 3rd，Lee J，Gaglia JL，Hines K，Read EJ，Chang R，Wood BJ，Harlan

DM. Benefits and risks of solitary islet transplantation for type 1 diabetes using steroid-sparing immunosuppression: the National Institutes of Health experience. Diabetes Care, 2003, 26 (12): 3288-3295.

[114] Rafael E, Ryan EA, Paty BW, Oberholzer J, Imes S, Senior P, McDonald C, Lakey JR, Shapiro AM. Changes in liver enzymes after clinical islet transplantation. Transplantation, 2003, 76 (9): 1280-1284.

[115] Barshes NR, Lee TC, Goodpastor SE, Balkrishnan R, Schock AP, Mote A, Brunicardi FC, Alejandro R, Ricordi C, Goss JA. Transaminitis after pancreatic islet transplantation. J Am Coll Surg, 2005, 200 (3): 353-361.

[116] Neff GW, Ruiz P, Madariaga JR, Nishida S, Montalbano M, Meyer D, Levi DM, Tzakis AG, O'Brien CB. Sirolimus-associated hepatotoxicity in liver transplantation. Ann Pharmacother, 2004, 38 (10): 1593-1596.

[117] Kahan BD, Stepkowski SM, Napoli KL, Katz SM, Knight RJ, Van Buren C. The development of sirolimus: The University of Texas-Houston experience. Clin Transpl, 2000: 145-158.

[118] Suzuki S, Osaka Y, Nakai I, Yasumura T, Omori Y, Yamagata N, Shimazaki C, Oka T. Pure red cell aplasia induced by FK506. Transplantation, 1996, 61 (5): 831-832.

[119] Schmaldienst S1, Bekesi G, Deicher R, Franz M, Hörl WH, Pohanka E. Recombinant human granulocyte colony-stimulating factor after kidney transplantation: a retrospective analysis to evaluate the benefit or risk of immunostimulation. Transplantation, 2000, 69 (4): 527-531.

[120] Peddi VR, Hariharan S, Schroeder TJ, First MR. Role of granulocyte colony stimulating factor (G-CSF) in reversing neutropenia in renal allograft recipients. Clin Transplant, 1996, 10 (1 Pt 1): 20-23.

[121] Froud T, Faradji RN, Pileggi A, Messinger S, Baidal DA, Ponte GM, Cure PE, Monroy K, Mendez A, Selvaggi G, Ricordi C, Alejandro R. The use of exenatide in islet transplant recipients with chronic allograft dysfunction: safety, efficacy, and metabolic effects. Transplantation, 2008, 86 (1): 36-45.

[122] Vasquez EM. Sirolimus: a new agent for prevention of renal allograft rejection. Am J Health Syst Pharm, 2000, 57 (5): 437-448.

[123] Flechner SM, Zhou L, Derweesh I, Mastroianni B, Savas K, Goldfarb D, Modlin CS, Krishnamurthi V, Novick A. The impact of sirolimus, mycophenolate mofetil, cyclosporine, azathioprine, and steroids on wound healing in 513 kidney-transplant recipients. Transplantation, 2003, 76 (12): 1729-1734.

[124] Fung M, Thompson D, Shapiro RJ, Warnock GL, Andersen DK, Elahi D, Meneilly GS. Effect of gluca-gon-like peptide-1 (7-37) on beta-cell function after islet transplantationintype1diabetes. Diabetes Research and Clinical Practice, 2006, 74 (2): 189-193.

[125] Cure P, Pileggi A, Faradji RN, Baidal DA, Froud T, Selvaggi G, Ricordi C, Alejandro R. Cytomegalovirus infection in a recipient of solitary allogeneic islets. Am J Transplant, 2006, 6 (5 Pt 1): 1089-1090.

[126] Trotter JF, Wachs ME, Trouillot TE, Bak T, Kugelmas M, Kam I, Everson G. Dyslipidemia during sirolimus therapy in liver transplant recipients occurs with concomitant cyclosporine but not tacrolimus. Liver Transpl, 2001, 7 (5): 401-408.

[127] Groth CG, Bäckman L, Morales JM, Calne R, Kreis H, Lang P, Touraine JL, Claesson K, Campistol JM, Durand D, Wramner L, Brattström C, Charpentier B. Sirolimus (rapamycin) -based therapy in human renal transplantation: similar efficacy and different toxicity compared with cyclosporine. Sirolimus European Renal Transplant Study Group. Transplantation, 1999, 67 (7): 1036-1042.

[128] Textor SC, Taler SJ, Canzanello VJ, Schwartz L, Augustine JE. Posttransplantation hypertension related to calcineurin inhibitors. Liver Transpl, 2000, 6 (5): 521-530.

[129] Devlin J, Williams R, Neuhaus P, McMaster P, Calne R, Pichlmayr R, Otto G, Bismuth H, Groth C. Renal complications and development of hypertension in the European study of FK 506 and cyclosporin in primary liver transplant recipients. Transpl Int, 1994, 7 (Suppl 1).

[130] Saurina A, Campistol JM, Piera C, Diekmann F, Campos B, Campos N, de las Cuevas X, Oppenheimer F. Conversion from calcineurin inhibitors to sirolimus in chronic allograft dysfunction: changes in glomerular haemodynamics and proteinuria. Nephrol Dial Transplant, 2006, 21 (2): 488-493.

[131] Straathof-Galema L, Wetzels JF, Dijkman HB, Steenbergen EJ, Hilbrands LB. Sirolimus-associated heavy proteinuria in a renal transplant recipient: evidence for a tubular mechanism. Am J Transplant, 2006, 6 (2): 429-433.

［132］ Ponte GM1，Baidal DA，Romanelli P，Faradji RN，Poggioli R，Cure P，Froud T，Selvaggi G，Pileggi A，Ricordi C，Alejandro R. Resolution of severe atopic dermatitis after tacrolimus withdrawal. Cell Transplant，2007，16 (1)：23-30.

［133］ Ghofaili KA，Fung M，Ao Z，Meloche M，Shapiro RJ，Warnock GL，Elahi D，Meneilly GS，Thompson DM. Effect of exenatide on β cell function after islet transplantation in type 1 diabetes. Transplantation，2007，83 (1)：24-28.

［134］ Humar A，Michaels M，AST ID Working Group on Infectious Disease Monitoring. American Society of Transplantation recommendations for screening，monitoring and reporting of infectious complications in immunosuppression trials in recipients of organ transplantation. Am J Transplant，2006，6 (2)：262-274.

［135］ Johnson JD，Ao Z，Ao P，Li H，Dai LJ，He Z，Tee M，Potter KJ，Klimek AM，Meloche RM，Thompson DM，Verchere CB，Warnock GL. Different effects of FK506，rapamycin，and mycophenolate mofetil on glucose-stimu-lated insulin release and apoptosis in human islets. Cell Transplantation，2009，18 (8)：833-845.

［136］ Hafiz MM，Poggioli R，Caulfield A，Messinger S，Geiger MC，Baidal DA，Froud T，Ferreira JV，Tzakis AG，Ricordi C，Alejandro R. Cytomegalovirus prevalence and transmission after islet allograft transplant in patients with type 1 diabetes mellitus. Am J Transplant，2004，4 (10)：1697-1702.

［137］ Cure P，Pileggi A，Froud T，Norris PM，Baidal DA，Cornejo A，Hafiz MM，Ponte G，Poggioli R，Yu J，Saab A，Selvaggi G，Ricordi C，Alejandro R. Alterations of the female reproductive system in recipients of islet grafts. Transplantation，2004，78 (11)：1576-1581.

［138］ Gao R，Ustinov J，Korsgren O，Otonkoski T. Effects of immunosuppressive drugs on in vitro neogenesis of human-islets：mycophenolate mofetil inhibits the proliferation of ductal cells. American Journal of Transplantation，2007，7 (4)：1021-1026.

［139］ Ryan EA，Bigam D，Shapiro AM. Current indications for pancreas or islet transplant. Diabetes Obes Metab，2006，8 (1)：1-7.

［140］ Diabetes Control and Complications Trial Research Group，Nathan DM，Genuth S，Lachin J，Cleary P，Crofford O，Davis M，Rand L，Siebert C. The effect of intensive treatment of diabetes on the development and progression of long-term complications in insulin-dependent diabetes mellitus. N Engl J Med 1993，30，329 (14)：977-986.

［141］ Chow VC，Pai RP，Chapman JR，O'Connell PJ，Allen RD，Mitchell P，Nankivell BJ. Diabetic retinopathy after combined kidney-pancreas transplantation. Clin Transplant，1999，13 (4)：356-362.

［142］ Cantaluppi V，Biancone L，Romanazzi GM，Figliolini F，Beltramo S，Ninniri MS，Galimi F，Romagnoli R，Franchello A，Salizzoni M，Perin PC，Ricordi C，Segoloni GP，Camussi G. Antian-giogenic and immunomodulatory effects of rapamycin on islet endothelium：relevance for islet transplantation. Amer-ican Journal of Transplantation，2006，6 (11)：2601-2611.

［143］ Ricordi C，Strom TB. Clinical islet transplantation：advances and immunological challenges. Nat Rev Immunol，2004，4 (4)：259-268.

［144］ Muller YD，Mai G，Morel P，Serre-Beinier V，Gonelle-Gispert C，Yung GP，Ehirchiou D，Wyss JC，Bigenzahn S，Irla M，Heusser C，Golshayan D，Seebach JD，Wekerle T，Bühler LH. Anti-CD154 mAb and rapamycin induce T regulatory cell mediated tolerance in rat-to-mouse islet transplantation. PLoS One，2010，5 (4)：e10352.

［145］ Ryan EA，Lakey JR，Paty BW，Imes S，Korbutt GS，Kneteman NM，Bigam D，Rajotte RV，Shapiro AM. Successful islet transplantation：continued insulin reserve provides long-term glycemic control. Diabetes，2002，51 (7)：2148-2157.

［146］ Ragette R，Kamler M，Weinreich G，Teschler H，Jakob H. Tacrolimus pharmacokinetics in lung transplantation：new strategies for monitoring. J Heart Lung Transplant，2005，24 (9)：1315-1319.

［147］ Hering BJ1，Kandaswamy R，Harmon JV，Ansite JD，Clemmings SM，Sakai T，Paraskevas S，Eckman PM，Sageshima J，Nakano M，Sawada T，Matsumoto I，Zhang HJ，Sutherland DE，Bluestone JA. Transplantation of cultured islets from two-layer preserved pancreases in type 1 diabetes with anti-CD3 antibody. Am J Transplant，2004，4 (3)：390-401.

［148］ Bellin MD，Barton FB，Heitman A，Harmon JV，Kandaswamy R，Balamurugan AN，Sutherland DE，Alejandro

R，Hering BJ. Potent induction immunotherapy promotes long-term insulin independence after islet transplantation in type 1 diabetes. Am J Transplant，2012，12（6）.

[149] Melzi R，Maffi P，Nano R，Sordi V，Mercalli A，Scavini M，Secchi A，Bonifacio E，Piemonti L. Rapamycin does not adversely affect intrahepatic islet engraftment in mice and improves early islet engraftment in humans. Islets，2009，1（1）：42-49.

[150] Maki T1，Ichikawa T，Blanco R，Porter J. Long-term abrogation of autoimmune diabetes in nonobese diabetic mice by immunotherapy with anti-lymphocyte serum. Proc Natl Acad Sci U S A，1992，89（8）：3434-3438.

[151] Chatenoud L. Immune therapy for type 1 diabetes mellitus-what is unique about anti-CD3 antibodies？. Nat Rev Endocrinol，2010，6（3）：149-157.

[152] Keymeulen B，Vandemeulebroucke E，Ziegler AG，Mathieu C，Kaufman L，Hale G，Gorus F，Goldman M，Walter M，Candon S，Schandene L，Crenier L，De Block C，Seigneurin JM，De Pauw P，Pierard D，Weets I，Rebello P，Bird P，Berrie E，Frewin M，Waldmann H，Bach JF，Pipeleers D，Chatenoud L. Insulin needs after CD3-antibody therapy in new-onset type 1 diabetes. N Engl J Med，2005，352（25）：2598-2608.

[153] Herold KC，Gitelman S，Greenbaum C，Puck J，Hagopian W，Gottlieb P，Sayre P，Bianchine P，Wong E，Seyfert-Margolis V，Bourcier K，Bluestone JA，Immune Tolerance Network ITN007AI Study Group. Treatment of patients with new onset Type 1 diabetes with a single course of anti-CD3 mAb Teplizumab preserves insulin production for up to 5 years. Clin Immunol，2009，132（2）：166-173.

[154] Gangemi A，Salehi P，Hatipoglu B，Martellotto J，Barbaro B，Kuechle JB，Qi M，Wang Y，Pallan P，Owens C，Bui J，West D，Kaplan B，Benedetti E，Oberholzer J. Islet transplantation for brittle type 1 diabetes：the UIC protocol. Am J Transplant，2008，8（6）：1250-1261.

[155] Tonkin DR，Haskins K. Regulatory T cells enter the pancreas during suppression of type 1 diabetes and inhibit effector T cells and macrophages in a TGF-beta-dependent manner. Eur J Immunol，2009，39（5）：1313-1322.

[156] Eizirik DL，Colli ML，Ortis F. The role of inflammation in insulitis and beta-cell loss in type 1 diabetes. Nat Rev Endocrinol，2009，5（4）：219-226.

[157] Knip M，Siljander H. Autoimmune mechanisms in type 1 diabetes. Autoimmun Rev，2008，7（7）：550-557.

[158] Yoon JW，Jun HS. Cellular and molecular pathogenic mechanisms of insulin-dependent diabetes mellitus. Ann N Y Acad Sci，2001 Apr，928：200-211.

[159] Yoon JW，Jun HS，Santamaria P. Cellular and molecular mechanisms for the initiation and progression of beta cell destruction resulting from the collaboration between macrophages and T cells. Autoimmunity，1998，27（2）：109-122.

[160] Yoon JW，Jun HS. Cellular and molecular roles of beta cell autoantigens，macrophages and T cells in the pathogenesis of autoimmune diabetes. Arch Pharm Res，1999，22（5）：437-447.

[161] Kawasaki E，Abiru N，Eguchi K. Prevention of type 1 diabetes：from the view point of beta cell damage. Diabetes Res Clin Pract，2004，66 Suppl 1：S27-32.

[162] Korn T，Oukka M，Kuchroo V，Bettelli E. Induction and effector functions of T（H）17 cells. Nature，2007，19（6）：362-371.

[163] Jain R，Tartar DM，Gregg RK，Divekar RD，Bell JJ，Lee HH，Yu P，Ellis JS，Hoeman CM，Franklin CL，Zaghouani H. Innocuous IFNgamma induced by adjuvant-free antigen restores normoglycemia in NOD mice through inhibition of IL-17 production. J Exp Med，2008，205（1）：207-218.

[164] Zhao Y，Guo C，Hwang D，Lin B，Dingeldein M，Mihailescu D，Sam S，Sidhwani S，Zhang Y，Jain S，Skidgel RA，Prabhakar BS，Mazzone T，Holterman MJ. Selective destruction of mouse islet beta cells by human T lymphocytes in a newly-established humanized type 1 diabetic model. Biochem Biophys Res Commun，2010，399（4）：629-636.

[165] Gottlieb PA，Quinlan S，Krause-Steinrauf H，Greenbaum CJ，Wilson DM，Rodriguez H，Schatz DA，Moran AM，Lachin JM，Skyler JS，Type 1 Diabetes TrialNet MMF/DZB Study Group. Failure to preserve beta-cell function with mycophenolate mofetil and daclizumab combined therapy in patients with new-onset type 1 diabetes. Diabetes Care，2010，33（4）：826-832.

[166] Monti P, Scirpoli M, Maffi P, Piemonti L, Secchi A, Bonifacio E, Roncarolo MG, Battaglia M. Rapamycin mono therapy in patients with type 1 diabetes modifies CD4$^+$ CD25$^+$ FoxP3$^+$ regulatory T-cells. Diabetes, 2008, 57 (9): 2341-2347.

[167] Zheng XX, Sánchez-Fueyo A, Sho M, Domenig C, Sayegh MH, Strom TB. Favorably tipping the balance between cytopathic and regulatory T cells to create transplantation tolerance. Immunity, 2003, 19 (4): 503-514.

[168] Zhang W, Zhang D, Shen M, Liu Y, Tian Y, Thomson AW, Lee WP, Zheng XX. Combined administration of a mutant TGF-beta1/Fc and rapamycin promotes induction of regulatory T cells and islet allograft tolerance. J Immunol, 2010, 185 (8): 4750-4759.

[169] Pasare C, Medzhitov R. Toll pathway-dependent blockade of CD4$^+$ CD25$^+$ T cell-mediated suppression by dendritic cells. Science, 2003, 299 (5609).

[170] Pothoven KL, Kheradmand T, Yang Q, Houlihan JL, Zhang H, Degutes M, Miller SD, Luo X. Rapamycin-conditioned donor dendritic cells differentiate CD4CD25Foxp3 T cells in vitro with TGF-beta1 for islet transplantation. Am J Transplant, 2010, 10 (8): 1774-1784.

[171] Torchinsky MB, Garaude J, Martin AP, Blander JM. Innate immune recognition of infected apoptotic cells directs T (H) 17 cell differentiation. Nature, 2009, 458 (7234): 78-82.

[172] Chen L, Ahmed E, Wang T, Wang Y, Ochando J, Chong AS, Alegre ML. TLR signals promote IL-6/IL-17-dependent transplant rejection. J Immunol, 2009, 15, 182 (10): 6217.

[173] Zhang N, Krüger B, Lal G, Luan Y, Yadav A, Zang W, Grimm M, Waaga-Gasser AM, Murphy B, Bromberg JS, Schröppel B. Inhibition of TLR4 signaling prolongs Treg-dependent murine islet allograft survival. Immunol Lett, 2010, 127 (2): 119-125.

[174] Rocuts F, Zhang X, Yan J, Yue Y, Thomas M, Bach FH, Czismadia E, Wang H. Bilirubin promotes de novo generation of T regulatory cells. Cell Transplant, 2010, 19 (4): 443-451.

[175] Lee SS, Gao W, Mazzola S, Thomas MN, Csizmadia E, Otterbein LE, Bach FH, Wang H. Heme oxygenase-1, carbon monoxide, and bilirubin induce tolerance in recipients toward islet allografts by modulating T regulatory cells. FASEB J, 2007, 21 (13): 3450-3457.

[176] Hauben E, Gregori S, Draghici E, Migliavacca B, Olivieri S, Woisetschläger M, Roncarolo MG. Activation of the aryl hydrocarbon receptor promotes allograft-specific tolerance through direct and dendritic cell-mediated effects on regulatory T cells. Blood, 2008, 112 (4): 1214-1222.

[177] Giraud S, Barrou B, Sebillaud S, Debré P, Klatzmann D, Thomas-Vaslin V. Transient depletion of dividing T lymphocytes in mice induces the emergence of regulatory T cells and dominant tolerance to islet allografts. Am J Transplant, 2008, 8 (5): 942-953.

[178] Nagahama K, Nishimura E, Sakaguchi S. Induction of tolerance by adoptive transfer of Treg cell. Methods Mol Biol, 2007, 380: 431-442.

[179] Francis RS, Feng G, Tha-In T, Lyons IS, Wood KJ, Bushell A. Induction of transplantation tolerance converts potential effector T cells into graft-protective regulatory T cells. Eur J Immunol, 2011, 41 (3): 726-738.

[180] Jiang S, Lechler RI, He XS, Huang JF. CD4$^+$CD25$^+$ regulatory T cell therapy for the induction of donor-specific clinical transplantation tolerance. Expert Opin Biol Ther, 2006, 6 (10): 1003-1009.

[181] Torchinsky MB, Blander JM. T helper 17 cells: discovery, function, and physiological trigger. Cell Mol Life Sci, 2010, 67 (9): 1407-1421.

[182] Korn T, Bettelli E, Oukka M, Kuchroo VK. IL-17 and Th17 Cells. Annu Rev Immunol, 2009, 27: 485-517.

[183] Xiong JJ, Lu HM, Du XJ, Ke NW, Hu WM. Study on the role of Th17 cells in the islet transplantation. Sichuan Da Xue Xue Bao Yi Xue Ban, 2010, 41 (4): 638-643.

[184] Bertin-Maghit S, Pang D, O'Sullivan B, Best S, Duggan E, Paul S, Thomas H, Kay TW, Harrison LC, Steptoe R, Thomas R. Interleukin-1beta produced in response to islet autoantigen presentation differentiates T-helper 17 cells at the expense of regulatory T-cells: Implications for the timing of tolerizing immunotherapy. Diabetes, 2011, 60 (1): 248-257.

[185] Wakayama T, Tabar V, Rodriguez I, Perry AC, Studer L, Mombaerts P. Differentiation of embryonic stem cell

lines generated from adult somatic cells by nuclear transfer. Science，2001，292（5517）：740-743.

［186］ Wang L，Duan E，Sung LY，Jeong BS，Yang X，Tian XC. Generation and characterization of pluripotent stem cells from cloned bovine embryos. Biol Reprod，2005，73（1）：149-155.

［187］ Kennedy D. Editorial retraction. Science，2006，311（5759）：335.

［188］ Crawford A，Macleod M，Schumacher T，Corlett L，Gray D. Primary T cell expansion and differentiation in vivo requires antigen presentation by B cells. J Immunol，2006，176（6）：3498-3506.

［189］ Noorchashm H，Reed AJ，Rostami SY，Mozaffari R，Zekavat G，Koeberlein B，Caton AJ，Naji A. B cell-mediated antigen presentation is required for the pathogenesis of acute cardiac allograft rejection. J Immunol，2006，177（11）：7715-7722.

［190］ Miller JP，Stadanlick JE，Cancro MP. Space，selection，and surveillance：setting boundaries with BLyS. J Immunol，2006，176（11）：6405-6410.

［191］ Préville X，Flacher M，LeMauff B，Beauchard S，Davelu P，Tiollier J，Revillard JP. Mechanisms involved in anti-thymocyte globulin immunosuppressive activity in a nonhuman primate model. Transplantation，2001，71（3）：460-468.

［192］ Martin F，Chan AC. B cell immunobiology in disease：evolving concepts from the clinic. Annu Rev Immunol，2006，24：467-496.

［193］ Edwards JC，Cambridge G. B-cell targeting in rheumatoid arthritis and other autoimmune diseases. Nat Rev Immunol，2006，6（5）：394-403.

［194］ McCulloch DK，Koerker DJ，Kahn SE，Bonner-Weir S，Palmer JP. Correlations of in vivo beta-cell function tests with beta-cell mass and pancreatic insulin content in streptozocin-administered baboons. Diabetes，1991，40（6）：673-679.

［195］ Schröder C1，Azimzadeh AM，Wu G，Price JO，Atkinson JB，Pierson RN. Anti-CD20 treatment depletes B-cells in blood and lymphatic tissue of cynomolgus monkeys，Transpl Immunol，2003，12（1）：19-28.

［196］ Sims GP，Ettinger R，Shirota Y，Yarboro CH，Illei GG，Lipsky PE. Identification and characterization of circulating human transitional B cells. Blood，2005，105（11）：4390.

［197］ Pascual V，Liu YJ，Magalski A，de Bouteiller O，Banchereau J，Capra JD. Analysis of somatic mutation in five B cell subsets of human tonsil. J Exp Med，1994，180（1）：329-339.

［198］ Vugmeyster Y，Howell K，Bakshi A，Flores C，Hwang O，McKeever K. B-cell subsets in blood and lymphoid organs in Macaca fascicularis. Cytometry A，2004，61（1）：69-75.

［199］ Cambridge G，Stohl W，Leandro MJ，Migone TS，Hilbert DM，Edwards JC. Circulating levels of B lymphocyte stimulator in patients with rheumatoid arthritis following rituximab treatment：relationships with B cell depletion，circulating antibodies，and clinical relapse. Arthritis Rheum，2006，54（3）：723-732.

［200］ Kissmeyer-Nielsen F，Olsen S，Petersen VP，Fjeldborg O. Hyperacute rejection of kidney allografts，associated with pre-existing humoral antibodies against donor cells. Lancet，1966，2（7465）：662-665.

［201］ Lan RY，Ansari AA，Lian ZX，Gershwin ME. Regulatory T cells：development，function and role in autoimmunity. Autoimmun Rev，2005，4（6）：351-363.

［202］ Sakaguchi S，Ono M，Setoguchi R，Yagi H，Hori S，Fehervari Z，Shimizu J，Takahashi T，Nomura T. Foxp3$^{+}$ CD25$^{+}$ CD4$^{+}$ natural regulatory T cells in dominant self-tolerance and autoimmune disease. Immunol Rev，2006，212：8-27.

## 第七章

# 胰岛移植术后的代谢监测与疗效

人胰岛肝内移植可有效替代内分泌胰腺功能，恢复到接近正常的血糖平衡。然而，临床试验也表明，胰岛移植的结果差异很大，移植的目的往往是防止或治疗糖尿病。自体胰岛移植，可防止患者因慢性胰腺炎疼痛进行的全胰切除而导致的糖尿病，在大多数患者中，可恢复正常的血糖和无须外源性胰岛素。同种异体胰岛移植自 2000 年 Edmonton 方案公布以来，在治疗 1 型糖尿病效果上改善显著，通过使用无类固醇免疫抑制药物雷帕霉素为基础的免疫抑制剂方案和足够数量的胰岛输注，可获得 100％的胰岛素脱离。在过去 12 年中（2000～2012 年），全世界 40 个联合胰岛移植中心登记有 1085 位患者进行了临床胰岛移植，其中752 例为同种异体移植、333 例为自体移植，而 Edmonton 方案之前的十年里只有 237 例。

尽管医学界和公众强调胰岛素脱离为胰岛移植手术成功的标志，好的血糖控制也是手术成功的一个重要目标。但是，患者成功的胰岛移植术后获得的 β 细胞代谢功能不足，甚至需要接受来自多个器官供体的胰岛，反映出移植后胰岛的功能和问题的复杂性。为了更好地进行胰岛移植，我们需要了解更多关于移植胰岛的进行性耗竭和进行更好的监控。在本章中，我们将回顾到目前为止，临床研究中取得的主要成果和经验教训，为胰岛移植后的代谢行为研究和如何提高人胰岛移植的临床效果提供参考。

## 第一节　胰岛移植术后的监测

使用动物来检验胰岛移植物的功能和命运的研究已经给出了很多非常重要的信息。但这些涉及典型的移植胰岛结构的组织学检测往往有侵害性，在人受体中显然是不可能的，除非是器官活组织切片检查情况下。因此，人体胰岛移植术后胰岛功能和数量的确定是一件很令人头疼的事情，人们要仰赖更间接的测量，其中最主要的就是传统的新陈代谢测试，比如血糖、C-肽和 HbA1c，安全又不会危害到器官受体或移植的胰岛。最近的研究报道了多种评价 β 细胞功能、数量和胰高血糖素分泌物信息的研究方法。这些研究结果在自体胰岛和同种异体胰岛移植研究中均有描述。由于胰岛移植构成了一个新的代谢系统，通常用于研究全身代谢的工具需要进行适当的调整，评估的目标也要阐明人胰岛移植后出现的全身代谢的特殊问题。在 1991 年前，这种新型代谢系统的主要问题在于具有功能活性的胰岛移植量有限，功能良好的胰腺移植后的代谢行为研究中也给胰岛移植后新系统的代谢研究提供了一个很好的临床对照模型，可克服胰岛数量有限的束缚。本节希望从几种新陈代谢的测试介绍中建立获得临床信息最大化的胰岛移植术后胰岛功能监测策略。

## 一、胰岛相关代谢激素检测及注意事项

（1）胰岛移植物分泌激素的测定

自 20 世纪 60 年代以来，放射免疫法（RIA）用于多肽和糖蛋白类激素大规模、高灵敏度的检测，使胰腺分泌的激素，如胰岛素、C-肽、胰高血糖素、生长激素抑制素、胰多肽的量化变得简单，为评估整个胰腺和胰岛移植的功能奠定了基础。尽管 RIA 方法常规使用了 30 年，但在患者胰岛移植后功能检测仍然存在明显缺陷。

胰腺的 α-细胞、D-细胞、PP-细胞分泌的激素可用 RIA 法来测量，与 β 细胞分泌物相比（该激素一般只可能存在于移植后胰岛），其他激素均可由原胰腺和移植后胰岛一起分泌，无法区别周围血液中两者的来源（除非选择性插入导管定位）。门静脉血中除血氧浓度明显偏低外，空腹条件下，葡萄糖和乳糖浓度也与动脉血中不同。门静脉血中的胰高血糖素和生长激素抑制素浓度几乎翻倍，这些激素都会抑制门静脉内胰岛的胰岛素释放。静脉输注葡萄糖后，门静脉血中葡萄糖的增加与动脉血中类似。生长激素抑制素的分泌情况更特殊，它除了胰岛 D 细胞外还有胃肠其他部分也可以分泌。因此，在总结基础条件和刺激情况下移植胰岛分泌的此类激素规律时需要注意。

（2）胰岛素和 C-肽动力学研究

新的代谢系统的功能学研究需要从其组成部分的动力学角度来分析。人胰岛素和 C-肽的动力学研究需要评估：①内源性的 C-肽生产速率；②对胰岛移植患者和外周胰岛素输送系统（50% 外周给药和 100% 外周给药），以及门静脉胰岛素输送系统（OPLS）的胰岛素清除率进行比较。这项研究的意义较大，因为内源性胰岛素分泌评估是胰岛移植患者的根本，包括基础评估和随访。除常用的刺激试验（口服或静脉注射葡萄糖、静脉注射精氨酸和甲苯磺丁脲）外，可以考虑采用 Eaton 技术，Polonsky 等对此进行过改进，可更准确测定体内胰岛素的分泌速率。

（3）葡萄糖代谢

葡萄糖是胰岛移植患者最重要的代谢物指标。虽然葡萄糖已有良好的常规检测手段，胰岛移植患者在血糖检测时需要考虑一些新问题。

很多实验室通过葡萄糖氧化酶的方法来测定葡萄糖浓度。由于这些技术都在一个固定的时间点（也就是说葡萄糖的酶转化还没有到终点，而是在这个动态过程中取了一个固定的时间点），血液中的氧浓度可能正在进行一个重要的变化，这会改变葡萄糖的测定，会受到葡萄糖氧化酶的反应动力学干扰。为了规避这个问题，我们更加倾向于使用动脉血或者动脉化的血液，或者说是使用一种不是由氧气直接调节的酶的方法。

（4）前臂静脉血液的动脉化

对于经验不足的研究者来说，常见的错误就是在刺激试验中采用前臂静脉血来测量激素和代谢物的浓度。采用动脉血或动脉化血液检测有利于维持氧浓度的稳定，减少受氧调节酶的影响。不同量的葡萄糖和其他代谢物可以从动脉化的前臂血液中提取（无论是在基态，吸收后状态还是刺激后）。可用于比较不同类型患者，即患者具体的代谢提取物（比如不同程度的胰岛素抵抗的患者）。

相同规则同样适用于血液样本中激素的评估，很多激素（如胰岛素、皮质醇等）可以从肌肉和脂肪组织中提取。Katz 等已经告诉我们当测量转化率时，最佳的注射和取样位点分别是外周静脉和混合静脉血或者动脉化血液。需要注意的是，在动脉化血液样品检测体系中

应引入示踪剂，动脉化血对于任何注入代谢物的示踪剂都非常必要。

静脉血液动脉化可以利用热盒技术联合人体手臂背部静脉血管逆行插管来轻松实现。

（5）前臂制备

Zierler 和 Pozefsky 在 20 世纪 50 年代就建立了一种前臂准备技术。这种方法可定量流过前臂的物质，需要将导管以逆行的方式插至肱动脉和深部前臂静脉。这种方法特别适用于研究前臂动静脉的骨骼肌和脂肪组织代谢。

如果患者之前进行过血液透析，随后又进行了胰岛/肾移植，存在（或持久性）动静脉瘘，那么需要对前臂准备方法进行改进。简而言之，动静脉瘘可直接插管，将 18 G 的塑料导管插至动脉血管，而对照动脉的深部静脉则以逆行的方式进行插管以获取肌肉组织的深层静脉回流血液样本。随后对前臂浅静脉（经脂肪组织区引流血液）进行插管，以获取前臂脂肪组织血液引流样本，可采用体积扫描器测定前臂血流量。因此，动静脉瘘的存在可避免肱动脉插管。

## 二、常规监测

当前临床监控是基于胰岛的功能（表 7-1）。它包括监控血清葡萄糖、C-肽、胰岛素、HbA1c 和果糖胺水平，监控外源性胰岛素需求，以及需要或不需要外部协助的血糖过低发作次数。每次回访要对这些参数进行记录，基于这些数据，胰岛移植物功能可分类为功能完全（胰岛素脱离），部分有功能（基于胰岛素和可检测到的 C-肽），无功能（检测不到 C-肽）。当 C-肽水平根据血糖变化有较大变化时，胰岛移植物的分泌量也可以进行估算，它与血糖和 C-肽有关，可按下式计算：1500×空腹 C-肽（ng/dL）/［空腹血糖（mg/dL）-63］。但是，这些评价胰岛功能的方法不太精确，因为患者可能停用了胰岛素，并且具有高的葡萄糖值和升高的 HbA1c。为了将全部参数考虑在内，我们引入了 β 分数，它是以空腹血糖、HbA1c、每日胰岛素需求、口服降糖药使用和刺激后的 C-多肽（表 7-2）为基础。它将胰岛功能分成 0～8 级：得分越高，则胰岛功能越好。还可以通过计算评价血糖稳定性的其他分数和血糖过低发生率进行移植后胰岛功能监控。在胰岛输注后的第 1、3 年和第 5 年，测定胰岛素脱离患者的比例（无外源性胰岛素使用连续≥14d）。C-肽＜0.3ng/mL 表示移植失败。

表 7-1　胰岛移植物功能监测

| 整体功能 | 血糖稳定性 | 血糖过低事件 | 刺激试验 |
|---|---|---|---|
| 血清葡萄糖、血清胰岛素、血清 C-肽、HbA1c、果糖胺、胰岛素需求（U/kg）、血糖过低次数、胰岛移植物分泌的胰岛素量（SUITO）、β 分数 | 血糖变化平均幅度（MAGE）、不稳定性指数（LI）、连续的葡萄糖监控系统 | HYPO 评分、连续的葡萄糖监控系统（CGMS） | 精氨酸刺激试验、胰高血糖素试验、混合餐刺激试验、口腔葡萄糖耐受试验（OGTT）、静脉注射葡萄糖耐受试验（IVGTT） |

表 7-2　胰岛移植物功能的 β 分数评价

| β 分数 | 2 | 1 | 0 |
|---|---|---|---|
| 血糖/(mmol/L) | ≤5.5 | 5.6～6.9 | ≥7 |

续表

| β分数 | 2 | 1 | 0 |
|---|---|---|---|
| HbA1c/% | ≤6.1 | 6.2~6.9 | ≥7 |
| 每日胰岛素/(U/kg)或 OHA | 无 | 0.01~0.24 和/或 OHA | ≥0.25 |
| 刺激后 C-肽/(nmol/L) | ≥0.3 | 0.1~0.29 | <0.1 |

注：OHA—口服降血糖药。

摘自：A M James Shapiro，James A M Shaw. Islet Transplantation and Beta Cell Replacement Therapy. Informa Healthcare USA，2007。

① 血糖变化平均幅度 （mean amplitude of plasma glucose excursions，MAGE）。MAGE 指数反映了血糖的稳定性。它的计算来自 48h 内取到的 14 个血糖值，再通过计算研究期间所有血糖值增加或降低值的平均值而得到。排除小于某一偏差的变化。对照个体 MAGE 指数在 1.0mmol/L 和 3.3mmol/L 之间，而具有不稳定 1 型糖尿病的患者该值可以高达 15mmol/L。该得分的局限性在于取样时间仅 2d，不稳定血糖过多时期可能会被漏掉。另一方面看，它比较容易得到，可以经常进行监测，因此降低了这种偏差风险。唯一的不良影响是要求患者要比平常进行更多的自我血糖监控。MAGE 已被广泛用于胰岛移植器官受体。

② 不稳定性指数 （LI）。Edmonton 小组也引入了不稳定性指数 （LI） 来评价血糖稳定性。它已经在很多患者上进行了测试，比 MAGE 临床不稳定评价相关性更好。但是，它更加烦琐，需要自我监控，要评价超过四周的葡萄糖值。每周按以下方程式进行计算：$LI = \sum[(Gluc_n - Gluc_{n+1})^2 / (h_{n+1} - h_n)]$，其中 "Gluc"（单位 mmol/L）是时间点 $h_n$（四舍五入为最接近的那个小时）时的读数。LI 计算是取 4 周的平均值。大部分 1 型糖尿病患者 $LI$ 值在 $0\sim400 mmol^2/(L^2 \cdot h \cdot 周)$ [中位数 $223 mmol^2/(L^2 \cdot h \cdot 周)$]。

血糖稳定性和血糖过低发生率还可以通过连续的血糖监控系统 （continuous glucose monitoring system，CGMS） 曲线做更进一步的评价。这需要在皮下组织放置一个探针，在记录结束时移除，它可以连续数日每隔几分钟测定一个平均葡萄糖水平。

③ HYPO 得分。血糖过低负担可以通过 HYPO 得分评价。它将记录四周的血糖值与患者自己报告的上一年低血糖发作结合起来详细评价。对于有症状的血糖过低或者需要外部帮助的低血糖发作将给予更高得分。血糖过低问题越严重，得分越高。得分≥433 暗示着有严重的血糖过低，得分≥1047 为非常严重的问题。大部分 1 型糖尿病患者 HYPO 得分在 40 和 450 之间 （中位数 143），而处于胰岛移植等候名单上患者的得分明显更高。该得分的复杂性限制了其在临床上的常规使用。

④ 空腹 C-肽与血糖比率。在移植后第 28 天进行空腹 C-肽与血糖比率 [以 C-肽 （ng/mL） ×100/血糖 （mg/dL）] 评价，可以反映在移植后早期的功能性胰岛 β 细胞数量。比值越高，说明胰岛功能越好。

⑤ 刺激后的胰岛素/C-肽分泌评价可以通过测量刺激后由胰岛生产的胰岛素量来进行胰岛功能的监控。这些方法已经作为测量胰岛量的敏感性而被建立起来，可以进行的一些测试如下：

a. 精氨酸刺激试验。精氨酸刺激试验操作容易，耗时短，无显著的副作用，是最常用的胰岛功能评价方法。空腹状态 30s 内静脉注入 5g 精氨酸，在注射前 10min 以及注射后 0、

2min、3min、4min、5min、7min 和 10min 测量血清胰岛素。在日内瓦，该测试是在移植后第 3 个、6 个、9 个、12 个月进行，之后每年 2 次。胰岛素曲线下面积计算（area under the cure，AUC）可以是－10min 和 0min 平均值以上的曲线下面积。它反映了胰岛数量。急性胰岛素反应（acute insulin response，AIR）计算为 2min 和 5min 之间三个最高值的平均值减去－10min 和 0min 时的平均值。在健康的志愿者中，平均 AUC 为（183±57）mU·min/L，平均 AIR 为（31.5±9.5）mU/L（图 7-1）。目前在很多中心，该测试已经取代了与恶心和呕吐副作用有关的胰高血糖素刺激测试（1mg 胰高血糖素静脉注射后胰岛素分泌）。

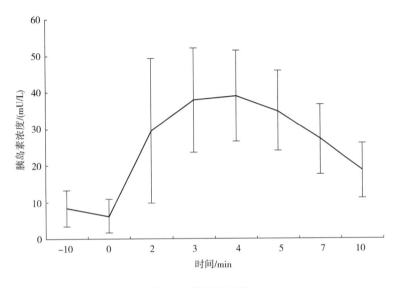

图 7-1　精氨酸试验

摘自：A M James Shapiro，James A M Shaw. Islet Transplantation and Beta Cell Replacement Therapy. Informa Healthcare USA Inc，2007。

图 7-1 为 7 名健康受试者接受 5g 精氨酸静脉注射后平均（±标准偏差）胰岛素水平［3 名女性，4 名男性；平均年龄（38±9）年］。

b. 混合餐刺激试验和口服葡萄糖耐受试验。混合餐刺激试验也很容易进行。它可以提供有关胰岛功能的简单信息。经过一夜禁食后，在一顿标准餐［含有 391kcal 热量（1kcal＝4186J）、8.5g 脂肪、44g 碳水化合物和 17g 蛋白质］之前和之后 90min 测量血糖、C-多肽和胰岛素水平。对照受试者通常 C-多肽升高至 1～1.5nmol/L。类似地，口服葡萄糖耐受试验（oral glucose tolerance test，OGTT）也是在一夜禁食后，在口服 75g 葡萄糖之前和之后 30min、60min、90min、120min 进行血液取样。OGTT 是在美国糖尿病协会（ADA）定义的葡萄糖耐受性受损和糖尿病中唯一的刺激代谢测试方法。

c. 经静脉注射葡萄糖耐受试验。经静脉注射葡萄糖耐受性试验（intravenous glucose tolerance test，IVGTT）在所有测试中可以提供最多的信息，但是操作也很烦琐。该操作是在空腹状态下使用 50% 葡萄糖，300mg/kg 体重，1min 内注射完，取两个基线样品（－10min 和 0min）测葡萄糖、胰岛素和 C-多肽；开始注射时算 0min，取样在第 3min、4min、5min、7min、10min、15min、20min、25min、30min 进行。有些小组的取样更频繁。该测试可以计算葡萄糖刺激后急性胰岛素反应，是用第3min、4min和5min的胰岛素水平减去平均的基线胰岛素水平。葡萄糖处理速率（$K_G$）的计算是10～30min葡萄糖值自然对数的斜率。它反映的是胰岛素抵抗。$K_G$值＜－1.0认为是正常。胰岛素和C-多肽曲线下面积定义为0～30min基线以上曲线以下的面积。

有些特殊情况需要进行说明，比如胰岛移植受体的肾脏功能损伤程度是不同的，会影响C-肽排泄，进而延长半衰期。C-肽分泌物受到取样的时间、血糖和外源性胰岛素的高度影响，尤其是只有部分胰岛功能并已经重新开始胰岛素注射的患者。还有对于每一次试验使用的技术各实验室之间存在很大的差异性，这也会导致不一致的结果。

总体上，这些测试多少都是改进后的胰岛移植物功能评价方法。这些监控对于临床研究和患者随访都是强制性的。这些测试的缺陷在于只有在移植物功能遭到损伤时才能够检测到异常，这有可能会因为发现太晚而无法实施任何挽救治疗。需要有新的方法能够尽可能早地检测到能影响胰岛功能的有害因素。

## 三、增强性监测技术

（1）钳夹技术

葡萄糖钳夹技术是一种定量检测胰岛素分泌和胰岛素抵抗的方法。葡萄糖钳夹技术首先由Andres及其同事于1966年论述，是一种葡萄糖稳态的测量技术，成为评估和鉴别β细胞对于葡萄糖反应敏感性的"金标准"方法。

① 高葡萄糖变量钳夹技术。研究者通过血糖灌注使受试者血糖水平升高至125mg/dL（相当于7.0mmol/L）。通过控制葡萄糖灌注使血糖水平维持在较高水平，通过检测保持在高水平血糖情况下葡萄糖的灌注量，从而评价葡萄糖代谢率。高葡萄糖变量钳夹可以评价β细胞对葡萄糖的敏感性。

每5min检测一次血糖水平。务必使足够的葡萄糖灌注保证持续的血糖水平。在正常血糖的状态下，葡萄糖灌注率等于体内所有组织葡萄糖的摄取。在持续30min的测量中，葡萄糖灌注率决定胰岛素敏感性。如果灌注较高（7.5mg/min或更高），那么通常就是胰岛素敏感型；较低的胰岛素灌注（4.0mg/min或更低）通常说明你是属于胰岛素抵抗型。4.0～7.5mg/min的阶段没有具体病理定义，通常暗示了葡萄糖耐受有所损伤，是一种早期葡萄糖抵抗的标志。

② 高胰岛素-正常血糖钳夹。高胰岛素-正常血糖钳夹技术已经被广泛地应用于评估在不同病理状态下整体胰岛素的敏感性。通过外周静脉灌注的方法，使受试者血浆胰岛素浓度在15～35μU/mL的条件下可以去评估肝脏对胰岛素的敏感性，而70～100μU/mL的胰岛素浓度更适合来评估外周胰岛素的作用，这是因为肝脏和外周对胰岛素剂量依赖的曲线是很不同的。通常血清胰岛素水平上升到约100mU/mL，并维持在这一水平，给予受试者20%葡萄糖的灌注，且使得血糖浓度维持在正常水平。

胰岛素敏感性可以以每千克体重，每千克去脂体重或者比表面积的形式来表示，肝葡萄糖的输出和组织葡萄糖摄取的胰岛剂量-效应关系如图7-2所示。

由图7-2可见，胰岛素浓度低至20～30μU/mL时，主要对肝脏的葡萄糖输出有影响，当胰岛素浓度高达70～100μU/mL时，主要刺激外周葡萄糖的摄取。

钳夹技术的应用优势非常明显。在整个实验过程中工作人员能够获得持续稳定的代谢物。这使得人们在血糖水平稳定的状况下去评估某种刺激物（比如体内输入胰岛素）的

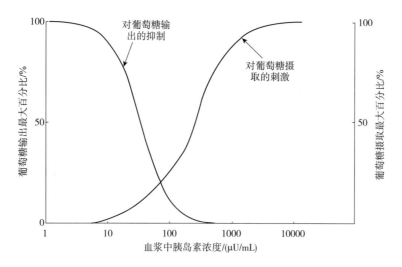

图 7-2　肝葡萄糖输出和组织葡萄糖摄取的胰岛素剂量-效应曲线

摘自：Camillo Ricordi. Pancreatic islet cell transplantation. R G Landes Company，1992。

作用。

在稳态下，可以使用式（7-1）

$$HGO=Rd-G_{inf} \tag{7-1}$$

肝脏葡萄糖输出量（HGO）等于葡萄糖总消除量（Rd）减去葡萄糖输入量（$G_{inf}$）。在基态时更明显，

$$G_{inf}=0 \text{ 且 } HGO=Rd$$
$$Rd=TGD-UD \tag{7-2}$$

TGD 表示组织葡萄糖清除量；UD 表示尿液中葡萄糖损耗量。

$$TGD=GOx+NOGD \tag{7-3}$$

组织葡萄糖清除量等于氧化和非氧化型葡萄糖清除量的总和。

$$MCRg=TGD/G \tag{7-4}$$

这个公式表示葡萄糖的代谢清除率是由 TGD 除以葡萄糖浓度 G 计算得到的。当具有不同血浆葡萄糖浓度的组间需要进行比较时，MCR 是一个很有用的参数，因为这个测定不依赖于葡萄糖浓度。

（2）精氨酸诱导的葡萄糖增强胰岛素分泌

精氨酸诱导的葡萄糖增强胰岛素分泌通常为在静脉注射精氨酸后，随后通过葡萄糖注射制造出高血糖症时出现一个脉冲，第二个精氨酸脉冲是在葡萄糖灌输之后 60min。在设定的时间点取血液样本，进行胰岛素等胰岛分泌的相关激素的含量测定。

（3）间接测热量法

间接测热量法是一种在体区分人氧化和非氧化葡萄糖处理的无创检测方法。Frayn 等和 Thiebaud 等对这一领域进行了大量的研究。简而言之，间接测热量法的原理在于从氧气的消耗量、二氧化碳的呼出量和尿氮排泄量推导机体葡萄糖、脂肪和蛋白质的氧化。这需要计算呼吸商（respiratory quotient，RQ），公式如下：

$$RQ=V_{CO_2}/V_{O_2} \tag{7-5}$$

$V_{CO_2}$ 指 $CO_2$ 的产量（mmol/min）；而 $V_{O_2}$ 指 $O_2$ 的消耗量（mmol/min）。据 $V_{O_2}$、$V_{CO_2}$ 和尿氮的量（$N$ 的单位 g/min），可以按以下公式计算糖、脂肪和蛋白质氧化速率，单位 g/min。

$$糖原氧化速率 = 4.12V_{CO_2} - 2.91V_{O_2} - 2.33N \tag{7-6}$$

$$葡萄糖氧化速率 = 4.57V_{CO_2} - 3.33V_{O_2} - 2.60N \tag{7-7}$$

$$脂肪氧化速率 = 1.69V_{O_2} - 1.69V_{CO_2} - 2.03N \tag{7-8}$$

$$蛋白质氧化速率 = 6.25N \tag{7-9}$$

由于每克葡萄糖、脂肪和蛋白质氧化所产生的热量是已知的，能量产生量（EP）可通过以下公式进行计算：

$$EP = 3.74GOx + 9.46LOx + 4.32POx \tag{7-10}$$

式中，GOx 为葡萄糖氧化产生的热量；LOx 为脂肪氧化产生的热量；POx 为蛋白质氧化产生的热量。

代入适当因子：

$$EP = 3.91V_{O_2} + 1.10V_{CO_2} - 1.93N \tag{7-11}$$

正如 Simonson 等和 Ferrannini 等强调的那样，基于机体中碳酸氢钠的量不同，每次采用间接测热量法计算都需要引入误差，由于这一变化会导致 $V_{CO_2}$ 的变化，而后者并不能直接反映代谢过程，甚至不能像呼吸补偿机制反映代谢性酸中毒那样。在这种情况下，如果想要正确描述机体中碳酸氢钠的储量，就需要对每个个体的碳酸氢盐动力学进行评估。

慢性血液透析（hemodialysis，HD）患者在进行胰腺/肾脏或胰岛/肾脏移植之前存在一个特定的问题，即尿排泄率测定问题。对 Grodstein 等原始方法的改进，涉及整个透析期间的总尿素和肌酐残留的计算。并且需要知道：①透析器流量；②透析过程中肌酐和尿素的浓度变化（其可表示为 $>dC/dt$）；③总透析时间。其中第 1 个和第 3 个变量比较容易测定。关于第 2 个变量，处于实用的目的，我们可以在血液透析开始后，每 30min 从透析输入线和输出线各取样一次，并计算尿素和肌酐的平均值，作为动力学判断的依据，直至血液透析结束。我们可以得到整个血液透析期间两条线之间每种物质的平均差异。

$$U = UI - UO \tag{7-12}$$

$$UE（提取的总尿素）= (F - K)\Delta U$$

式中，$F$ 为透析器流量；UI 为透析器输出线中的尿素浓度；UO 为透析器输入线中的尿素浓度；$\Delta U$ 为所观察到的差异的平均值；$K$ 为常数，代表了血液透析期间损失的液体量。

同样的计算方法也适用于肌酐，因此 CE = 总肌酐残留。

由于通常情况下，血液透析每两天进行一次，因此如果需要了解每天的生成量，那么将透析器清除的尿素和肌酐的总量减半即可。

最后，如果一些利尿保持，那么上述定量计算中必须添加尿氮排泄率。

总之最后的公式是：

$$UER = (UE + CE)/2 + UN \tag{7-13}$$

式中，UER 是尿排泄速率；UN 是尿氮的量。

（4）尿代谢物测定

一些患者为胰腺-肾或胰岛-肾脏联合移植，他们有不同程度的贫血（血红蛋白浓度在 5～15g/L 和相应变化范围内的红细胞数量），全血（不仅仅是血浆）葡萄糖含量需要用血球容量计来测量，可以避免由于内和外红细胞隔室之间不同的葡萄糖平衡而引入误差的可能性。不同刺激物刺激时，收集尿液来测量肾滤过的葡萄糖和其他代谢物可以用来修正尿流失的部分。这点对于肾脏移植患者来说尤其重要，去神经支配的肾脏与有正常的神经支配的肾脏在溶质和有些物质的过滤和重吸收能力不同。

有些慢性肾衰竭患者血液中的氨基酸和阿尔法酮酸的测量会更特殊，他们接受了长期的腹膜透析或者血液透析，在血液提取物通过 HPLC 柱时会出现大量不规则峰（源自透析液中的氨、污染物和副产物）。

（5）示踪剂方法

检测代谢物的浓度仅给出了不完整的化合物代谢行为图。在体内采用示踪剂来研究特定的代谢路径可能更重要。示踪剂的定义为：①一种独立存在于机体之外的物质；②与示踪物有相同的代谢物和/或功能；③有独特的物理化学特性可以与示踪物区分；④必须有可以转换的量。在这些前提之下，示踪剂可以被鉴定和选择用来研究每一种代谢物。

a. 放射性同位素。放射性同位素通常是 β-发射标记同位素，用来跟踪糖代谢研究中的不同分子的命运。最常见的示踪剂是联用了葡萄糖钳夹技术或者标记葡萄糖分子的 IVGTT。

［$3\text{-}^3$H］葡萄糖最常用来定量内源性葡萄糖产物，因为它容易测量，而且在糖酵解过程中可以失去大多数 $^3$H 形成 $^3$H$_2$O。由于［$3\text{-}^3$H］葡萄糖被纳入糖分子，假设当有相当量的标记物循环入糖原，就需要注入［$2\text{-}^3$H］葡萄糖来修正糖原的循环。实际上，2 位标记 H 在糖原的合成和分解中完全消失了。

［$1\text{-}^{14}$C］亮氨酸和［$2,5\text{-}^3$H］苯基丙氨酸被广泛应用于评估全身和前臂的蛋白质代谢。不过此试验备受争议，研究时需要参考更加详细的资料。当细胞内途径的游离脂肪酸代谢需要被定量时，［$1\text{-}^{14}$C］棕榈酸会被用作示踪剂。联用示踪剂和正葡萄糖钳夹技术，可使胰岛素注入后全身的胰岛素在细胞内行为被定量。

b. 正电子发射同位素。正电子发射同位素是一组特殊的放射性同位素，有着急速衰减的比活度。这种情况下同位素以正电子的方式衰减，发出两种不同的光子并且可以用 PET 扫描机显示。该项技术虽然是半定量，但在局部结构的功能研究上有很大的优势。［$^U$C］和［$^{18}$F］标记的同位素是正电子激发同位素，通过 PET 扫描来定量全身的葡萄糖代谢。

c. 稳定同位素。考虑到伦理学和进行重复性研究时，非放射性同位素有着更大的优势。几乎所有的放射性同位素有稳定的类似物，且已经被进行了广泛的评估了。此外，$^{15}$N 作为自然出现的唯一的"重"同位素（$^{14}$N）就是一种稳定的同位素。因此，只有 $^{15}$N 标记的化合物可以用来进行体内氮元素的示踪。

所有稳定性同位素并不是没有质量的，且可能会对代谢过程造成重要的作用，影响稳定性。因此，在比较放射性和稳定性同位素的数据结果时需要引起重视。

## 四、排斥反应标记物分子测定和胰岛成像检测

当前临床胰岛移植物监控主要是基于胰岛功能评价，精确度较低。因此，一些小组将其注意力集中在发现更好的方法来监测胰岛或者对排斥反应进行监控。研究主要有两种新的方法来解决该问题——血清中胰岛排斥反应标记物测定和移植术后胰岛成像。

（1）分子监测

日内瓦大学研究小组研究证实在胰岛移植术完成后即刻通过逆转录聚合酶链反应（reverse transcription-polymerase chain reaction，RT-PCR）可以检测到胰岛素循环 mRNA。

这反映了胰岛在植入期间早期的 β 细胞损害。含类固醇免疫抑制治疗的患者在一个较长的时期观察到循环 mRNA。增高的胰岛素循环 mRNA 预示着随后的胰岛损害信号事件的发生（外源性胰岛素注入的增加，C-肽水平降低）。该评价通常揭示了 β 细胞脱落，不是专门针对同种异体排斥反应，自体免疫性破坏、不明确的炎症性机制，或通过渐进耗竭的功能损失也可能导致胰岛的损害。对于免疫-介导的毒性早期检测的特异性可能会被胰岛素 RT-PCR 与细胞毒性淋巴细胞基因比如颗粒酶 B、穿孔素和 Fas 配体表达分析的结合而加强。该结合已经在非人灵长类动物和人胰岛移植器官受体中进行了测试。但需要测定其对于早期胰岛排斥反应的敏感性和特异性才能更进一步地临床确认。

（2）胰岛移植物的成像监测

① 胰岛移植物的活检。移植物活组织切片检查是检测排斥反应最好的方法。广泛用于所有实体器官。但是在胰岛移植情况下，胰岛/肝细胞比非常低，经皮穿刺活组织检查取到胰岛的可能性比较低。这种活组织检查因此无法用于常规临床实践。为了能有一个活组织检查更易达到的位置，有建议在前臂移植一些胰岛作为标记性移植物。该建议的合理性还需验证，因为胰岛的移植和存活率具有位点依赖性，两个不同植入位点的胰岛表现方式也是不同的。

临床门静脉胰岛移植后，胰岛素脱离患者的肝内胰岛组织学染色显示，含丰富胰岛素分泌颗粒的胰岛细胞团均匀地分布在整个肝脏的血管空间，无单核淋巴细胞浸润情况（图 7-3）。

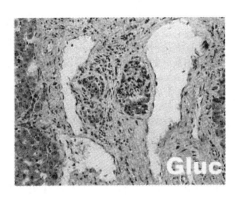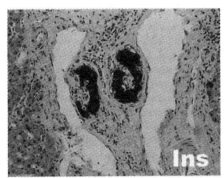

图 7-3　1 型糖尿病患者同种异体胰岛移植后的肝脏组织学检测（×200）

受体胰岛移植 50 个月后因心肌梗死去世，但其仍保持良好的代谢控制（HbA1c＜7%），并不需外源性胰岛素给药。连续切片染色显示肝内胰岛的胰岛素（insulin，INS）和胰高血糖素（glucagon，Gluc）染色。胰岛定植于门静脉周围空间，且没有出现单核淋巴细胞浸润的迹象。胰岛素免疫反应强烈，这表明所移植的 β 细胞含有丰富的胰岛素分泌颗粒。胰高血糖素阳性细胞也有显示，但未见有生长抑素和胰多肽分泌细胞（未示出）。

摘自：Davalli AM，Maffi P，Socci C，Sanvito F，Freschi M，Bertuzzi F，Falqui L，Di Carlo V，Pozza G，Secchi A. Insights from a successful case of intrahepatic islet transplantation into a type 1 diabetic patient. J Clin Endocrinol Metab，2000，85（10）：3847-3852.

在联合器官移植的特殊情况下，已知排斥反应通常在同一时间会同时影响移植的两个器官。胰岛/肾脏联合移植器官受体可以根据在肾脏检测到的排斥反应来处理。

② 移植术后胰岛成像新技术。移植后胰岛成像的重要性毋庸置疑，但目前还存在很多技术的局限性。三种成像方式在不久的将来具有潜在的应用前景：光学成像、磁共振成像

（magnetic resonance Imaging，MRI）和正电子发射扫描成像（positron emission computed tomography，PET）。

光学成像具有高的敏感性，可以检测出少于 50 个胰岛。穿透组织只有几厘米，并且在各种动物模型中非常有用，该技术不适合应用于人。因此，我们侧重于其他两种方式。

与光学成像相比，临床环境下，MRI 是合适的，且易于应用。首次胰岛移植物 MRI 研究的尝试是研究了胰岛移植物的替代标记。胰岛受体显示门静脉周围有局灶性脂肪病变迹象。这被认为是作为移植物胰岛分泌物的旁分泌效应直接诱发的，并且在有长期胰岛移植物功能的患者中好像更为显著。

更进一步的 MRI 研究使用了超顺磁性铁氧化物（positron emission computed tomography，SPIO）颗粒，临床上被广泛用于对比的试剂，尤其是对于肝脏成像。两个小组已经在临床前模型中进行移植前使用这些颗粒来标记胰岛。大鼠经门静脉灌输后，被标记的胰岛在肝脏内可以被识别，在 $T_2$-加权 MR（核磁共振）图像上表现出低信号点。肝脏内这些信号保存稳定，在同基因胰岛移植数月后仍然可以进行胰岛成像。在无免疫抑制的异体移植术中，在移植三周后，已探测不到 MR 信号。SPIO 标记不会对胰岛产生负面影响（存活性，体外葡萄糖-诱导的胰岛素释放，移植后功能），并且表现出很好的临床应用可能性。在日内瓦大学进行的一个初步研究显示了人体内标记的胰岛移植物进行 MR 监控的可行性。但是，仍存在一些挑战需要解决。图像分析需要进一步优化。铁颗粒会诱发磁场分布，使得相关图像比颗粒本身要大。结果，一张图像上两个类似的点可以代表不同数目的铁颗粒。此外，最重要的是，临床结果与成像变化之间的相互关系必须要进行确认，并确保胰岛损失中信号的减弱能被及早检测到，以便成功进行干预，阻止更进一步的移植物功能损失。

其他 MR 相容的对比试剂也有相关的研究。亲油性的 $Gd^{3+}$ 复合物在体外可以与细胞膜结合，来标记胰岛，已由 Zheng 等设计。锰的摄取，一种 MR-增强试剂，能够观察到由葡萄糖激活的 β-细胞，已被建议作为功能性胰岛移植成像的一种方法。另一个方法是识别胰岛周围的炎症性细胞，它在同种异体或自身免疫性被激活时会增加。这些方法在临床胰岛移植中还未得到验证。

PET 的敏感性要高于 MRI，并且可以精确地定量信号。PET-相容的示踪物可用于移植前的体外胰岛标记，或者，如果特异性足够，移植术后可以将它们注入静脉内。

临床经门静脉移植术之前体外标记胰岛已经使用 2-［$^{18}$F］氟代-2-去氧-D-葡萄糖（fluorodeoxyglucose，FDG）进行过尝试。仅在移植后的前 6h 可以检测到胰岛。同样的策略在猪试验中得到类似结果。对于长期的评价限制因素是 $β^+$-发射的射线核苷酸半衰期短（$^{18}$F 为 110min）和示踪物从细胞中快速地流出。但是，该技术在清楚地研究移植后胰岛的命运方面具有一定价值。在移植后很长时期，也可以用 PET 成像，但这需要高特异性的示踪物。考虑到胰岛移植物的数量很少，建议有用的探针示踪物被胰岛保留的能力至少要比被周围组织保留的能力强 1000 倍。考虑到大量的示踪物质通过肝脏代谢，引起高的背景噪音，这尤其是一个挑战。

一些 β 细胞特效抗体也已经进行了研究。利用放射性同位素螯合剂改性的抗-IC2 单克隆抗体，在链脲霉素诱导的糖尿病小鼠上表现出示踪物探针积累的降低。小鼠胰腺 β-细胞体内分析已有报道，但仍不清楚这些抗体是否能够用于正常的胰腺或临床胰岛移植成像。

药物格列本脲、甲糖宁、血清素、L-DOPA（左旋多巴）、多巴胺、尼克酰胺和氟代二苯硫卡巴腙体外测试均显示出对 β-细胞的低特异性，虽然它们曾被考虑作为潜在的候选标记物。[$^{n}$C]二氢丁苯那嗪（dihydrotetrabenazine，DTBZ）是一个脑部临床成像使用的一种放射配体，它专门与在脑部和 β-细胞内发现的特定的单胺类转运体 2（vesicle monoamine transporter 2，VMAT2）键合。BB 大鼠天然胰腺纵向 PET 成像，在自发糖尿病发展期间，显示出一信号下降，反映出 β 细胞数量的减少。该技术看起来有一定的前途，但是考虑到肝脏无所不在的高吸收，在胰岛移植设计中仍然需要被重复检验。

## 五、建议的临床胰岛移植受体代谢监测

对于临床胰岛移植受体，除了测定葡萄糖、C-肽和 HbA1c 水平外，也需要测定一些更为复杂的代谢指标，因为胰岛移植术后的结果范围包括胰岛素完全脱离，到胰岛素部分依赖，到移植物完全失效的一个全部过程。最初认为移植成功的患者随着时间过去会变得部分成功，最后返回到使用胰岛素控制血糖的过程。对代谢进行仔细监控可以更深刻地洞察到胰岛进行性失效的过程。一些代谢指标，比如慢性的葡萄糖耐受性损伤、潜在的葡萄糖毒性以及胰岛素抵抗变化，对于术后评价都是非常重要的指标。建议的胰岛受体随访方案见表 7-3。

**表 7-3　建议的胰岛受体随访方案**

| 测试项目 | 方法 | 频率 |
| --- | --- | --- |
| 空腹血糖 | 家用血糖仪监测 | 每周一次 |
| 餐后 2h 血糖 | 家用血糖仪监测 | 每周一次 |
| AIRglu | 静脉注射葡萄糖试验 | 每年一次 |
| AIRarg | 静脉注射精氨酸试验 | 每年一次 |
| AIRargMAX | 精氨酸诱导的葡萄糖增强胰岛素分泌（GPAIS） | 每年一次 |
| 胰岛素敏感性 | 高胰岛素血症，葡萄糖钳夹技术 | 每年一次 |
| 对血糖过低的反向调节激素 | 阶梯式低血糖钳夹试验 | 每年一次 |

摘自：A M James Shapiro，James A M Shaw. Islet Transplantation and Beta Cell Replacement Therapy. Informa Healthcare USA Inc，2007。

# 第二节　胰岛移植术后临床疗效和并发症

胰岛移植是一种新型的胰岛素输送系统，不能完全视作原位移植，而是一种内分泌代谢系统的重建。本节将对应用人体胰岛移植后的临床疗效和并发症进行阐述。

## 一、代谢控制

血糖过低和血糖不稳定性是胰岛移植术的主要适应证。良好的血糖控制是胰岛移植手术的一个主要目标。

自 2000 年 Edmonton 方案公布后，分布在北美和欧洲的 10 个移植中心参与了一项使用 Edmonton 方案的多中心试验。1 年胰岛素脱离率为 44%，但是在不同的中心之间存在很大差异，那些更有经验的中心得到了更好的结果。大部分患者在 2 次胰岛输注后获得了胰岛素脱离。少数中心一次输注获得胰岛素脱离，并很少一部分需要输注两次以上的胰岛。使得患

者胰岛素脱离所需的胰岛数量仍不清楚。在 Edmonton 方案最开始的 7 例患者中，需要 11000IEQ/kg，分两次灌输可以获得胰岛素脱离。在之后的报告中，看起来需要大约 9000IEQ/kg 可以获得胰岛素脱离。

尽管移植后第一年患者获得胰岛素脱离的比例比较高（80%～100%），但此后很快下降，在第三年大约只有 40%～50%，第五年仅剩下 10%（图 7-4）。但是，一段时间的胰岛素脱离之后并不意味着移植功能的完全丧失和/或差的血糖控制，在第五年，仍有 80% 的患者为 C-肽阳性（图 7-5）。对于那些保持 C-肽阳性的重新胰岛素依赖患者，与移植之前相比，胰岛素需求量可降低一半。在所有的 C-肽阳性患者中，不论胰岛素依赖或脱离，均获得了显著的 HbA1c 降低，甚至接近正常水平（胰岛素脱离人群为 6.2%，胰岛素依赖人群 6.8%）（图 7-6）。血糖过低或不稳定症状都显著降低（图 7-7），对血糖过低的恐惧也显著降低，生活质量得到改善。只有在 C-肽阴性的患者中（8.1%），胰岛素剂量与术前仍然保持相同或增加。

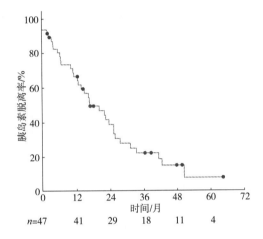

图 7-4　艾伯塔大学胰岛移植后胰岛素脱离率随时间变化结果

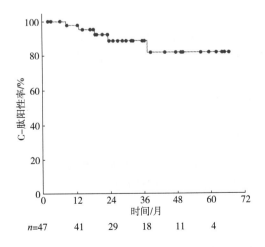

图 7-5　艾伯塔大学胰岛移植后 C-肽阳性率随时间的结果

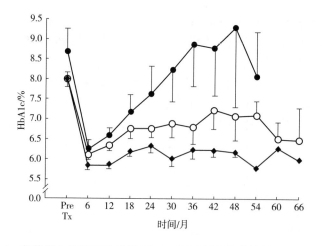

图 7-6　艾伯塔大学移植手术后 HbA1c 随时间变化的结果 （平均±SE）

注：其中移植失败 （—●—），有移植物功能但是需要重新使用胰岛素 （—○—）和仍然保持胰岛素脱离 （—◆—）。

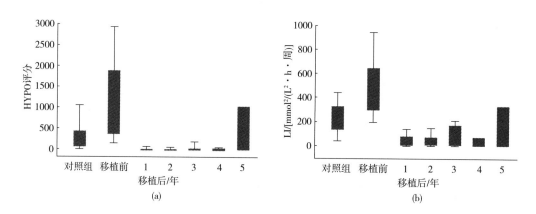

图 7-7　C-肽阳性患者移植前后 HYPO 得分 （a） 和不稳定性指数 LI （b）

摘自：A M James Shapiro，James A M Shaw. Islet Transplantation and Beta Cell Replacement Therapy. Informa Healthcare USA Inc，2007。

　　直至 2012 年，全球已有 6 家中心报道了胰岛移植后 5 年胰岛素脱离率达 50％ （2007～2012 年），其长期效果与单独胰腺移植无差异。在艾伯塔大学 5 年的随访资料综述中，看起来胰岛数目和胰岛素脱离性之间不存在可以预测的相互关系，因为其他因素包括胰岛质量、活性、植入量和功能也同样重要。

## 二、糖尿病并发症的控制

　　众所周知，糖尿病会导致长期的微血管、大血管和神经并发症。这些并发症是导致很多疾病形成甚至引起患者死亡的主要原因。胰岛移植成为治疗糖尿病的一个手段，它可以在一定程度上预防和/或纠正这些并发症。

　　（1） 严重低血糖症发生率

　　在所有接受胰岛移植的患者中均罕见有严重的低血糖事件，无论是否有诱导治疗。在胰岛移植前，超过 3/4 的患者有严重的低血糖，在移植后，有超过 80％ 的患者在 1～3 年内报告严重低血糖症消失。

（2）肾病

肾病是糖尿病潜在的严重并发症，患者肾功能与糖尿病之间有着重要的关系。整体胰腺器官移植术可以逆转长期的糖尿病肾病损伤，在动物模型中，胰岛移植术也具有类似的效果，但仅限于早期损伤。

但胰岛移植后因使用了对肾功能有损害的免疫抑制药，因此结果可能不一样。至少10%的患者移植后有微量白蛋白尿发展。移植前有微量白蛋白尿患者有一半会发展成弗兰克蛋白尿。在 Edmonton 的报告中，几乎半数患者先前存在微白蛋白尿的进展为大蛋白尿。另外三例患者（10%）从一开始就是大蛋白尿。在其他研究中也发现有肾功能下降，一直伴随着血清肌酐升高和肾小球滤过率（glomerular filtration rate，GFR）减少。

所有移植受试者都经历了长期的免疫抑制治疗，在所有的免疫抑制剂中，环孢霉素有肾损伤。很多激素，比如胰岛素、C-肽、儿茶酚胺、胰高血糖素、生长抑素和胰多肽会被肾脏部分降解，所有器官移植患者都需要仔细监测肾功能，而且患者的肾清除率可能会降低，血液中的激素浓度也要被考虑在内。

似乎免疫抑制的选择对肾脏疾病的进展起到了促进作用。西罗莫司和他克莫司对肾脏功能有损害，选择霉酚酸酯（mycophenolate mofetil，MMF）替换西罗莫司治疗可改善蛋白尿及尿微量白蛋白。期待有更新的临床试验采用非固醇类为基础的免疫抑制治疗，包括贝拉西普的使用（高亲和力 CTLA4-Ig 型共刺激物阻断剂），在临床肾移植中应用前景广阔，在胰岛移植中也有巨大潜力，现已在阿尔伯塔和埃默里大学进行 III 期临床试验。最近一项研究指出，GFR 的下降在药物治疗和胰岛移植之间无差异。但即使有足够的药物治疗，非移植组的 GFR 也一直在下降。

胰岛移植后出现肌酸酐增加和肌酸酐清除减少趋势。移植手术前具有不正常肌酸酐的患者在移植手术后可观察到显著的肌酸酐增加。但与接受单独肾移植的 1 型糖尿病患者相比，肾移植后行胰岛移植的患者移植肾存活率有增加。

（3）视网膜病变

在糖尿病控制和并发症研究中，通过胰岛素强化治疗可降低 HbA1c，微血管并发症风险也显著降低，但缺点是严重的低血糖症状增加了两三倍，葡萄糖水平的快速下降也可导致糖尿病视网膜病变的恶化。在胰岛移植后，有一些小组报告了视网膜病变初期有恶化，随后会稳定，而另一些小组报道和药物治疗相比，胰岛移植后视网膜病变无进展。在胰岛移植后最初几个月应注意糖尿病视网膜病恶化，这与整体血糖控制的快速改善有关，甚至需要接受视网膜激光电凝治疗或玻璃体切割术。但之后会稳定。

一项来自温哥华的研究对比了胰岛移植和强化胰岛素治疗在代谢控制方面和微血管改变进展两方面的不同。很明显，胰岛移植组与非胰岛移植组相比，具有更好的糖化血红蛋白水平并且视网膜病变进展有明显的减少。尽管试验并不是随机的，它为 1 型糖尿病患者接受胰岛移植能改善代谢的结果提供了进一步的支持。

（4）神经病变

来自米兰移植中心的研究显示，胰岛移植可使 50%（4/8）糖尿病患者在移植后一年内神经病变显著改善。

（5）心血管并发症

胰岛移植能降低糖尿病心血管疾病的死亡率，减缓颈动脉中膜厚度，增加心脏射血分数以及降低心、脑利钠素水平，对延缓大血管并发症起到益处。在肾移植之后进行胰岛移植的患者中，与肾单独移植受体相比，C-肽阳性患者心血管死亡率较低，内皮损伤有降低迹象，由增加的射血分数和舒张期末容积高峰充盈率决定的心脏功能也有改善。

（6）生活质量

生活质量（the quality of life，QOL）的改善是胰岛移植后所有潜在的临床结果的综合，包括代谢、血糖控制和糖尿病并发症几个方面。即使胰岛移植能改善血糖控制，但是一个潜在的问题，免疫抑制剂的使用将影响各种器官和身体系统。到目前为止，这些问题还没解决，但是研究表明胰岛移植后患者的生活质量改善了。

血糖的稳定性（而不是胰岛素是否脱离）是影响生活质量的主要因素。胰岛移植后可使低血糖症状大大缓解，患者对低血糖的恐惧减少。通过移植前后生活质量的对比以及与对照组的糖尿病患者对比，还有通过采用不同的问卷调查和访谈方法，这一点已经被证实。对于需要多次胰岛移植以实现胰岛素脱离的患者，与1型糖尿病对照组相比，移植后随着血糖的稳定和胰岛素需求的降低，也改善了对低血糖的恐惧。因此，胰岛移植是有积极意义的，即使要面对潜在的免疫抑制剂毒性。

目前，胰岛移植的主要适应证是血糖波动和低血糖反复发作。胰岛移植可以改善这两方面，只要受体保持C-肽阳性。

## 三、移植术后的并发症

（1）手术相关的并发症

在胰岛移植术中，肝脏穿刺部位出血是一个显著的问题，发生率高达12%。通常可以自愈，或者通过观察或输血治疗。很少需要剖腹手术控制出血。可以尝试一些方法封闭通道止血，包括激光法，明胶海绵和封闭环，但是最有效的方法是联合使用封闭环和组织纤维蛋白胶（Tiseel®；Baxter Healthcare 有限公司，加拿大安大略省米西索加）。当前，胶原纤维（Avitene®；Davol，Woburn，Massachusetts，美国）可以在无封闭环下使用，且易于准备，可与造影剂混合进行可视化，并阻止门静脉栓塞。省略了封闭环在将来的放射造影和评价患者移植功能时能避开人工产品。

在 Edmonton 方案的患者中，未见有主门静脉血栓形成问题，但是观察到二级分支上的血栓，尽管很少，使用短期抗凝作用治疗，无重要后遗症。手术期间还存在胆囊穿刺风险，但一般不需要手术治疗，确保注意观察。有大约50%的受体出现了短暂的肝脏氨基转氨酶增加，一般3~4周内可恢复。

（2）免疫抑制相关的并发症

有一些与免疫抑制相关的副作用报道。口腔溃疡的发生率大约90%。一般会自愈，外用类固醇治疗和/或减少雷帕霉素剂量也是有效的。有一例患者需要进行外科清创。两个病例报道有小的直肠溃疡形成，归因于雷帕霉素浓度增高。有大约一半的患者出现嗜中性白细胞减少症，但只有13%属于严重的。常见有贫血，偶尔需要使用红细胞生成素治疗。超过一半的患者出现恶心、呕吐和腹泻，与糖尿病植物性神经病变和/或免疫抑制有关。可用促肠动力药物治疗。雷帕霉素可以导致显著的水肿，在一些受影响的患者中，需要替代雷帕霉素，一般是用 MMF。其他并发症包括血胆脂醇过多、高血压、焦虑、震颤、头痛、痤疮、疲乏、卵巢囊肿、月经过多、发烧、胸部疼痛、心包积液、肾盂肾炎、恶化生殖器疱疹和阑尾脓肿。

（3）高脂血症

胰岛移植后，需要降脂治疗对抗提升的低密度脂蛋白（low density lipoprotein，LDL）胆固醇水平的患者数量增加了四倍。在极端情况下，有 83% 的受体需要在移植后使用他汀类药物治疗。人们普遍认为继发性高胆固醇血症是西罗莫司诱导的。

（4）心血管并发症

很大数量患者（25%～60%）移植手术前正使用抗高血压治疗药物。约有一半那些之前未接受高血压治疗的在移植后需要接受抗高血压治疗，多种抗高血压治疗药物使用需求会增加七倍。尽管抗高血压治疗需求增加，平均心脏收缩压和舒张压移植前后保持不变。不过，高血压和血胆脂醇过多发生率增加看起来没有增加心血管并发症风险。

（5）其他并发症

胰岛移植术后接受核磁共振检查的患者，有 20%～30% 出现肝脏脂肪浸润。尽管其重要性仍属未知，认为与肝脏内胰岛分泌的胰岛素有关，因为一例失去移植物功能的患者肝脏脂肪得到了完全的恢复。

移植前 PRA 阴性（PRA<15%）患者中每五个大约有一个在移植后变为 PRA 阳性（PRA≥15%），并且，这组患者中大约有一半将会失去移植物功能。

巨细胞病毒（cytomegalovirus，CMV）感染是实体器官移植患者发病和死亡的一个主要原因。普通人群中 CMV 血清阳性一般 30%～97%。CMV 感染通常在手术后的前三个月出现。在没有预防治疗的情况下，移植患者 CMV 疾病风险 8%～39%，发病率最高的为心、肺部器官受体，最低的为肾脏器官受体。CMV 疾病在阳性器官供体，阴性器官受体的实体器官移植患者中最为常见。使用淋巴细胞耗竭剂治疗，CMV 疾病风险会增加 3～4 倍。CMV 感染增大了除了急性和慢性排斥反应之外的其他感染并发症的可能性。

胰岛移植患者中有血清转换的病例报道非常少，并且无再感染，再激活或侵入性疾病情况下的 CMV 病例，这反映了有少量高度纯化的不含淋巴细胞的胰岛组织植入。我们当前的方案是对 CMV 不匹配的患者（$D^+/R^-$）和任何接受淋巴细胞耗竭治疗的患者进行为期三个月的 CMV 预防治疗。

移植后淋巴增殖紊乱（post transplant lymphoproliferative disorders，PTLD）是实体器官和骨髓移植术患者潜在的威胁生命的并发症。范围从感染性单核细胞增多症和淋巴畸形生长至高侵入性的恶性淋巴癌。这与导致不受控制的 β 细胞增殖和肿瘤形成的 EpsteinBarr 病毒（epstein-barr virus，EBV）有很强的相关性。PTLD 会影响到大约 10% 的移植器官受体，死亡率 50%。由于在支气管相关的淋巴组织中存在潜在的大量 EBV 感染的器官供体淋巴细胞，因此在肺部器官移植受体中它最为常见。至今，无胰岛移植后的 PTLD 病例报道，这可能与胰岛产品中淋巴细胞非常少有关。

# 第三节　胰岛移植的代谢研究举例

## 一、自体胰岛移植

（1）胰岛移植量与胰岛素脱离

从 20 世纪 80 年代起，明尼苏达大学开始对顽固性、慢性、疼痛性胰腺炎非糖尿病患者实施全胰腺切除手术和自体胰岛移植手术。为了阻止糖尿病，未经纯化的胰岛在 2h 内从被切下的胰腺上分离出来，并通过肝脏门静脉回输入患者体内。至 1995 年，据估计如果患者接受的胰岛超过 300000，有 74% 的患者可以保持移植后胰岛素脱离 2 年以上。另一个大的系列研究来自英国莱斯特，也报道了该手术的成功应用，尽管移植后 2 年胰岛素脱离患者比例小一些。Pyzdrowski 等报道肝脏内自体胰岛移植数量 265000 胰岛时可以保持血糖量正常，并对静脉内葡萄糖或精氨酸作出正常的胰岛素分泌反应。他们还观察到完整的精氨酸胰高血糖素反应，但是对胰岛素诱导的血糖过低则无反应。

（2）肝内胰岛素分泌动力学

对一例患者的静脉内氨基酸胰高血糖素反应进行了测量。胰岛素和胰高血糖素的增加最先是在肝脏静脉，之后是脾动脉，再之后是门静脉。这个出现顺序与天然的胰腺在分泌这两种激素时出现的情况正好相反，确证了肝脏内胰岛是具有新陈代谢功能的。血糖过低胰高血糖素反应的缺乏原因还不清楚，对于患者肝脏活组织切片检查中观察到的胰高血糖素免疫染色阳性结果也不一致。

在对该组患者之后的研究中，Teucher 等报道了精氨酸（Arg）诱导的葡萄糖增强胰岛素分泌（GPAIS）代谢测试结果，测试是由 8 位自体胰岛移植患者和相应的健康对照者组成。对四名受试者移植前后均进行了研究。GPAIS 在静脉注射精氨酸，随后通过葡萄糖注射制造出高血糖症时出现一个脉冲，第二个精氨酸脉冲是在葡萄糖灌输之后 60min（图 7-8）。

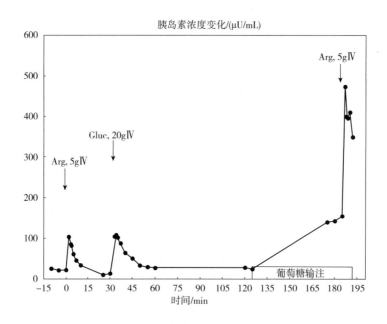

图 7-8　精氨酸诱导的葡萄糖增强胰岛素分泌测试方法

摘自：A M James Shapiro，James A M Shaw. Islet Transplantation and Beta Cell Replacement Therapy. Informa Healthcare USA Inc，2007。

动物模型试验已经成功地将强效的精氨酸反应量级与 β 细胞数量联系起来。在人自体胰岛移植受体研究中，所有受试者均为胰岛素脱离和血糖正常的；但是，对精氨酸，葡萄糖急性胰岛素反应以及 GPAIS 显著降低。重要的，三个反应量级与胰岛移植数量呈现显著的线性关系。来自半胰腺切除的器官供体（估计有 500000 胰岛）和对照受试者（估计有

1000000 胰岛）数据一般都与回归线相符。移植后随访平均时间为 3 年，但是范围可以延伸至 1～9 年。患者的数据证实，移植很长一段时间后并没有偏离胰岛移植数目与新陈代谢测量之间的线性关系，这意味着自体胰岛移植器官受体没有经历移植后胰岛的显著损失。这些结果与以上提到的来自 Edmondon 同种异体胰岛移植器官受体五年数据形成鲜明的对比。Robertson 等报道了 6 例自体胰岛移植，肝脏内胰岛移植量为 290000～678000 胰岛，并随访长达 13 年。总体来讲随着时间延长，这些患者保持着稳定的胰岛素分泌，尽管有 3 例患者胰岛素葡萄糖反应有降低倾向。静脉注射后葡萄糖消失速率与最初植入的胰岛数量显著相关。

（3）胰高血糖素分泌

肝内自体胰岛移植呈现胰高血糖素分泌生理调节能力的改变。与正常个体比较，在自体移植患者中基线血浆高血糖素和胰多肽分泌减少，由胰岛素引起的低血糖会增加。没有患者对低血糖有胰高血糖素反应，但都对精氨酸有反应。在肝内的胰岛缺乏神经支配，总 α 细胞量下降和/或胰高血糖素分泌异常，可能都是导致 α 细胞生理功能异常的潜在原因。利用犬自体胰岛移植模型已经表明，胰岛移植到腹膜，但不入肝脏，对低血糖有完整的胰高血糖素分泌的反应，表明可能需要肝脏以外的移植部位可达到正常的胰高血糖素分泌。然而，有缺陷的胰高血糖素反向调节分泌并没有引起成功的自体胰岛移植患者的特别关注，他们没有使用外源性胰岛素治疗，因此没有发生低血糖的危险。但异常的反向调节可能出现在胰岛移植失败的需胰岛素治疗的患者中，因为仍可能会发生严重的低血糖。然而，这种潜在的风险并不会阻止自体胰岛移植，因为大多数慢性胰腺炎患者最终发展为一种继发性糖尿病，其特点是不受低的胰高血糖素水平的调节，胰岛素治疗产生严重低血糖的风险也很高。

Kendall 等对 α 细胞在成功的肝内自体和同种异体胰岛移植受体中所起的功用进行了评价。他们使用低血糖症，高胰岛素血症夹钳来评价血糖过低期间的胰高血糖素反应。在自体胰岛移植受体中对血糖过低（不是精氨酸刺激）时不存在胰高血糖素的反应，这确证了Pyzdrowski 等的最初观察。

（4）儿童自体胰岛移植

自体胰岛移植也在 1 例儿童受体中成功进行，在一个相对较小的胰岛量植入后，得到了胰岛素脱离。然而，在移植后两年左右，可能由于患者的体重有 65% 的增加，移植开始失效，需要外源性胰岛素。这表明最初充足的 β 细胞不能满足正常生长发育和增加的需求。因此，即使肝脏作为胰岛移植部位能达到移植成功而表明其重要价值，但植入肝脏的胰腺 β 细胞似乎失去了正常的增殖潜力。

自体胰岛移植提供了研究肝内植入的胰岛功能的机会，并且无其他移植中最常见的大部分混杂因素的影响。自体移植胰岛的功能损伤不能归结于免疫排斥反应、β 细胞受自身免疫性复发的破坏和免疫抑制药物的糖尿病倾向。因此，其他相关性的变量，如品质、数量和胰岛产品的纯度需要进行更严格的评价。尽管空腹血糖浓度正常，糖化血红蛋白（HbAlc）正常和胰岛素分泌对静脉注射葡萄糖的反应时间正常，自体胰岛移植患者胰岛素反应的幅度明显低于正常人体。相似的结果也在健康的活体供体胰腺切除用于胰腺移植的 1 型糖尿病受体中观察到，因此有可能是 β 细胞量不够。相反，对精氨酸刺激的胰岛素和 C-肽反应与正常组对照类似。在成功的自体胰岛移植患者中，精氨酸诱导葡萄糖增强的胰岛素分泌（GPAIS）也进行了研究，以确定移植物胰岛素的分泌储量。因为 GPAIS 是除临床外胰岛 β 细胞功能变化最敏感的指标，在半胰腺切除的患者中 GPAIS 水平为正常水平的 50% 左右，它被认为比其他胰岛素分泌试验提供了更多的信息。的确，自体胰岛移植受体 β 细胞分泌储量明显减少。然而，在空腹评估移植物功能时，对 GPAIS 的反应并不优于精氨酸和葡萄糖诱导的胰岛素释放。所有这 3 个指标与胰岛移植的数量相关性都很好，证明其他两种方法也可以用于评估胰岛的存活量。自体移植研究表明，胰岛纯化不是移植成功的重要决定因素，如果有足够的预防措施，如对门静脉压力监测等，高达 50mL 消化组织在门静脉输液不会产生严重的不良反应。

## 二、1 型糖尿病患者的单独胰岛移植

在 2000 年前，1 型糖尿病受试者同种异体胰岛移植成功率令人失望。报道的大约 300 例同种异体移植手术中，成功率低于 10％，尽管在 1997 年 Alejandro 等报道了同种异体移植胰岛的长期功能可以达 6 年之久。在 2000 年，Edmonton 组 Shapiro 等报道，在接受肝脏内同种异体胰岛移植手术的八例患者中有 7 例在平均为一年时间仍然保持着胰岛素脱离，成为了胰岛移植领域发展的一个里程碑。在这些脆性糖尿病或降低了对低血糖感知的患者中，通过胰岛移植可实现稳定的血糖控制，并值得采用免疫抑制剂来防止移植排斥。

在随后的 2001 年报道中，Ryan 等报道了静脉葡萄糖耐受性测试期间胰岛素分泌物曲线下面积与肝脏内植入胰岛数量之间显著的相关性。来自该小组 2002 年的最近期的文献中，对静脉内精氨酸的急性胰岛素反应以及静脉葡萄糖耐受性测试期间的胰岛素曲线下面积都与植入的胰岛数量有着显著的相关性。同时，Luzi 等对 45 名经历同种异体胰岛移植的患者进行了检查，得出结论是内生性胰岛素分泌能恢复大约 60％就足以使变化了的蛋白质和脂类的代谢正常化。这些研究涉及的放射性葡萄糖和亮氨酸的灌输发生在吸收后期和高胰岛素血症夹钳期间。有两个文献报道了使用静脉注射精氨酸评价胰岛功能的方法。第一个文献中，Hering 等对单供体胰岛移植后胰岛素脱离超过一年的 8 例 1 型糖尿病患者中的 5 例进行了 β 细胞功能检查。他们报道了对精氨酸和葡萄糖的急性胰岛素反应和急性 C-肽反应，但是数量级平均约为对照组数据的 50％（未报道反应的数量级与植入胰岛数目之间的关系）。另一例文献中，Rickels 等报道在 5 例接受平均大约 12000 个/kg 胰岛的患者中，发现对静脉内葡萄糖和静脉内精氨酸的 C-肽反应低于正常值。他发现更大的损害是对于静脉葡萄糖的反应，这与该组患者空腹葡萄糖水平 12 月高于 115mg/dL 的事实关联得很好。该组还对 5 例胰岛素脱离的受试者进行了 GPAIS 测试，显示在葡萄糖增强作用线斜率和对精氨酸的最大反应方面的显著损坏。葡萄糖灌输期间，观察到空腹血浆葡萄糖水平和胰岛素对精氨酸反应之间一高度的相关性。作者未发现胰岛移植数量与 β 细胞功能各种测量之间的显著相关性，这是因为他们使用的是一个估计的胰岛移植数目，即每千克胰岛数目，这样会导致高估了肝脏内移植实际存活下来的胰岛数目。

在第一次报道的 7 例胰岛移植患者中使用了无类固醇免疫抑制疗法，包括西罗莫司、他克莫司和赛尼哌。植入患者的胰岛量为（11547±1640）IEQ/kg，由两个或三个胰腺供体提供。随着胰岛素完全的脱离，所有移植患者达到了正常的糖化血红蛋白（HbA1c）水平，血糖波动减少，并且最重要的是没有进一步的低血糖昏迷发作。在第二次从 12 例患者平均随访 10 个月的数据报告中给出了更精确的临床移植结果和胰岛素分泌研究结果表明有持续的胰岛素产生，血糖和 HbA1c 水平正常。然而，静注葡萄糖耐受试验显示仅有 4 例患者显示糖耐量正常，而 5 例患者糖耐量受损。此外，有 3 例患者糖尿病复发，并需要低剂量的外源性胰岛素。免疫抑制药物，最有可能是西罗莫司的使用，致 5 例患者血清胆固醇水平增

加、3 例患者需要降脂治疗。某些问题也有报道，有 2 例患者术前血清肌酐水平升高，在移植手术后发现血清肌酐进一步持续增加。对后续 93 例患者的术后副作用调查显示，4%（4/93）的患者因副作用停用免疫药物，13%（12/93）的患者因移植功能丧失后停用药物。总之，Edmonton 方案表明，有不稳定和难治性 1 型糖尿病的受试者，进行单独胰岛移植后获益大于风险。然而，手术中使用的无类固醇免疫抑制方案产生的并发症，使那些没有任何明显并发症的稳定的糖尿病患者应用胰岛移植显得没有必要。

Paty 等使用阶梯式血糖过低钳夹评价了肝内同种异体胰岛移植手术成功的胰岛受体 α 细胞的功能。钳夹期间他们观察到预期的循环 C-肽水平降低，有 7 例未观察到胰高血糖素反应。Kendall 等最初的观察也证实了这点，即同种异体胰岛移植受体血糖过低期间的胰高血糖素反应不会因为肝脏内胰岛移植而被修复。Paty 等也观察到血糖过低期间的肾上腺素反应和症状与那些未接受胰岛移植的 1 型糖尿病患者没有显著的差别。这表明，尽管 1 型糖尿病患者获得了长久的胰岛素脱离性和近乎正常的血糖，血糖过低激素反向调节和症状识别并没有因为肝脏内胰岛移植而得到改善。Gupta 等的研究对胰高血糖素分泌物改善不良做了一些可能的解释。这些研究者证实，胰腺切除后胰岛被植入腹膜腔的狗对于血糖过低有着完整的胰高血糖素反应是因为没有把胰岛植入它们的肝脏内。因此，胰岛移植术不能恢复胰高血糖素对血糖过低的反应的原因确定是植入位点的问题。到目前为止，没有找出什么机理能够解释肝脏内胰岛胰高血糖素分泌物缺失的原因。但是，一个合理的假说是增高的肝脏内葡萄糖流量，尤其是在血糖过低和肝糖分解期间，可能掩盖了肝脏内 α 细胞收到系统血糖过低的刺激。

大部分胰岛素脱离患者显示出葡萄糖耐受性受损，这主要归因于移植的胰岛数量，它们总是要低于正常的胰腺。混合进餐试验显示胰岛素脱离患者 C-肽分泌物和葡萄糖耐受性反应要优于 C-肽阳性、胰岛素依赖的患者。混合进餐试验后 C-多肽增加的下降预示着胰岛素治疗的重新恢复。

## 三、胰岛联合其他器官共移植

早期大多数胰岛移植是与另一个实体器官移植相结合的。由于实体器官移植中的免疫抑制是合理的，这通常意味着可在肾移植后进行胰岛移植或者同时进行肾和胰岛移植。由于胰岛素脱离率低（在 1990～1999 年的 267 名移植患者中只有 8.2% 保持胰岛素一年多的脱离）和并发症的可能性，单独胰岛移植被认为风险大于益处，直至 2000 年 Edmonton 方案的公布。

肾脏移植后行胰岛移植术会导致器官受体敏化并使得移植的肾脏不稳定。一方面，大部分肾脏移植免疫抑制方案是以类固醇为基础的；另一方面，肾脏移植患者已经进行了免疫抑制，因此胰岛移植手术风险减小。移植肾脏的出现也提供了一个更加容易的排斥反应诊断方法。

在选定的肾移植患者转为无类固醇免疫抑制后进行胰岛移植术。Lehmann 等使用无类固醇方案（赛尼哌，雷帕霉素和低剂量他克莫司）对 9 名患者进行了同时的胰岛和肾移植术，随访年限中位数为 2.3 年。只有一例肾脏移植由于原发性无功能失败，6 名获得足够多胰岛（＞8500IEQ/kg）的患者中，5 例保持着胰岛素脱离。此外，肾脏移植后再行胰岛移植患者出现肾脏移植存活延长和低的心血管死亡率。

Edmonton 方案应用于肾移植后的胰岛移植（islet after kidney，IAK）或胰岛、肾联合移植（SIK），术后移植物功能好、胰岛素脱离率高，虽然并发症较单纯胰岛移植后的脆性 T1DM 患者高。术后 3 年随访证明，与单纯肾移植组相比，患终末期肾病（end-stage renal disease，ESRD）的 T1DM 患者行 IAK 移植后，心血管功能、肾移植物功能均有所提高，生存率增高、尿毒症患者微蛋白尿控制稳定，以及糖尿病血管并发症得到改善。目前已有几个 IAK 治疗 T1DM 临床Ⅲ期试验正在进行。

## 四、腹部癌症患者的同种异体胰岛移植

1992 年，Ricordi 报道因为癌症进行上腹部清除手术患者之后接受肝脏和胰腺胰岛异体移植。这些患者患有原发性或转移性肝脏肿瘤，由于扩散太大而无法施行局部切除；因此，进行上腹部清除，包括全部肝脏和胰腺切除术，进行尸体肝脏和自体胰岛移植。与自体胰岛移植相比，同种异体胰岛移植必须面临排斥反应和免疫抑制药物的毒性。胰岛可从肝相同的供体获得，或第三方供体，或两者兼有，与肝脏进行联合移植，并只使用他克莫司作为肝脏免疫抑制。尽管肝脏移植可能下调胰岛的排斥反应，但其结果还是令人印象深刻：对每个受体的胰岛功能进行了检测，在 15 例患者中有 9 例（60％）维持了胰岛素脱离。最终，所有患者死于复发转移性疾病，但移植 1 年后，6 人仍血糖正常，最长的时间是保持胰岛素脱离达 5 年。所有受体都能检测到对静脉注射葡萄糖的基础 C-肽反应。在血糖和糖化血红蛋白正常的患者中，对静脉注射葡萄糖的 C-肽浓度增加了三倍，但血糖没有回到刺激前水平，直到葡萄糖输注后 180min。这种对静脉注射葡萄糖的异常耐受与已改变的 C-肽分泌动力学相关，显示第一相释放的缺失和响应峰值延迟在 60min。这些结果与那些自体移植的患者报道的有些不同，他们表现出正常的时间-胰岛素释放，显示肝内胰岛的位置不决定本身胰岛素分泌异常动力学。相反，在这些患者中观察到第一相胰岛素释放的缺乏，相似的缺乏情况是大量 β 细胞的减少和自发性糖尿病前期症状。但是，在同种异体胰岛移植后保持胰岛素脱离的患者，获得的胰岛量与他们的体重相比往往特别高，而且自身免疫的复发不是胰岛 β 细胞破坏的原因。此外，像其他厌食症患者一样，胰岛移植受体中的代谢需求是相对较少的，因为可能对胰岛素特别敏感。因此，这些患者和肝功能正常患者的其他 β 细胞损失的原因可能是他克莫司诱导的 β 细胞损伤，而不是慢性排斥反应。胰腺移植的活检证实，使用 FK506 处理的受体与使用环孢素 A 的对比，他克莫司对人胰岛有直接毒性作用，表现在更多和更严重的胰岛损伤。低剂量他克莫司和其他免疫抑制药物组合有望减少糖尿病倾向。

# 第四节　讨论与展望

## 一、胰岛移植物细胞组成分析

胰岛移植物的特征包括细胞成分［α 细胞、β 细胞、δ 细胞、PP 细胞、导管细胞、主要组织相容性复合体（major histocompatibility complex，MHC）Ⅱ类阳性细胞和部分受损的细胞］，除了 β 细胞数量和胰岛素的合成，这些特征也提供了很多其他的信息。

在一份对 7 例患者对应 2600～5300IEQ/kg 胰岛移植中，3 例保持 C-肽阳性超过 1 年，2 例胰岛素脱离的患者有接近正常的空腹血糖和 HbA1c 水平。有趣的是，这两名胰

岛素脱离的患者接收的胰岛量（IEQ/kg 体重）比在其他一般移植成功的患者的胰岛量显著较低。在这项研究中使用了培养过的可能最有效的 β 细胞，从而解释了它们的功能。胰岛产品在移植前没有问题，应该能预测移植成功，但移植物依然失效的原因应该归结为体内的问题。

## 二、胰岛素分泌的特征

在正常生理状态下，胰岛素的分泌分为几个阶段。胰岛素释放可由不同的刺激引起，通过内分泌、旁分泌和神经刺激调节。Grodsky 等提出了两种可能的胰岛素分泌模型：储存-限制胰岛 β 细胞释放模型和信号-限制胰岛 β 细胞释放模型。在胰岛移植患者中，关于分子层面和胰岛素分泌模式方面，我们知之甚少。通过高血糖葡萄糖钳夹试验进行的葡萄糖诱导胰岛素分泌的研究可归纳为：①胰岛素分泌的性质（胰岛素、C-肽、胰岛素原的相对量）；②胰岛素分泌的模式（一相和二相）；③胰岛素的生理效应，能调节 HGO 和外周葡萄糖处理（促进组织细胞对葡萄糖的摄取和利用）。

（1）胰岛素原和胰岛素的比例

胰岛素和 C-肽从一个共同前体胰岛素原分子中等摩尔量分泌。对于正常人群，循环胰岛素原转化为胰岛素的比率可以认为是一个常数，但是，对于患有非胰岛素依赖型糖尿病（NIDDM）和胰腺移植的患者，这个比率更加显著。当给胰腺一个促分泌素的刺激，胰岛素原/胰岛素比率有一个明显的增高。据报道，这个现象在全胰腺移植患者会增强。已有研究表明，在体外延长暴露于升高的葡萄糖水平会导致持续激活人 β 细胞，后续会导致胰岛素原分泌比例失调。事实上，在功能性胰岛素分泌储量减少的情况下，移植的胰岛可能通过分泌未成熟分泌颗粒来补偿增加的代谢需求。预计胰岛素原对胰岛素的比率会升高，胰岛素储备分泌会更低，并超过一定的阈值，这可能可以预测由 β 细胞功能衰竭导致的早期移植失败。在胰岛移植患者的血浆中测定胰岛素原浓度也非常重要，因为它在需要外源性胰岛素治疗（尽管 C-肽水平正常）的自体胰岛移植受体中显示胰岛素原水平升高。已报道的胰岛素原与 C-肽测定的交叉反应显示，简单测量 C-肽水平可能不足以监测胰岛移植物功能。

（2）移植后体内胰高血糖素的表达

在成功胰岛移植的患者中，尽管胰高血糖素浓度升高，但正常的肝葡萄糖合成也是显著存在的。确实，在这些患者和胰岛移植物无功能的患者中基础胰高血糖素水平相比于正常的健康受试者明显较高。1 型糖尿病患者已经呈现高血糖症状了，但血浆胰高血糖素水平可能会通过胰岛移植后进一步升高，因为受体不但接收 β 细胞，也接收了大量分泌胰高血糖素的 α 细胞。人胰岛移植到糖尿病啮齿类动物后，立刻有大量的 β 细胞减少，然后在第一个 15d 内也有急剧的减少，甚至持续到血管化发生以后。相反，非 β 细胞的内分泌细胞保持稳定，表明移植非 β 细胞比 β 细胞更持久。人移植的非 β 细胞与 β 细胞的比率随着时间的推移而增加，说明胰岛结构的变化会影响其功能。在一次由于 β 细胞功能衰竭或自身免疫复发，但不是排斥导致失败的移植中，α 细胞可能是唯一存活的胰岛内细胞。在这种情况下，一个失败的胰岛移植可能会加重受体的代谢控制。移植之前和之后的胰高血糖素水平之间的比较可以揭示移植失败的机制，可显示是自身免疫性破坏和/或功能衰竭，排斥反应。

（3）全胰腺移植、部分胰腺移植和分散胰岛组织移植后代谢曲线比较（图 7-9 和图 7-10）

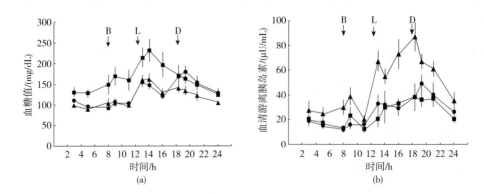

图 7-9　1 型糖尿病患者全胰腺移植（▲ 15 例）、部分胰腺移植（● 15 例）
和分散的胰岛组织移植（■ 6 例）3～6 个月后的 24h 的代谢曲线

注：B：早餐；L：中餐；D：晚餐。

图 7-9（a）描绘的是进食前后血糖变化曲线，图 7-9（b）是在同一时间段的外周血中胰岛素浓度。分散的胰岛组织移植受体表现出比整体和节段性胰腺移植受体更高的基础和餐后血糖水平。节段胰腺移植和胰岛移植受体的空腹和餐后胰岛素分泌接近，但是，均比全胰腺移植受体的胰岛素反应显著减少。

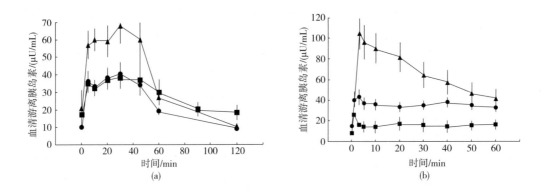

图 7-10　全胰腺移植（▲）、节段胰腺移植（●）和分散的胰岛组织（■）移植
3～6 个月后进行 L-精氨酸注射后（a）和 IVGTTS（b）的胰岛素分泌反应

摘自：Hakim NS，Stratta RJ，Gray D. pancreas and islet transplantation. Oxford University Press Inc，2002。

全胰腺移植对静脉注射葡萄糖的胰岛素反应明显高于片段胰腺移植的受体，而片段胰腺移植的又高于胰岛移植的受体。全胰腺移植对 L-精氨酸的胰岛素分泌量也高于其他组，但部分胰腺移植与胰岛移植的胰岛素分泌量相似。在胰岛移植患者中观察到对静脉注射葡萄糖诱导的胰岛素分泌选择性消失可能是由于在这些患者中检测到轻度慢性高血糖。

## 三、胰岛移植后的新生血管化和神经再支配

在正常生理条件下，胰岛由输入小动脉（动脉血）血管化，并受胆碱能神经、肾上腺素

能神经和肽能神经支配。门静脉内移植胰岛构成了一种独特的血管化和神经支配代谢模型。门静脉内输注胰岛后，立刻通过门静脉血管化，但并未受神经支配。胰岛移植数周或数月后，推测胰岛已经肝动脉血管化，并受自主神经系统的分支支配。血管和神经生理环境的变化可能与胰岛功能的开始同步。因此，可推断新血管化、神经再支配和葡萄糖耐受正常化之间的病理生理关系。在胰岛移植功能中，新血管化和神经再支配的时间依赖性评估对理解移植物代谢反应相关的现象具有至关重要的意义。

（1）新生血管化

胰岛是一个复杂的、高度血管化的小器官，这也与它们能感知血糖，并能迅速分泌胰岛素的功能有重要关系。胰岛血管有三个鲜明的特点：① 胰岛比周围胰腺外分泌组织得到更多的血流；② 胰岛有更大的血管密度，这些血管更曲折，并有一个很大的体积；③ 胰岛内毛细血管由内皮有孔的内皮细胞排列而成。胰岛高度的血管化使胰岛比腺泡组织或其他器官有更高的氧分压。

胰岛移植的一个主要障碍是，大量的胰岛在移植后第一天死亡。胰岛死亡的一个可能的原因是分离过程隔断了胰岛的血管连接，并在培养过程中和在最初移植后的几天里保持缺血。移植后的血运重建开始于移植后的 2～4d，并大部分在 10～14d 完成重建。有研究表明，胰岛移植物从胰岛内和受体衍生出内皮细胞来进行血管重建。然而血管建立后，移植胰岛的血液供应还是较低的，在移植后胰岛的血管密度和氧分压不到在原胰腺中胰岛的一半。这些研究结果有力地表明，在移植后胰岛功能的受损和胰岛存活率差的重要原因在于胰岛移植物血管重建的滞后和较差的血管供应。胰岛血管化异常导致即使 β 细胞似乎有正常的分泌功能，但血管系统中胰岛素浓度依然减少；在胰岛移植物内血管的改变可能形成胰岛 β 细胞功能不佳与糖尿病的新机制。Powers 等研究显示，血管内皮细胞的生长因子 VEGF-A 是胰岛血管化、血运重建和功能必不可少的。促进胰岛移植后的微血管重建对胰岛存活和功能发挥意义重大。

① 通过促进血管生成和减少缺氧可提高移植物存活。实验研究发现，胰岛移植物的血流灌注及组织氧分压均在缓慢减少，说明适当的微血管供应重建是胰岛移植成功的一个先决条件。胰岛移植物新血管系统的形成依赖于血管内皮细胞和植入器官的微血管。暴露于生长因子如碱性成纤维细胞生长因子（basic fibroblast growth factor，bFGF）、内皮细胞生长因子 α，可观察到能提高胰岛移植物的存活和功能，特别是 VEGF，因为它可使移植胰岛得到显著的血管生成。在人体内，同二聚体糖蛋白结合的 VEGF 家族包括 VEGF-A、VEGF-B、VEGF-C、VEGF-D 和胎盘生长因子。有趣的是，尽管胰岛持续表达 VEGF-A，移植后血管供应阻断的胰岛移植物发生缺氧，可显著增加血管内皮生长因子（vascular endothelial growth factor，VEGF）的表达，启动血管重建并维持血管通透性。VEGF-A 通过同源 VEGF 受体刺激 EC（内皮细胞）通透性和化学趋向性，是胰岛内皮形成多孔状的先决条件。Korsgren 和 Magnusson 小组发现，在胰岛表面固定肝素，有助于达到 VEGF-A 在胰岛的完全覆盖，作为一种吸引内皮细胞（endothelial cells，EC）诱导血管生成和血管重建的方法，最终可提高胰岛移植后胰岛血运重建和植入。最近一项研究表明，分离的胰岛与内皮细胞相伴移植可延长胰岛移植物在糖尿病大鼠的存活。软骨寡聚基质蛋白 angiopoientin -1（cartilage oligomeric matrix protein angiopoientin -1，COMP-Ang1）是一种特异生长因子，可通过 Tie2 或 Tie1 受体诱导血管生成。Park 等最近基于三维胶原培养系统在体外进行血管生成评估发现，将 COMP-Ang1 转导入胰岛可显著促进血管生成。对同基因 STZ 诱导的糖

尿病 C57BL/6 小鼠，COMP-Ang1 转导胰岛亦可减弱高血糖症并增强血糖耐受性。另一项课题为糖尿病 SCID 小鼠皮下移植添加了 VEGF 和肝细胞生长因子 (hepatocyte growth factor，HGF) 的 BALB/c 胰岛凝胶基质膜，第 15 天对功能性移植物进行回收并作组织病理学分析，显示了血管形成的显著增加及胰岛数量的增加。胰岛内增强的细胞间黏附分子 (intercellular cell ashesion molecule，ICAM) 和血管细胞黏附分子 (vascular cell adhesion molecules，VCAM) 也能观察到，表明形成了稳定的血管。转录因子定点黏附激酶的磷酸化和细胞外信号调节激酶 1/2 磷酸化亦可见增加 (分别是 8 倍和 4.6 倍)。这些结果提示胰岛移植后 VEGF 和 HGF 的血管生成协同增强作用促进了稳定地植入。为了推动生长因子如 VEGF 和 FGF 扩散到致密胰岛内部，Chow 等研究肝素结合肽亲水脂质 (Heparin binding peptide hydrophilic lipids，HBPA) /肝素纳米纤维凝胶，可激活肝素结合、血管生成。在胰岛内部参入生物活性纳米纤维作为人造细胞外基质 (etracellularmatrix，ECM) 可提高细胞活力和功能，在生长因子 (如 bFGF 和 VEGF) 存在下增强血管生成。胰岛内的纳米纤维有助于保持 FGF2 在胰岛内达 48h，体外培养可显著增加细胞活力至少达 7d，同时，将胰岛与纳米纤维在培养 3d 时可观察到胰岛素分泌的增强。FGF2、VEGF 与 HBPA/肝素纳米纤维与胰岛同时移植时可显著诱导胰岛 EC 在肽亲水脂质 3D 基质的出芽。该方法对胰岛移植有显著影响。Mahato 用 Adv-hVEGF-hIL-1Ra Adv-hHGF-hIL-1Ra 结构使人胰岛共同表达人血管内皮生长因子 (VEGF) 和人 IL-1 受体拮抗剂 (human IL-1 receptor antagonist，hIL-1Ra) 以及人肝细胞生长因子 (human hepatocyte growth factor，hHGF) 和 hIL-1Ra，从而研究其对 β 细胞增殖和胰岛血运重建的效果。可发现该人胰岛有剂量和时间依赖的 hVEGF 和 hIL-1Ra 或 hHGF 和 hIL-1Ra 表达，可导致有 TNF-α、IL-1β 和 IFN-γ 共同诱导下的 caspase 3 活性和细胞凋亡下降。另外，在移植入糖尿病 NOD scid 小鼠前，采用这些腺病毒载体转导的胰岛，可降低血糖水平并增加血清胰岛素和 C-肽水平。移植物免疫组化染色显示人胰岛素、hVEGF 或 hHGF 及 von Willebrand 因子均为阳性。Adv-caspase-3-shRNA 转导亦可阻止细胞因子诱导的胰岛内细胞凋亡并改善胰岛移植。傅红兴等也研究显示，bFGF 能很好地促进移植后胰岛的血管重建，并可使糖尿病小鼠移植的胰岛量减半也能实现正常的血糖控制。

② 高压氧治疗 (hyperbaricoxygentherapy，HBO) 可促进胰岛植入。通过在移植后的关键时期高压氧治疗可促进血管生成，在减少缺氧、增强血管成熟并提高门静脉内胰岛移植植入方面也已经得到了研究。在一项研究中，用高压氧混合泡沫敷料植入，真空辅助的伤口闭合 (foam＋VAC) 制造一个预血管化的位点，来实现更好的微囊化异种细胞移植效果。有趣的是，糖尿病 NMRI nu/nu 小鼠行门静脉猪胰岛移植后，细胞因子与缺氧会强烈诱导细胞死亡，但是可通过选择性 IKK-β 抑制剂呈剂量依赖性的阻断，后者可引起系统性 NF-κB 抑制，显著延长胰岛移植物存活。缺氧条件下，NF-κB 活性损伤了抗凋亡基因 Bcl-xL、C-FLIP 和存活素 (survivin) 的表达。因此 NF-κB 表现出在常氧条件下抗凋亡的作用，而低氧条件降低了其活性，在胰岛内使其转变为促凋亡转录因子，表明抑制 NF-κB 可作为改善胰岛移植效能的潜在战略。在标准条件下的培养可观察到因缺氧造成大鼠胰岛存活的减少而导致胰岛的显著损失。为了提高移植前胰岛移植物的质量，大鼠胰岛用全氟萘烷的液-液界面培养系统 (liquid-liquid interface culture system，LICS) 培养 48h，此培养方法避免了胰岛暴露于相对缺氧的环境。结果表明，该方案优化了培养条件，可同时保存胰岛活性及显著增加其门静脉内移植后成功植入的能力，并可用于胰岛运输。

用糖尿病小鼠体内的胰岛移植物的代谢和功能来评估新生血管和相关的血管生成，是评价移植物存活的一个重要方面。为此，近期一研究显示，静注钆后可成功使用动态对比增强磁共振成像（dynamic contrast-enhanced magnetic resonance imaging，DCE-MRI）。MRI也被有效地用于分离后的用新 MRI 造影剂标记的小鼠胰岛、壳聚糖包被的超顺磁性氧化铁（superparamagnetic iron oxide，SPIO）纳米颗粒在移植后长达 18 周的成像检测，还有用 Feridex-聚乙烯亚胺复合物标记的胰岛。最近一项研究用两用治疗/成像（dual-purpose therapy/imaging）探针，包括了治疗性（siRNA 靶向凋亡相关人基因 caspase 3）和成像性（磁性氧化铁纳米颗粒，MN）部分，显示探针治疗可显著提高胰岛移植物的生存，并可通过体内磁共振成像（magnetic resonance imaging，MRI）监测。

③ 干细胞对血管重建/血管新生的促进作用。骨髓间充质干细胞（bone marrow mesenchymal stem cells，BMSC）已被证明可通过启动血管新生促进胰岛移植物的功能和存活。一项骨髓细胞与胰岛共移植的研究发现胰岛移植物血管形成和功能相应的增加。可观察到胰岛周围新生的血管和能被 VEGF 染色的显著增加。BMSC 内可探测到胰十二指肠同源-1（pancreatic duodenal homeobox-1，PDX-1）的存在，且随时间增加染色亦增加。人胰岛与全人 BM 共同培养约 7 个月后的蛋白芯片检验表明，血管生成因子 VEGF-a、PDGF、KGF、TIMP-1 和血管生成素（angiogenin）浓度均上调，以及促血管生成素-2（angiopoietin-2）蛋白浓度更低了。耗尽 VEGF-a、eKGF 和 PDGF 则显著减少胰岛血管化。BM 诱导的血管生成显示显著的 EC 分布和胰岛血管生成，与胰岛生长相关联。此外，还发现胰岛素增长了 28.66 倍和胰高血糖素基因表达增长了 28.66 倍。这些数据表明，骨髓基质细胞可能通过调节血管生成因子诱导内分泌细胞再生。移植从 Tie2-Cre/ZEG 小鼠获取的遗传标记的全骨髓到受致死剂量辐射的野生型小鼠，可诱发受体内皮细胞的显著增殖，且明显增加 β 细胞数量，并可降低 STZ 导致的 β 细胞破坏小鼠的高血糖。一项研究表明，骨髓细胞可产生神经生长因子（nerve growth factor，NGF），促进移植胰岛周围的血管重建。在 STZ 诱导的糖尿病小鼠行同基因胰岛和骨髓共移植的生化和组织学结果显示，血糖水平显著降低、血清胰岛素水平高以及血清 NGF 水平增加。移植后 14d 时在移植区域内可观察到血管数量的显著增长以及移植物功能的改善。这阐明了，移植 BMSC 对血管重建和 β 细胞再生均有重要的辅佐作用。胰岛和脂肪组织源性干细胞（adipose tissue-derived stem cells，ADSC）共移植也显示了在糖尿病小鼠中可显著延长移植物存活及胰岛移植物的胰岛素功能。ADSC 具有血管增生潜能及抗炎特性，共移植研究显示，在胰岛-ADSC 移植物内，血管重建显著（大量 von Willebrand 因子阳性细胞）和炎性细胞浸润被明显抑制，包括对 $CD4^+$、$CD8^+$ T 细胞和巨噬细胞。通过植入脂肪组织源性的基质细胞和脂肪组织创造一个丰富的皮下血管网络可提高糖尿病小鼠的皮下胰岛移植。神经嵴干细胞与胰岛共移植给四氧嘧啶诱导的糖尿病小鼠，也改善了胰岛素释放并增强了 β 细胞增殖，从而增加了 β 细胞数量。

人多能 MSC 因具有强大的体外扩增和 EC 分化潜能，把它们推向了脉管定向细胞治疗以及移植领域的前沿。研究显示，胰岛与人多能 MSC 共培养显示出更低的 ADP/ATP 比例、更高的 GSIS 指数及活性。此外，共培养的胰岛显示出更高水平的抗凋亡信号分子（XIAP、Bcl-xL、BCL-2 和热休克蛋白-32）、血管内皮生长因子受体-2 和 Tie-2 mRNA 表达增加，及磷酸化 Tie-2 和黏着激酶蛋白（focal adhesion kinase protein，FAK）升高。在 MSC 环境的培养基（MSC-CM）培养胰岛 48h 后移植到 STZ 诱导的糖尿病小鼠，可显著降低血糖水平并显示血管形成增强。在 MSC-CM 中能明显检测到 IL-6、IL-8、VEGF-A、

HGF 和 TGF-β 的浓度，表明人 MSCs 分泌的营养因子可增强移植后胰岛的存活和功能。当 Lewis 大鼠胰岛与同基因干细胞共培养后被输注至 STZ-糖尿病同基因受体肝脏或当把胰岛与扩增培养的同基因 MSC 共移植到 NOD scid 小鼠肾包膜下时，可观察到胰岛移植物形态和功能有相似的改善，部分原因应归功于促进了移植物的血运重建。其他研究已证实，联合移植 MSC 与胰岛后，平均毛细血管密度增加且胰岛移植物功能得到改善，这说明 MSC 介导的移植物血管生成有良好的作用。在小鼠中，胰岛与 MSC 共移植可保持移植的胰岛与胰腺内源性胰岛形态学上极为相似，无论从大小、内分泌功能还是 EC 分布情况。优良的血管植入表现在内分泌组织内增加的 EC 数量以及 92% 小鼠获得了正常血糖，证明了移植物功能得到改善。这些结果说明 MSC 通过改善胰岛血运重建和维持胰岛组织结构深深地影响了重构过程。为研究 MSC 在缺氧/复氧（H/R）诱导的胰岛移植物功能障碍有关的损伤条件下对胰岛生存和胰岛素分泌的影响，把纯化的大鼠胰岛或不与 MSC 共培养，并暴露于缺氧环境（$O_2 \leqslant 1\%$）8h，再分别复氧 24h 和 48h。MSC 组维持了体外胰岛更高的 GSIS 刺激指数（stimulation index，SI），通过减少凋亡细胞的比例和增加的 HIF-1α、HO-1 和 COX-2 mRNA 的表达，保护了胰岛免受 H/R 诱导的损伤，且胰岛移植后显著增加了胰岛素表达。这项研究表明，MSCs 可通过增加胰岛抵抗 H/R 诱导细胞凋亡和功能障碍，促进抗凋亡基因表达，这为该策略用于增强胰岛功能的治疗应用提供了一个实验基础。

（2）去神经支配和神经再支配

胆碱能神经和肾上腺素能神经在调节胰腺激素分泌中发挥了重要作用。刺激胆碱能神经细胞可促进葡萄糖刺激的胰岛素释放。相反，肾上腺素能神经主要抑制人和较大动物的胰岛素分泌。缺乏神经支配可能会导致基础胰岛素分泌调节异常，刺激-诱导胰岛素分泌调节异常和胰岛素自主分泌调节异常。胰岛 β 细胞功能受损是移植失败的可能原因之一。体外研究证实，小鼠门静脉周围肝细胞主要由去甲肾上腺素神经调控。此外，门静脉内胰岛移植会受胰腺和肠道溢出的去甲肾上腺素的影响。神经再支配问题对胰岛移植比血管化的全部或部分胰腺移植更为重要，原因如下：①首先没有研究证实移植的胰腺会受神经再支配，而部分前期报告显示，在肝脏中进行胰岛移植后会受神经再支配；②胰腺会移植到原本生长部位，血管吻合后，即使神经再支配，这些神经在这样的新环境中如何实现胰岛素分泌生理调控还不得而知。③测定胰多肽、实时监测胰岛素-诱导低血糖，仍然是证实移植物是否受神经再支配最好的方法。

在动物模型和人的研究结果表明，器官移植后可能出现神经再支配。这会导致进一步的问题，该怎样解释源于研究（患者在不同的时间进行移植）的结果呢。由于这个原因，似乎有必要对移植器官的最终神经再支配模式进行评估。为此，Diem 等提议将胰多肽（PP）的释放作为胰腺神经再支配的标记物，因为这种激素是在血糖过低的情况下，由神经严格支配（胆碱）调节释放。但胰岛受体仍具有本体胰腺，理论上也能够释放胰多肽。因此，PP 合成不足还可能归因于糖尿病受体早已存在的自主神经病变。

## 四、造成移植后胰岛长期功能损伤的原因

同种异体胰岛移植手术胰岛移植成活率低与多种原因导致的内分泌细胞损失有关。分离期间或输注时对胰岛的损害、不明确的炎症性反应和凝血级联激活在早期移植完成后扮演着重要角色，同种异体免疫和自身免疫起作用则较迟，在胰岛长期功能损伤中起到重要作用。

（1）胰岛素抵抗

胰岛移植失败的可能原因之一是出现胰岛素抵抗，这会导致 β 细胞衰竭。胰岛素敏感性下降和代谢损伤的主要原因可能是：①胰岛移植后发生慢性高胰岛素血症；②糖尿病病情持久，胰岛素降糖效应下降；③长期服用免疫抑制剂药物。慢性高胰岛素血症可能会诱发胰岛素抵抗，向周围系统递送胰岛素可能会诱发胰岛素抵抗。因此可能需要发展一种适应性机制，避免胰岛素抵抗的恢复。已经证实肾-胰腺联合移植能够减轻 1 型胰岛素依赖糖尿病患者的胰岛素抵抗。胰岛移植后，临床疗效是否能达到一致的结果还不得而知。胰岛素抵抗是一种多因素综合征，以不同部位的特定缺陷和代谢路径为特征。因此，我们建议评估胰岛素对葡萄糖、蛋白质和脂质代谢物的作用，来判断哪个胰岛移植部位可以更好地预防胰岛素抵抗或扭转胰岛素抵抗（如果胰岛素抵抗已经存在）。

（2）自身抗体

自身免疫介导 β 细胞破坏的复发已在 1 型糖尿病患者胰岛移植中有记录，自身抗体阳性（抗 GAD65 或 ICA）的受体相比于自身抗体阴性的受体在同种异体胰岛移植后移植物的存活时间明显缩短。最近研究表明，少数患者在广义免疫抑制下接受胰腺移植，显示能刺激胰岛自身抗体反应，这几乎紧随其后的就是移植物功能的衰竭和重新恢复的胰岛素治疗。这项研究表明，复发的自身免疫性疾病可能是引起胰腺和胰岛移植失败真正的预测因子。

（3）长期免疫抑制剂影响

术后长期的免疫抑制剂使用对胰岛功能有一定的影响，尤其采用不同的免疫抑制剂种类和药物浓度，都会对胰岛的长期功能产生深远的影响，具体内容可参见本书第 6 章（胰岛移植后免疫抑制研究）。

## 五、移植效果的改进

全世界胰岛移植领域的发展经历了一个艰辛曲折的过程，但正是由于这一系列小成果和为了提高手术所做的努力，才有了现在的胰岛移植成果。虽然埃德蒙顿方案已成为一个具有里程碑意义的方案，但也离不开先前的众多创举和世界各地的经验教训。在此我们将讲述一些除免疫抑制方案（免疫抑制内容详见第 6 章）外的改进移植效果的努力。

（1）前期经验

在国际胰岛移植登记机构分析了 1990～1997 年的 200 例 1 型糖尿病患者胰岛移植的详细资料，结果表明，移植物存活 1 年（规定基底 C-肽超过 0.5ng/mL）有 35%，有 8% 的受体脱离了胰岛素。胰岛素脱离得益于下列条件：①每千克受体体重移植 6000IEQ 以上的胰岛量；②分离胰岛的胰腺冷缺血时间小于 8h；③胰岛移植到肝脏；④免疫抑制诱导包括单克隆或多克隆 T 细胞抗体。当所有这些条件都满足的情况下，48% 受体显示基础 C-肽水平超过 0.5ng/mL，73% 的受体糖化血红蛋白水平低于 7%，胰岛移植后有 22% 患者胰岛素脱离超过 1 年以上。在移植 1 个月到 1 年后，胰岛素脱离患者的基底 C-肽水平稳定在 2～2.5ng/mL 范围内。相反，仍然需要注射胰岛素的患者，在 1 年后 C-肽水平下降到不到 1.0ng/mL。当植入组织主要由冷冻胰岛组成，或未纯化的胰岛组织与肾移植到肝内，血糖也可恢复到正常。患者使用未纯化的移植组织需使用 15-去氧精胍菌素处理来诱导免疫抑制，并使用咪唑硫嘌呤、强的松和环孢素来维持。按每千克受体体重分别移植 7800IEQ 和 10300IEQ 胰岛的两种受体，结果清楚地显示了移植物有功能，并且患者接受越多的胰岛移植量越能达到胰岛素脱离。

（2）移植前和移植后的管理

20世纪90年代末，有两个独立的小组：德国Giessen小组，瑞士-法国GRAGIL联盟都实施了新的能提高移植效果的方案。德国Giessen利用精细的移植前管理，包括高纯度胰岛制剂的应用，胰岛培养24～72h和三天前就开始免疫抑制。除此之外，移植受者接受全肠外营养和胰岛素强化治疗作为一种手段来提高胰岛移植的成功率。很明显，三个月以后，他们报道了在所有的肾移植后胰岛移植患者中75％的患者有胰岛功能，而同时接受肾和胰岛移植的患者中报道了100％有胰岛功能。

GRAGIL组织达到了50％的移植物存活率，并且有20％患者能保持1年胰岛素脱离。一些成功归于从Giessen获得的经验技术和原则，包括在移植后不良代谢的控制。一半的移植失败可能解释为移植的胰岛量足和免疫抑制方案的选择不对。

移植胰岛会促进组织因子表达，激活凝血连锁反应，进而导致即时血液介导的炎症反应（IBMIR）。IBMIR可以激活同种异体免疫反应或导致胰岛周围纤维蛋白包膜形成，破坏胰岛的植入。使用药物可以阻止IBMIR，比如移植前使用肝素、尼克酰胺或低分子量的硫酸葡聚糖等，胰岛预处理（抗氧化剂、包被等）和胰岛的基因修饰，改善胰岛植入。

Edmonton和明尼苏达最近的结果也表明长期以来胰岛移植结果已有很大提高。在免疫诱导时使用T细胞耗竭法（抗胸腺细胞球蛋白或阿仑单抗等），加强手术期管理，使用肝素治疗以减少即时血液介导的反应（IBMIR），强化胰岛素治疗有利胰岛移植物的休息和抗炎作用。

（3）胰岛移植量的摸索

在2000年，Edmonton大学Shapiro等报道的结果使医学界重拾了对胰岛移植的兴趣，将胰岛移植作为一个治疗1型糖尿病的手段。两个主要改进促成了此良好的结果：无糖皮质激素免疫抑制方案的应用和胰岛移植量的增加。国际上9个胰岛中心参加了采用Edmonton方案进行的多中心试验。在这里，36名受试者中44％的患者在胰岛移植后能保持1年胰岛素脱离。大部分受者接受了至少两次移植（16个受者中有11个人），只有一些（16个受者中有5个人）在只输注一次的情况下达到了胰岛素脱离。移植结果在胰岛经验比较丰富的中心（Edmonton、Miami、Minnesota）比较好（初始胰岛素脱离率为90％），在胰岛移植经验较少的其他六个临床中心，平均胰岛素脱离率仅为23％。

能达到胰岛素脱离的确切胰岛数目尚不清楚。Edmonton试验的目的是为了达到胰岛素脱离，在两次胰岛输注中使用了11000IEQ/kg。这项研究的后续报告表明，实际上9000IE/kg就能达到胰岛素脱离。最近这一结果在甚至更低数量的胰岛下也实现了。伊利诺伊大学和Minnesota组用更低的胰岛数量达到了胰岛素脱离。事实上，后者使用单供体输注7000IE/kg就实现了胰岛素脱离。

（4）单供体移植

器官供体短缺是器官移植术的一个主要障碍；这在胰岛移植术中更为突出，因为大部分患者需要经过多次移植才能获得胰岛素脱离。只有少数能够通过单一器官供体获得胰岛素脱离。为了使胰岛移植更广泛地应用于临床，从单供体捐献获得的胰岛移植后达到胰岛素脱离显得非常重要。

单供体胰岛移植这个想法已在Minnesota中心进行了研究。Hering等使用平均胰岛数量7300IEQ/kg的一个供体的胰岛进行输注，并且移植前用抗胸腺细胞球蛋白和依那西普强力诱导免疫疗法，使8例女性患者在1年里能达到100％胰岛素脱离，有5例胰岛素脱离保持较长时间。强效的诱导治疗可能是成功的主要原因，受体的筛选也起了重要作用（受体平均体重 60kg），给未来的单供体胰岛输注带来了希望。

（5）活体的捐献

为了弥补器官的短缺，活体捐献（living related donor，LRD）在很多器官移植项目中已被接受。但是，明尼苏达大学活体部分胰腺器官作为供体，移植的最初结果显示出一些缺陷。除了来自胰腺尾切除术可以预料的潜在的并发症之外，器官供体糖尿病发病机会增高。35％活体相关的胰腺移植术器官供体出现口服葡萄糖耐受性异常，8 例器官供体中有 4 例出现长期的糖尿病。因此，仔细地选择器官供体至关重要。

在日本京都市，Matsumoto 等报道了第一例成功的活体器官供体胰岛移植手术。器官受体为一 27 岁女性，具有胰岛素需求高度易变的糖尿病，继发于慢性胰腺炎，她从其 56 岁的母亲的胰腺尾部获得超过 400000IEQ 分离的胰岛。受体术后获得胰岛素脱离超过 1 年，器官供体也无并发症。

LRD 的优势在于可避免在死亡器官供体中常见的炎症性变化，缩短局部缺血时间和可有选择地安排手术。

（6）自身抗体的抑制

在前面提到的一份 7 例患者对应 2600～5300IEQ/kg 胰岛移植中，4 例移植失败患者中有 2 例最初的 $GAD_{65}$ 抗体阳性，并且在移植物破坏过程中抗体的滴度表现出短暂的升高。因此，该研究证实 $GAD_{65}$ 抗体是对抗移植的 β 细胞有用的自身免疫反应指标，可能成为胰岛移植负选择准则。三名长期胰岛移植物有功能的患者，在肾移植之前，已全部采用 ATG 处理，而四名移植失败者没有。在移植成功和失败的患者中比较外周血液中的胰岛移植物特异性 T 细胞反应时，显示在成功组中没有同种异体反应信号。相反，移植物失效的患者伴随着移植物特异性同种 T 细胞反应频率的提高。移植了与先前植入的肾脏移植共享的人白细胞抗原（HLA）的同种异体胰岛，并没有导致对重复 HLA 不匹配的同种异体反应，这表明胰岛移植不危及肾移植物的功能，显示肾移植物和共享的胰岛抗原在诱导耐受功能中的作用。

（7）辅助药物治疗改善胰岛移植和存活

最近推出了一些能促进 1 型糖尿病患者胰岛移植后移植物功能的药物。目前临床上使用的辅助治疗药物是己酮可可碱、维拉帕米、维生素 E 和烟酰胺（维生素 PP）。己酮可可碱，一种甲基黄嘌呤衍生物，可降低血液黏稠度，从而改善血液流动性，促进缺血组织微循环，增加胰岛移植物的供氧。维拉帕米通过减少环孢素毒性发挥对胰岛移植物的保护作用。维生素 E 和维生素 PP 被认为可以减少对胰岛移植物的氧化应激和自由基引起的损伤。维生素 E 也被证明可通过抑制白细胞-内皮细胞的相互作用和抑制微血管内排斥反应来促进异种胰岛移植物的植入。烟酰胺与去铁胺联合，保护化学诱导的糖尿病小鼠和自身免疫性糖尿病的小鼠同种异体胰岛移植中免受排斥反应。辅助治疗对人胰岛移植效果的真正贡献还不确定。然而，出于安全性的考虑，维生素 E 和烟酰胺对胰岛移植受体的副作用也是应该要关注的。

为提高胰岛长期存活，减少受体中的胰岛素抵抗以减轻对移植胰岛的代谢需求也是一种很好的策略。二甲双胍是一种广泛应用于 2 型糖尿病和肥胖患者的降糖药物，可增加外周组织对胰岛素的敏感性，使尽管胰岛素分泌不足但依然能达到正常的葡萄糖代谢平衡。在接受胰岛移植的患者中增加外周组织的胰岛素敏感性，可让胰岛获得部分的休息，从而降低其功能衰竭的风险。此外，二甲双胍还能恢复因长期暴露于升高的游离脂肪酸和葡萄糖水平导致的功能受损的胰岛中的正常分泌模式。二甲双胍还可能通过减少因功能衰竭导致的移植物数量的损失，来提高糖尿病患者胰岛移植的疗效（表 7-4），然而，二甲双胍的有益效果还需要将来通过专门设计的病例对照研究来进一步确认。

表 7-4　1 型糖尿病患者胰岛移植后的临床结果

| 移植物结果 | 组 A($n=21$) | 组 B($n=13$) |
| --- | --- | --- |
| 排斥 | 3(14%) | 1(8%) |
| 功能耗竭 | 3(14%) | 4(31%) |
| 成功 | 17(80%) | 9(70%) |
| 胰岛素脱离 | 12(57%) | 7(54%) |

注:组 A 受体同时接受辅助治疗;组 B 为组织学相匹配的对照。

摘自:Hakim NS,Stratta RJ,Gray D. pancreas and islet transplantation. OxfordUniversity Press,2002。

辅助治疗包括:己酮可可碱 400mg,一日两次;烟酰胺 250mg,一日三次;二甲双胍 400mg,一日两次。受体每千克体重移植相应 IEQ 量的胰岛。成功的移植是指那些外源性胰岛素的需求减少超过移植前 50% 的患者。

其他的努力还有提高胰岛分离的量、活性、纯度,寻找更适合的胰岛移植部位(第五章),改进免疫抑制方案(第六章)等。

# 第五节　总结

虽然目前胰岛移植后理想的长期胰岛素脱离仍很难掌控,但已经证实该手术对某些类型的 1 型糖尿病患者是相当有效的,血糖控制和生活质量均有改善。大部分患者可以在手术初期实现胰岛素脱离,但随着时间增加,他们中的大部分不得不重新使用少量的外源性胰岛素治疗。但一定程度的胰岛功能仍可以长期维持,并且常常足以保护患者免遭血糖过低问题。基于新陈代谢的测试来评价胰岛功能,常常因为发现太晚而无法进行任何挽救治疗。胰岛成像在监控胰岛数量和功能随时间变化方面是一个很有前途的方法,很多中心在集中力量进行新方法的开发,相信在不久的将来具有临床转化意义的成像策略就会实现。

胰岛移植患者 5 年后的新陈代谢结果也给本领域提出了一个重要的问题,即移植的胰岛功能下降的问题。β 细胞功能损失是否是由于 β 细胞数量减少所致,或者由于 β 细胞功能障碍所致,或者二者都有?胰岛这种进行性的耗竭要更好地了解清楚,还需要通过研究人员和临床医生的共同努力,从而达到其临床疗效的全部潜力。

## 参考文献

[1] Wahoff D C,Papalois B E,Najarian J S,Kendall D M,Farney D M,Leone J P,Jessurun J,Dunn D L,Robertson R P,Sutherland D E. Autologous islet transplantation to prevent diabetes after pancreatic resection. Ann Surg,1995,222(4):562-575.

[2] Shapiro A M,Lakey J R,Ryan E A,Korbutt G S,Toth E,Warnock G L,Kneteman N M,Rajotte R V. Islet transplantation in seven patients with type 1 diabetes mellitus using a glucocorticoid-free immunosuppressive regimen. N Engl J Med,2000,343(4):230-238.

[3] Shapiro R C,Hering B. Edmonton's islet success has indeed been riplicated elsewhere. Lancet,2003,362

(9391)：1242.

[4] Shapiro A M，Lakey J R，Paty B W，Senior P A，Bigam D L，Ryan E A. Strategic opportunities in clinical islet transplantation. Transplantation，2005，79（10）：1304-1307.

[5] Ryan E A，Lakey J R，Rajotte R V，Korbutt G S，Kin T，Imes S，Rabinovitch A，Elliott J F，Bigam D，Kneteman N M，Warnock G L，Larsen I，Shapiro A M. Clinical outcomes and insulin secretion after islet transplantation with the Edmonton protocol. Diabetes，2001，50（4）：710-719.

[6] Yalow R S，Berson S A. Immunoassay of endogenous plasma insulin in man. J Clin Invest，1960，39，1157-1175.

[7] Rosselin G，Assan R，Yalow R S，Berson S A. Separation of antibody-bound and unbound peptide hormones labelled with iodine-131 by talcum powder and precipitated silica. Nature，1966，212（5060）：355-357.

[8] Chance R E M N，Johnson MG. Human pancreatic polypeptide（HPP）and bovine pancreatic polypeptide（BPP）//BM Jaffe，HR Behrnan. Methods of hormone radioimmunoassay. New York：Academic Press，1979：657.

[9] Arimura A，Lundqvist G，JRothman J，Chang R，Fernandez-Durango R，Elde R，Coy DH，Schally A V，Meyers C. Radioimmunoassay of somatostatin. Metabolism，1978，27（9）：1139-1144.

[10] Orci L U R. Hypothesis：functional subdivision of islets of Langerhans and possible role of D-cells. Lancet，1975，2：1243.

[11] Bloom S R，Polak J M. Somatostatin. Methods to achieve hemostasis in patients with acute variceal hemorrhage. Br Med J（Clin Res Ed），1987，295（6593）：288-290.

[12] Reichlin S. Somatostatin. N Engl J Med，1983，309（24）：1495-1501.

[13] Eaton R P，Allen R C，Schade D S，Erickson K M，Standefer J. Prehepatic insulin production in man：kinetic analysis using peripheral connecting peptide behavior. J Clin Endocrinol Metab，1980，51（3）：520-528.

[14] Polonsky K S，Liciniopaixao J，Given B D，Pugh W，Rue P. Use of biosynthetic human C-peptide in the measurement of insulin secretion rates in normal volunteers and type 1 diabetic patients. J Clin Invest，1985；77：98.

[15] Polonsky K S，Given B D，Hirsch L，Shapiro E T，Tillil H，Beebe C，Galloway J A，Frank B H，Karrison T，Van Cauter E. Quantitative study of insulin secretion and clearance in normal and obese subjects，. J Clin Invest，1988，81（2）：435-441.

[16] Abumrad N N，Rabin D，Diamond M P，Lacy W W. Use of a heated superficial hand vein as an alternative site for the measurement of amino acid concentrations and for the study of glucose and alanine kinetics in man. Metabolism，1981，30（9）：936-940.

[17] Ripamonti M，Mosca A，Rovida E，Luzzana M，Luzi L，Ceriotti F，Cottini F，Rossi-Bernardi L. Urea，creatinine，and glucose determined in plasma and whole blood by a differential pH technique. Clin Chem，1984，30（4）：556-559.

[18] Rabkin R，Reaven G M，Mondon C E. Insulin metabolism by liver，muscle，and kidneys from spontaneously diabetic rats. Am J Physiol，1986，250（5）：E530-537.

[19] Duckworth W C. Insulin degradartion：mechanisms，products and significance. Endocrine Reviews，1988，9：319.

[20] Katz J. Importance of sites of tracer administration and sampling in turnover studies. Fed Proc，1982，41（1）：123-128.

[21] Andres R，Zierler K L，Anderson H M，Stainsby W N，Cader G，Ghrayyib A S，Lilienthal J L. Measurement of blood flow and volume in the forearm of man：with notes on the theory of indicator-dilution and on production of turbulence，hemolysis，and vasodilatation by intra-vascular injection. J Clin Invest，1954，33（4）：482-504.

[22] Wahren J. Quantitative aspects of blood flow and oxygen uptake in the human forearm during rhythmic exercise. Acta Physiol Scand Suppl，1966，269：1-93.

[23] Cheng K N，Dworzak F，Ford G C，Rennie M J，Halliday D. Direct determination of leucine metabolism and protein breakdown in humans using L-［1-13C，15N］-leucine and the forearm model. Eur J Clin Invest，1985，15（6）：349-354.

[24] Pileggi A，Ricordi C，Alessiani M，Inverardi L. Factors influencing Islet of Langerhans graft function and monitoring. Clin Chim Acta，2001，310（1）：3-16.

[25] Matsumoto S，Yamada Y，Okitsu T，Iwanaga Y，Noguchi H，Nagata H，Yonekawa Y，Nakai Y，Ueda M，Ishii

A，Yabunaka E，Tanaka K. Simple evaluation of engraftment by secretory unit of islet transplant objects for living donor and cadaveric donor fresh or cultured islet transplantation. Transplant Proc，2005，37（8）：3435-3437.

[26] Ryan E A，Paty B W，Senior P A，Lakey J R，Bigam D，Shapiro A M. Beta-score：an assessment of beta-cell function after islet transplantation，Diabetes Care，2005，28（2）：343-347.

[27] Service F J，Molnar G D，Rosevear J W，Ackerman E，Gatewood L C，Taylor W F . Mean amplitude of glycemic excursions，a measure of diabetic instability. Diabetes，1970，19（9）：644-655.

[28] Ryan E A，Shandro T，Green K，Paty B W，Senior P A，Bigam D，Shapiro A M，Vantyghem M C. Assessment of the severity of hypoglycemia and glycemic lability in type 1 diabetic subjects undergoing islet transplantation. Diabetes，2004，53（4）：955-962.

[29] Ryan E A，Paty B W，Senior P A，Bigam D，Alfadhli E，Kneteman N M，Lakey J R，Shapiro A M. Five-year follow-up after clinical islet transplantation. Diabetes，2005，54（7）：2060-2069.

[30] Froud T，Ricordi C，Baidal D A，Hafiz M M，Ponte G，Cure P，Pileggi A，Poggioli R，Ichii H，Khan A，Ferreira J V，Pugliese A，Esquenazi V V，Kenyon N S，Alejandro R. Islet transplantation in type 1 diabetes mellitus using cultured islets and steroid-free immunosuppression：Miami experience. Am J Transplant，2005，5（8）：2037-2046.

[31] Toso C，Baertschiger R，Morel P，Bosco D，Armanet M，Wojtusciszyn A，Badet L，Philippe J，Becker C D，Hadaya K，Majno P，Buhler L，Berney T，group G. Sequential kidney/islet transplantation：efficacy and safety assessment of a steroid-free immunosuppression protocol. Am J Transplant，2006，6（5）：1049-1058.

[32] Kessler L，Passemard R，Oberholzer J，Benhamou P Y，Bucher P，Toso C，Meyer P，Penfornis A，Badet L，Wolf P，Colin C，Morel P，Pinget M，Group G. Reduction of blood glucose variability in type 1 diabetic patients treated by pancreatic islet transplantation：interest of continuous glucose monitoring. Diabetes Care，2002，25（12）：2256-2262.

[33] Geiger M C，Ferreira J V，Hafiz M M，Froud T，Baidal D A，Meneghini L F，Ricordi C，Alejandro R. Evaluation of metabolic control using a continuous subcutaneous glucose monitoring system in patients with type 1 diabetes mellitus who achieved insulin independence after islet cell transplantation. Cell Transplant，2005，14（2-3）：77-84.

[34] Paty B W，Senior P A，Lakey J R，Shapiro A M，Ryan E A. Assessment of glycemic control after islet transplantation using the continuous glucose monitor in insulin-independent versus insulin-requiring type 1 diabetes subjects. Diabetes Technol Ther，2006，8（2）：165-173.

[35] Shapiro A M，Hao E G，Lakey J R，Yakimets W J，Churchill T A，Mitlianga P G，Papadopoulos G K，Elliott J F，Rajotte R V，Kneteman N M. Novel approaches toward early diagnosis of islet allograft rejection. Transplantation，2001，71（12）：1709-1718.

[36] Dupre J，Curtis J D，Unger R H，Waddell R W，Beck J C. Effects of secretin，pancreozymin，or gastrin on the response of the endocrine pancreas to administration of glucose or arginine in man. J Clin Invest，1969，48（4）：745-757.

[37] Samols E，Marri G，Marks V. Promotion of Insulin Secretion by Glucagon. Lancet，1965，2（7409）：415-416.

[38] Ryan E A，Lakey J R，Paty B W，Imes S，Korbutt G S，Kneteman N M，Bigam D，Rajotte R V，Shapiro A M. Successful islet transplantation：continued insulin reserve provides long-term glycemic control. Diabetes，2002，51（7）：2148-2157.

[39] Gavin J，Alberti K，Davidson M，Defronzo R，Drash A. Expert committee on the diagnosis and classification of diabetes mellitus. Report of the expert committee on the diagnosis and classification of diabetes mellitus. Diabetes Care，2003，26：S5-S20.

[40] Clausen J O，Borch-Johnsen K，Ibsen H，Bergman R N，Hougaard P，Winther K，Pedersen O. Insulin sensitivity index，acute insulin response，and glucose effectiveness in a population-based sample of 380 young healthy Caucasians. Analysis of the impact of gender，body fat，physical fitness，and life-style factors. J Clin Invest，1996，98（5）：1195-1209.

[41] Rickels M R，Schutta M H，Markmann J F，Barker C F，Naji A，Teff K L. Cell function following human islet transplantation for type 1 diabetes. Diabetes，2005，54（1）：100-106.

[42] Luzi L，Barrett E J，Groop L C，Ferrannini E，DeFronzo R A. Metabolic effects of low-dose insulin therapy on glu-

cose metabolism in diabetic ketoacidosis. Diabetes，1988，37（11）：1470-1477.

［43］Prager R，Wallace P，Olefsky J M. *In vivo* kinetics of insulin action on peripheral glucose disposal and hepatic glucose output in normal and obese subjects. J Clin Invest，1986，78（2）：472-481.

［44］Petrides A S，Luzi L，Reuben A，Riely C，DeFronzo R A. Effect of insulin and plasma amino acid concentration on leucine metabolism in cirrhosis. Hepatology，1991，14（3）：432-441.

［45］Fink R I，Kolterman O G，Griffin J，Olefsky J M. Mechanisms of insulin resistance in aging. J Clin Invest，1983，71（6）：1523-1535.

［46］Rzizza RA M L，Gerich J E. Dose-response characteristics for effects of insulin on production and utilization of glucose in man. Am J Physiol，1991；240：630.

［47］Andres R S R，Pozefsky J，Coleman D. Manual feed back technique for the control of blood glucose concentration. New York：Mediad Inc，1966.

［48］Cherrington A D，Williams P E，Harris M S. Relationship between the plasma glucose level and glucose uptake in the conscious dog. Metabolism，1978，27（7）：787-791.

［49］Frayn K N. Calculation of substrate oxidation rates in vivo from gaseous exchange. J Appl Physiol Respir Environ Exerc Physiol，1983，55（2）：628-634.

［50］Thiebaud D，Jacot E，DeFronzo R A，Maeder E，Jequier E，Felber J P. The effect of graded doses of insulin on total glucose uptake，glucose oxidation，and glucose storage in man. Diabetes，1982，31（11）：957-963.

［51］L G. The elements of Science of Nutrition. Philadelphia，Saunders，1928.

［52］Kendall D M，Sutherland D E，Goetz F C，Najarian J S. Metabolic effect of hemipancreatectomy in donors. Preoperative prediction of postoperative oral glucose tolerance. Diabetes，1989，38：101-103.

［53］Ferrannini E. The theoretical bases of indirect calorimetry：a review. Metabolism，1988，37（3）：287-301.

［54］Irving C S，Wong W W，Shulman R J，Smith E O，Klein P D. ［13C］bicarbonate kinetics in humans：intra- vs. interindividual variations. Am J Physiol，1983，245（2）：190-202.

［55］Slanger BH K N，Winchell HS. Effect of exercise on human $CO_2$-$HCO_3$-kinetics. J Nucl Med，1986；11：716.

［56］Grodstein G P，Blumenkrantz M J，Kopple J D. Nutritional and metabolic response to catabolic stress in uremia. Am J Clin Nutr，1980，33（7）：1411-1416.

［57］DeFronzo R A，Tobin J D，Andres R. Glucose clamp technique：a method for quantifying insulin secretion and resistance. Am J Physiol，1979，237（3）：214-223.

［58］Wang T，Chan Y L. Neural control of distal tubular bicarbonate and fluid transport. Am J Physiol，1989，57（1-2）：72-76.

［59］Echtenkamp S F，Dandridge P F. Influence of renal sympathetic nerve stimulation on renal function in the primate. Am J Physiol，1989，257（2）：204-209.

［60］GF D. The functions of the renal nerves. Rev Physiol Biochem Pharmacol 1982；34：75.

［61］Nissen S L，Van Huysen C，Haymond M W. Measurement of branched chain amino acids and branched chain alpha-ketoacids in plasma by high-performance liquid chromatography. J Chromatogr，1982，32（1）：170-175.

［62］Ferrannini D P S，Fronzo R A. Glucose kinetics：Tracer methods//Vol Ⅱ Larner J，Pohl S. Methods in Diabetes Research，New York：John Wiley and Sons，1985：62-84.

［63］Bier D M. Intrinsically difficult problems：the kinetics of body proteins and amino acids in man. Diabetes Metab Rev，1989，5（2）：111-132.

［64］Hagenfeldt L. Turnover of individual free fatty acids in man. Fed Proc，1975，34（13）：2246-2249.

［65］Ferrannini E，Groop L C. Hepatic glucose production in insulin-resistant states. Diabetes Metab Rev，1989，5（8）：711-726.

［66］Katz J G S，Dunn A，Chenoweth M. Mild type Ⅱ diabetes markedly increases glucose cycling in the postabsorptive state and during glucose infusion irrespective of obesity. Journal of Clinical Investigation，1988，81（6）：1953-1961.

［67］Cobelli C，Pacini G，Toffolo G，Sacca L. Estimation of insulin sensitivity and glucose clearance from minimal model：new insights from labeled IVGTT. Am J Physiol，1986，250（5 Pt 1）：591-598.

［68］Bergman R N，Hope I D，Yang Y J，Watanabe R M，Meador M A，Youn J H，Ader M. Assessment of insulin sensitivity in vivo: a critical review. Diabetes Metab Rev, 1989, 5 (5): 411-429.

［69］ Bontemps F，Hue L，Hers H G. Phosphorylation of glucose in isolated rat hepatocytes. Sigmoidal kinetics explained by the activity of glucokinase alone. Biochem J, 1978, 174 (2): 603-611.

［70］ Bell P M，Firth R G，Rizza R A. Assessment of insulin action in insulin-dependent diabetes mellitus using ［6 (14) C］ glucose，［3 (3) H］ glucose，and ［2 (3) H］ glucose. Differences in the apparent pattern of insulin resistance depending on the isotope used. J Clin Invest, 1986, 78 (6): 1479-1486.

［71］ Wolfe R R. Tracers in metabolic research: radioisotope and stable isotope/mass spectrometry methods. Lab Res Methods Biol Med，1984，9: 1-287.

［72］ Garlick PJ F E. Whole body protein turnover: Theoretical considerations//Garrows JS Halliday D. Substrate and Energy Metabolism. London: John Libbey, 1985: 7.

［73］ Norwich KH. Molecular dynamics in Biosystems: The kinetic of tracers in intact organisms. Oxford: Pergamon Press，1977，326.

［74］ Cobelli C，Mariani L，Stern SM//Cobelli C and Mariani I. Modelling and control in biomedical systems. Oxford: Pergamon Press，1990.

［75］ Groop L C，Bonadonna R C，DelPrato S，Ratheiser K，Zyck K，Ferrannini E，DeFronzo R A. Glucose and free fatty acid metabolism in non-insulin-dependent diabetes mellitus. Evidence for multiple sites of insulin resistance. J Clin Invest，1989，84 (1): 205-213.

［76］ Luzi L，Secchi A，Facchini F，Battezzati A，Staudacher C，Spotti D，Castoldi R，Ferrari G，Di Carlo V，Pozza G. Reduction of insulin resistance by combined kidney-pancreas transplantation in type 1 (insulin-dependent) diabetic patients. Diabetologia, 1990, 33 (9): 549-556.

［77］ Luzi L，Castellino P，Simonson D C，Petrides A S，DeFronzo R A. Leucine metabolism in IDDM. Role of insulin and substrate availability. Diabetes, 1990, 39 (1): 38-48.

［78］ Reivich M，Kuhl D，Wolf A，Greenberg J，Phelps M，Ido T，Casella V，Fowler J，Hoffman E，Alavi A，Som P，Sokoloff L. The ［18F］ fluorodeoxyglucose method for the measurement of local cerebral glucose utilization in man. Circ Res, 1979, 44 (1): 127-137.

［79］ Reivich M，Alavi A，Wolf A，Greenberg JH，Fowler J. Use of 2-deoxy-D- ［1-11C］ glucose for the determination of local cerebral glucose metabolism in humans: variation within and between subjects. J Cerebral Blood Flow Metab 1981; 2: 307.

［80］ Sokoloff L. Modeling metabolic processes in the brain in vivo. Ann Neurol, 1984, 15: 1-11.

［81］ Keymeulen B，Ling Z，Gorus F K，Delvaux G，Bouwens L，Grupping A，Hendrieckx C，Pipeleers-Marichal M，Van Schravendijk C，Salmela K，Pipeleers D G. Implantation of standardized beta-cell grafts in a liver segment of IDDM patients: graft and recipients characteristics in two cases of insulin-independence under maintenance immunosuppression for prior kidney graft. Diabetologia, 1998, 41 (4): 452-459.

［82］ Brendel MD H B，Schulz AO，Bretzel RG，International Islet Transplantation Registry. Depeartment of Medicine，Justus-Liebig University of Giessen，Germany，Newsletter, 1999, 8.

［83］ Sando H G G. Dynamic synthesis and release of insulin and proinsulin from perifused islets. Diabetes, 1983, 22: 354.

［84］ Luzi L，DeFronzo R A. Effect of loss of first-phase insulin secretion on hepatic glucose production and tissue glucose disposal in humans. Am J Physiol, 1989, 257 (2 Pt 1): 241-246.

［85］ Cerasi E. Potentiation of insulin release by glucose in man. I. Quantitative analysis of the enhancement of glucose-induced insulin secretion by pretreatment with glucose in normal subjects. Acta Endocrinol (Copenh), 1975, 79 (3): 483-501.

［86］ Groop L，Luzi L，Melander A，Groop P H，Ratheiser K，Simonson D C，DeFronzo R A. Different effects of glyburide and glipizide on insulin secretion and hepatic glucose production in normal and NIDDM subjects. Diabetes，1987，36 (1): 320-1328.

［87］ Pfeifer M A，Halter J B，Graf R，Porte D. Potentiation of insulin secretion to nonglucose stimuli in normal man by tolbutamide. Diabetes, 1980, 29 (5): 335-340.

［88］ OConnor MDL L H，Grodsky GM. Comparison of storage and signal limited models of pancreatic insulin secretion. Am

J Physiol，1980，238：378.

［89］ Kahn SE M D，Schwartz MW，Palmer JP，Porte D. Disproportionate proinsulinemia is an indicator of a β-cell damage. Diabetes，1991，40（1）：24.

［90］ Kendall D M，Sutherland D E，Goetz F C，Najarian J S. Metabolic effect of hemipancreatectomy in donors. Preoperative prediction of postoperative oral glucose tolerance. Diabetes，1989，38（1）：101-103.

［91］ Eizirik DL，Sandler S，Hallberg A，Bendtzen K，Sener A. Differential sensitivity of β-cell secretagogues after pancreas transplantation. AIDSPIT，Abstract Book，Amsterdam，1991.

［92］ Lehay JL T L，Weir GC. Increased ratio of proinsulin to insulin in pancreas extracts of diabetic rats is secondary to hyperglycemia-induced β-cell disfunction. Diabetes 1991，40：292.

［93］ Hostens K，Ling Z，Van Schravendijk C，Pipeleers D. Prolonged exposure of human beta-cells to high glucose increases their release of proinsulin during acute stimulation with glucose or arginine. J Clin Endocrinol Metab，1999，84（4）：1386-1390.

［94］ Johnson P R，White S A，Robertson G S，Koppiker N，Burden A C，Dennison A R，London N J. Pancreatic islet autotransplantation combined with total pancreatectomy for the treatment of chronic pancreatitis—the Leicester experience. J Mol Med（Berl），1999，77（1）：130-132.

［95］ Luzi L，Hering BJ，Socci C，Raptis G，Battezzati A. Metabolic effects of successful intraportal islet transplantation in insulin-dependent diabetes-mellitus. J Clin Invest，1994，97：2611-2618.

［96］ Davalli A M，Ogawa Y，Ricordi C，Scharp D W，Bonner-Weir S，Weir G C. A selective decrease in the beta cell mass of human islets transplanted into diabetic nude mice. Transplantation，1995，59（6）：817-820.

［97］ Ahren B，Taborsky G J，Porte D. Neuropeptidergic versus cholinergic and adrenergic regulation of islet hormone secretion. Diabetologia，1986，29（12）：827-836.

［98］ Lifson N，Lassa C V，Dixit P K. Relation between blood flow and morphology in islet organ of rat pancreas. Am J Physiol，1985，249（1）：43-48.

［99］ Murakami T，Miyake T，Tsubouchi M，Tsubouchi Y，Ohtsuka A，Fujita T. Blood flow patterns in the rat pancreas：a simulative demonstration by injection replication and scanning electron microscopy. Microsc Res Tech，1997，37（5-6）：497-508.

［100］ Vetterlein F，Petho A，Schmidt G. Morphometric investigation of the microvascular system of pancreatic exocrine and endocrine tissue in the rat. Microvasc Res，1987，34（2）：231-238.

［101］ Bearer E L，Orci L. Endothelial fenestral diaphragms：a quick-freeze，deep-etch study. J Cell Biol，1985，100（2）：418-428.

［102］ Carlsson P O，Liss P，Andersson A，Jansson L. Measurements of oxygen tension in native and transplanted rat pancreatic islets. Diabetes，1998，47（7）：1027-1032.

［103］ Davalli A M，Scaglia L，Zangen D H，Hollister J，Bonner-Weir S，Weir G C. Vulnerability of islets in the immediate posttransplantation period. Dynamic changes in structure and function. Diabetes，1996，45（9）：1161-1167.

［104］ Vajkoczy P，Menger M D，Simpson E，Messmer K. Angiogenesis and vascularization of murine pancreatic islet isografts. Transplantation，1995，60（2）：123-127.

［105］ Menger M D，Jaeger S，Walter P，Feifel G，Hammersen F，Messmer K. Angiogenesis and hemodynamics of microvasculature of transplanted islets of Langerhans. Diabetes，1989，38（1）：199-201.

［106］ Brissova M，Fowler M，Wiebe P，Shostak A，Shiota M，Radhika A，Lin P C，Gannon M，Powers A C. Intraislet endothelial cells contribute to revascularization of transplanted pancreatic islets. Diabetes，2004，53（5）：1318-1325.

［107］ Linn T，Schneider K，Hammes H P，Preissner K T，Brandhorst H，Morgenstern E，Kiefer F，Bretzel R G. Angiogenic capacity of endothelial cells in islets of Langerhans. FASEB J，2003，17（8）：881-883.

［108］ Nyqvist D，Kohler M，Wahlstedt H，Berggren P O. Donor islet endothelial cells participate in formation of functional vessels within pancreatic islet grafts. Diabetes，2005，54（8）：2287-2293.

［109］ Mattsson G，Jansson L，Carlsson P O. Decreased vascular density in mouse pancreatic islets after transplantation. Diabetes，2002，51（5）：1362-1366.

［110］Nishi S，Seino Y，Ishida H，Seno M，Taminato T，Sakurai H，Imura H. Vagal regulation of insulin，glucagon，and somatostatin secretion in vitro in the rat. J Clin Invest，1987，79（4）：1191 1196.

［111］Zawalich W S，Zawalich K C，Rasmussen H. Cholinergic agonists prime the beta-cell to glucose stimulation. Endocrinology，1989，25（5）：2400-2406.

［112］Weir G C，Bonner-Weir S. Islets of Langerhans：the puzzle of intraislet interactions and their relevance to diabetes. J Clin Invest，1990，85（4）：983-987.

［113］Havel P J，Taborsky G J. The contribution of the autonomic nervous system to changes of glucagon and insulin secretion during hypoglycemic stress. Endocr Rev，1989，10（3）：332-350.

［114］Lautt W W. Afferent and efferent neural roles in liver function. Prog Neurobiol，1983，21（4）：323-348.

［115］Diem P，Redmon J B，Abid M，Moran A，Sutherland D E，Halter J B，Robertson R P. Glucagon，catecholamine and pancreatic polypeptide secretion in type I diabetic recipients of pancreas allografts. J Clin Invest，1990，86（6）：2008-2013.

［116］Luzi L，Battezzati A，Perseghin G，Bianchi E，Vergani S. Lack of feed-back inhibition of insulin secretion in denervated human pancreas（submitted for publication）.1992，41（12）：1632.

［117］Bloom S R，Edwards A V，Hardy R N. The role of the autonomic nervous system in the control of glucagon，insulin and pancreatic polypeptide release from the pancreas. J Physiol，1978，280：9-23.

［118］Schwartz T W. Pancreatic polypeptide：a hormone under vagal control. Gastroenterology，1983，85（6）：411-425.

［119］Pozza G S A，Luzi L，DiCarlo V. Metabolic effects of pancreas transplant in humans//Proceedings of the 1991 IDF meeting. Elsevier Publisher，1991.

［120］Stegall M D，Lafferty K J，Kam I，Gill R G. Evidence of recurrent autoimmunity in human allogeneic islet transplantation. Transplantation，1996，61（8）：1272-1274.

［121］Jaeger C，Brendel M D，Hering B J，Eckhard M，Bretzel R G. Progressive islet graft failure occurs significantly earlier in autoantibody-positive than in autoantibody-negative IDDM recipients of intrahepatic islet allografts. Diabetes，1997，46（11）：1907-1910.

［122］Braghi S，Bonifacio E，Secchi A，Di Carlo V，Pozza G，Bosi E. Modulation of humoral islet autoimmunity by pancreas allotransplantation influences allograft outcome in patients with type 1 diabetes. Diabetes，2000，49（2）：218-224.

［123］Warnock G L，Kneteman N M，Ryan E，Seelis R E，Rabinovitch A，and Rajotte R V. Normoglycaemia after transplantation of freshly isolated and cryopreserved pancreatic islets in type 1（insulin-dependent）diabetes mellitus. Diabetologia，34，1（55-8）：1991.

［124］Gores P F，Najarian J S，Stephanian E，Lloveras J J，Kelley S L，Sutherland D E. Insulin independence in type I diabetes after transplantation of unpurified islets from single donor with 15-deoxyspergualin. Lancet，1993，341（8836）：19-21.

［125］Bretzel R G，Brandhorst D，Brandhorst H，Eckhard M，Ernst W，Friemann S，Rau W，Weimar B，Rauber K，Hering B J，Brendel M D. Improved survival of intraportal pancreatic islet cell allografts in patients with type-1 diabetes mellitus by refined peritransplant management. J Mol Med（Berl），1999，77（1）：140-143.

［126］Benhamou P Y，Oberholzer J，Toso C，Kessler L，Penfornis A，Bayle F，Thivolet C，Martin X，Ris F，Badet L，Colin C，Morel P，consortium G. Human islet transplantation network for the treatment of Type I diabetes：first data from the Swiss-French GRAGIL consortium（1999-2000）. Groupe de Recherche Rhin Rhjne Alpes Geneve pour la transplantation d'Ilots de Langerhans. Diabetologia，2001，44（7）：859-864.

［127］Moberg L，Olsson A，Berne C，Felldin M，Foss A，Kallen R，Salmela K，Tibell A，Tufveson G，Nilsson B，Korsgren O. Nicotinamide inhibits tissue factor expression in isolated human pancreatic islets：implications for clinical islet transplantation. Transplantation，2003，76（9）：1285-1288.

［128］Goto M，Johansson H，Maeda A，Elgue G，Korsgren O，Nilsson B. Low-molecular weight dextran sulfate abrogates the instant blood-mediated inflammatory reaction induced by adult porcine islets both in vitro and in vivo. Transplant Proc，2004，36（4）：1186-1187.

［129］Windt D J，Bottino R，Casu A，Campanile N，Cooper D K. Rapid loss of intraportally transplanted islets：an overview of pathophysiology and preventive strategies. Xenotransplantation，2007，14（4）：288-297.

# 自体胰岛移植

尽管治疗或阻止 1 型糖尿病是胰岛移植的主要目标，但胰岛移植的治疗范围比较广泛。到目前为止，临床胰岛移植大部分成功的例子在于那些无须免疫抑制和既往无糖尿病的自体胰岛移植（autologous islet transplantation，AIT 或 islet autotransplantation，IAT）。自体胰岛移植是在胰腺切除术治疗良性或恶性的胰腺或肝胆管功能紊乱的患者后，为阻止医源性糖尿病的发生，而提出的可能必要的医疗措施。同时，在这类患者中，胰腺处理的主要目的为缓解胰腺的慢性疼痛。

世界上第一例临床门静脉内自体胰岛移植是由明尼苏达大学在 1977 年完成。一名患有严重慢性胰腺炎（chronic pancreatitis，CP）的患者进行了近全胰腺切除（>95%），加入 IAT 是为了防止外科手术导致的糖尿病。第一次胰腺切除和 AIT 是成功的，因为患者术后维持胰岛素脱离达 6 年，最后死因也与 AIT 无关。全胰腺切除（total pancreatectomy，TP）或近全胰腺切除后 IAT 的成功，证明人的胰岛组织能够在异位移植，并能成功维持胰岛素脱离，即使该技术维持正常的血糖值具有不确定性。

IAT 不但在胰腺切除的患者中保留了部分胰岛素分泌功能，其结果还为同种异体胰岛移植的成功建立了最低胰岛量的标准。深入理解 IAT 和同种异体胰岛移植之间的差异，可能可以提高 1 型糖尿病患者细胞替代疗法的可能性。

## 第一节　自体胰岛移植的必要性

慢性胰腺炎的治疗难度大，长期、密集的腹痛和代谢紊乱给治疗带来了困难。CP 初始治疗往往围绕生活方式的改善、疼痛控制和外分泌不足的处理；但持续的疼痛，通常进食后加剧，导致 CP 患者营养不良，可能需要静脉输入营养液。在一些最严重的患者中，长期不能进食和静脉输入营养的并发症（感染、肝硬化等）也将威胁生命。同时，Minkowski 等大量病理学家也已证实，胰腺的缓慢改变（如 CP）有时会引起胰岛细胞团分布的变化和导致糖尿病的发生。CP 本身也可能恶化成为胰腺癌，腹部成像（电脑 X 线断层扫描或磁共振显像）和内窥镜超声形态分析可判定是否发生了恶变。胰腺的腺癌在少数情况下也会引起胰腺炎。

全胰腺切除（total pancreatectomy，TP）是外科上可控制慢性胰腺炎疼痛的一个方法，将从根本上去除胰腺疼痛的病因，恢复生活质量，然而患者将必须在疼痛的缓解和变成一个胰岛素依赖型糖尿病患者之间作出权衡。如果疼痛的控制是最重要的，甚至不惜形成外科糖尿病，则 TP 可用来作为外科治疗术式。但术后患者变成脆性血糖糖尿病患者的风险和严重性（如经常经历严重超高和低血糖发作）也不应被低估。早期研究显示，

TP 后晚期死亡的 50% 为继发医源性低血糖发作。在现代内分泌和外分泌腺替代治疗的时代，TP 改善长期发病率和死亡率的效果有目共睹，但它仍然是目前广受诟病的腹部手术之一。联合自体胰岛移植（AIT）可避免或减少术后形成糖尿病的概率，虽然该技术不一定能保证控制或阻止胰腺切除后的糖尿病，但如果选择了全胰腺切除术，最好同时使用AIT，因为外科形成糖尿病的风险大于 AIT 手术本身的风险。因此，AIT 是 CP 患者在胰腺全切除或几乎全切除术时需要考虑的必要的医学治疗方法，尤其对于弥漫性小管胰腺炎疾病并尚未胰岛素依赖型患者的治疗，以保证他们有好的生活质量，即使患者术后仍可能得糖尿病。

另外，虽然有糖耐量损伤的患者不太可能在 IAT 术后维持胰岛素脱离，但是作为一个保留"部分移植物功能"的 IAT 手术，能阻止形成外科脆性糖尿病，每日可能只需使用长效胰岛素如甘精胰岛素就可维持正常血糖；有 C-肽阳性的胰岛素依赖患者，发生糖尿病并发症的概率比那些无 C-肽阳性的胰岛素依赖型患者小很多。

# 第二节　自体胰岛移植的适应证和手术标准

通常情况下，患者不必进行 IAT，但在一些情况下，如临床条件可以保证全胰腺切除或接近全胰腺切除，则需要做 IAT。临床上最需要进行 IAT 的情况，如慢性胰腺炎，其干预措施很普遍，在目前几乎所有的 CP 患者都将行内窥镜胰管导流方法联合胰管括约肌切开术和支架替代（胰腺-空肠吻合术），尤其是侧面的胰-空肠吻合术（胰管开口大，胰液导至小肠），至少在短期内对于大约 2/3 的大胰管性胰腺炎患者是一个有效的方法；对于小胰管性慢性胰腺炎（CP），作为控制疼痛的方法，可以尝试部分胰腺切除。但有些 CP 患者的临床特点为医院已采用多种方法治疗疼痛，仍不断复发，并有高血液淀粉酶症或高脂血症、营养不良和麻醉镇痛药使用，是需要进行 TP-IAT 的临床指征。

## 一、慢性胰腺炎

慢性胰腺炎是多种致病因素导致的胰腺实质不可逆的慢性炎症损害，其特征是反复发作的上腹部疼痛和慢性进行性的胰腺实质纤维化破坏，常伴钙化、假性囊肿及胰岛细胞团减少或萎缩，内、外分泌功能减退或丧失。大量的诱发因素和条件可能导致 CP，包括：①胆系疾病发病。在欧洲、亚洲较多见。最常见原因是胆囊结石，通过或嵌顿于胆道口壶腹引起胆道口壶腹部阻塞。其次有胆管结石，胆道蛔虫，十二指肠乳头水肿，壶腹部括约肌痉挛，壶腹部狭窄等；胆胰共同通路的梗阻，导致胆汁反流进入胰管，造成胆汁诱发的胰实质损伤。单纯胰管梗阻也足以引起胰腺损害。中国不同地区多家医院的回顾性研究分析显示，胆系疾病发病的病史在 CP 中占 33.9%。胆源性胰腺炎在中国与其他国家不同，但其机制尚不清楚，且胆系疾病是否会导致 CP 也存在分歧。其机制可能与炎症感染或结石引起胆总管开口部或胰胆管交界处狭窄与梗阻，胰液流出受阻，胰管压力升高，导致胰腺腺泡、胰腺小导管破裂，损伤胰腺组织与胰管系统。因此，胆道疾病所致的 CP，病变部位主要在胰头部，胰头部增大、纤维化，引起胰腺钙化少见，但合并阻塞性黄疸的较多见。②慢性酒精中毒。酒精及其代谢产物直接使胰液中脂质微粒体酶的分泌以及脂肪酶降解增加，并使脂质微粒体酶和胰液混合，激活胰蛋白酶原为胰蛋白酶，导致组织损伤。Cote 等在一份报告中显示，参加北美胰腺炎研究的 539 例 CP 患者中有 45％的患者被发现病因为酗酒。但有趣的是，尽管酒精是 CP 的一个常见诱因，只有不到 10％的酒精依赖患者将发展成 CP，暗示其他因素在该疾病发展中也有作用，酒精性 CP 以男性患者为主（72％），发病高峰年龄为 35～45 岁。CP 的发生与酒精摄入量存在剂量累积关系。吸烟也是一个应引起重视的因素，现在人们已经认识到吸烟不但是 CP 的独立危险因素，还可促进其病情进展。与非吸烟者、曾吸烟者相比，吸烟者的 CP 风险显著增高，且随着吸烟时间延长，发生 CP 的概率也逐渐升高。在非吸烟的 CP 患者中，仅约 20％出现胰腺钙化，吸烟的 CP 患者则全部发生胰腺钙化。在西方国家，长期大量饮酒所致的酒精性 CP 占 70％以上，而在我国，胆道感染和胆石症等胆道疾病所致的 CP 更为常见。

此外，遗传性、代谢、免疫、特发性及其他一些少见因素，亦可导致 CP。①遗传性胰腺炎是 CP 的少见病因，通常为一个家庭中存在两个或多个代中有与胰腺炎相关的个体。遗传性 CP 占 CP 总发病率的 1％～2％，发病年龄早，一般 20 岁前发病（平均于 10～12 岁起病），男女发病率大致相同，胰腺钙化明显。遗传性胰腺炎与已知的致病原因种系突变相关联，其特征往往由三种蛋白之一突变引起：蛋白酶、丝氨酸、胰蛋白酶 1（也被称为 PRSS 1，编码主要胰消化酶的胰蛋白酶）。该基因功能的突变是引起大多数的常染色体显性遗传性胰腺炎的病因。常染色体隐性遗传性胰腺炎是与 Kazel-1 型丝氨酸蛋白酶抑制剂（SPINK1）和囊性纤维化跨膜调节蛋白（CFTR）突变有关。SPINK1 编码在炎症过程中表示为腺泡细胞的急性期反应物胰蛋白酶抑制剂。SPINK1 功能丧失突变导致患者 CP，它被认为是健康的个体中约 2％携带 SPINK1 一个杂合突变与疾病发展的不到 1％。最后，在 CFTR 基因突变与两个复发性急性和慢性胰腺炎有关。CFTR 负责调节胰管细胞分泌液和功能，以“洗涤”酶原到十二指肠导管环境，在那里酶原被激活。这个过程的破坏导致酶原保留在胰腺，导致急性和慢性胰腺炎。②代谢因素。高钙血症和高脂血症均可导致慢性胰腺炎。③免疫疾病相关的慢性胰腺炎：系统性红斑狼疮、干燥综合征、原发性胆管炎、原发性胆汁性肝硬化均可并发慢性胰腺炎。④特发性胰腺炎导致的 CP 亦占重要比例，尤其在女性 CP 患者（约占 47％）中，25 岁前和 45 岁后为女性发生此病的两个高峰期。特发性慢性胰腺炎最初是指病因未明的胰腺炎，但随着医学研究的进展，人们开始逐渐认识到这些疾病发生的真正原因包括了遗传性胰腺炎、自身免疫性胰腺炎、囊性纤维化（微小突变）、乳糜泻、胰腺分裂、炎性肠病及其他一些少见原因。虽然遗传性胰腺炎比较早的提出，胰腺炎儿童和年轻人的原因大部分是特发性，是 TP-IAT 的常见适应证。

其他引起 CP 的因素还有胰腺分裂症、复发性急性胰腺炎、先天性小胰管、创伤、热带性胰腺炎等。其中热带慢性钙化性胰腺炎多发生于亚洲、非洲、南美的发展中国家，尤以印度、印度尼西亚、孟加拉国、泰国、斯里兰卡、尼日利亚和扎伊尔多见，青年人好发，多于 5～15 岁初次发病。病理显示较大的胰管结石，胰管明显扩张，胰液潴留，胰腺组织萎缩和纤维化。其病程可简洁地概述为“儿童期反复腹痛，青春期糖尿病，成年早期死亡”。临床主要表现为轻重不等的腹痛，发病数年后出现难治性糖尿病和脂肪吸收不良。

不管原因如何，CP 对患者的生活质量有显著的影响，如慢性顽固性疼痛，并有可能发展成为胰腺导管腺癌，吸收不良/脂肪泻导致多种营养缺乏（外分泌功能障碍），内分泌功能紊乱，导致糖尿病。对慢性胰腺炎的治疗主要靠经验，治疗常随病情的进展而开展。治疗方法可采用非手术治疗（药物治疗）、内镜治疗和外科治疗，治疗成功的标志是疼痛的缓解或发作频率和程度的下降。治疗最初为饮食调整，胰腺酶制剂和非麻醉性镇痛，后发展到需要疼痛专科医生指导的麻醉镇痛，甚至到内窥镜胰减压，腹腔神经丛神经阻滞，和体外冲击波碎石。但严重的持续或不断复发的疼痛，对药物干预不应答，迫使这些 CP 患者考虑采用外科手术的方法进行缓解。手术治疗 CP 开始于 20 世纪 50 年代，侧重于切除残胰管远端胰腺和对剩下胰管的减压。胰管减压操作可能对大胰管慢性胰腺炎患者有效，可通过手术或内窥镜治疗。胰腺-空肠吻合术，尤其是侧面的胰腺-空肠吻合术（胰管开口大，胰液导至小肠），至少在短期内对大约 2/3 的大胰管性胰腺炎患者是一个有效的方法，但常可见疼痛的复发，甚至可达 50%。虽然胰管纵行切开减压，胰肠侧侧吻合术、胰十二指肠切除术、胰体尾或胰尾切除术和局部切除术加胰肠吻合术是几种常用的外科式式，但晚期实施的各种术式的外科治疗很难改善胰腺功能和延缓胰腺病变的进程。

全胰腺切除术（TP）对于一些难治的 CP 患者是一种手术的选择。全胰腺切除能有效缓解慢性胰腺炎患者的疼痛，尤其是小管胰腺炎，不管是一开始就切除还是前期手术失败后的再次切除。但胰腺切除后，疼痛缓解的代价是会变成难处理性糖尿病，直接增加了术后的发病率和死亡率。联合自体胰岛移植（AIT）可避免或减少术后形成糖尿病的概率，以保证他们有好的生活质量，即使患者术后的胰岛素脱离并不能保证。

小儿慢性胰腺炎患病率较少见（<18 岁的患者，国外报道约 0.2%）。其常由于先天患病基因的突变或者其他原因，前者如阳离子胰蛋白酶原基因 PRSS1（该基因使胰腺中的胰酶活性不受调控）突变所致，使胰腺发炎和受损。PRSS1 基因遗传是常染色体显性，所以通常有家族史。小儿 CP 可能开始表现为急性胰腺炎反复的发作，紧接着演变成胰腺纤维化和顽固的腹部疼痛。患者通常在 10 岁以下时表现出腹部疼痛，其一生中还有很高的患外分泌功能不足、糖尿病和胰腺癌的风险（达到 40%）。有关的其他基因还包括 Kajal-1 型丝氨酸蛋白酶抑制剂（SPINK 1）和囊性纤维化跨膜转导调节基因（CFTR，导致胰腺充分的囊肿性纤维化）。患有遗传性胰腺炎的患者，有 5% 的患者在病症出现后 10 年变成糖尿病，有 18% 的患者在 20 年后发展成糖尿病。当通过药物和内镜胰管导流等保守缓解疼痛无效时，可采用全胰腺切除并联合胰岛自体移植。

此外，Rossi 等也提出了自体节段性胰腺移植作为治疗严重性 CP 的一个方法，该方法为自体的部分胰腺结合快速血管化（通常为腿部血管）的异位移植。因为该方法不需要胰岛分离，可能可以得到更高数量的胰岛移植物。如果患者在移植时有很好的内分泌功能，一个成功的节段性胰腺移植有可能使患者继续胰岛素脱离，该方法已在一小部分患者中证明有效。自体胰腺移植的缺点，包括移植物血栓、胰管渗漏和成瘘，都与胰腺移植有关，但慢性胰腺炎还有可能继续病变（如纤维化）。

## 二、其他适应证

尽管 CP 是 TP-IAT 最普遍使用的适应证，但任何胰腺方面的良性疾病需考虑用全胰腺切除（TP）的，最好均要考虑使用自体胰岛移植（IAT）作为 TP 的有益的辅助手术。大量的研究者已经报道了胰腺囊性和良性肿瘤患者成功的 TP-IAT 操作，Whipple 方法治疗壶腹癌时，以及在胰腺损伤后完成胰腺切除和 IAT 的手术也有报道。

## 三、TP-IAT 的手术标准

目前，明尼苏达大学已经为 CP 患者建立了 TP-IAT 的手术和禁忌标准（表 8-1）。

表 8-1　明尼苏达大学 CP 患者 TP-IAT 手术和禁忌标准

Ⅰ——CP 的定义（必须有 A,B 或 C）

A. CP 伴有慢性腹痛时间持续＞6 个月,并与胰腺炎特征一致,已有下列任一种方法提供的客观证据证实:

　1. 由 CT 成像或 ERCP 胰腺炎结果提供的 CP 形态或功能的证据;

　2. EUS 结果显示符合 9 条 CP 标准中的 6 条;

　3. 符合下列情况中至少 2 条:

　　① T2 加权 MRI 证明胰腺纤维化,胰泌素 MRCP 或 ERCP 找到 CP 结果;

　　② EUS 结果显示符合 9 条胰腺炎标准中的 4 条;

　　③ 异常胰腺外分泌功能试验证实碳酸氢盐峰值低于 80。

或

B. 复发性急性胰腺炎定义为同时符合以下两种情况:

　1. 急性胰腺炎 3$^+$ 期,合并病情发展超过 6 个月;

　2. 无胆结石症或其他可纠正的病因的证据。

或

C. 有登记的遗传性胰腺炎并有相关症状

Ⅱ——TP-IAT 的手术指征

慢性胰腺炎或复发性急性胰腺炎并有下列严重腹部疼痛的情况之一:

　1. 每天或接近每天麻醉药依赖情况超过 3 个月;

　2. 有下列生活质量受损的情况之一:

　　① 因病而失去工作;

　　② 活动能力下降或无法去工作或上学;

　　③ 经常因病缺席上学;

　　④ 经常住院治疗;

　　⑤ 无法参加同年龄段适当的活动。

　3. 全面评测得出慢性胰腺炎或复发性急性胰腺炎存在或未处理的不可逆的因素;

　4. 即使进行了最大限度的药物治疗和内镜下治疗但依然无效;

　5. 胰岛功能健全(C-肽阳性,无胰岛素依赖的糖尿病或无糖尿病)

Ⅲ——禁忌证

　1. 经常酒精中毒或近期有酗酒(必须要戒断 6 个月并有登记治疗);

　2. 非法使用毒品(必须要戒断 6 个月并有登记治疗);

　3. 胰腺癌;

　4. 终末期肺部疾病、肝硬化或严重的冠状动脉疾病;

　5. 有控制不佳的精神疾病;

　6. 不能遵循术后治疗方案;

　7. IPMN 患者不应接受自体胰岛移植(除非是临床试验)

　　注:1. 如要考虑进行 TP-IAT,患者必须满足表中Ⅰ和Ⅱ的标准,且无Ⅲ中的禁忌证。

　　2. CT—计算机断层扫描;ERCP—内镜下逆行胰胆管造影;EUS—超声内镜;IPMN—胰内黏液性肿瘤;MRCP—磁共振胰胆管造影术;MRI—磁共振成像。

　　在明尼苏达大学，如果内窥镜减压方法不成功，TP-IAT 方法往往是第二个选择。另一个选择是否进行 IAT 的因素是全胰腺切除术前是否已经存在糖尿病或者葡萄糖不耐受现象。如果手术前成像显示为弥漫性小管疾病或上述任何步骤最终失败，则 TP-IAT 自动变成了一个合理的选择。

对于胰腺肿瘤使用 TP-IAT 的治疗比较有争议。明尼苏达大学标准中由于担心肿瘤医源性传播而严格禁止该手术，但最近 Balzano 等的一项挑战性研究显示，对 31 名恶性肿瘤患者进行了 TP-IAT 手术，其中 14 例变成无或低恶性的肿瘤（浆液性囊腺瘤，壶腹部低级别神经内分泌肿瘤，黏液性囊性肿瘤与中度不典型增生，导管内乳头状黏液性肿瘤，中度不典型增生和实体性假乳头状瘤），所有的患者术后均存活，并在术后平均 491 天的随访中无发病症状。17 例患者均为腺癌（其中 9 人为胰腺）；在平均＞2 年的随访中，13 人无病症，2 例在手术时已经有肝转移，2 例复发（但是这些复发没有在肝脏-胰岛细胞团植入的位置）。尽管有这项研究，但目前主流意见还是不支持对胰腺或壶腹周围的恶性肿瘤患者采用自体胰岛移植。

其他 IAT 禁忌还包括 C-肽阴性糖尿病、1 型糖尿病、门静脉形成血栓（如果该门静脉是自体胰岛细胞团移植的位点）。

对于儿童慢 CP 患者，TP-IAT 适应证患者的筛选也需由医学和外科学专家团队研究讨论，包括胃肠病学专家，内分泌科医师和移植手术医师。胰腺炎症状至少要符合以下其中一条：①多次出现淀粉酶和脂肪酶自发的升高，符合急性胰腺炎的反复发作；②确认有遗传性胰腺炎（通过家族史或基因测试）；③慢性胰腺炎清晰的形态学或组织病理学证据（比如 CT 扫描显示的结果证明，前期手术介入显示的组织病理学结果）；④诊断研究证实的慢性胰腺炎（内镜超声，核磁共振胰胆管分泌造影或胰腺功能测试）。疼痛、依赖麻醉药物和/或生活质量下降的患者是需要外科手术的良好对象。虽日常使用麻药，但是这些孩子无须等到要依赖麻醉的那天才手术，特别是经常因胰腺疾病而住院和不去上学的孩子。长期使用麻醉药品也可导致阿片诱导的痛觉过敏，患者的疼痛敏感性会增加，这可能会使术后停用麻醉变得困难。

# 第三节 自体胰岛移植的手术操作

## 一、术前准备

### （一）TP-IAT 患者的术前准备

TP-IAT 患者的术前准备包括如下：

① 所有进行胰腺切除和自体胰岛移植的患者都要提交知情同意书。我们强调本外科手术主要目的是为了控制疼痛，通过自体胰岛移植防止糖尿病的发生是手术的第二个目标，并且该目标也不是保证的。

② 必须进行代谢功能测定。此检测不但是为了得到与术后代谢功能比较的基线值，也是帮助医生预测 IAT 手术的成功的可能性和告知患者可能的结果。患者有糖耐量损伤的不太可能在 IAT 术后维持胰岛素脱离，但是 IAT 手术作为一个能保留"部分移植物功能"的手术，最好还是要进行，能阻止形成外科脆性糖尿病。代谢功能测定包括：口服糖耐量试验（OGTT）进行代谢功能评价，再加入静脉糖耐量试验（IVGTT）和 24 h 血糖曲线。外分泌

腺功能无须例行测定，可根据患者是否需要胰酶替代物的病历资料，来确定其是否外分泌腺不足。

③ 保证与患者术前有广泛的沟通。术前跟患者沟通的内容包括操作的不可逆性，可能疼痛复发（10%～20%），不确定的糖尿病预防，严重威胁生命的并发症的风险和潜在的对胃蠕动功能的影响。重要的是，利用外科、消化科、内分泌科专家和疼痛专家、心理学家、社会工作者的专业知识，给患者一个多学科的强有力的支持团队，坚持严格的术后医疗管理；同时，鼓励患者有积极的心态，避免酗酒等禁忌的发生。

对于儿童 CP 患者，在手术前，需要测定血红蛋白水平（ALC），禁食和食物刺激后的血糖和 C-肽浓度，来评价胰岛功能。儿童 CP 患者中很少出现糖尿病患者（在明尼苏达大学 2006～2009 年间约 5% 的儿童 CP 患者出现了糖尿病）。患有 CP 合并无胰岛功能的糖尿病儿童只能做全胰腺切除来减轻疼痛，但如果糖尿病不严重（C-肽阳性），且没有自身免疫性糖尿病的证据（自体抗胰岛素抗原的抗体阴性），为了维持 C-肽阳性和避免易变成脆性糖尿病，就应进行 IAT 手术。

### （二）TP-IAT 手术的最佳时机

执行 TP-IAT 的最佳时机争议较少，大多数研究者支持早发现早手术。理想的时间应在发生中枢神经敏感和阿片样药物诱导的痛觉过敏之前，否则 TP 手术后可能导致慢性疼痛的复发。当考虑进行 TP-IAT 时，残留的胰岛功能和胰岛细胞团产量也应该是要考虑的因素，此两因素在该病的越早期可推定为越好。在一份对 18 名小儿 CP 患者的 TP-IAT 研究中，Kobayashi 发现纤维化及腺泡萎缩，先前导管引流手术和 CP 病程时间较长均对胰岛细胞团的产量有负影响。在一份对 75 名儿童 CP 患者评估 TP-IAT 的结果还发现，年龄小的孩子（<12 岁）与年龄大的对照组比较，术后并发症更少，胰岛素脱离率更高。术前新的专门评估胰岛细胞团活力和预测胰岛产量的 MRI 成像技术的发展，可能在不久的将来，有助于指导医生更好地确定最佳手术时间。

## 二、胰腺的外科手术

明尼苏达大学在 1977～1986 年收集了 15 名患者的近全胰腺切除的外科手术，使用通用的 Kocher 方法来辅助全部切除，仅在十二指肠 C 环内留胰腺组织的一些小的边缘组织，以免损伤胆管和保护上面的和下面的胰腺-十二指肠血管。尽管进行了小心地切除，但仍有 5 名患者发展成了十二指肠缺血，一名患者在胰腺切除后马上需要十二指肠切除，另外两名显示十二指肠缺血和十二指肠堵塞，需要胃空肠吻合术。接下来对后 8 名患者进行了幽门保留的全胰腺-十二指肠切除手术，并尽可能地保留脾脏。

在过去的十年里，TP-IAT 的手术方式在逐渐演变，但这个过程的核心原则仍然适用：注意胰腺的解剖和保护动脉供血，直到器官摘除。这两个原则最大限度地减少了热缺血时间，被认为可得到更高的胰岛产量。其他一些在技术上的显著差异包括：是否要切除脾脏，胆道重建的方法（胆总管十二指肠吻合术 vs. Roux-en-Y 肝空肠造口）及保留幽门 vs. 切除。器官的保存与在手术切除胰腺过程中是否要横断胰腺颈部。横断胰颈部可能有利于解剖，但破坏了胰腺实质，可能会减少胰岛产量。另一个差异之处是胰岛输注的位置和路径，大多数文献支持在操作时行脾静脉残端插管或门静脉插管。近日，TP-IAT 也已有在微创方式下进行。

明尼苏达大学做的全胰腺切除外科手术如图 8-1 所示。

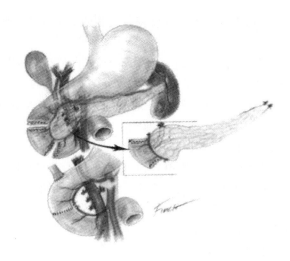

图 8-1　明尼苏达大学全胰腺切除外科手术

注：十二指肠的第二节段与胰腺一起切除，保留幽门和末端十二指肠，十二指肠-十二指肠和胆总管-十二指肠吻合重建。

摘自：Farney AC，Najarian JS，Nakhleh RE，Lloveras G，Field MJ，Gores PF，Sutherland DE. Autotransplantation of dispersed pancreatic islet tissue combined with total or near-total pancreatectomy for treatment of chronic pancreatitis. Surgery，1991，110（2）：427-437。

　　在胰腺切除过程中，热缺血应该要限制在维持胰腺的血液供应直到胰腺被切除，切下来的胰腺马上浸至冷（4℃）的 Hank's 平衡盐溶液（HBSS）中或 UW 溶液中，胰管事先插管（通常在胰腺外科手术颈部位剪断胰腺，使用两个插管，一个插胰头部位，另一个插尾段胰腺，方便下一步进行胶原酶灌注），胰腺送至胰岛分离实验室。

　　对于儿童 CP 患者，因为胰腺炎经常扩散，部分胰腺切除不太可能产生显著的或者持续的疼痛缓解，因此全胰腺切除和自体胰岛移植是最常用的手术。在进行全胰腺切除期间，需注意尽量维持血液对胰腺的供应以尽量减少热缺血时间。由于脾脏血管距离胰腺近，因此也常常必须要脾脏血管捆扎和脾脏切除。如果脾脏仍在那个位置，仍会有痛苦的脾肿大而需要进行二次手术的风险，或者在胃部静脉灌注脾脏时形成静脉曲张。在全胰腺切除手术中，进行了保留幽门的部分十二指肠切除术合并胆管横断，并且通过十二指肠小肠造口吻合术和胆总管小肠造口吻合术重构胆管。进行十二指肠胆囊切除术和附带的阑尾切除术是为了避免未来不必要的再次手术。

　　对于全胰腺切除术，整条胰腺（包括胰头和胰尾）都可用来进行胰岛分离。而进行非全部胰腺切除术时，可将胰体尾先送到实验室进行胰岛分离，在胰岛分离过程中，将胰腺切除的剩余过程完成。

## 三、胰岛的分离过程

　　人胰岛的分离方法在过去近 20 年里有了重大改变。人胰岛的处理方法从最初的 Mirkovitch 等和 Kretschmer 等描述的胰腺机械剪碎切，然后进行胶原酶消化来分散组织，到在 1980 年中期胰管内灌注胶原酶（Ⅺ型 1600U/mL，Sigma Chemical Company，St Louis，Mo），代替了老的胶原酶使用方法。胶原酶灌注后，胰腺进行 38℃ 静止消化 50min，消化后的组织经轻轻振摇，研磨通过 400μm 筛网，然后将组织收集，并用大量的冷的 RPMI 1640

溶液离心洗涤几次。到 1989 年，Miami 大学的 Ricordi 等报道了半自动胰岛分离系统，使分离得到的人胰岛数量和质量均有了很大的提高，所有的分离过程可在一个灭菌的层流净化操作台中进行，为胰岛移植真正走上临床应用奠定了基础。

目前世界上大部分胰岛分离实验室在操作基本步骤上是一致的，但细节上不一定是完全一样。常用的胰岛分离方法大致描述如下：

① 对胰管插管后，根据胰岛分离过程中相关方法配制胶原酶溶液（以 Serva 公司 NB1 型胶原酶为例，胶原酶 1600U/350mL，中性蛋白酶溶液 200U/350mL）。

② 用胰腺灌注机进行胶原酶灌注后，切碎成 5mm³ 大小组织块，放入消化罐中，加入少量助消化液（4 ℃）进行水浴加热循环。在消化过程中，不时抽取 1～2mL 消化的组织液进行 DTZ 染色。当发现有消化的胰岛与外分泌腺组织彻底分离时，采用冷的 RPMI 1640 液终止消化；消化结束后，得到分离的胰岛细胞团和胰腺外分泌细胞，在冷的 RPMI 1640 溶液（含 2.5％人血清白蛋白）中洗涤几次。

③ 测定消化后组织的体积，根据总体积是否超出 15mL 来作出是否使用细胞分离机（COBE 2991）来纯化和收集胰岛。

a. 如果组织体积超过 15mL，需要使用 COBE 2991 细胞分离机纯化全部或部分分散的胰腺组织；

b. 如果组织体积不超过 15mL，为了从 CP 患者的胰腺中保留最大可能的胰岛数量（内分泌组织可能已经较少），密度梯度纯化过程可省略。

④ 收集的含胰岛组织送到手术操作室，准备输注细胞。分离的时间大约需要 2～2.5h。

⑤ 对于儿童患者，可遵循由明尼苏达大学的操作指导，组织最大限度为 0.2mL/kg 体重（但总量不准超过 15mL，此值可决定是否需进行纯化步骤）进行输注。

胰岛纯化减少了组织的体积，因此可减少在门静脉内输注时可能遇到的门静脉高压；但纯化的缺点是一些胰岛在纯化过程中不可避免的损失。因此，通常根据最终得到的被胶原酶分散的组织体积来决定是否需要进一步纯化胰腺组织。如果组织体积超过 15mL，明尼苏达大学胰岛中心会使用 COBE 2991 细胞分离机纯化全部或部分分散的胰腺组织，除非大部分胰岛被外分泌组织包被，因为包被的胰岛很难被纯化，在这种情况下，只能根据门静脉能耐受的压力去输注尽量多的未纯化的组织。

小儿 IAT 胰岛分离方法同成人的一样，只是胰腺质量较小，所需的胶原酶量可适当减少。手术必须在符合 FDA 的标准按照 GMP 要求的实验室来进行组织处理。用压力控制系统把冷的胶原酶溶液通过胰管注入胰腺使其膨胀，然后在酶和机械作用下使用 Ricordi 的半自动方法进行胰腺消化。在这一过程中，胰岛同外分泌组织分离。然而，少量的外分泌组织在胶原酶消化后还会残留。胰岛细胞团可以在 COBE 2991 细胞分离机上通过连续碘克沙醇密度梯度液进一步纯化（OptiPrep；Axis-Shiel，Oslo，Norway）。虽然纯化会减少外分泌组织，但胰岛在这个过程中也可能会丢失。因此，决定纯化必须权衡潜在的胰岛损失。在明尼苏达大学，如果消化量大（大于 20mL），则通常进行纯化，因为大的组织体积可能会导致门静脉压力升高，可能会阻止全部的胰岛细胞团经门静脉的成功输注。如果得到的消化产物量小或组织中很大部分胰岛细胞团明显被外分泌组织包裹，则可不进行纯化，以减少胰岛损失。胰岛数目由二硫腙染色计数，产量根据胰岛当量（IE）来计算，即以 150μm 大小胰岛为标准时的胰岛量。

## 四、胰岛的输注

胰岛组织具有可在多个异位移植的能力。肝内（经门静脉）、腹膜内、网膜腔、肾被膜下和脾脏（经脾回流或胃静脉）作为胰岛移植位点的可能性早已在鼠类的同系胰岛移植和狗的自体胰岛移植模型中被研究了，其中经门静脉移植至肝内的方法显示了最好的效果，并作为了人胰岛移植时较好的移植位点。

世界上第一例成功的胰岛移植是采用经门静脉入肝内胰岛移植的方法。通过 X 线成像引导下，通过经皮经肝穿刺途径将培养 48 h 的胰岛通过门静脉插管输注至同种 1 型糖尿病患者肝中。输注未经纯化的胰岛组织，会导致转氨酶升高、门静脉血栓、出血，以及可能的急性门脉压升高，因此同种异体的胰岛移植胰岛组织往往需要纯化，处理的过程会更复杂些。由于组织体积（$TV$）/千克体重（$m$）是门脉压力变化的一个预测因子 [式（8-1）]，$TV/m$ 小于 $0.25\mathrm{mL/kg}$ 被认为是一个安全注入量。接收组织超量的患者可能使门脉压力变化超过 $25\mathrm{cmH_2O}$，门脉压的变化与形成风险更高的门静脉血栓具有相关性。因此由于这些潜在的挑战，也有研究提出其他的部位作为肝内移植的替代位点。不过到目前为止，还没有令人信服的数据来支持那些外科技术上的差异，其他部位的临床应用目前还是比较受局限，技术方面通常是基于操作的外科医生偏好和经验来决定。

$$PP = 1.27 + 89.7X - 130.4(X - 0.13815)^2 \qquad (8\text{-}1)$$

$$X = TV/m$$

式（8-1）为估算门静脉压力（$PP$）的改变与输入的组织体积（$TV$）/千克体重（$m$）的值（$X$）的公式。

尽管最初的考虑是胰岛能否在肝内发挥长期的功能，但后来的结果显示，在全胰腺切除患者肝内自体胰岛移植（IAT）后，患者的长期胰岛功能（胰岛素脱离）结果良好，说明在肝内的胰岛是可以发挥长期的作用。但尽管在长时间维持了血糖正常，但对大动物和人的肝内胰岛移植的代谢研究结果显示，α细胞（胰高血糖素）对低血糖（葡萄糖反馈调节）的反应不正常。另外的一些胰岛移植的异位点也显示了相同的代谢缺陷，尽管对临床的影响表现轻微。临床自体胰岛移植的部位和移植方法有如下几种。

### （一）经门静脉分支输注组织至肝脏

门静脉输注是最常用的部位，输注前需测定基础门脉压。

① 所有进行门静脉内 IAT 的患者在输注由胶原酶分散的胰腺组织前进行短暂的全身肝素化（$70\mathrm{mg/kg}$，肝素量/受体体重），并无须随后的持续抗凝治疗。除了肝素，有些团队也给予丝氨酸蛋白酶抑制剂，比如抑肽酶，期望阻止由于不纯的胰岛组织中胰腺外分泌组织酶的蛋白水解作用。

② 收集完纯化或未纯化的分散的胰腺组织后，重新混悬至输送介质 CMRL 1066 中 [稀释成精细的组织浆，含 5% 人血清白蛋白，$10\mathrm{U/kg}$（肝素/受体体重），环丙沙星 $2\mu\mathrm{g/mL}$]，每 $5\mathrm{mL}$ 的胰岛组织混悬至 $200\mathrm{mL}$ 的输送介质中（用输血袋），最多三包，即 $600\mathrm{mL}$ 和最大可输注 $15\mathrm{mL}$ 细胞组织。

③ 将组织送回手术操作室进行输注。

④ 组织被缓慢输注入门静脉的分支（如门静脉附属的肠系膜静脉），输注时间在 $30\sim 60\mathrm{min}$，同时监测门静脉压力值。在明尼苏达大学，如果门静脉压力超过 $30\mathrm{cmH_2O}$

（1cmH₂O＝0.980665Pa）的时候，输注将终止。如果门静脉高压妨碍了全部组织的输入，则腹腔内位置也可供移植选择。栓塞入患者肝脏的胰岛组织在肝脏内存活。

移植手术操作如图 8-2 所示。

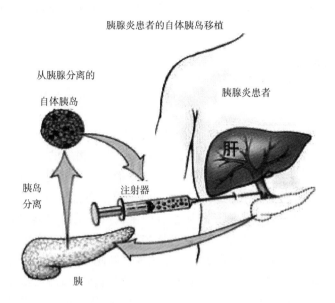

胰腺炎患者的自体胰岛移植

从胰腺分离的
自体胰岛

胰腺炎患者

肝

胰岛
分离

注射器

胰

图 8-2　胰腺被胶原酶分散后，组织被输注入门静脉分支

摘自：Blondet JJ，Carlson AM，Kobayashi T，Jie T，Bellin M，Hering BJ，Freeman ML，Beilman GJ，Sutherland DE. The role of total pancreatectomy and islet autotransplantation for chronic pancreatitis. Surg Clin North Am，2007，87（6）：1477-1501．

对于儿童 CP 的 IAT 过程与成人的几乎一致。胰岛细胞团悬浮在含白蛋白的培养介质中（CMRL 1066 培养液；Mediatech，马纳萨斯，弗吉尼亚），并立即送到手术室，缓慢注入门静脉。为了预防形成门静脉血栓，在输注时给予肝素。输注过程中监测门脉压力。如果压力升高超过 25～30cmH₂O，则停止输注。其余的胰岛可由外科医生决定移植到其他位点。

**（二）其他自体胰岛移植部位**

门静脉内位置是 TP-IAT 术后成功阻止患者手术糖尿病的唯一途径（Sutherland 和 Najarian 报道了 4 例；Lorenz 等报道了 1 例），但这不是说肝脏就是最佳的移植位点。以肾被膜、腹腔和肌肉作为自体胰岛移植的位点也已有报道，但因为胰腺切除的比率不同和移植的内分泌组织量很难统计，文献对这些移植位点的优缺点未作深入的探查和比较。一些早期报道的全胰腺切除并自体胰岛移植成功的大动物案例部分是移植至脾脏。在 1976 年，Mirkovitch 和 Campiche 报道了狗全胰腺切除通过脾静脉回流注射分散的自体胰腺组织阻止了狗患糖尿病。之后不久，Kretschmer 等进行了类似的试验，移植部位是脾实质内，而不是经静脉途径，接受了不纯的胰岛组织。这些研究证实大动物的胰岛，被外分泌腺组织污染后，能够移植成功并在脾脏环境下发挥功能。临床其他可移植的部位包括胃浆膜下、肾包膜、腹腔，有一例 7 岁儿童患者移植自体胰岛到肱桡肌，也有 2 年以上的低胰岛素需求，C-肽显示阳性。胰岛输注到骨盆骨髓的方法也有报道。

移植替代位点的探索源自于因肝内胰岛移植物可能会发生自发性的失效，导致需要胰岛素治疗。这些失效在狗和人上均有出现。在人的方面，因为胰腺切除的程度不同，相应的胰腺剩余部分（<100％胰腺切除和 IAT 患者）也拥有内分泌功能，迟发性胰岛素依赖的发生是由于移植物的失效、残留胰岛的消耗殆尽，还是两者都有很难说清楚。仅有那些 TP 患者才能清楚地表述是肝内的胰岛移植物起效。因此我们需要在更大范围的患者中进一步进行代谢研究，去判断内分泌功能是否随着时间而下降或稳定，如果有下降，则可以预测在进行自发性的移植物失效。

## 五、TP-IAT 的并发症

IAT 的并发症通常来源于门静脉组织输注和对门静脉血液循环的影响，相关的手术并发症有如下几种：

① 门静脉血栓。门静脉血栓的风险因素包括输注的组织体积和输注过程中门静脉高压。门脉血栓、肝梗死和弥散性血管内凝血（DIC，包括致死性相关的 DIC）在胰岛移植的早期有报道，这些内容主要发生在使用胰管灌注胶原酶消化方法改进以前。术前门脉高压是 IAT 的禁忌证，但是在一些肝硬化但没有基线门静脉高压的患者中也有成功的 IAT 移植案例。输注大量的不纯的内分泌组织到门静脉系统的潜在风险是导致形成静脉血流的机械性障碍和炎症反应及肝内的坏死。长期后遗症也可能与这些初期的情况有关，包括持续较高的门静脉高压（这是伴随的副作用）和肝硬化。通过多普勒超声检查可发现门静脉是否形成血栓，但短暂的血栓和随后的多普勒超声随访中都可发现门静脉血流已经正常。明尼苏达大学研究显示，尽管在术后短期内发现血清肝酶水平和血液凝固时间有轻微的上升，但目前移植的案例中没有发现临床可检测到的弥散性血管内凝血（DIC）和肝坏死的情况（可能与输注胰岛前患者完全肝素化有关）；短暂的门脉不同程度的高压在几乎所有的患者中都有发生。在胰岛输注后产生最高门脉压的一例患者，天冬氨酸转氨酶（AST）也确实上升到一个很高的水平，然而术后一个月时，AST 就恢复到了正常水平，在接下来的 10 年里她没有发现进一步的问题；另外，组织制备的很分散，浓度稀和注射的慢对缓解门脉血栓和高压也有帮助。

对于儿童 IAT，门静脉血栓的形成也很罕见，并可通过全身性肝素化使风险最小化。如果门静脉压力增高，可以停止胰岛输注。门静脉胰岛输注后肝脏相关酶常见有短暂升高，这些指标可在移植后一个月内恢复正常或接近正常，并没有任何与肝功能相关的长期的后遗症。然而应注意的是，肝内胰岛的存在可能改变正常的肝脏外观影像学特征。在明尼苏达大学的一组病例中，25％的患者在移植后 6～12 个月里肝超声有回声结节。这是正常的结果，在肝功能检查中与仅全胰腺切除的对照组患者相比，无任何差异。

② 与胰腺切除相关的副作用。患者手术后的副作用主要与胰腺切除相关，而非与 IAT 相关。

③ 分散的胰腺组织被细菌污染。在胰岛组织清洗的时候必须充分小心，尤其是如果患者前期有一个胰管导流过程（Puestow 过程）。不过通常情况下，污染的组织没有严重影响临床的结果，患者通常既没有表现炎症反应，也没有发生与输注组织培养的微生物相同的感染。在 IAT 前预防性使用抗生素可减少外来生物的感染风险。

④ 输注恶性肿瘤污染的自体胰岛。恶性肿瘤污染的胰岛组织 IAT 后发生肝内转移的并发症情况目前还停留在理论上。术前腹部成像和胰岛分离，可大大减少胰腺体积，可能是导致 IAT 后恶性肿瘤风险较小的原因。

# 第四节 自体胰岛移植的结果

需要强调的是，CP 患者进行 TP-IAT 手术的主要目的是控制疼痛，但 TP 也不能保证 100％的疼痛缓解，一些患者可能会继续疼痛，类似于那些切除后的幻肢痛，另外一些患者可能长期接触毒品后有阿片诱导的痛觉过敏。成功的 IAT 结果为全胰腺切除或接近全胰腺切除后胰岛素依然脱离，输注的胰岛量可预测 TP-IAT 后的代谢结果。

## 一、IAT 术后的胰岛素维持

胰岛分离破坏了正常胰岛细胞团的脉管系统。胰岛移植后，胰岛马上需要依靠扩散向胰岛中心细胞提供营养和氧气。因此，胰岛组织最初功能并不完全，必须小心避免对胰岛的过度应激，直到新生血管生成，这个过程需要 2～4 周。基于动物模型的证据判断显示，早期的高血糖症会破坏血管再生，能损伤或应激胰岛 β 细胞导致胰岛内细胞凋亡，并在移植后大幅度减少胰岛数量。我们需用外源性胰岛素对患者进行了强化血糖控制（<150mg/dL 或<8.3mmol/dL）。在口服营养供应之前的静脉输入营养液可能会导致高血糖，因此即使自体移植的胰岛马上有功能，患者在开始的几周或几个月里也都需要用外源性胰岛素治疗（对于胰岛素非依赖型患者，通常为每天两次，每次 5U 中效胰岛素）。大约胰腺切除和自体胰岛移植两周后，患者再进行代谢功能测定。

所有儿童患者在 TP-IAT 术后都应立即进行胰岛素滴注，以控制血糖在 80～120mg/dL（4.4～6.7mmol/L）的范围，患者随后过渡到皮下胰岛素注射。在移植后的前几周，血糖控制目标是尽可能维持正常的血糖水平。从长期来看，维持最低血糖控制目标为：空腹血糖≤126mg/dL（7mmol/L），餐后血糖≤180mg/dL（10mmol/L），糖化血红蛋白（HbA1c）≤6.5％。

## 二、胰腺切除术后的疼痛缓解结果

总体来讲，TP-IAT 后全部或部分疼痛的长期缓解率是 80％～90％。TP-IAT 后另一个重要的结果是可以停止使用毒品类镇痛药。从辛辛那提医院的报道中，严重的 CP 患者 TP-IAT 后大约 60％可以停止使用镇痛药，生活质量评价显示有明显提高。

明尼苏达大学在成人 CP 患者胰腺切除和 IAT 已积累了大量的病例，超过一半的患者成功戒除了麻药；儿童 CP 患者中超过 60％的患者停用麻药；那些继续使用麻醉性镇痛药的儿童也有了更好的疼痛控制，药性和药量均有所下降。在术后 1 年后，以兰德（RAND）健康调查作出的问卷评估显示，显著改善了整体生活质量（数据未发表）。辛辛那提组关于疼痛控制的结果与明尼苏达组的结果惊人的相似，58％的 TP-IAT 术后患者脱离麻醉药。

## 三、IAT 术后胰岛素脱离率

通过 IAT 来防治糖尿病的结果没有像疼痛控制的结果那么好，想获得胰岛素脱离的完全血糖控制往往不一定成功。总体而言，约 1/3 的患者将实现胰岛素脱离（26％～41％），另外 1/3 每天仅需注射小量的基础胰岛素。明尼苏达大学在 23 个 CP 患者中，22 个患者进行了 TP 或接近 TP（>95％）和门静脉 IAT 手术，其中 6 名患者至统计之日止依然脱离胰岛素，时间有 IAT 术后 7 年 2 个月、5 年、29 个月、20 个月、16 个月和 4 周。近 TP（＞95％胰腺切除）的患者术后 6 年，依然脱离胰岛素。3 名患者最初脱离胰岛素，但术后 8～18 个月后又需要胰岛素治疗。在 12 名需要胰岛素治疗的患者中，10 名患者有典型的胰腺切除后的糖尿病问题，即阶段性的高血糖和低血糖，有时候需医院治疗。另有 2 名患者的糖尿病血糖控制较容易。在 2010 年总结 TP-IAT 的结果时显示，根据胰岛素的用量和 C-肽的测定结果看，有近 1/3 患者有部分胰岛功能，尽管患者还需要一个基础的长效胰岛素治疗，但他们的糖化血红蛋白（HbA1c）水平均低于 7.0％，C-肽阳性，并避免了典型的外科术糖尿病相关的长期高血糖。

世界第一例儿童自体胰岛移植是 1989 年在一名 12 岁男孩身上进行，术后其胰岛素脱离近 2 年。儿童的胰岛素脱离率可能略高于成人。在明尼苏达大学早期进行的 24 例小儿 IAT 术中，56％的患者移植 1 年后依然胰岛素脱离，另外 22％只需要每天一次基础胰岛素。胰岛素脱离患者的糖化血红蛋白水平低于 6％，低于具有部分胰岛功能的患者（6.5％）。小于 13 岁的儿童胰岛素脱离率可能更高或需要更少的胰岛素。图 8-3 为明尼苏达大学在过去 10 年内进行的一些 IAT 术后长期随访的结果。有几个患者移植后保持胰岛素脱离≥5 年（Bellin，数据未发表）。

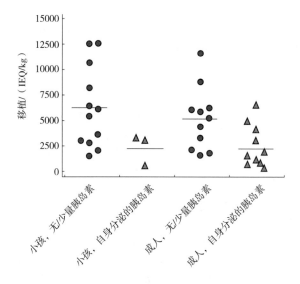

图 8-3　1989～2009 年间在明尼苏达大学进行的 36 例（5～18 岁）
TP-IAT 手术的胰岛移植量和之后胰岛素需求量关系

摘自：Melena D Bellin，David E R Sutherland. Pediatric Islet Autotransplantation：Indication，Technique，and Outcome. Curr Diab Rep，2010，10（5）：326-331.

孩子在手术时年龄小于 13 岁，青少年年龄 13～18 岁，"依赖"表示需要一个基础的剂量（典型的 1 型糖尿病患者）。"圆圈"表示最小或不需要胰岛素治疗，"三角"显示胰岛素依赖。IEQ/kg 为每千克受体体重移植的胰岛当量；无/少量胰岛素表示胰岛素脱离或每天仅需要一次基础的胰岛素剂量或仅需间歇性地调整剂量来维持正常血糖（糖化血红蛋白≤6.5％）。

明尼苏达大学组的结果显示，小儿 CP 全胰切除后的 IAT 后，可达 2/3 的患者术后胰岛素脱离或仅用少量的胰岛素即可维持正常的血糖。年龄越小（＜13 岁）、移植的胰岛量越多、无前期胰腺的手术治疗（部分胰腺切除或外科导流过程）的患者手术成功的概率越高。

在辛辛那提大学组最近的一次随访中，Wilson 等分析了 14 名儿童的 TP-IAT 结果，发现其中 79％的患者脱离了麻药，但同时只有 29％的患者脱离了胰岛素。附表 8-2 和附表 8-3 给出了这个迄今最大的 TP-IAT 报告相关结果。

自体移植的胰岛的生存期限还不明确。移植物的失效可能发生较早，但 TP-IAT 患者如果能达到脱离 2 年的胰岛素治疗的往往能维持全胰岛功能超过 10 年，甚至达到 20 年。在明尼苏达大学一项儿童 IAT 分析中，那些实现胰岛素脱离的患者，74％的儿童患者在移植后 2 年仍保持胰岛素脱离，5 年的胰岛素脱离率为 46％。在一例病例中，观察到胰岛素脱离达 16 年以上，在移植后超过 23 年，这位患者继续显示有胰岛功能并仅需要最小剂量的胰岛素（每日一次甘精胰岛素，<10U/d）（Sutherland，未发表的观察）。另一份来自 Leicester 大学发表的报告（Leicester 大学，英国）显示，所有接受 IAT 并显示有移植物功能的患者，在其最近的评估和移植后直到 10 年依然显示有可测得的 C-肽，大部分患者早期即使仅有部分胰岛功能，但仍显示持续有 C-肽，并长期仅用较低剂量的胰岛素。一些研究者还报道了 TP-IAT 术后患者在怀孕期间仍旧胰岛素脱离，显示了在一些 IAT 术后患者体内的胰岛功能强劲，有惊人的耐久性。

# 第五节 明尼苏达大学 IAT 经验总结

明尼苏达大学从 1977～1991 年对 27 名患者进行了胰腺切除和马上自体胰岛移植，这些患者中部分是小管胰腺炎（26 名），或者轻微的扩张胰管来排出胰液术失败导致的复发性慢性胰腺炎（1 名）。早期进行本手术的 26 名患者已有报道。在所有的患者中，慢性胰腺炎的诊断是基于既往历史，病情恶化时实验室检测，电脑 X 射线断层摄影术，内镜逆行胰胆管造影（ERCP，如果可以做的话），在一些案例中，从前期切取得组织进行的组织学检测（$n=6$）。其中一名患者，慢性胰腺炎诊断未确定，由手术确定，进行了全胰腺切除和胰岛分离。从全胰或近全胰切除术中获得的胰腺标本证明了在所有病人中存在慢性胰腺炎，但是组织学病变的严重程度范围很大。那些用来确定 CP 的胰腺样品不再用来进行胰岛分离。

患者在手术前先进行口服糖耐量试验（OGTT）评价代谢功能。随后再加入静脉糖耐量试验（IVGTT）和 24 h 血糖曲线，这些测试在所有的患者中除了第 15 号患者在胰腺切除前就是糖尿病，需要外源性胰岛素来维持正常血糖外，其余的都正常。外分泌腺功能没有例行测定。然而根据资料，5 名患者需要胰酶替代物，因为明显的外分泌腺不足。

TP-IAT 患者的平均年龄为 33.5 岁（范围 12～58 岁），症状持续时间平均 5.6 年（范围 1～20 年）。70％患者是女性（19/27），联合有胆结石或者自发性的慢性胰腺炎（17/19）。8 名男性中有 6 名在慢性胰腺炎的诊断时联合有酒精滥用史。有两名患者通过 ERCP 确定为胰腺分裂症。所有的患者都有严重的腹痛，大部分患者长期使用麻醉性止痛剂。27 名患者中，17 名（63％）患者以前就因为 CP 而进行过手术。

在全部的 27 名患者中，25 名进行了全胰腺（Whipple）或接近全胰腺（95％）切除，2 名患者进行了部分胰腺（胰尾）切除（80％～90％），手术胰腺切除程度和结果见表 8-2。

表 8-2 27 名患者胰腺切除程度和胰腺切除后与 IAT 后的结果（明尼苏达大学）

| 患者 | 现有的胰十二指肠切除术 | 胰腺和移植胰岛的数量 | 切除范围 | 胰岛移植位置 | 胰岛的数量 | 是否需要胰岛素 |
|------|------------------|----------------|--------|----------|----------|----------|
| 27 | 否 | 9/91 | 全部 | 肝门 | 350000 | 否 |
| 26 | 否 | 8/90 | 全部 | 肝门 | 419000 | 否 |
| 25 | 是（百分率未知） | 6/90 | 全部 | 肝门 | 2400 | 是 |
| 24 | 否 | 4/90 | 全部 | 肝门 | 325100 | 否 |
| 23 | 是（百分率未知） | 7/89 | 全部 | 肝门 | 109500 | 否 |
| 22 | 否 | 9/87 | 全部 | 肾被膜 | 12300 | 是 |
| 21 | 否 | 7/87 | 全部 | 肝门 | 23800 | 是 |
| 20 | 是（60%） | 4/87 | 全部 | 肝门 | 7700 | 是 |
| 19 | 否 | 11/86 | 全部 | 肝门 | 420222 | 否 |
| 18 | 否 | 9/86 | >95% | 肝门 | 17300 | 是 |
| 17 | 否 | 7/86 | >95% | 肝门 | 46500 | 是 |
| 16 | 否 | 10/85 | 80% | 肝门 | 29300 | 否 |
| 15 | 否 | 9/85 | 全部 | 肾被膜 | 400 | 是 |
| 14 | 否 | 9/84 | >95% | 肝门 | 265200 | 否 |
| 13 | 否 | 9/82 | >95% | 肝门 | 119800 | 是 |
| 12 | 是（50%） | 5/81 | >95% | 肝门 | 17200 | 是 |
| 11 | 否 | 4/81 | >95% | 肝门 | 292500 | 是 |
| 10 | 是（30%） | 3/80 | 90% | 肝门 | 78000 | 是 |
| 9 | 否 | 12/79 | >95% | 肝门 | 139400 | 是 |
| 8 | 否 | 8/79 | >95% | 肝门 | 296200 | 是 |
| 7 | 否 | 7/79 | >95% | 肝门 | 28400 | 是 |
| 6 | 否 | 7/79 | >95% | 肝门 | 12200 | 是 |
| 5 | 是（70%） | 7/79 | >95% | 肝门 | 78400 | 是 |
| 4 | 否 | 7/79 | >95% | 肝门 | 54300 | 是 |
| 3 | 否 | 2/78 | >95% | 肝门 | 402600 | 是 |
| 2 | 否 | 11/77 | >95% | 肝门 | 184800 | x |
| 1 | 否 | 2/77 | >95% | 肝门 | 548700 | 否 |

注:缩写的意义:x—死于急性术后阶段和不能评价。第 19 号患者一开始为>95%的胰腺切除,但后来根据近来 Easter 和 Cuschieri(十二指肠-空间的全胰腺切除)重新定标准为全胰腺切除。

摘自:Farney AC,Najarian JS,Nakhleh RE,Lloveras G,Field MJ,Gores PF,Sutherland DE. Autotransplantation of dispersed pancreatic islet tissue combined with total or near-total pancreatectomy for treatment of chronic pancreatitis. Surgery,1991,110(2):427-437。

　　胰岛数量通过直接计数或从组织的胰岛素量来估算。患者第 16 号脱离胰岛素治疗,但只进行了 80%的胰腺切除。患者 1、患者 5、患者 6、患者 7 和患者 13 死于胰腺切除和自体胰岛移植后的第 6 年、7.5 年、11.5 年、10 年和第 3 年。第 1 号患者死时血糖正常，并无须外源性胰岛素。

除一例患者死于全胰腺切除，而不是胰岛移植。第 2 名患者有对横结肠有一个缺血性损伤，随后有穿孔，在术后第 7 天死于脓毒病（败血症）。后面有五位患者发生死亡，其中四位的死亡已经明确与胰岛移植的任何并发症无关，两个是死于酒精，因为其 TP 后仍持续喝酒。另外的患者，如 7 号患者死于胰腺切除后第 10 年，原因未明。非致死性的并发症，包括十二指肠缺血（第 4 号患者），十二指肠狭窄（第 5 号和 8 号患者）；脾梗死和破裂（第 13 和 21 号患者）；腹腔感染和胃周的脓肿（第 11 和 14 号患者），t-管移除后的出血（第 7 号患者），反流性胃炎（第 16 号患者），胆总管下段狭窄（第 19 号患者），肺炎和败血症（第 22 例患者）；第 27 名患者（查看病史）胰腺切除和胰岛自体移植一周后诊断出无症状的门静脉血栓，但在随后的一周跟踪监测显示血流正常。

没有患者发展成弥散性血管内凝血（DIC）或者肝梗死。然而，凝血和肝功能测试确实显示在手术操作后有一个小的但不严重的明显上升，在出院时已慢慢下降至基线水平。第 11 号患者比较特别，有显著的天冬氨酸氨基转移酶（AST）上升。她自体胰岛门静脉内移植后 AST 上升到了 6540 IU/L，并在出院的时候降低到了正常（图 8-4）。在随后超过 10 年的随访期间，她没有显示肝功能不足或门静脉高压方面的临床症状。

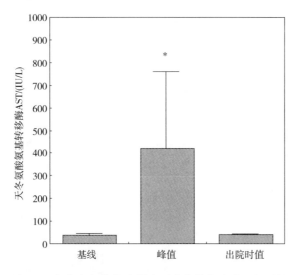

图 8-4　患者在门静脉注射胶原酶分散的胰腺组织时的
天冬氨酸氨基转移酶（AST）变化

图 8-4 中误差线表示标准差。* AST 的峰值水平同术前（基线）和出院后差别很大。第 11 号患者的 AST 峰值达到了 6540 IU/L，说明有些是急性上升。如果这是一个诱发因子，AST 值从基线值（37±8）（SE）IU/L［正常情况下，血液中来自肝细胞的天冬氨酸氨基转移酶的范围是 0～40U/L（单位）］上升到（76±12）IU/L（峰值），然后在出院时下降到（32±3）IU/L（基线和出院时值与峰值的差异极显著，$p \leqslant 0.01$）。［相关知识：在肝功能检查中，谷丙转氨酶（ALT）是反映肝细胞受损的指标，而天冬氨酸氨基转移酶是反映肝细胞坏死的标准。对于肝硬化、肝纤维化、肝癌的检测非常准确。可以和谷丙转氨酶结合起来反映肝功能的状况，比如谷丙转氨酶/天冬氨酸氨基转移酶比值均在 1.0 以下为肝硬

化或早期肝硬化患者。]

　　在一些患者中，尤其在早期进行的一些病例，因胰岛制备方法粗糙，导致在门静脉输注是前凝血酶时间（PT）有显著的上升，不过这些患者在出院时可恢复到接近术前基线水平（图8-5）。门静脉血压（PVP）在注射粗糙的胰腺组织分散物时也显著上升（图8-6）。然而那些门脉压最高的患者在关闭腹腔时门脉压均有恢复。一名患者在自体胰岛移植前出现了门静脉血栓，该患者和另一名一开始门脉压在28cmH$_2$O的患者，胰岛组织移植到了肾被膜下。

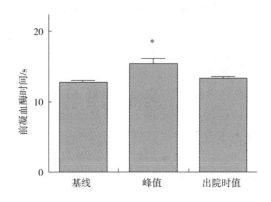

图 8-5　门静脉输入胶原酶分散的胰腺组织患者的前凝血酶时间（PT）

　　注：误差线代表标准误差，＊PT的峰值［（15.3±0.7）s］与术前值［基线，（12.8±0.2）s］和出院时值［（13.1±0.2）s］差异显著：$p \leqslant 0.01$。

　　摘自：Farney AC，Najarian JS，Nakhleh RE，Lloveras G，Field MJ，Gores PF，Sutherland DE. Autotransplantation of dispersed pancreatic islet tissue combined with total or near-total pancreatectomy for treatment of chronic pancreatitis. Surgery，1991，110（2）：427-437。

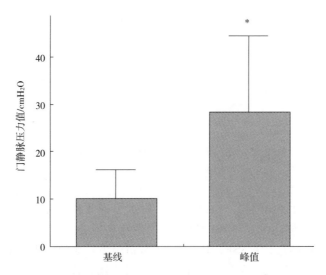

图 8-6　门静脉输入胶原酶分散的胰腺组织在术前（基线）和术中（峰值）的门静脉压力值（PVP）

　　注：误差线表示标准差。＊基线［（10.1±1.2）cmH$_2$O］和峰值［（28.1±3.3）cmH$_2$O］有极显著性差异，$p = 0.0001$（方差分析）。

　　摘自：Farney AC，Najarian JS，Nakhleh RE，Lloveras G，Field MJ，Gores PF，Sutherland DE. Autotransplantation of dispersed pancreatic islet tissue combined with total or near-total pancreatectomy for treatment of chronic pancreatitis. Surgery，1991，110（2）：427-437。

在 25 例接受近全胰腺（>95%）切除或全胰腺切除的患者中，1 例较早死于结肠缺血、穿孔和脓血症，2 例在随后随访中死亡。在剩余的 22 例评估的患者中，平均随访时间为 5.6 年（范围从 5 个月到 155 个月），8 例（36%）报道了他们在胰腺切除前疼痛，这是主要的胰腺切除和自体胰岛移植的指标，术后该症状全部缓解。另外 11 例（50%）显示他们的胰腺疼痛有显著的改善（严重性和发作频率下降）或完全消失（但是他们有其他一些不相关的腹部不适，如内窥镜诊断的胃炎）。3 例（14%）患者依然保持疼痛的症状与术前相似，对于这三例患者，一例要求继续用麻醉性止痛剂。考虑到此三例患者是最近的三例患者，患者 27 号是行全胰腺切除术后才 4 周，她可能还正在经历慢性胰腺炎全胰腺切除后疼痛的缓解期，因为有外科手术的介入，通常不会是这么快缓解。总体来说，86% 的患者的疼痛得到了缓解或减少，对于部分胰腺切除的患者（80%~90% 的切除，主要是胰尾），一例的症状有改善，但另一例没有改变。

通过自体胰岛移植来防治糖尿病的结果没有像控制疼痛的结果那么好。在 23 名患者中，22 名患者通过全胰腺切除或接近全胰腺切除（>95%）和门静脉自体胰岛移植存活。在这 22 名患者中，6 名患者目前依然脱离胰岛素，时间有 IAT 术后 7 年 2 个月、5 年、29 个月、20 个月、16 个月和 4 周（表 8-2）。在脱离胰岛素 4 周到 29 个月的患者中进行了全胰腺切除，因此这些患者肝脏内的胰岛在控制血糖、脱离外源性胰岛素上起了作用。其他像 1 号患者死于与自体胰岛移植无关的原因，接近全胰腺切除（>95%）的患者术后 6 年，依然脱离胰岛素。3 名患者（第 3 号、8 号和第 20 号）最初脱离了胰岛素，但在术后 8~18 个月后又需要胰岛素治疗了。在目前 12 名需要胰岛素治疗的患者中，10 名患者有典型的胰腺切除后的糖尿病问题，即阶段性的高血糖和低血糖，有时候需要住院治疗。另有 2 名患者的糖尿病血糖控制比较容易。在第 11 号患者，在近期的一次糖刺激释放 C-肽水平为 0.083 pmol/mL，预示了部分胰岛还有功能（本实验室能测到的最低限度是 0.030 pmol/mL）。既然患者是 >95% 的胰腺切除，因此剩余的胰腺组织可能贡献了这少量的 C-肽。

另外一些患者（$n=3$）一开始胰岛素脱离了几个月，一些患者显示即使需要胰岛素治疗，但还能继续测到 C-肽水平。然而，糖尿病的预防或获得易控制的糖尿病在 IAT 技术上还是不能保证的，尤其如果前期已经切除过部分胰腺或者胰腺纤维化严重以至于胰岛分离困难，比如第 25 号患者。纵观该病的病理严重性，硬化与胰岛产量的相关性不到 20%（$p=0.052$）。有些胰腺硬化的患者也能得到数量合适的胰岛来阻止术后的糖尿病，显示纤维化的程度不应该成为阻止进行自体胰岛移植尝试的障碍（如患者 23）。

2 名患者为部分胰腺切除（80%~90%）和门静脉 IAT。其中一名患者术后脱离胰岛素仅一个月，而另一例患者术后脱离外源性胰岛素超过了 6 年。

所有的患者不是全部进行全胰腺切除的，直到 1987 年。在所有的胰腺切除和自体胰岛移植术后脱离胰岛素的 10 名患者中，5 名患者在 1987 年前进行了部分胰腺切除。在这 5 名患者中，一名患者（第 19 号）进行了十二指肠保留的全胰腺切除术，与 Easter 和 Cuschieri 描述的方法相似。该患者在胰腺切除和门静脉移植大约 420000 个胰岛，5 年后依然脱离胰岛素。在另外 4 例 1987 年前操作的患者中，>95% 的胰腺切除了，靠近十二指肠 C-环的一小片胰腺组织仍保留着。

从 1987 年以来，有 7 名患者进行了全胰腺切除（Whipple）并联合门静脉内胰岛移植，使得自体胰岛移植物在肝内存活和功能的发挥变得毫无疑问。在这 7 名患者中，5 名（71%）在全胰腺切除和自体胰岛移植后获得了胰岛素脱离，4 名患者接受了 >100000 个胰岛，目前显示术后胰岛素脱离时间超过 4 周到 29 个月（表 8-2）。其中一名患者是儿童，接受了 109500 个胰岛，数量可能对于一个成人来讲是不足的。另外四名全胰腺切除（Whipple）患者均为成人。在这四名成人患者中，3 名接收了＞325000 个胰岛，超过在犬自体胰岛移植阻止糖尿病所必需的胰岛量 3000～5000 个胰岛/kg，到目前为止也是胰岛素脱离。第 20 号患者输注了大约 8000 胰岛（从组织的胰岛素含量来推断），该患者在全胰腺切除术后 18 个月产生了自发性肝内胰岛功能丧失，并需要外源性胰岛素治疗，但她能够保持一段时间的胰岛素脱离的事实显示我们计算的胰岛量可能低估了移植的真实胰岛数量（一个整除方面的误差）。全胰腺切除患者能够脱离胰岛素治疗证明了肝内移植的自体胰岛的功能。同时，通过激素分泌研究显示，在精氨酸和葡萄糖刺激后肝静脉中的胰岛素浓度高于门静脉中的胰岛素浓度（Pyzdrowski 等）。

在明尼苏达大学 1977 年至 2007 年进行的 164 例移植患者中，接受移植量大于 5000IEQ/kg 的 63％的患者，接受 2501～5000IEQ/kg 的 27％的患者，和接受≤2500IEQ/kg 的 7％的患者，观察到在移植后有 1 年的胰岛素脱离。结果还显示，173 名自体胰岛移植患者中，32％患者术后第一年内实现胰岛素脱离，这其中，74％的患者术后随访两年达到胰岛素不依赖，46％的患者可维持 5 年，28％的患者可长达 10 年。在 1989 年和 2006 年中期之间的儿科移植病例中，胰岛产量超过 2000IEQ/kg 是胰岛素脱离的一个重要的预测指标。辛辛那提大学的 Ahmad 和他的同事对 45 例 TP-IAT 患者 4 年的随访结果在单因素分析中也发现了胰岛素脱离率与输注的胰岛 IEQ/kg 患者体重呈相关性（$p = 0.04$）。胰岛素脱离的患者（40％，在 18 个月内）接受了平均 6635IEQ/kg 的胰岛量，而胰岛素依赖组的平均胰岛量为 3799IEQ/kg。和这些研究结果相反的是，46 例在 Leicester 组接受全胰切除术和自体胰岛移植的患者中，发现胰岛产量与胰岛素脱离无关。这些患者中包括一例仅接受 955IEQ/kg 胰岛移植后的患者，4 年仍是胰岛素脱离。

纵观全世界报道的关于自体胰岛移植内容，门静脉输注分散的胰腺组织会导致肝坏死和死亡，但这比一些研究者预计的发生率要低得多，因为有更新的操作方法可使胰岛组织消化的更均匀和分散。在明尼苏达大学的 25 例自体胰岛移植的患者中，没有发现一例死亡，也没有发现长期的后遗症与门静脉输注有关。

成功地阻止糖尿病问题与自体移植的胰岛细胞团数量有关。患者接受超过约 200000 数量的胰岛（计数方法）或胰岛素当量（由组织胰岛素含量来推断）后更可能维持脱离外源性胰岛素（$p = 0.0053$）。我们能得到的胰岛数量随着胰腺的纤维化程度而不同，包括胰腺是否有前期手术处理（$p = 0.052$）。

# 第六节　讨论与展望

多家机构报告都已经证实了 TP-IAT 的安全性和可行性，该手术对 CP 患者的生活质量有明显的改善。

## 一、CP 的疼痛及控制

疼痛是 CP 患者最普通的症状，并使其倾向于选择手术治疗。尽管外分泌功能可能不足和糖尿病经常是该病自然发展的一部分，但对很多患者来说疼痛问题更大，CP 伴随的疼痛往往会妨碍正常的营养摄入，缩减或阻止正常的日常活动，导致大量镇痛药的使用。外科手术的目的是减少疼痛，但同时尽可能地保留多的胰腺功能。内分泌的保留方法，如：胰管引流，保留内分泌物质，但在处理小管胰腺炎患者时是无效的，有时候甚至在处理胰管扩张的患者时也是无效的。对于这些患者，唯一可供选择的方法是胰腺去神经，但经常效果不是终身的，或者是较大程度的胰腺切除。

疼痛的控制与胰腺切除的程度相关，不过内科医生和患者通常会反对胰腺切除，因为担心会形成术后糖尿病。

## 二、胰腺切除比例与术后糖尿病的发病率

胰腺切除后的糖尿病的发生率往往不是一个定值，与手术前的 β 细胞不足和胰腺内分泌细胞的减少程度成一定比例。文献报道部分胰腺切除（80%～95%）后患者的糖尿病发生率等于74%～90%。切除超过95%胰腺的操作将导致更高的糖尿病发病率，明尼苏达报道的结果是100%，其他机构也报道了超过95%胰腺切除后获得糖尿病的概率是一个常数。

## 三、TP-IAT 对生活质量的改善

迄今为止最大规模的 TP-IAT 手术结果分析已由明尼苏达大学 Sutherland 等进行了报道，分析了从 1977 年至 2011 年的 412 例 TP-IAT 患者（355 名成人和 53 名儿童）。对 2007 年后手术的患者进行 SF-36 健康状况调查评分（报告有 8 项单独的评价指标），结果显示 TP-IAT 术后 2 年调查表中的各项指标均显著提高，此外84%的患者在术后第 1 年对他们健康状况感觉有所提高，2 年为 57%；术后 2 年患者的麻药脱离率是 59%。相关结果见附表 8-1，附表 8-2，附表 8-3。

## 四、IAT 胰岛素脱离率与移植胰岛量的关系

成功的 IAT 结果为 TP 或接近 TP 后胰岛素依然脱离，输注的胰岛量可预测 TP-IAT 后的代谢结果。由明尼苏达大学 Sutherland 等进行的 TP-IAT 手术结果分析发现胰岛素脱离率，拥有部分胰岛功能的比率与每千克体重移植胰岛当量 IEQ/kg 高度相关。很明显，移植>5000IEQ/kg的患者，3 年内胰岛素脱离率达 72%，有部分胰岛功能的占 24%，只有 4%为胰岛素依赖。

尽管一些机构报道 IAT 开始时是成功的，但后续报道的结果不一致，一些机构报道了严重的并发症；另一些机构报道在接下来的几个月里失去了胰岛功能。不过如果早期胰岛素已经脱离，后期极可能会长期拥有胰岛功能（如 10 年或更长），此也预示了肝内 β 细胞的驻扎具有一定的稳定性。Teuscher 研究的 IAT 长期胰岛素脱离的患者的葡萄糖和精氨酸刺激试验显示，胰岛素分泌储备与输注的胰岛量有关，即使患者的胰岛素是脱离的，但分泌量还是显著地减少了。

影响 TP-IAT 脱离胰岛素的因素：

① 前期有胰腺外科手术。术前胰腺手术似乎是影响全（完整）胰腺切除和自体胰岛移植后产量和胰岛素脱离率的一个重要因素。远端胰腺切除术手术，如 Puestow 引流操作（侧胰肠吻合术）和弗雷引流术（部分胰头切除联合侧远端胰腺空肠吻合术），与胰岛产量减少和胰岛移植的不成功结果密切相关。这些操作可能导致 β 细胞从内分泌组织直接移除损失或者相关的疤痕形成。此外，因为 Puestow 和 Frey 过程涉及沿胰腺的长度开放胰管，易导

致胰岛分离过程中进行胰管内灌注胶原酶效果不佳。Whipple 过程（胰头和十二指肠切除术，保留远端胰腺完整）在后来的自体胰岛移植结果上没有显示相同的不良效果，儿科患者既往有过远端胰腺切除术的病史或胰肠吻合术（Puestow/Frey）后胰岛素依赖率较高。

② 胰腺纤维化的程度。胰腺纤维化的程度越高胰岛数量也越少，尤其有特别严重的纤维化，胰岛产量更低（IE/g 胰腺组织）。此外，儿童病程较长，中至重度严重纤维化，腺泡细胞严重萎缩也会导致较低的胰岛产量，降低术后胰岛素脱离率。

③ 术前有胰管引流。术前胰腺导管引流更不利于自体胰岛移植，因为前期胰管导流手术可能会导致不能将胶原酶输注入胰管内，将导致更低的胰岛产量，IAT 后胰岛素脱离比例也更低。在明尼苏达大学，在 TP-IAT 术前用 Puestow 方法处理的仅有 18% 的患者术后达到了胰岛素脱离，相比之下，TP-IAT 术前无外科干预的患者 >70% 有术后胰岛素脱离，显示了胰岛移植成功率的上限。

④ 一部分残留的胰腺组织可能对于术后内分泌功能是有贡献的（因为 <100% 胰腺切除术后患者的胰岛素脱离比率明显高于 TP 患者术后胰岛素脱离率）。

没有单一的因素可预测胰岛素脱离性。大多病例表明，移植的胰岛当量（IEQ）数量是移植成功的关键，虽然没有任何胰岛产量能保证胰岛素脱离。目前我们还无法在胰腺切除和胰岛移植前预测胰岛产量或术后的胰岛素需要量。因此，TP-IAT 作为缓解疼痛的一种方法，患者必须愿意冒术后可能得糖尿病的风险。从 10 名儿科患者得到的初步数据表明，一个简单的空腹血糖和患者的体重可能可以预测总的胰岛产量，并且更高的刺激后 C-肽水平和较低的基线糖化血红蛋白也与较多的胰岛产量有关。在明尼苏达大学一小部分成年患者中，静脉内葡萄糖耐量测试引起对葡萄糖的急性胰岛素反应与胰岛产量密切相关。这与先前的 β 细胞移植后葡萄糖和精氨酸诱导的胰岛素分泌反应数据是一致的，并可能作为预测存活细胞数量的一种替代方法。

总体来讲，TP-IAT 术后在某种程度上有约 1/3 的患者可达到胰岛素脱离。另 1/3 患者有足够的胰岛功能通常通过使用一天一次的长效胰岛素就可维持正常血糖，但另外 1/3 患者需要标准的糖尿病治疗，即根据每天多次血糖监测进行多次注射胰岛素或者胰岛素泵治疗。CP 对胰岛分离上有负影响，从单供体胰腺上得到 70% 的胰岛素脱离率也可能代表了最高的胰岛移植可达到的水平。

## 五、IAT 失败后的同种异体胰腺移植

所有的患者 TP 术后外分泌功能均无（一些患者在 TP 前就已经有临床表现明显的外分泌腺功能缺失），需要口服酶替代治疗。如果 IAT 不成功，同种异体胰腺移植联合外分泌腺导流可以考虑用来治疗 TP 后的内分泌和外分泌功能失败。在明尼苏达大学，18 位患者进行了 26 例胰腺同种异体移植，这些患者以前因为慢性胰腺炎而进行了 TP。Gruessner 等报道了使用他克莫司维持的免疫抑制治疗 1 年移植物的存活率可达到 >70%（内分泌和外分泌腺功能）。

## 六、微创技术在 TP-IAT 中的应用

运用微创技术进行 TP-IAT 的目的是充分利用腹腔镜和机器人在切除胰腺手术方法方面的优势，即减少术中出血，缩短恢复期，更快的功能恢复，提高生活质量。腹腔镜 TP 的方法最近已有报道，表明对筛选的患者在该操作的效果上与以往的对照病例具相同，应用腹腔

镜进行 TP-IAT 尚未有报告。

在明尼苏达大学，Galvani 等最近报道了 6 名患者使用机器人平台进行了 TP-IAT，研究者们能够进行纯微创的方式，同时使温缺血时间降低到最低限度（这是开放式操作方法的一个执行标志），与 Desai 等报道的 12 例开放式病例在手术时间、失血，以及胰岛细胞产量上进行了比较。这两项研究的差异是显著的，因为 Galvani 使用的是机器人技术，是第一次使用机器人来进行整个胰腺摘除，且不断开胰腺颈部。

在明尼苏达大学，大部分 TP-IAT 手术使用开放式方法。我们主张保留幽门的 TP（无胰颈部分离）与脾切除，Rouxen-Y 肝-空肠吻合术和胃-空肠吻合术，通过脾静脉残端进行胰岛输注。此外，该中心正在越来越多地利用机器人平台来执行复杂的胰腺切除和重建，包括 TP-IAT。与 Galvani 等的报告类似，该中心还建立了安全和可行的机器人 TP 的方法，不管有没有 IAT（TP＝10 例，TP-IAT＝3 例）。所有的 3 例 IAT 患者采用开放式操作方法，避免了胰颈部分离和减少温缺血时间。TP-IAT 的结果令人鼓舞，平均手术时间为 600（包括胰岛细胞团制备），平均 EBL（估计失血量）为 600mL，平均的住院时间（LOS）为 10.7d。胰岛细胞团平均产量 4563IEQ/kg，与历次以来的非机器人手术对照组相当。无死亡或严重并发症的记录。

然而，加入机器人操作可能会增加一个已经昂贵手术的成本。在莱斯特 Leicester 大学对 60 例患者的一项成本分析显示，TP-IAT 手术约为 1 万英镑，比单纯 TP 但不 IAT 的手术费用要高很多。如果使用机器人的话，成本很可能会进一步增加。尽管有手术成本的问题，但如果使用机器人进行 TP-IAT 手术的优点与其他微创手术在术后恢复和生活质量评估方面等相一致的话，那些因成本的负担可能可以抵消。

## 七、IAT 手术对同种异体胰岛移植的指导意义

与同种异体胰岛移植比较，IAT 应用于临床有很多优势，如表 8-3 所示，可增加移植成功的机会。首先，自体移植无免疫方面的障碍，没有同种免疫或者自体免疫；其次，IAT 不需要免疫抑制治疗，因此能够避免接触致糖尿病的药物，比如钙调磷酸酶抑制剂和类固醇等；另外，IAT 的供体是活的，活的供体缩短了冷缺血的时间，这与其他器官类型一样在器官早期功能的发挥上有显著的相关性，并可避免脑死亡供体器官相关的移植物早期和后期功能紊乱的影响；再者，IAT 受体在很多方面也与同种异体受体不同，糖尿病的存在本身也会因高血糖而对 β 细胞有毒性作用。

表 8-3　TP-IAT 与同种异体胰岛移植相关因素的比较

| 潜在的不利因素 | IAT | 同种异体胰岛移植 |
| --- | --- | --- |
| 慢性胰腺炎 | 严重降低胰岛产量;前期的胰腺手术降低胰岛产量 | 无影响 |
| 胰腺供体 | 只有一条胰腺 | 可用多个胰腺供体 |
| 同种免疫 | 无影响 | 有排斥 |
| 自体免疫 | 无影响 | 有自体免疫损伤 |
| 免疫抑制剂 | 无影响 | β 细胞毒性 |

| 潜在的不利因素 | IAT | 同种异体胰岛移植 |
| --- | --- | --- |
| 死亡供体 | 无影响 | 保存的损伤将降低胰岛产量或者活性;脑死亡对于细胞功能和活性的副作用 |
| 受体糖尿病情况 | 无影响 | 高血糖对 β 细胞有毒性;胰岛素抵抗 |
| 胰岛的纯化步骤 | 通常不用 | 不可避免,导致胰岛损失 |

摘自:Hakim NS,Stratta RJ,Gray D. pancrease,islet and stem cell transplantation for diabetes. New York:Oxford University Press,2010。

　　成功的 IAT 手术也为胰岛移植用于其他手术操作提供了参考。相比于同种异体胰岛移植,IAT 有更高的早期和长期的移植物存活率,可使用更少的胰岛量达到这些效果。弄清楚 IAT 与同种异体胰岛移植之间的差别,对提高同种异体胰岛移植的成功率也有帮助。与一些 1 型糖尿病患者胰岛移植成功需要多个胰腺供体形成鲜明对比,目前 IAT 手术的胰岛是从部分或一条胰腺中分离,但很明显也可以达到预防患者成为外科糖尿病(虽然不是确定的)。当然在自体胰岛移植和同种异体胰岛移植之间的差异形成的原因也很多。除了一些明显的同源性问题外,1 型糖尿病患者的一些特有的因素,如胰岛素抵抗和自身免疫,也可能会导致同种异体胰岛移植物的失败。如果这些因素可被识别和表述清楚,我们使用更新和更有效的方法进行胰岛分离,将能够从一个供体胰腺中得到足够多的胰岛来达到 1 型糖尿病患者胰岛移植后血糖恢复正常。

# 第七节　总结

　　总之,我们发现 TP 或近全胰腺切除是一个控制小管胰腺炎或其他难治性慢性胰腺炎疼痛,改善患者生活质量的有效方法,自体胰岛分散物经门静脉移植是一个安全和有时候有效预防形成外科糖尿病的方法。由于全胰切除术会导致糖尿病,因此应尽可能进行门静脉自体胰岛移植,以防止或减轻术后糖尿病。所有患者在术后将马上需要进行胰岛素治疗,在植入和功能受损期间保护胰岛。随后,约 2/3 患者会完全脱离胰岛素或在低剂量胰岛素下维持良好的血糖控制。大量的儿童患者已证明胰岛移植物功能及胰岛素脱离可达 5 年以上,在成人身上时间会更长。当疾病发生时间短或中等(<7 年),胰岛产量会较好,越年轻的患者和那些没有任何前期胰腺手术的患者有最好的移植结果。

　　虽然 TP-IAT 的适应证不断发展,精心选择患者,早期确诊和开展手术治疗是能得到良好结果的重要因素。新的技术应用,包括机器人的应用可以减少与 TP 相关的发病率,但这些方法的详细和严格的评估还需要进一步进行。成功的 IAT 手术也可以为胰岛移植用于其他手术操作提供了参考。

　　目前自体胰岛移植已在全世界多个国家纳入医保范围,包括美国、加拿大、欧洲、澳大利亚等。

# 附件

附表 8-1  公开发表的 IAT 手术患者信息统计

| 作者 | 报告年份 | 中心 | 患者例数 | 平均年龄/岁 | 男：女 | 成人例数 | 小儿例数 | 平均BMI | TP-IAT 手术指证 | |
|---|---|---|---|---|---|---|---|---|---|---|
| Galvani | 2014 | Arizona 大学 | 6 | 41 | 2：4 | ND | ND | 23.2 | 特发性 | 50% |
| | | | | | | | | | 胆结石 | 17% |
| | | | | | | | | | 脓血症 | 17% |
| | | | | | | | | | 自身免疫性 | 17% |
| Walsh | 2012 | Cleveland Clinic | 20 | 43 | 12：8 | ND | ND | ND | 特发性 | 55% |
| | | | | | | | | | 酗酒 | 25% |
| | | | | | | | | | 家族/遗传性 | 10% |
| | | | | | | | | | 胰腺分裂症 | 10% |
| Desai | 2011 | Arizona 大学 | 12 | 44 | 3：9 | ND | ND | 27.2 | 特发性 | 33% |
| | | | | | | | | | 胰腺分裂症 | 17% |
| | | | | | | | | | 家族/遗传性 | 16% |
| | | | | | | | | | CFTR | 8% |
| | | | | | | | | | 酗酒 | 8% |
| | | | | | | | | | 自身免疫性 | 8% |
| | | | | | | | | | 先天性小胰管 | 8% |
| | | | | | | | | | 不明原因的胰腺结石 | 8% |
| Sutherland | 2012 | Minnesota 大学 | 409 | 35 | 108：301 | 356 | 53 | 24.5 | 特发性 | 50% |
| | | | | | | | | | 胰腺分裂症 | 17% |
| | | | | | | | | | 家族/遗传性 | 14% |
| | | | | | | | | | 其他 | 12% |
| | | | | | | | | | 酗酒 | 7% |
| Ahmad | 2005 | Cincinnati 大学 | 45 | 38 | 15：30 | ND | ND | 26 | 特发性 | 69% |
| | | | | | | | | | 胰腺分裂症 | 18% |
| | | | | | | | | | 酗酒 | 4% |
| | | | | | | | | | 创伤 | 2% |
| | | | | | | | | | ERCP | 2% |
| | | | | | | | | | 家族/遗传性 | 2% |
| | | | | | | | | | 药物中毒 | 2% |
| Bhayani | 2014 | NSQIP | 191 | 40 | 48：143 | ND | ND | ND | 慢性胰腺炎 | 90% |
| | | | | | | | | | 急性胰腺炎 | 7% |
| | | | | | | | | | 良性肿瘤 | 3% |

| 作者 | 报告年份 | 中心 | 患者例数 | 平均年龄/岁 | 男:女 | 成人例数 | 小儿例数 | 平均BMI | TP-IAT 手术指证 | |
|---|---|---|---|---|---|---|---|---|---|---|
| Wilson | 2013 | Cincinnati 大学 | 14 | 16 | 7:7 | 0 | 14 | 21.8 | 特发性 | 57% |
| | | | | | | | | | 家族/遗传性 | 43% |
| | | | | | | | | | CFTR | 29% |
| | | | | | | | | | SPINK1 | 7% |
| | | | | | | | | | PRSS1 | 7% |
| Garcea | 2013 | Leicester 大学医院 | 50 | 43 | 24:26 | ND | ND | 21 | 酗酒 | 36% |
| | | | | | | | | | 未知原因 | 48% |
| | | | | | | | | | 胆结石 | 10% |
| | | | | | | | | | 其他 | 6% |
| Argo | 2008 | Alabama 大学 | 26 | 44 | 14:12 | ND | ND | 22.3 | 酗酒 | 35% |
| | | | | | | | | | 特发性 | 31% |
| | | | | | | | | | 胰腺分裂症 | 23% |
| | | | | | | | | | 高甘油三酯血症 | 4% |
| | | | | | | | | | 创伤 | 4% |
| | | | | | | | | | 胆结石 | 4% |
| Morgan | 2011 | South Carolina 医科大学 | 33 | 42 | 8:25 | 33 | 0 | 27 | Oddi 括约肌功能障碍 | 42% |
| | | | | | | | | | 特发性 | 24% |
| | | | | | | | | | 酗酒 | 12% |
| | | | | | | | | | 胰腺分裂症 | 9% |
| | | | | | | | | | 家族/遗传性 | 9% |
| | | | | | | | | | 医疗性原因 | 3% |

注:ND—未讨论;NSQIP—国家外科质量改进计划;Oddi 括约肌—肝胰壶腹括约肌。

附表 8-2　公开发表的患者的手术信息

| 作者 | 手术方法 | 胰岛输注位点 | 胰岛分离时间/min | OR 时间/min | EBL/mL | IEQ/kg |
|---|---|---|---|---|---|---|
| Galvani | 机器人 TP-IAT | SV 残端 | 272.6 | 717 | 630 | 2301±1545 |
| Walsh | 开放式 TP-IAT | SV 残端 | 480~600 | ND | ND | 3846 (3060~5430) |
| Desai | 开放式 TP-IAT | SV 残端 | 250 | 637.2 | 641.7 | 2538.2 (104.2~13573) |
| Sutherland | 开放式 TP-IAT，机器人 TP-IAT[①] | ND | 210~390 | ND | ND | 3260 最近的 250 例 |
| Ahmad | 开放式 TP-IAT | PV(12 患者) MCV (33 患者) | 240 | 533 | 563 | 3799±629 在 ID 患者 6635±229 在 II 患者 |

续表

| 作者 | 手术方法 | 胰岛输注位点 | 胰岛分离时间/min | OR 时间/min | EBL/mL | IEQ/kg |
|------|---------|-------------|----------------|-----------|--------|--------|
| Bhayani | ND | ND | ND | 530 | ND | ND |
| Wilson | 开放式 TP-IAT | PV | ND | 531.9 | ND | 7436(3203~11919) |
| Garcea | 开放式 TP-IAT | UV | ND | 480 | 600[①] | ND |
| Argo | 开放式 TP-IAT | PV MCV | ND | 414 | 632.6 | 1331±304 |
| Morgan | 开放式 TP-IAT | ND | 275 | 245 | 679 | ND |

① 报道了 43 例患者。

注：ND—未讨论；SV—脾静脉；PV—门静脉；MCV—中结肠静脉；UV—脐静脉；OR 时间—操作时间。

附表 8-3 公开发表的患者 IAT 手术结果

| 作者 | 随访/月 | 血糖控制 | | 疼痛控制 | | LOS/d | 需输血比例/% | 需再次手术率/%[①] | 总体并发症发生率/%[②] | 死亡 |
|------|--------|---------|---|---------|---|-------|-----------|--------------|----------------|------|
| Galvani | 1 | ND | | 5 名患者毒品戒断 | | 12.6 | 17 | 无 | 83.3 | 0 |
| Walsh | 12 | 术后12个月内胰岛素使用量达到中位数/(U/d) | 术后/(ME/d) | 术后/(ME/d)12个月内随访达到中位数 | | 12 | ND | 25 | 45 | 0 |
| | | 11.6 | 89.2 | 78 | | | | | | |
| Desai | 1 | ND | | ND | | 16 | 50 | ND | 33.3 | 0 |
| Sutherland | >36 | 移植/(IEQ/kg) | 随访36个月的比例 | 术后麻药使用的比例/% | 在24月中术后麻药戒断比例/% | ND | ND | 15.9 | 20.3 | 5 |
| | | <2500 | 12 II 33 PF 55 ID | | | | | | | |
| | | 2500~5000 | 22 II 62 PF 16 ID | | | | | | | |
| | | >5000 | 72 II 24 PF 4 ID | 100 | 59 | | | | | |

| 作者 | 随访/月 | 血糖控制 | | 疼痛控制 | | LOS/d | 需输血比例/% | 需再次手术率/%[1] | 总体并发症发生率/%[2] | 死亡 |
|---|---|---|---|---|---|---|---|---|---|---|
| Ahmad | 18 | 胰岛素剂量/(U/d) | 在18个月平均百分比/% | 术后/(ME/d) | 术后/(ME/d) | 12.6 | 56 | 5 | 42.2 | 3 |
| | | 0 | 40 | 206 | 90[1] | | | | | |
| | | 0~20 | 24 | 26[1](58%)患者麻药戒断 | | | | | | |
| | | 20~40 | 20 | | | | | | | |
| | | >40 | 16 | | | | | | | |
| Bhayani | ND | ND | | ND | | 13 | 20 | ND | 59.2 | 1 |
| Wilson | 9 | 胰岛素剂量/(U/d) | 在随访9个月的比例/% | 术后/(ME/d) | 术后/(ME/d)在随访平均9个月 | 15.9 | 29 | 0 | 28.5 | 0 |
| | | 0 | 29 | 32.7 | 13.9[1] | | | | | |
| | | 0~10 | 29 | 11[1](79%)患者麻药戒断 | | | | | | |
| | | 10~20 | 29 | | | | | | | |
| | | >20 | 14 | | | | | | | |
| Garcea | 11.5 | 胰岛素剂量/(U/d) | 在随访11.5个月的比例/% | 术后/(ME/d) | 术后/(ME/d)在随访平均11.5个月 | 20 | ND | ND | 53.3[3] | 1 |
| | | 0 | 18.6 | 180 | 10 | | | | | |
| | | 0~10 | ND | | | | | | | |
| | | 10~20 | ND | | | | | | | |
| | | >20 | 81.4[2] | | | | | | | |
| | | 平均胰岛素需要量[2]22U/d | | | | | | | | |
| Argo | 6.5±1.4 | 随访/月 | 胰岛素使用/(U/d) | 麻药使用 | 3个月时比例/% | 6个月时比例/% | 10 | 33.3 | ND | 88.4 | 0 |
| | | 3 | 17.4 | 无 | 14 | 60 | | | | | |
| | | 6 | 23 | 下降 | 50 | 20 | | | | | |
| | | | | 无变化 | 36 | 20 | | | | | |

续表

| 作者 | 随访/月 | 血糖控制 | | | 疼痛控制 | | LOS/d | 需输血比例/% | 需再次手术率/%[①] | 总体并发症发生率/%[②] | 死亡 |
|---|---|---|---|---|---|---|---|---|---|---|---|
| Morgan | 12 | 胰岛素剂量/(U/d) | 随访6个月比例 | 随访12个月比例 | 术后/(ME/d) | 术后/(ME/d)6个月 | ND | 24.2 | 6 | 48 | 0 |
| | | 0 | 21 | 24 | 357 | 161 | | | | | |
| | | 0~10 | 21 | 15 | | | | | | | |

① 再手术包括采取回到手术室或需要一种介入放射治疗过程。

② 计算公式为并发症的累计情况；并发症发生率报道除以研究规模。

③ 43 个病例的报道。

注：ND—未讨论；PF—部分移植物功能；II—胰岛素脱离；ID—胰岛素依赖；ME—吗啡当量；LOS—住院时间。

附表摘自：Bellin MBJ，Beilman GJ，Moran A，Hering BJ，Sutherland DER. Islet function and glycemic control after TP and IAT. Organ Biology，2009，16(1)：122.

# 参考文献

[1] 周总光，赵玉沛. 外科学. 北京：高等教育出版社，2009：499-500.

[2] Tzakis A G，Demertris AJ，Fung JJ，Mintz DH，Starzi TE. Pancreatic islet transplantation after upper abdominal exenteration and liver replacement. Lancet，1990，336 (8712)：402-405.

[3] Sutherland DE，Matas AJ，Najarian JS，Pancreatic islet cell transplantation. Surg Clin North Am，1978. 58 (2)：365-382.

[4] Najarian JS，Sutherland DE，Matas AJ，Goetz FC. Human islet autotransplantation following pancreatectomy. Transplant Proc，1979，11 (1)：336-340.

[5] Hakim NS，Stratta RJ，Gray D. Pancrease，islet and stem cell transplantation for diabetes. 2010：412-424.

[6] Dewitt LM. Morphology and Physiology of Areas of Langerhans in Some Vertebrates. J Exp Med，1906，8 (2)：193-239.

[7] Opie EL. On the Relation of Chronic Interstitial Pancreatitis to the Islands of Langerhans and to Diabetes Melutus. J Exp Med，1901，5 (4)：397-428.

[8] Gall FP，Muhe E，Gebhardt C. Results of partial and total pancreaticoduodenectomy in 117 patients with chronic pancreatitis. World J Surg，1981，5 (2)：269-275.

[9] Murphy MM，Knaus WJ，Hill JS，McPhee JT，Saha SA，Tseng JF. Total pancreatectomy：a national study. HPB (Oxford)，2009，11 (6)：476-482.

[10] Nathan H，Christopher L，Wolfgang MD，Barish H，Michael A，Edil MD，Joseph M，Herman MD. Peri-operative mortality and long-term survival after total pancreatectomy for pancreatic adenocarcinoma：a population-based perspective. J Surg Oncol，2009，99 (2)：87-92.

[11] Stauffer JA，Nguyen JH，Heckman MG，Grewal MS，Jamil LH，Martin JK，Asbun HJ. Patient outcomes after total pancreatectomy：a single centre contemporary experience. HPB (Oxford)，2009，11 (6)：483-492.

[12] Casadei R，Monari F，Buscemi S，Francesco M. Total pancreatectomy：indications，operative technique，and results：a single centre experience and review of literature. Updates Surg，2010，62 (1)：41-46.

[13] Crippa S，Tamburrino D，Partelli S，Salvia R. Total pancreatectomy：indications，different timing，and perioperative and long-term outcomes. Surgery，2011，149 (1)：79-86.

[14] Jamil LH，Chindris AM，Gill KR，Scimeca D，Stauffer JA，Heckman MG，Meek SE，Nguyen JH，Asbun HJ，

Raimondo M，Woodward TA，Wallace MB. Glycemic control after total pancreatectomy for intraductal papillary mucinous neoplasm：an exploratory study. HPB Surg，2012：381328.

[15] Traverso LW and Kozarek RA. Pancreatoduodenectomy for chronic pancreatitis：anatomic selection criteria and subsequent long-term outcome analysis. Ann Surg，1997，226（4）：429-435.

[16] Farney AC，Najarian JS，Nakhleh RE，Lloveras G，Field MJ，Gores PF，Sutherland DE. Autotransplantation of dispersed pancreatic islet tissue combined with total or near-total pancreatectomy for treatment of chronic pancreatitis. Surgery，1991，110（2）：427-437.

[17] Cote GA，Yadav D，Slivka A，Sherman S. Alcohol and smoking as risk factors in an epidemiology study of patients with chronic pancreatitis. Clin Gastroenterol Hepatol，2011，9（3）：266-273.

[18] Ong SL，Gravante G，Cristina A. Total pancreatectomy with islet autotransplantation：an overview. HPB（Oxford），2009，11（8）：613-621.

[19] Dufour MC，Adamson MD. The epidemiology of alcohol-induced pancreatitis. Pancreas，2003，27（4）：286-290.

[20] LaRusch JS，Solomon，Whitcomb DC，Pancreatitis Overview//GeneReviews（R），R A Pagon. 1993：Seattle（WA）.

[21] Rebours V，Boutron-Ruault MC，Schnee M，Hentic O，Maire F. The natural history of hereditary pancreatitis：a national series. Gut，2009，58（1）：97-103.

[22] Applebaum-Shapiro SE，Finch R，Hepp LA，Gates L，Amann S，Martin S. Hereditary pancreatitis in North America：the Pittsburgh-Midwest Multi-Center Pancreatic Study Group Study. Pancreatology，2001，1（5）：439-443.

[23] Fink EN，Kant JA，Whitcomb DC. Genetic counseling for nonsyndromic pancreatitis. Gastroenterol Clin North Am，2007，36（2）：325-333.

[24] Pfutzer RH. SPINK1/PSTI polymorphisms act as disease modifiers in familial and idiopathic chronic pancreatitis. Gastroenterology，2000，119（3）：615-623.

[25] Mounzer，R，Whitcomb DC. Genetics of acute and chronic pancreatitis. Curr Opin Gastroenterol，2013，29（5）：544-551.

[26] Chowdhury SD，Chacko A，Ramakrishna BS，Dutta AK，Augustine J，Koshy AK，Simon EG，Joseph AJ. Clinical profile and outcome of chronic pancreatitis in children. Indian Pediatr，2013，50（11）：1016-1019.

[27] Poulsen JL，Olesen SS，Malver LP，Frøkjær JB，Drewes AM. Pain and chronic pancreatitis：a complex interplay of multiple mechanisms. World J Gastroenterol，2013，19（42）：7282-7291.

[28] Malka D，Hammel P，Sauvanet A，Rufat P，O'Toole D，Bardet P，Belghiti P，Bernades P，Ruszniewski P. Risk factors for diabetes mellitus in chronic pancreatitis. Gastroenterology，2000，119（5）：1324-1332.

[29] Rosch T. Endoscopic treatment of chronic pancreatitis：a multicenter study of 1000 patients with long-term follow-up. Endoscopy，2002，34（10）：765-771.

[30] Gress F，Schmitt C，Sherman S，Ciaccia D，Ikenberry S，Lehman G. Endoscopic ultrasound-guided celiac plexus block for managing abdominal pain associated with chronic pancreatitis：a prospective single center experience. Am J Gastroenterol，2001，96（2）：409-416.

[31] Parsi MA，Stevens T，Lopez R，Vargo JJ. Extracorporeal shock wave lithotripsy for prevention of recurrent pancreatitis caused by obstructive pancreatic stones. Pancreas，2010，39（2）：153-155.

[32] Forsmark，CE. Management of chronic pancreatitis. Gastroenterology，2013，144（6）：1282-1291.

[33] Imrie C W. Management of recurrent pain following previous surgery for chronic pancreatitis. World J Surg，1990，14（1）：88-93.

[34] Steer ML，Waxman I，Freedman S，1995，332（22）：1482-1490.

[35] Ahmed SA，Wary CJ. Rilo HR，Choe KA，Gelrud A，HowingtonJ，Lowry AM，Matthews JB. Chronic pancreatitis：recent advances and ongoing challenges. Curr Probl Surg，2006，43（3）：127-238.

[36] Lowe ME. Pancreatitis in childhood. Curr Gastroenterol Rep，2004，6（3）：240-246.

[37] Vitone LJ，Greenhalf W，Howes NR，Neoptolemos JP. Hereditary pancreatitis and secondary screening for early pancreatic cancer. Rocz Akad Med Bialymst，2005，50：73-84.

[38] Howes N，Lerch MM，Greenhalf W，Stocken DD. Clinical and genetic characteristics of hereditary pancreatitis in Eu-

rope. Clin Gastroenterol Hepatol，2004，2（3）：252-261.

［39］Kandula L，Whitcomb DC，Lowe ME. Genetic issues in pediatric pancreatitis. Curr Gastroenterol Rep，2006，8（3）：248-253.

［40］Bellin MD，Sutherland DE. Pediatric islet autotransplantation：indication，technique，and outcome. Curr Diab Rep，2010，10（5）：326-331.

［41］Rossi RL，Soeldner SJ，Braasch JW，Heiss FW，Shea JA，Silverman ML. Long-term results of pancreatic resection and segmental pancreatic autotransplantation for chronic pancreatitis. Am J Surg，1990，159（1）：57-58.

［42］Fournier B，Andereggen E，Bühler L，Cretin N，Mage R，Sinigaglia C，Mentha G，Morel P. Islands of Langerhans autotransplantation after pancreatic resection for benign pathology. Schweiz Med Wochenschr Suppl，1997，89：41S-45S.

［43］Oberholzer J，Triponez F，Mage R，Andereggen E，Bühler L，Crétin N，Fournier B，Goumaz C，Lou J，Philippe J，Morel P. Human islet transplantation：lessons from 13 autologous and 13 allogeneic transplantations. Transplantation，2000，69（6）：1115-1123.

［44］Lee BW，Jee JH，Heo J，Kim KW. The favorable outcome of human islet transplantation in Korea：experiences of 10 autologous transplantations. Transplantation，2005.79（11）：1568-1574.

［45］Alsaif F，Molinari M，Al-Masloom A，Lakey JR，Kin T，Shapiro AM. Pancreatic islet autotransplantation with completion pancreatectomy in the management of uncontrolled pancreatic fistula after whipple resection for ampullary adenocarcinoma. Pancreas，2006，32（4）：430-431.

［46］Garraway NR，Dean S，Buczkowski A，Brown DR，Scudamore CH，Meloche M，Warnock G，Simons R. Islet autotransplantation after distal pancreatectomy for pancreatic trauma. J Trauma，2009，67（6）：E187-189.

［47］Jindal RM，Ricordi C，Shriver CD. Autologous pancreatic islet transplantation for severe trauma. N Engl J Med，2010，362（16）：1550.

［48］Daouadi M，Zureikat AH，Zenati M，Choudry H，Tsung A，Bartlett DL，Hughes SJ，Lee KK，Moser AJ，Zeh HJ. Robot-assisted minimally invasive distal pancreatectomy is superior to the laparoscopic technique. Ann Surg，2013，257（1）：128-132.

［49］Balzano G，Piemonti L. Extending indications for islet autotransplantation in pancreatic surgery. Ann Surg，2013，258（2）：210-218.

［50］Bellin MD，Freeman ML，Gelrud A，Slivka A，Clavel A，Humar A，Schwarzenberg SJ，Lowe ME，Rickels MR，Whitcomb DC，Matthews JB，PancreasFest Recommendation Conference Participants，Amann S，Andersen DK，Anderson MA，Baillie J，Block G，Brand R，Chari S，Cook M，Cote GA，Dunn T，Frulloni L，Greer JB，Hollingsworth MA，Kim KM，Larson A，Lerch MM，Lin T，Muniraj T，Robertson RP，Sclair S，Singh S，Stopczynski R，Toledo FG，Wilcox CM，Windsor J，Yadav D. Total pancreatectomy and islet autotransplantation in chronic pancreatitis：recommendations from PancreasFest. Pancreatology，2014，14（1）：27-35.

［51］Angst MS，Clark JD. Opioid-induced hyperalgesia：a qualitative systematic review. Anesthesiology，2006，104（3）：570-587.

［52］Bellin M，Beilman GJ，Moran A，Hering BJ，Sutherland DER，Islet function and glycemic control after TP and IAT. Organ Biology，2009，16（1）：122.

［53］Chinnakotla S，Bellin MD，Schwarzenberg SJ，Radosevich DM，Cook M，Duun TB，Beilman GJ，Freeman ML，Balamurugan AN，Wilhelm J，Bland B，Jimenez-Vega JM，Hering BJ，Vickers SM，Pruett TL，Sutherland DE. Total pancreatectomy and islet autotransplantation in children for chronic pancreatitis：indication，surgical techniques，postoperative management，and long-term outcomes. Ann Surg，2014，260（1）：56-64.

［54］Khan KM，Desai CS，Kalb B，Patel C，Grigsby BM，Jie T，Gruessner RW，Rodriguez-Rilo H. MRI prediction of islet yield for autologous transplantation after total pancreatectomy for chronic pancreatitis. Dig Dis Sci，2013，58（4）：1116-1124.

［55］Balzano G. Carvello M，Piemonti L，Nano R，Ariotti R，Mercalli A，Melzi R，Maffi P，Braga M，Staudacher C. Combined laparoscopic spleen-preserving distal pancreatectomy and islet autotransplantation for benign pancreatic neoplasm. World J Gastroenterol，2014，20（14）：4030-4036.

［56］ Choi SH，Hwang HK，Kang CM，Yoon CI，Lee WJ. Pylorus- and spleen-preserving total pancreatoduodenectomy with resection of both whole splenic vessels：feasibility and laparoscopic application to intraductal papillary mucin-producing tumors of the pancreas. Surg Endosc，2012，26（7）：2072-2077.

［57］ Dokmak S，Aussilhou B，Sauvanet A，Ruszniewski P，Levy P，Belghiti J. Hand-assisted laparoscopic total pancreatectomy：a report of two cases. J Laparoendosc Adv Surg Tech A，2013，23（6）：539-544.

［58］ Galvani CA，Rodrguez Rilo H，Samamé J，Porubsky M，Rana A，Gruessner RW. Fully robotic-assisted technique for total pancreatectomy with an autologous islet transplant in chronic pancreatitis patients：results of a first series. J Am Coll Surg，2014，218（3）：e73-e78.

［59］ Zureikat AH，Nguyen T，Boone BA，Wijkstrom M，Hogg ME，Humar A，Zeh H 3rd. Robotic total pancreatectomy with or without autologous islet cell transplantation：replication of an open technique through a minimal access approach. Surg Endosc，2015，29（1）：176-183.

［60］ Desai CS，Stephenson DA，Khan KM，Jie T，Gruessner AC，Rilo HL，Gruessner RW. Novel technique of total pancreatectomy before autologous islet transplants in chronic pancreatitis patients. J Am Coll Surg，2011，213（6）：e29-e34.

［61］ Blondet JJ，Carlson AM，Kobayashi T，Jie T，Bellin M，Hering BJ，Freeman ML，Beilman GJ，Sutherland DE. The role of total pancreatectomy and islet autotransplantation for chronic pancreatitis. Surg Clin North Am，2007，87（6）：1477-1501.

［62］ Mirkovitch V，Campiche M. Successful intrasplenic autotransplantation of pancreatic tissue in totally pancreatectomised dogs. Transplantation，1976，21（3）：265-269.

［63］ Kretschmer GJ，Sutherland DE，Matas AJ，Cain TL，Najarian JS. Autotransplantation of pancreatic islets without separation of exocrine and endocrine tissue in totally pancreatectomized dogs. Surgery，1977，82（1）：74-81.

［64］ Kaufman DB，Morel P，Field MJ，Munn SR，Sutherland DE. Purified canine islet autografts. Functional outcome as influenced by islet number and implantation site. Transplantation，1990，50（3）：385-391.

［65］ Ricordi C，Lacy PE，Finke EH，Olack BJ，Scharp DW. Automated method for isolation of human pancreatic islets. Diabetes，1988，37（4）：413-420.

［66］ Bottino R，Bertera S，Grupillo M，Melvin PR，Humar A，Mazariegos G，Moser AJ，Walsh RM，Fung J，Gelrud A，Slivka A，Soltys K，Wijkstrom M，Trucco M. Isolation of human islets for autologous islet transplantation in children and adolescents with chronic pancreatitis. J Transplant，2012，2012：642-787.

［67］ Sutherland DE，Gruessner AC，Carlson AM，Blondet JJ，Balamurugan AN，Reigstad KF，Beilman GJ，Bellin MD，Hering BJ. Islet autotransplant outcomes after total pancreatectomy：a contrast to islet allograft outcomes. Transplantation，2008，86（12）：1799-1802.

［68］ Lakey JR，Warnock GL，Shapiro AM，Korbutt GS，Ao Z，Kneteman NM，Rajotte RV. Intraductal collagenase delivery into the human pancreas using syringe loading or controlled perfusion. Cell Transplant，1999，8（3）：285-292.

［69］ Ricordi C，Lacy PE，Scharp DW. Automated islet isolation from human pancreas. Diabetes，1989，38 Suppl 1：140-142.

［70］ Lake SP，Bassett PD，Larkins A，Revell J，Walczak K，Chamberlain J，Rumford GM，London NJ，Veitch PS，Bell PR. Large-scale purification of human islets utilizing discontinuous albumin gradient on IBM 2991 cell separator. Diabetes，1989，38 Suppl 1：143-145.

［71］ Kemp CB，Knight MJ，Scharp DW，Ballinger WF，Lacy PE. Effect of transplantation site on the results of pancreatic islet isografts in diabetic rats. Diabetologia，1973，9（6）：486-891.

［72］ Lorenz D，Rosenbaum KD，Petermann J，Ziegler M，Beckert R，Dorn A. Transplantation of isologous islets of Langerhans in diabetic rats. Acta Diabetol Lat，1975，12（1）：30-40.

［73］ Griffith RC，Scharp DW，Hartman BK，Ballinger WF，Lacy PE. A morphologic study of intrahepatic portal-vein islet isografts. Diabetes，1977，26（3）：201-214.

［74］ Cobb LF，Merrell RC. Intrasplenic islet autografts：insulin response to intravenous glucose challenge. Curr Surg，1983，40（1）：36-39.

［75］ Toledo-Pereyra LH，Rowlett AL，Lodish M. Autotransplantation of pancreatic islet cell fragments into the renal capsule prepared without collagenase. Am Surg，1984，50（12）：679-681.

［76］ Hesse UJ，Sutherland DE，Gores PF，Sitges-Serrn A，Najarian JS. Comparison of splenic and renal subcapsular islet autografting in dogs. Transplantation，1986，41（2）：271-274.

［77］ Wahoff DC，Sutherland DE，Hower CD，Lloveras JK，Gores PF. Free intraperitoneal islet autografts in pancreatectomized dogs—impact of islet purity and posttransplantation exogenous insulin. Surgery，1994，116（4）：742-748；discussion 748-750.

［78］ Gupta V，Wahoff DC，Rooney DP，Potout V，Sutherland DE，Kendall DM，Robertson RP. The defective glucagon response from transplanted intrahepatic pancreatic islets during hypoglycemia is transplantation site-determined. Diabetes，1997，46（1）：28-33.

［79］ Wahoff DC，Papalois BE，Najarian JS，Kendall DM，Farney AC，Leone JP，Jessurun J，Dunn DL，Robertson RP，Stutherland DE. Autologous islet transplantation to prevent diabetes after pancreatic resection. Ann Surg，1995，222（4）：562-575；discussion 575-579.

［80］ Chinnakotla S. Radosevich DM，Dunn TB，Bellin MD，Freeman ML，Schwarzenberg SJ，Balamurugan AN，Wilhelm J，Bland B，Vickers SM，Beilman GJ，Sutherland DE，Pruett TL2. Long-term outcomes of total pancreatectomy and islet auto transplantation for hereditary/genetic pancreatitis. J Am Coll Surg，2014，218（4）：530-543.

［81］ Wilson GC. Suttom JM，Salehi M，Schmulewitz N，Smith MT，Kucera S，Choe KA，Brunner JE，Abbott DE，Sussman JJ，Ahmad SA. Surgical outcomes after total pancreatectomy and islet cell autotransplantation in pediatric patients. Surgery，2013，154（4）：777-783；.

［82］ Scharp DW. Lacy PE，Santiago JV，McCullough CS，Weide LG，Falqui L，Marchetti P，Gingerich R，Jaffe AS，Cryer PE. Insulin independence after islet transplantation into type I diabetic patient. Diabetes，1990，39（4）：515-518.

［83］ Kawahara T. Kin T，Shapiro AM. A comparison of islet autotransplantation with allotransplantation and factors elevating acute portal pressure in clinical islet transplantation. J Hepatobiliary Pancreat Sci，2012，19（3）：281-288.

［84］ Wilhelm JJ. Pellin MD，Dunn TB，Balamurugan AN，Pruett TL，Radosevich DM，Chinnakotla S，Schwarzenberg SJ，Freeman ML，Hering BJ，Sutherland DE，Beilman GJ. Proposed thresholds for pancreatic tissue volume for safe intraportal islet autotransplantation after total pancreatectomy. Am J Transplant，2013，13（12）：3183-3191.

［85］ Desai CS. Khan KM，Megawa FB，Rilo H，Jie T，Gruessner A，Gruessner R. Influence of liver histopathology on transaminitis following total pancreatectomy and autologous islet transplantation. Dig Dis Sci，2013，58（5）：1349-1354.

［86］ Maffi P. Balzano G，Ponzoni M，Nano R，Sordi V，Melzi R，Mercalli A，Scavini M，Esposito A，Peccatori J，Cantarelli E，Messina C，Bernardi M，Del Maschio A，Staudacher C，Doglioni C，Ciceri F，Secchi A，Piemonti L. Autologous pancreatic islet transplantation in human bone marrow. Diabetes，2013，62（10）：3523-3531.

［87］ Cantarelli E，Piemonti L. Alternative transplantation sites for pancreatic islet grafts. Curr Diab Rep，2011，11（5）：364-374.

［88］ Alejandro R. Cutfield RG，Shienvold FL，Polonsky KS，Noel J，Olson L，DIllberger J，Miller J，Mintz DH. Natural history of intrahepatic canine islet cell autografts. J Clin Invest，1986，78（5）：1339-1348.

［89］ Farney AC. Hering BJ，Nelson L，Tanilka Y，Gilmore T，Leone J，Wahoff D，Najarian J，Kendall D，Sutherland DE. No late failures of intraportal human islet autografts beyond 2 years. Transplant Proc，1998，30（2）：420.

［90］ Robertson RP. Lanz KJ，Sutherland DE，Kendall DM. Prevention of diabetes for up to 13 years by autoislet transplantation after pancreatectomy for chronic pancreatitis. Diabetes，2001，50（1）：47-50.

［91］ Webb MA，Illouz SC，Pollard CA，Gregory R，Mayberry JF，Tordoff SG，Bone M，Cordle CJ，Berry DP，Nicholson ML，Musto PP，Dennison AR. Islet auto transplantation following total pancreatectomy：a long-term assessment of graft function. Pancreas，2008，37（3）：282-287.

［92］ Warnock GL，Rajotte RV. Critical mass of purified islets that induce normoglycemia after implantation into dogs. Diabetes，1988，37（4）：467-470.

［93］ Kaufman DB，More P，Field MJ，Tzardis P，Munn SR，Sutherland DE. Canine islet autografts：functional outcome as influenced by islet number and purity. Transplant Proc，1990，22（2）：771-774.

[94] Portis AJ，Warnock GL，Finegood DT，Belcastro AN，Rajotte RV. Glucoregulatory response to moderate exercise in long-term islet cell autografted dogs. Can J Physiol Pharmacol，1990，68（10）：1308-1312.

[95] Pyzdrowski KL，Kendall DM，Halter JB，Nakhleh RE，Sutherland DE，Robertson RP. Preserved insulin secretion and insulin independence in recipients of islet autografts. N Engl J Med，1992，327（4）：220-226.

[96] Bellin MD，Carlson AM，Kobayashi T，Gruessner AC，Hering BJ，Moran A，Sutherland DE. Outcome after pancreatectomy and islet autotransplantation in a pediatric population. J Pediatr Gastroenterol Nutr，2008，47（1）：37-44.

[97] Bellin MD，Blondet JJ，Beilman GJ，Dunn TB，Balamurugan AN ，Thomas W，Sutherland DE，Moran A. Predicting islet yield in pediatric patients undergoing pancreatectomy and autoislet transplantation for chronic pancreatitis. Pediatr Diabetes，2010，11（4）：227-234.

[98] Rafael E，Tibell A，Rydén M，Lundgren T，Sävendahl L，Borgström B，Arnelo U，Isaksson B，Nilsson B，Korsgren O，Permert J. Intramuscular autotransplantation of pancreatic islets in a 7-year-old child：a 2-year follow-up. Am J Transplant，2008，8（2）：458-462.

[99] Warnock GL，DEGroot T，Untch D，Ellis DK，Rajotte RV. The natural history of pure canine islet autografts in hepatic or splenic sites. Transplant Proc，1989，21（1 Pt 3）：2617-2618.

[100] Cameron JL，Mehigan DG，Broe PJ，Zuidema GD. Distal pancreatectomy and islet autotransplantation for chronic pancreatitis. Ann Surg，1981，193（3）：312-317.

[101] Lorenz D WH，Lippert H. The transplantation of islets of Langerhans in patients with chronic pancreatitis//culture and cytopreservation：Federlin K，Bretzel RG. Islet isolation. Stuttgart：Georg Thieme Verlag. 1981.

[102] Toledo-Pereyra LH. Islet cell autotransplantation after subtotal pancreatectomy. Arch Surg，1983，118（7）：851-858.

[103] Mittal VK，Toledo-Pereyra LH，Sharma M，Ramaswamy K，Puri VK，Cortez JA，Gordon D. Acute portal hypertension and disseminated intravascular coagulation following pancreatic islet autotransplantation after subtotal pancreatectomy. Transplantation，1981，31（4）：302-304.

[104] Memsic L，Busuttil RW，Traverso LW. Bleeding esophageal varices and portal vein thrombosis after pancreatic mixed-cell autotransplantation. Surgery，1984，95（2）：238-242.

[105] Toledo-Pereyra LH，Rowlett AL，Cain W，Rosenberg JC，Gordon DA，Mackenzie GH. Hepatic infarction following intraportal islet cell autotransplantation after near-total pancreatectomy. Transplantation，1984，38（1）：88-89.

[106] Froberg MK，Leone JP，Jessurun J，Sutherland DE. Fatal disseminated intravascular coagulation after autologous islet transplantation. Hum Pathol，1997，28（11）：1295-1298.

[107] White SA，London NJ，Johnson PR，Davies JE，Pollard C，Contractor HH，Hughes DP，Robertson GS，Musto PP，Dennison AR. The risks of total pancreatectomy and splenic islet autotransplantation. Cell Transplant，2000，9（1）：19-24.

[108] Buhler L，Andereggen E，Fournier B，Cretin N，Deng S，Janjic D，Wollheim C，Morel P. Islet autotransplantation in a cirrhotic liver. Swiss Surg，1997，3（1）：35-38.

[109] Gores PF，Sutherland DER，Islet autotransplantation//Ricordi C. Pancreatic Islet Cell Transplantation. Austin：RG. Landers Company；.1992：291-312.

[110] Ong SL，Pollard C，Rees Y，Garcea G，Webb M，Illouz S，Berry DP，Dennison AR. Ultrasound changes within the liver after total pancreatectomy and intrahepatic islet cell autotransplantation. Transplantation，2008，85（12）：1773-1777.

[111] Lloveras J，Farney AC，Sutherland DE，Wahoff D，Field J，Gores PF. Significance of contaminated islet preparations in clinical islet transplantation. Transplant Proc，1994，26（2）：579-580.

[112] Wray CJ，Ahmad SA，Lowy AM，D'Alessio DA，Gelrud A，Choe KA，Soldano DA，Matthews JB，Rodriguez-Rilo HL. Clinical significance of bacterial cultures from 28 autologous islet cell transplant solutions. Pancreatology，2005，5（6）：562-569.

[113] Hathout E. Chand NK，Tan A，Sakata N，Mace J，Pearce W，Peverini R，Chinnock R，Sowers L，Obenaus

A. In vivo imaging demonstrates a time-line for new vessel formation in islet transplantation. Pediatr Transplant, 2009, 13 (7): 892-897.

[114] Speier S, Nyqvist D, Cabreaa O, Yu J, Molano RD, Pileggi A, Moede T, Köhler M, Wibertz J, Leibiger B, Ricordi C, Leibiger IB, Caicedo A, Berggren PO. Noninvasive in vivo imaging of pancreatic islet cell biology. Nat Med, 2008, 14 (5): 574-578.

[115] Frey CF, Smith GJ. Description and rationale of a new operation for chronic pancreatitis. Pancreas, 1987, 2 (6): 701-707.

[116] Whipple AO. Radical Surgery for Certain Cases of Pancreatic Fibrosis associated with Calcareous Deposits. Ann Surg, 1946, 124 (6): 991-1006.

[117] Prochorov AV, Oldhafer KJ, Tretyak SI, Rashchynski SM, Donati M, Rashchynskaya NT, Audzevich DA. Surgical treatment of pain in patients with chronic pancreatitis. Hepatogastroenterology, 2012, 59 (116): 1265-1269.

[118] Keck T, Adam U, Makowiec F, Riediger H, Wellner U, Tittelbach-Helmrich D, Hopt UT. Short-and long-term results of duodenum preservation versus resection for the management of chronic pancreatitis: a prospective, randomized study. Surgery, 2012, 152 (3 Suppl 1): S95-S102.

[119] Bachmann K, Tomkoetter L, Kutup A, Erbes J, Vashist Y, Mann O, Bockhorn M, Izbicki JR. Is the Whipple procedure harmful for long-term outcome in treatment of chronic pancreatitis 15-years follow-up comparing the outcome after pylorus-preserving pancreatoduodenectomy and Frey procedure in chronic pancreatitis. Ann Surg, 2013, 258 (5): 815-820.

[120] Andersson AO, Korsgren, Jansson L. Intraportally transplanted pancreatic islets revascularized from hepatic arterial system. Diabetes, 1989, 38 Suppl 1: 192-195.

[121] Biarnes M, Montolio M, Nacher V, Raurell M, Soler J, Montanya E. Beta-cell death and mass in syngeneically transplanted islets exposed to short- and long-term hyperglycemia. Diabetes, 2002, 51 (1): 66-72.

[122] Ahmad SA, Lowy AM, Wray CJ, D'Alessio D, Choe KA, James LE, Gelrud A, Matthews JB, Rilo HL. Factors associated with insulin and narcotic independence after islet autotransplantation in patients with severe chronic pancreatitis. J Am Coll Surg, 2005, 201 (5): 680-687.

[123] Rodriguez Rilo HL, Ahmad SA, D'Alessio D, Iwanaga Y, Kim J, Choe KA, Moulton JS, Martin J, Pennington LJ, Soldano DA, Biliter J, Martin SP, Ulrich CD, Somogyi L, Welge J, Mattews JB, Lowy AM. Total pancreatectomy and autologous islet cell transplantation as a means to treat severe chronic pancreatitis. J Gastrointest Surg, 2003, 7 (8): 978-989.

[124] Jie T, Ansite JD. Pancreatectomy and auto-islet transplant in patients with chronic pancreatitis. ACS, 2005, 201 (3 Suppl): S14.

[125] Behrman SW, Mulloy M. Total pancreatectomy for the treatment of chronic pancreatitis: indications, outcomes, and recommendations. Am Surg, 2006, 72 (4): 297-302.

[126] Clayton HA, Davies JE, Pollard CA, White SA, Musto PP, Dennison AR. Pancreatectomy with islet autotransplantation for the treatment of severe chronic pancreatitis: the first 40 patients at the leicester general hospital. Transplantation, 2003, 76 (1): 92-98.

[127] Partington PF, Rochelle RE. Modified Puestow procedure for retrograde drainage of the pancreatic duct. Ann Surg, 1960, 152: 1037-1043.

[128] Wahoff DC, Paplois BE, Najarian JS, Farney AC, Leonard AS, Kendall DM, Roberston RR, Sutherland DE. Islet Autotransplantation after total pancreatectomy in a child. J Pediatr Surg, 1996, 31 (1): 132-135.

[129] Teuscher AU, Sutherland DE, Robertson RP. Successful pregnancy after pancreatic islet autotransplantation. Transplant Proc, 1994, 26 (6): 3520.

[130] Wahoff DC, Leone JP, Farner AC, Teuscher AU, Sutherland DE. Pregnancy after total pancreatectomy and autologous islet transplantation. Surgery, 1995, 117 (3): 353-354.

[131] Jung HS, Choi SH, Noh JH, Ohi SH, Ahn YR, Lee MK, Kim KW. Healthy twin birth after autologous islet transplantation in a pancreatectomized patient due to a benign tumor. Transplant Proc, 2007, 39 (5): 1723-1725.

［132］ Singh SM，Reber HA. The pathology of chronic pancreatitis. World J Surg，1990，14（1）：2-10.

［133］ Easter DW，Cuschieri A. Total pancreatectomy with preservation of the duodenum and pylorus for chronic pancreatitis. Ann Surg，1991，214（5）：575-580.

［134］ Sutherland DE，Matas AJ，Goetz FC，Najarian JS. Transplantation of dispersed pancreatic islet tissue in humans：autografts and allografts. Diabetes，1980，29 Suppl 1：31-44.

［135］ Downing R. Morrissey S，Kiske D，Scharp DW. Does the purity of intraportal islet isografts affect their endocrine function? J Surg Res，1986，41（1）：41-46.

［136］ Farney AC，Nakhleh R，Field MJ，Morel P，Lloveras J，Gores PF，Sutherland DER. Long term function of islet autotransplants. Presented at the Third International Congress on Pancreatic and Islet Transplantation and Symposium on Artificial Insulin Delivery Systems，Lyon France，1991. Transplantation Procsubmitted.

［137］ Sutherland DE，Radosevich DM，Bellin MD. Total pancreatectomy and islet autotransplantation for chronic pancreatitis. J Am Coll Surg，2012，214（4）：409-424.

［138］ Bramis K，Gordon-Weeks AN，Friend PJ，Bastin E，Burls A，Silva MA，Dennison AR. Systematic review of total pancreatectomy and islet autotransplantation for chronic pancreatitis. Br J Surg，2012，99（6）：761-766.

［139］ Walsh RM，Saavadra JR，Lentz G，Guerron AD，Scheman J，Stevens T，Trucco M，Bottino R，Hatipoglu B. Improved quality of life following total pancreatectomy and auto-islet transplantation for chronic pancreatitis. J Gastrointest Surg，2012，16（8）：1469-1477.

［140］ Dorlon M，Owczarski S，Wang H，Adams D，Morgan K. Increase in postoperative insulin requirements does not lead to decreased quality of life after total pancreatectomy with islet cell autotransplantation for chronic pancreatitis. Am Surg，2013，79（7）：676-680.

［141］ Garcea G，Pollard CA，Illouz S，Webb M，Metcalfe MS，Dennison AR. Patient satisfaction and cost-effectiveness following total pancreatectomy with islet cell transplantation for chronic pancreatitis. Pancreas，2013，42（2）：322-328.

［142］ Frey CF，Suzuki M，Isaji S，Zhu Y. Pancreatic resection for chronic pancreatitis. Surg Clin North Am，1989，69（3）：499-528.

［143］ Cuilleret J，Guillemin G，Surgical management of chronic pancreatitis on the continent of Europe. World J Surg，1990，14（1）：11-18.

［144］ Ammann RW，Akovbiantz A，Largiader F，Schueler G. Course and outcome of chronic pancreatitis. Longitudinal study of a mixed medical-surgical series of 245 patients. Gastroenterology，1984，86（5 Pt 1）：820-828.

［145］ Taylor RH，Bagley FH，Braasch JW，Warren KW. Ductal drainage or resection for chronic pancreatitis. Am J Surg，1981，141（1）：28-33.

［146］ Morrow CE，Cohen JI，Sutherland DE，Najarian JS. Chronic pancreatitis：long-term surgical results of pancreatic duct drainage，pancreatic resection，and near-total pancreatectomy and islet autotransplantation. Surgery，1984，96（4）：608-616.

［147］ Walsh TJ，Eggleston JC，Cameron JL. Portal hypertension，hepatic infarction，and liver failure complicating pancreatic islet autotransplantation. Surgery，1982，91（4）：485-487.

［148］ Cameron JL，Mehigan DG，Harrington DP，Zuidema GD. Metabolic studies following intrahepatic autotransplantation of pancreatic islet grafts. Surgery，1980，87（4）：397-400.

［149］ Teuscher AU，Kendall DM，Smets YF，Leone JP，Sutherland DE，Roberton RP. Successful islet autotransplantation in humans：functional insulin secretory reserve as an estimate of surviving islet cell mass. Diabetes，1998，47（3）：324-330.

［150］ Gruessner RW，Sutherland DE，Dunn DL，Najarian JS，Jie T，Hering BJ，Gruessner AC. Transplant options for patients undergoing total pancreatectomy for chronic pancreatitis. J Am Coll Surg，2004，198（4）：559-567.

［151］ Kobayashi T，Manivel JC，Bellin MD，Carlson AM，Moran A，Freeman ML，Hering BJ，Sutherland DE. Correlation of pancreatic histopathologic findings and islet yield in children with chronic pancreatitis undergoing total pancreatectomy and islet autotransplantation. Pancreas，2010，39（1）：57-63.

［152］ Bellin MD，Beilman GJ. Islet function and glycemic control after total pancreatectomy and islet autotransplant. Presented at the 69th Scientific Sessions of the American Diabetes Association. New Orleans，LA，June 5-9，2009.

[153] Gruessner RW，Sutherland DE，Drangstveit MB，Kandaswamy R，Gruessner AC. Pancreas allotransplants in patients with a previous total pancreatectomy for chronic pancreatitis. J Am Coll Surg，2008，206 (3)：458-465.

[154] Kuesters S，Karcz WK，Hopt UT，Keck T. ［Laparoscopically assisted total pancreatectomy：feasible minimally invasive alternative to open resection］.Chirurg，2015，86 (3)：276-282.

[155] Kim DH，Kang CM，Lee WJ. Laparoscopic-assisted spleen-preserving and pylorus-preserving total pancreatectomy for main duct type intraductal papillary mucinous tumors of the pancreas：a case report. Surg Laparosc Endosc Percutan Tech，2011，21 (4)：e179-e182.

[156] Kitasato A，Tajima Y，Kuroki T，Adachi T，Kanematsu T. Hand-assisted laparoscopic total pancreatectomy for a main duct intraductal papillary mucinous neoplasm of the pancreas. Surg Today，2011，41 (2)：306-310.

[157] Casadei R，Marchegiani G，Laterza M，Ricci C，Marrano N，Margiotta A，Minni F. Total pancreatectomy：doing it with a mini-invasive approach. JOP，2009，10 (3)：328-331.

[158] Dallemagne B，de Oliveira AT，Lacerda CF，D'Agostino J，Mercoli H，Marescatix J. Full laparoscopic total pancreatectomy with and without spleen and pylorus preservation：a feasibility report. J Hepatobiliary Pancreat Sci，2013，20 (6)：647-653.

[159] Shapiro AM，Hao E，Lakey JR，Finegood D，Rajotte RV，Kneteman NM. Diabetogenic synergism in canine islet autografts from cyclosporine and steroids in combination. Transplant Proc，1998，30 (2)：527.

[160] Kusaka M，Pratschke J，Wilhelm MJ，Ziai F，Zandi-Nejad K，Mackenzie HS，Hancock WW，Tilney NL. Activation of inflammatory mediators in rat renal isografts by donor brain death. Transplantation，2000，69 (3)：405-410.

[161] Warnock GL，Kneteman NM，Ryan E，Seelis RE，Rabinovitch A，Rajotte RV. Normoglycaemia after transplantation of freshly isolated and cryopreserved pancreatic islets in type 1 ( insulin-dependent ) diabetes mellitus. Diabetologia，1991，34 (1)：55-58.

[162] Scharp DW，Lacy PE，Santiago JV，McCullough CS，Weide LG，Boyle PJ，Falqui L，Marchetti P，Ricordi C，Gingerich RL. Results of our first nine intraportal islet allografts in type 1，insulin-dependent diabetic patients. Transplantation，1991，51 (1)：76-85.

[163] Bhayani NH，Enomoto LM，Miller JL，Ortenzi G，Kaifi JT，Kimchi ET，Staveley-O'Carroll KF，Gusani NJ. Morbidity of total pancreatectomy with islet cell auto-transplantation compared to total pancreatectomy alone. HPB (Oxford)，2014，16 (6)：522-527.

[164] Garcea G，Weaver J，Phiilips J，Pollard CA，Ilouz SC，Webb MA，Berry DP，Dennison AR. Total pancreatectomy with and without islet cell transplantation for chronic pancreatitis：a series of 85 consecutive patients. Pancreas，2009，38 (1)：1-7.

[165] Argo JL，Contreras JL，Wesley MM，Christein JD. Pancreatic resection with islet cell autotransplant for the treatment of severe chronic pancreatitis. Am Surg，2008，74 (6)：530-536.

[166] Morgan K，Owczarski SM，Borckardt J，Madan A，Nishimura M，Adams DB. Pain control and quality of life after pancreatectomy with islet autotransplantation for chronic pancreatitis. J Gastrointest Surg，2012，16 (1)：129-133.

[167] Sutherland DER，Gruessner AC，Carlson AC. Islet autotransplant outcomes after total pancreatectomy：a contrast to islet allograft outcomes. Transplantation，2008，86 (12)：1799-1802.

第九章

# 胰岛移植的新进展

2000 年 Edmonton 方案应用效果良好，但其要求有足够的移植胰岛数量。胰岛供体的短缺，成为限制胰岛移植大规模开展的重要因素。解决供体来源不足的可能途径有：异种胰岛（如猪胰岛）、干细胞诱导分化的胰岛细胞团和治疗性克隆等。另外，解决免疫排斥反应的可能途径，包括基因工程改造或修饰供者胰岛细胞团、诱导免疫耐受、免疫隔离、新型免疫移植药物等开发；有确定的同种异体抗原特异性的调节性 T 细胞的生成，可对排斥反应进行动态控制，并潜在地提供移植物永久存活，而不需终身非特异性免疫抑制，也是胰岛移植免疫研究的重要方向。

胰岛干细胞研究是解决上述两大问题最有希望的途径。利用胰腺各种细胞、干细胞以及其他来源的细胞促进 β 细胞的再生，加上移植后免疫抑制药物，通过缺氧损伤和免疫损害的保护以确保最大限度的移植物存活，是一种令人兴奋的可选择方法。

## 第一节　干细胞诱导生成胰岛素分泌细胞

干细胞是体内存在的一类特殊细胞，其最显著的生物学特征是自我更新和不断增殖、多向分化的潜能。理论上讲，用胰岛干细胞治疗糖尿病，可有很多传统治疗方法无法比拟的优点，比如：高度增殖和多向分化的潜能干细胞能极大地解决胰岛来源不足的问题；用自身干细胞转分化的胰岛干细胞可减少或避免免疫排斥反应，而且不受应用胚胎干细胞的社会伦理方面的制约。

干细胞除了对胰岛移植后有免疫调节和促血管生成的治疗优势外，对 β 细胞的再生也发挥着重要作用。β 细胞再生的概念，包括从自我更新的，可增殖的多能胚胎干细胞（ESC）、胰腺来源的多能祖/干细胞、胰外成体干细胞〔如 BMSC、神经祖细胞、脐带血源干细胞（UCB-SC）等〕或诱导性多功能干细胞（iPSC），在体外转变成大量具有胰岛素表型的细胞，这无疑为 β 细胞替代疗法提供了一个有吸引力的可选择的来源。而 MSC 的免疫抑制性、抗炎作用和血管生成的特性具有巨大优势，iPSC 因可无限量产生适合临床的、有功能的自体 β 细胞，为现存的胰岛移植局限如短缺的供体胰腺和慢性免疫抑制治疗的有害副作用，提供了明确的解决方案。

### 一、胰岛干细胞的候选细胞

目前的研究成果表明有以下几条途径可以获得胰岛素分泌细胞：胚胎干细胞，如鼠和人的胚胎干细胞；成体胰腺干细胞或胰腺前体细胞，如胰腺导管上皮细胞、巢蛋白阳性的胰岛前体细胞；胰腺以外的新生胰岛素分泌细胞，如骨髓间充质干细胞（MSC）、pdx-1 阳性细胞；其他组织干细胞如肝脏干细胞；另外还有新生猪胰腺来源的胰岛前体细胞。

（1）胚胎干细胞

基于人类胚胎干细胞（hESC）相继暴露在表观遗传信号下，以模拟体内胰腺发育过程，可将胚胎干细胞诱导成胰岛素生成细胞。这些分化的细胞在架构上类似于成熟的初级胰岛，能够合成胰岛素、胰高血糖素、生长抑素、胰多肽和生长素，可逆转糖尿病小鼠的高血糖、延长移植物存活，并能成功应对葡萄糖耐受测试（GTT），确切证明了 hESC 可作为胰岛素分泌 β 细胞的可再生来源，成为糖尿病的细胞替代疗法。Lumelsky 等已从胚胎干细胞诱导分化得到胰岛素分泌细胞。Assady 等也已在体外诱导人胚胎干细胞分化成胰岛素分泌细胞。但畸胎瘤和肿瘤形成的风险和分化的后代纯化难度仍是主要缺陷。

（2）多能 BM-MSC

多能 BM-MSC 属可塑的黏附性细胞，表达表面标志物，如 CD90、CD73、CD105、CD44 和 CD29，可以被分离和在培养中高效能扩增，还可分化成结缔组织谱系的细胞，包括骨骼、脂肪、软骨和肌肉。BM-MSC 亦可分化为产胰岛素细胞，可葡萄糖依赖地产生并释放胰岛素，移植给糖尿病小鼠后可使血糖正常化，并同时可免除免疫伤害、向 IL-10/IL-13 产物转变 T 细胞的细胞因子形式、在外周保留 $CD4^+/CD8^+$ $FoxP3^+$ Treg，这些使 BM-MSCs 成为 β 细胞替代疗法中不可估量的有用工具。

（3）人脐血细胞

在 STZ 诱导的糖尿病免疫缺陷或 NOD 小鼠体内移植人脐血细胞（hUCB）后可分化成 β 细胞，表示这些细胞作为 β 细胞替代疗法的潜在作用。

（4）iPSCs

iPSCs 可来源于自体体细胞，通过异位表达转录因子 $Oct4$、$Sox2$、$c\text{-}myc$ 和 $Klf4$ 或 oct3/4、sox2、nanog、lin28，并在分子和功能上与胚胎干细胞高度相似，为补充 β 细胞供给提供了一个重要的来源，同时避免了免疫问题，如排斥反应和慢性免疫抑制。大多数人 iPSC 系可被诱导成 Pdx1 阳性祖细胞，并在逐步诱导策略下进一步分化成胰腺细胞系细胞。

（5）胰腺导管上皮分离的胰岛干细胞

从胰腺导管上皮组织中能分离培养出胰岛干细胞，并在体外分化成能产生胰岛素的 β 细胞。Ramiya 等从尚未发病的非肥胖的糖尿病鼠的胰腺导管上皮细胞诱导分化得到"产生胰岛的干细胞"（islet-producing stem cells）或称"产生胰岛素的胰岛样团簇"（insulin-producing isletlike clusters），体外培养了 3 年，这些团簇样细胞可以分泌小剂量的胰岛素，体内移植证明这些分化来的胰岛能降低非肥胖的糖尿病鼠的血糖。BonnerWeir 等及 Cornelius 等分别从成年小鼠和人的胰导管成功分离培养了胰腺干细胞，用免疫组化的方法证明了这些细胞含有胰岛及其他同源细胞群，并且有血糖刺激胰岛素分泌和自我增殖分化为胰岛样组织的能力。

（6）巢蛋白染色阳性细胞

Zulewski 等发现，人和大鼠胰岛中均存在巢蛋白染色阳性的细胞，这些细胞具有干细胞的特性，在体外培养中能分化成胰腺外分泌细胞、导管细胞和内分泌细胞以及肝细胞。黄海霞等将人胎胰巢蛋白阳性细胞在体外诱导成类产生分泌胰岛素的 ICC。将诱导后的 ICC 移植于免疫抑制状态的非肥胖的糖尿病小鼠中，可使糖尿病鼠血糖明显降低，移植处有明显的血管增生。

（7）成体干细胞

成体干细胞还可以通过转分化得到胰岛素分泌细胞，目前研究最多的是骨髓来源的干细胞，如 MSC。它们是来源于发育早期中胚层的一类多能干细胞，以骨髓中含量最为丰富，现在肝脏、脾脏、肌肉、脑、皮肤等组织中也发现 MSC。Ianus 等将表达绿色荧光蛋白的 MSC 移植到经过致死量照射的雌性大鼠体内后，检测到 Y 染色体和绿色荧光蛋白双阳性的细胞，并且从胰岛中纯化出来这种表达绿色荧光蛋白的细胞还表达胰岛素、葡萄糖转运子 2（GluT-2）。进一步研究发现，在葡萄糖或肠降血糖素的刺激下，这些细胞可以分泌胰岛素，因此，Ianus 等认为骨髓中存在有能够分化为胰腺细胞的干细胞。李艳华等将成人 MSC 体外定向诱导分化为 ICC。MSC 经第一阶段的诱导后可分化成巢蛋白阳性的祖细胞，继续诱导 6 天后变圆的细胞逐渐增多，并聚集成团，二硫腙染色、免疫组化染色及放免染色证实经两阶段诱导产生的细胞表达胰岛素、胰高血糖素、生长抑素等，但分泌胰岛素量较少、糖反应较弱。Chen 等在体外通过不同条件培养基对 MSC 进行定向诱导分化，可以稳定诱导部分 MSC 形成 ICC，在这些细胞团块中有胰岛素 mRNA 和蛋白的表达。将诱导后的细胞皮下注射给糖尿病大鼠后能够明显降低大鼠的血糖。这些体内外实验的结果表明，MSC 能够分化为胰岛样细胞而且具有一定的细胞功能，能够降低血糖，从而为糖尿病患者进行胰岛移植治疗提供新的思路。

（8）其他

其他可选择的 β 细胞替代来源包括肝内胆管上皮细胞和胆囊上皮细胞、人神经祖细胞、肝卵圆细胞、胎盘间充质干细胞和成人胰腺干细胞/祖细胞。肝脏和胰腺的共同胚胎起源、相似的葡萄糖感应系统、相互表达的转录因子和成年人肝细胞表现出的高水平的发育可塑性，表明肝干细胞/肝细胞作为胰腺祖组织源的治疗潜力。

另外，通过基因工程的联合应用也已得到胰岛素分泌细胞。一些研究已经证明，重组肝细胞可通过表达 Pdx1 或其超活性形式 Pdx1- VP16 融合蛋白，单独或与其他胰腺转录因子结合，用第一代、无毒性、瞬时表达的腺病毒载体，且在高血糖或肝再生的条件下成为产生胰岛素的功能性细胞。Roche 等的研究发现，用人胰岛素原基因转染的小鼠胚胎干细胞可以定向分化为胰岛素分泌细胞。

然而，尽管用干细胞治疗 1 型糖尿病在未来潜力巨大，但其伴生的诱导突变、畸胎瘤和肿瘤形成的风险仍需要谨慎应对。现在看来，为实现永久扭转/预防 1 型糖尿病的理想，需要多种治疗手段相结合。

## 二、胰岛干细胞分子标志

识别胰腺干细胞表面特异的分子标志，不仅可以从众多其他细胞中鉴定、分离及纯化出胰腺干细胞，同时对研究胰腺干细胞膜内外信号转导机制、信号因子与膜受体之间的相互作用、胰腺干细胞发育机制及诱导过程等均有重要意义。下面介绍几种目前研究较多的胰腺干细胞分子标志。

（1）pdx-1 蛋白

胰腺干细胞发育过程中表达的第 1 个分子标记是 1 个同源区蛋白，即 pdx-1 蛋白。Pdx-1 蛋白对于出现在肠内胚层背侧及腹侧的胰腺萌芽的生长分化起重要作用，pdx-1 的纯合子缺失突变会导致胰腺无法形成。

（2）巢蛋白

巢蛋白是一高分子质中间丝蛋白。人们通过将表达有巢蛋白的胰腺导管未分化上皮样细胞诱导分化成胰岛细胞团的1个亚群，证明巢蛋白是胰腺干细胞的1个分子标记物，它可能起着促进胰腺内分泌干细胞分化的作用。

（3）细胞角蛋白19

Gmyr等发现成人细胞角蛋白19阳性细胞能在体外再表达胰岛素促进因子-1，进一步表明人胰腺多能前体细胞的存在，也表明细胞角蛋白19可能为胰腺前体细胞的分子标志之一。

（4）细胞角蛋白20

胰腺起源于妊娠第10天的原始前肠，能定向分化成内外分泌细胞的原分化上皮细胞也于此时出现。这些原分化上皮细胞表达一种细胞角蛋白20，是成熟导管细胞的一个特异标志。

（5）神经元素3

神经元素3是碱性螺旋—环—螺旋蛋白（bHLH）转录因子家族的成员之一，是在胰腺发育过程中短暂表达的bHLH家族蛋白，它是胰腺内分泌细胞系的定向因子。研究发现pdx-1蛋白阳性细胞同时表达神经元素3。因此，神经元素3可能是胰腺干细胞标志物之一。

（6）其他分子标志

胰腺干细胞分子标志物质可能还有P48、肌节同源盒-2（MSX-2）、凋亡抑制因子、波形蛋白、β半乳糖苷酶、GluT-2等。

# 第二节　讨论

目前开展的干细胞移植治疗糖尿病，指的是将从外周血或骨髓中分离出的干细胞在体外培养后输入人体，期待干细胞能在体内分化成具有分泌胰岛素功能的细胞。2003年，Voltarelli等首次采用自体骨髓造血干细胞移植治疗无糖尿病酮症酸中毒的20例1型糖尿病患者，结果有12例患者停止使用外源性胰岛素，其中最长停用时间达52个月；另外8例患者虽停用胰岛素不同时期后重新予以胰岛素治疗，但注射剂量较移植前明显减少。近年来，国内学者也采用自体造血干细胞和间充质干细胞移植的方法对1型糖尿病和胰岛β功能差的2型糖尿病患者进行了探索性的治疗研究，发现在治疗后有些糖尿病患者的胰岛β功能有显著提高，部分患者在短期内可以脱离胰岛素治疗或减少胰岛素的注射剂量。但是这些研究均为单中心自身前后对照的研究，样本量较少，且没有长期有效性和安全性的评价。

City of Hope研究中心的Bart Roep博士对21例1型糖尿病患者进行了干细胞移植手术，术后每六个月对他们进行监测和评估。大多数患者在移植后平均3.5年可以不用注射胰岛素。Roep指出一位患者已经超过八年没有注射胰岛素了，并没有出现任何严重的副作用，但他也指出，部分参与者并没有因此而受益。Roep补充说，因为干细胞移植在移植前涉及到的严重免疫抑制，这个过程是有风险的，不太可能成为T1DM的第一道防线。然而，从这次和其他试验中获得的经验教训将为潜在的治疗提供新的途径。

目前研究结果尚不能回答干细胞治疗的有效性和安全性，及与目前胰岛素治疗相比是否有明显的优势。另外，干细胞治疗糖尿病尚存在潜在的安全性问题，例如这种治疗是否会诱发肿瘤。因此，刘永峰等认为，尽管近年胰岛干细胞研究已经取得了一定的进展和成果，但是距离最终用于治疗糖尿病仍有许多问题需进一步探索，如：①用于提取、分选胰岛干细胞和诱导胰岛素分泌细胞成熟的技术有待于进一步完善；②评估干细胞来源的胰岛素分泌细胞移植到体内的长期安全性（如排除肿瘤形成的可能）；③利用现代分子生物学技术如基因芯片、蛋白组学方法等，寻找胰腺干细胞特异性的标志物，为其鉴定和纯化提供技术保障；④更合适的移植部位仍有待探索；⑤为了扩大胰岛素分泌细胞的来源，如何将骨髓基质干细胞转分化为胰岛细胞团也是将来重要的研究课题；⑥因为诱导分化得到的细胞胰岛素分泌量小，不能满足临床的需要，所以高选择地分离、纯化胰岛干细胞，优化体外扩增及分化方案、细胞的体外修饰等将是以后的研究方向；⑦胰岛在体内存在自身复制和凋亡的动态平衡，如何诱导胰岛的自身复制亦是一个颇有前景的研究方向。

# 第三节 总结

总体上说，目前干细胞移植在世界范围内仍处于实验室阶段，国内一些医院过分炒作干细胞治疗糖尿病的疗效，是十分危险的。因此，中华医学会糖尿病学分会 2011 年专门针对干细胞移植治疗糖尿病发表了立场声明，强调干细胞治疗糖尿病尚处在临床应用前的研究阶段，研究结果尚不能回答干细胞治疗的有效性和安全性，不建议在临床上常规采用干细胞移植的方法治疗糖尿病。利用胚胎干细胞（ES 细胞）或诱导多功能干细胞（iPS 细胞）培养胰岛组织将有望扩大糖尿病移植疗法的机会，但需在验证其安全性等之后，希望在 10 年内能有所突破，并投入临床应用。

## 参考文献

[1] 李艳华，白慈贤，谢超，陈琳，裴雪涛. 成人骨髓间充质干细胞体外定向诱导分化为胰岛素细胞团的研究. 自然科学进展，2004，13：593-597.

[2] 黄海霞，黄心智，陈新宇，陈玉英，汤雪明. 人胎胰巢蛋白阳性细胞的异种体内移植研究. 实验生物学报，2003，36：185-190.

[3] 刘永锋，孟一曼. 胰岛移植和胰岛干细胞研究现状. 中华移植杂志（电子版），2009，3（1）：5-9.

[4] Aguayo-Mazzucato C，Bonner-Weir S. Stem cell therapy for type 1 diabetes mellitus. Nature reviews. Endocrinology，2010，6（3）：139-148.

[5] Furth ME，Atala A. Stem cell sources to treat diabetes. Journal of cellular biochemistry，2009，106（4）：507-511.

[6] Lumelsky N，Blondel O，Laeng P，VelascoI，Ravin R，McKay R. Differentiation of embryonic stem cells to insulin-secreting structures similar to pancreatic islets. Science，2001，292（5520）：1389-1394.

[7] Assady S，Maor G，Amit M，Itskovitz-EldorJ，Skorecki KL，TzukermanM. Insulin production by human embryonic stem cells. Diabetes，2001，50（8）：1691-1697.

[8] Bonner-Weir S，Toschi E，Inada A，Reitz P，Fonseca SY，Aye T，Sharma A. The pancreatic ductal epithelium serves as a potential pool of progenitor cells. Pediatric diabetes，2004，5（Suppl 2）：6-22.

[9] Zulewski H，Abraham EJ，Gerlach MJ，Daniel PB，Moritz W，Muller B，Vallejo M，Thomas MK，Habener-JF. Multipotential nestin-positive stem cells isolated from adult pancreatic islets differentiate ex vivo into pancreatic endocrine，exocrine，and hepatic phenotypes. Diabetes，2001，50（3）：521-533.

[10] Ianus A，Holz GG，Theise ND，Hussain MA. In vivo derivation of glucose-competent pancreatic endocrine cells from bone marrow without evidence of cell fusion. The Journal of clinical investigation，2003，111（6）：843-850.

[11] Morrison CP，Wemyss-Holden SA，Dennison AR，Maddern GJ. Islet yield remains a problem in islet autotransplanta-

临床胰岛移植基础与应用

tion. Archives of surgery, 2002, 137 (1): 80-83.

[12] Chen LB, Jiang XB, Yang L. Differentiation of rat marrow mesenchymal stem cells into pancreatic islet beta-cells. World journal of gastroenterology, 2004, 10 (20): 3016-3020.

[13] Yamada S, Terada K, Ueno Y, Sugiyama T, Seno M, KojimaI. Differentiation of adult hepatic stem-like cells into pancreatic endocrine cells. Cell transplantation, 2005, 14 (9): 647-653.

[14] D'Amour KA, Bang AG, Eliazer S, Kelly OG, Agulnick AD, Smart NG, Moorman MA, Kroon E, Carpenter MK, Baetge EE. Production of pancreatic hormone-expressing endocrine cells from human embryonic stem cells. Nature biotechnology, 2006, 24 (11): 1392-1401.

[15] Kroon E, Martinson LA, Kadoya K, Bang AG, Kelly OG, Eliazer S, Young H, Richardson M, Smart NG, Cunningham J, Agulnick AD, DAmour KA, Carpenter MK, Baetge EE. Pancreatic endoderm derived from human embryonic stem cells generates glucose-responsive insulin-secreting cells in vivo. Nature biotechnology, 2008, 26 (4): 443-452.

[16] Guo T, Hebrok M. Stem cells to pancreatic beta-cells: new sources for diabetes cell therapy. Endocrine reviews, 2009, 30 (3): 214-227.

[17] Volarevic V, Arsenijevic N, Lukic ML, Stojkovic M, Concise review: Mesenchymal stem cell treatment of the complications of diabetes mellitus. Stem cells, 2011, 29 (1): 5-10.

[18] Xie QP, Huang H, Xu B, Dong X, Gao SL, Zhang B, Wu YL. Human bone marrow mesenchymal stem cells differentiate into insulin-producing cells upon microenvironmental manipulation in vitro. Differentiation: research in biological diversity, 2009, 77 (5): 483-491.

[19] Karnieli O, Izhar-Prato Y, Bulvik S, Efrat S. Generation of insulin-producing cells from human bone marrow mesenchymal stem cells by genetic manipulation. Stem cells, 2007, 25 (11): 2837-2844.

[20] Boumaza I, Srinivasan S, Witt WT, Feghali-Bostwick C, Dai Y, Garcia-Ocana A, Feili-Hariri M. Autologous bone marrow-derived rat mesenchymal stem cells promote PDX-1 and insulin expression in the islets, alter T cell cytokine pattern and preserve regulatory T cells in the periphery and induce sustained normoglycemia. Journal of autoimmunity, 2009, 32 (1): 33-42.

[21] Parekh VS, Joglekar MV, Hardikar AA. Differentiation of human umbilical cord blood-derived mononuclear cells to endocrine pancreatic lineage. Differentiation: research in biological diversity, 2009, 78 (4): 232-240.

[22] Zhao Y, Lin B, Dingeldein M, Guo C, Hwang D, Holterman MJ. New type of human blood stem cell: a double-edged sword for the treatment of type 1 diabetes. Translational research : the journal of laboratory and clinical medicine, 2010, 155 (5): 211-216.

[23] Koblas T, Zacharovova K, Berkova Z, Leontovic I, Dovolilova E, Zamecnik L, Saudek F. In vivo differentiation of human umbilical cord blood-derived cells into insulin-producing beta cells. Folia biologica, 2009, 55 (6): 224-232.

[24] Hochedlinger K, Plath K. Epigenetic reprogramming and induced pluripotency. Development, 2009, 136 (4): 509-523.

[25] Baker M. Stem cells: Fast and furious. Nature, 2009, 458 (7241): 962-965.

[26] Tateishi K, He J, Taranova O, Liang G, D'Alessio AC, Zhang Y. Generation of insulin-secreting islet-like clusters from human skin fibroblasts. The Journal of biological chemistry, 2008, 283 (46): 31601-31607.

[27] Thatava T, Nelson TJ, Edukulla R, Sakuma T, Ohmine S, Tonne JM, Yamada S, Kudva Y, Terzic A, Ikeda Y. Indolactam V/GLP-1-mediated differentiation of human iPS cells into glucose-responsive insulin-secreting progeny. Gene therapy, 2011, 18 (3): 283-293.

[28] Zhang D, Jiang W, Liu M, Sui X, Yin X, Chen S, Shi Y, Deng H. Highly efficient differentiation of human ES cells and iPS cells into mature pancreatic insulin-producing cells. Cell research, 2009, 19 (4): 429-438.

[29] Ramiya VK, Maraist M, Arfors KE, Schatz DA, Peck AB, Cornelius JG. Reversal of insulin-dependent diabetes using islets generated in vitro from pancreatic stem cells. Nature medicine, 2000, 6 (3): 278-282.

[30] Bonner-Weir S, Taneja M, Weir GC, Tatarkiewicz K, Song KH, Sharma A, O'Neil JJ. In vitro cultivation of human islets from expanded ductal tissue. Proceedings of the National Academy of Sciences of the United States of America, 2000, 97 (14): 7999-8004.

348

[31] Murakami M, Satou H, Kimura T, Kobayashi T, Yamaguchi A, Nakagawara G, Iwata H. Effects of micro-encapsulation on morphology and endocrine function of cryopreserved neonatal porcine islet-like cell clusters. Transplantation, 2000, 70 (8): 1143-1148.

[32] van Lin thout S, Madeddu P. Ex vivo gene transfer for improvement oftransplanted pancreatic islet viability and function. Curr PharmD es, 2005, 11: 2927-2940.

[33] Sahu S, Tosh D, Hardikar AA. New sources of beta-cells for treating diabetes. The Journal of endocrinology, 2009, 202 (1): 13-16.

[34] Hori Y, Gu X, Xie X, Kim SK. Differentiation of insulin-producing cells from human neural progenitor cells. PLoS medicine, 2005, 2 (4): e103.

[35] Kim S, Shin JS, Kim HJ, Fisher RC, Lee MJ, Kim CW. Streptozotocin-induced diabetes can be reversed by hepatic oval cell activation through hepatic transdifferentiation and pancreatic islet regeneration. Laboratory investigation; a journal of technical methods and pathology, 2007, 87 (7): 702-712.

[36] Chang CM, Kao CL, Chang YL, Yang MJ, Chen YC, Sung BL, Tsai TH, Chao KC, Chiou SH, Ku HH. Placenta-derived multipotent stem cells induced to differentiate into insulin-positive cells. Biochemical and biophysical research communications, 2007, 357 (2): 414-420.

[37] Carlotti F, Zaldumbide A, Loomans CJ, van Rossenberg E, Engelse M, de Koning EJ, Hoeben RC. Isolated human islets contain a distinct population of mesenchymal stem cells. Islets, 2010, 2 (3): 164-173.

[38] Suzuki A, Nakauchi H, Taniguchi H. Prospective isolation of multipotent pancreatic progenitors using flow-cytometric cell sorting. Diabetes, 2004, 53 (8): 2143-2152.

[39] Wang AY, Ehrhardt A, Xu H, Kay MA. Adenovirus transduction is required for the correction of diabetes using Pdx-1 or Neurogenin-3 in the liver. Molecular therapy : the journal of the American Society of Gene Therapy, 2007, 15 (2): 255-263.

[40] Yang LJ. Liver stem cell-derived beta-cell surrogates for treatment of type 1 diabetes. Autoimmunity reviews, 2006, 5 (6): 409-413.

[41] Gefen-Halevi S, Rachmut IH, Molakandov K, Berneman D, Mor E, Meivar-Levy I, Ferber S. NKX6.1 promotes PDX-1-induced liver to pancreatic beta-cells reprogramming. Cellular reprogramming, 2010, 12 (6): 655-664.

[42] Roche E, Sepulcre MP, Ensenat-Waser R, Maestre I, Reig JA, Soria B. Bio-engineering insluin-secreting cells from embryonic stem cells: a review of progress. Medical & biological engineering & computing, 2003, 41 (4): 384-391.

[43] Gagliardino JJ, Del Zotto H, Massa L, Flores LE, Borelli MI. Pancreatic duodenal homeobox-1 and islet neogenesis-associated protein: a possible combined marker of activateable pancreatic cell precursors. The Journal of endocrinology, 2003, 177 (2): 249-259.

[44] Gmyr V, Kerr-Conte J, Belaich S, Vandewalle B, Leteurtre E, Vantyghem MC, Lecomte-Houcke M, Proye C, Lefebvre J, Pattou F. Adult human cytokeratin 19-positive cells reexpress insulin promoter factor 1 in vitro: further evidence for pluripotent pancreatic stem cells in humans. Diabetes, 2000, 49 (10): 1671-1680.

[45] Wang R, Li J, Yashpal N. Phenotypic analysis of c-Kit expression in epithelial monolayers derived from postnatal rat pancreatic islets. The Journal of endocrinology, 2004, 182 (1): 113-122.

[46] Gu G, Dubauskaite J, Melton DA. Direct evidence for the pancreatic lineage: NGN3+ cells are islet progenitors and are distinct from duct progenitors. Development, 2002, 129 (10): 2447-2457.

[47] Daouadi M, Zureikat AH, Zenati MS, Choudry H, Tsung A, Bartlett DL, Hughes SJ, Lee KK, Moser AJ, Zeh HJ. Robot-assisted minimally invasive distal pancreatectomy is superior to the laparoscopic technique. Ann Surg, 2013. 257 (1): 128-132.

# 后　记

　　全世界的科学家们在糖尿病治疗——胰岛移植这个领域已经做了很多深入的研究工作。但直至今天，胰岛移植依然还有较多问题需要解决，比如胰岛分离的得率、活性、移植部位、移植方法、移植后免疫抑制、短期和长期胰岛的存活和功能发挥等，不断出现的新问题等待全世界医疗工作者们去解决。

　　作为国内胰岛移植领域的不懈探索者，我们同广大糖尿病患者一样感到时间的紧迫和胰岛移植工作的重大意义。我们相信，随着同仁们的不断交流和齐心努力，简捷、安全、高效、实用的胰岛移植必将成为现实，造福于广大糖尿病患者。中国胰岛移植技术的发展和应用前景光明而美好！

　　本书的出版得到国内外同仁们的关心、支持和指导，在此表示衷心感谢！